新世纪全国高等中医药院校创新教材

医学遗传学

（供中医药类、中西医结合、针灸推拿、护理等专业用）

主　编　王望九（安徽中医学院）

中国中医药出版社
·北　京·

图书在版编目（CIP）数据

医学遗传学/王望九主编．—北京：中国中医药出版社，2007.1（2017.2 重印）
新世纪全国高等中医药院校创新教材
ISBN 978－7－80156－261－6

Ⅰ．医…　Ⅱ．王…　Ⅲ．医学遗传学－中医学院－教材　Ⅳ．R394

中国版本图书馆 CIP 数据核字（2007）第 003962 号

中国中医药出版社出版
北京市朝阳区北三环东路 28 号易亨大厦 16 层
邮政编码：100013
传真：64405750
北京纪元彩艺印刷有限公司印刷
各地新华书店经销
*
开本 850×1168　1/16　印张 20.5　字数 481 千字
2007 年 1 月第 1 版　2017 年 2 月第 6 次印刷
书　号　ISBN 978－7－80156－261－6
*
定价 25.00 元
网址　www.cptcm.com

社长热线　010 64405720
购书热线　010 64065415　010 64065413
微信服务号　zgzyycbs
书店网址　csln.net/qksd/
官方微博　http：//e.weibo.com/cptcm
淘宝天猫网址　http：//zgzyycbs.tmall.com

新世纪全国高等中医药院校创新教材

《医学遗传学》编委会

主　编　王望九（安徽中医学院）

副主编　吴勃岩（黑龙江中医药大学）

赵丕文（北京中医药大学）

丁维俊（成都中医药大学）

编　委（以姓氏笔画为序）

丁志山（浙江中医药大学）

丁维俊（成都中医药大学）

王米渠（成都中医药大学）

王望九（安徽中医学院）

孙兆贵（山东中医药大学）

李　军（陕西中医学院）

李士怡（辽宁中医药大学）

吴　静（云南中医学院）

吴勃岩（黑龙江中医药大学）

宋　强（山西中医学院）

张　旭（南京中医药大学）

张　凯（安徽中医学院）

张国红（河北医科大学中医学院）

赵丕文（北京中医药大学）

倪　娅（湖北中医学院）

徐　莉（长春中医药大学）

姬可平（甘肃中医学院）

前　言

近年来，生物医学科学领域经历了一场以遗传学为先导的革命，人类基因组计划自1990年正式启动以来，已经极大地推动了人类学与医学遗传学的发展。遗传学和分子生物学已经成为21世纪生命科学领域的牵头学科之一，它的发展带动了生命科学的发展，并且为其他专业的研究开辟了广阔的应用前景。伴随着人类基因组越来越多的多态性标记被发现，新的致病基因被检出与定位日益加速，许多常见病、罕见病均可探知其遗传原理并给予诊断、治疗和预防。

在这种背景下，各高等中医药院校都将医学遗传学列为必修或选修课程。但是在教材建设方面，至今还没有全国统一的高等中医药院校医学遗传学教材，为适应我国高等中医药教育改革和发展方向，更好地满足培养医学人才的要求，全国统编医学遗传学教材的问世迫在眉睫。在全国高等中医药教材建设研究会的指导下，我们首次组织十余所院校编写了这本全国高等中医药院校第一部全国统编“医学遗传学”教材。

医学遗传学是横跨基础医学与临床医学的桥梁课程，从医学发展角度，未来的中医药工作者应该具有利用医学遗传学原理以及中医药原理研究疾病发生的遗传学机制并探讨疾病的诊断、治疗和预防的基本思路和手段。

全书共17章，除第一章为“绪论”外，上篇用4章的篇幅描述了遗传信息的物质基础及遗传信息的改变，包括基因及基因突变、染色体及染色体畸变等。中篇用6章篇幅介绍人类疾病的遗传机制及各种遗传病。下篇用6章篇幅介绍了医学遗传学若干分支，其中包括临床遗传学、药物遗传及中医遗传学等。为了突出中医药院校的特色，我们首次将王米渠教授及同行创立的中医遗传学引进医学遗传学教材。

本教材的编写参考了陈竺、左伋、李璞、王米渠等专家教授的教材、著作，他们渊博的知识和严谨的科学态度，不仅为我国的医学遗传学做出了卓越的贡献，也为本教材的编写奠定了良好的基础，在此谨向他们表示由衷的感谢。

全国有17位来自教学第一线的专家教授参加了本教材的编写和审核工作，他们分布于华东、华中、华北、东北、西北、西南等6大区的14所院校，既有独立的中医药大学、中医学院，也有医科大学的中医学院，在地区分布、教学体制、课程设置上具有一定的代表性。

教材编写工作有以下专家、教授参加：第一章：王望九，第二章：姬可平，

第三章：李士怡，第四章：丁志山，第五章：赵丕文，第六章：吴静，第七章：张国红，第八章：张旭，第九章：吴勃岩，第十章、第十五章：孙兆贵，第十一章：倪娅，第十二章：徐莉，第十三章：宋强，第十四章：张凯、王望九，第十六章：李军，第十七章：王米渠、丁维俊、李炜弘。教材审稿工作有以下专家、教授参加：第一章：李军、宋强、赵丕文，第二章：丁志山、丁维俊、李士怡，第三章：姬可平、丁维俊，第四章：赵刚、丁维俊，第五章：吴勃岩、王望九，第六章：宋强、王望九，第七章：李军、宋强、吴勃岩，第八章：张国红、孙兆贵、赵丕文、王望九，第九章：宋强、赵丕文、王望九，第十章：李士怡、赵丕文，第十一章：姬可平、孙兆贵，第十二章：张旭、丁维俊、吴勃岩、王望九，第十三章：丁维俊、王望九，第十四章：孙兆贵、张旭，第十五章：赵刚、张旭，第十六章：吴勃岩、王望九，第十七章：姬可平、张旭。教材最后由王望九统稿、审稿。

参与本书编写的各位专家教授平时的教学、科研工作都相当繁忙，有些专家教授还在国外讲学、科研或者进修中，他们都挤出了大量的时间和精力编写、修改、审核教材。湖北中医学院的赵刚教授虽然未参加编写，但是参与了教材的审核工作，另外安徽中医学院研究生杜华荣同学、图书馆王硕建老师对本书稿件的编排、校对做了大量的工作，在此对他们的辛勤劳动和大力支持表示衷心感谢。

医学遗传学的出版得到全国高等中医药教材建设研究会、中国中医药出版社领导鼎力支持，得到安徽中医学院领导、教务处、中西医结合临床学院以及各参编单位领导的大力支持，在此一并致谢。

医学遗传学是一个不断发展的学科，其教学内容、实现形式仍需不断探讨，由于我们水平有限，教材中的不足之处，在所难免，热诚欢迎专家、教授、广大师生给予批评指正，以便今后修订时改正。

编者

目　　录

中篇　人类疾病的遗传与遗传病

下篇 医学遗传学若干分支

第一章 绪 论

第一节 医学遗传学概念及研究对象

遗传学（genetics）主要是研究生物遗传物质的结构与功能、遗传信息的传递与表达以及遗传和变异的科学。**医学遗传学**（medical genetics）是将遗传学与医学相结合，用遗传学的原理和方法研究人类遗传病的一门科学。它的研究对象是人类有关遗传的疾病。它的研究内容包括遗传病发生机制、传递方式、诊断、治疗、预后、再发风险和预防方法，目的在于能够控制遗传病在一个家庭中的再发，降低它在人群中的危害。也有人将侧重于遗传病的预防、诊断和治疗等内容划归**临床遗传学**（clinical genetics）或**遗传医学**（genetic medicine）的范畴，而医学遗传学则侧重于遗传病的病因学、病理生理学的研究。然而，现代医学遗传学认为疾病是一个涉及内在（遗传）因素与外在（环境）因素的复杂事件，因此它更侧重于从综合的角度比较全面地探讨和分析遗传因素在疾病发生、发展、转归过程中的作用。

第二节 医学遗传学发展简史

医学遗传学是借助于现代生物学的研究方法，在遗传学理论指导和实验方法广泛采用的基础上发展起来的。

一、现代遗传学的诞生

孟德尔（Mendel G）于1865年发表的《植物杂交实验》一文揭示了生物遗传性状的分离和自由组合定律，这是科学意义上的遗传学诞生的标志，但Mendel G这项工作的重要价值直到1900年才被发现并总结成孟德尔第一和第二定律，从而奠定了现代遗传学的基础。此前，Galton F于1869年曾提出用双生法来分析人类的遗传性状，并主张用统计学方法来研究人类遗传。他还首先提出了优生学（eugenics）的概念。

Landsteiner K于1890年发现了ABO血型系统，并认为是可遗传的。Bernstein F（1924年）则证明ABO血型受一组复等位基因控制。这是孟德尔定律在医学应用上的一个例证。

1902年，Garrod AE与Bateson W首次运用孟德尔遗传定律解释尿黑酸尿症的遗传方式，标志着医学遗传学的起始。

1908 年，Hardy GH 和 Weinberg W 提出了相同的结论，称 Hardy – Weinberg 定律，奠定了群体遗传学的基础。

1909 年，Nilsson – Ehle H 研究数量性状的遗传，用多对基因的加性效应和环境因素的共同作用阐述数量性状的遗传规律。提出了多因子遗传的概念，对数量性状的遗传作了重要的论述。

这个阶段，限于当时的技术水平，这些理论的实验验证及遗传物质的微观研究还无法深入开展。

二、遗传学的发展

（一）细胞遗传学的建立和发展

1910 年，摩尔根（Morgan TH）和他的学生们开始用果蝇为材料，结合对细胞的研究与遗传研究，发现了基因的连锁，创立了遗传学第三定律——连锁交换定律，并于 1926 年发表了《基因论》，这可以看做是细胞遗传学的开端。

1952 年，徐道觉（Hsu TC）发现低渗处理对制备分散良好的染色体标本至关重要。

1956 年，蒋有兴（Tjio JH）和 Levan A 证明人的体细胞染色体数为 46，这标志着人类细胞遗传学的开始。

在人体染色体数目得到正确鉴定之后，染色体分析技术即被迅速应用于临床。1959 年就有三个发现：Lejeune 等发现 Down 综合征患者有 47 条染色体，即多 1 条小型近端着丝粒染色体（第 21 号染色体）；Ford 发现 Turner 综合征妇女只有 1 条 X 染色体；Jacobs 和 Strong 发现 Klinefelter 综合征男子的性染色体是 XXY，于是出现了“染色体病”（chromosome disease）这一术语。

1960 年，美国费城（Philadelphia）研究小组在慢性粒细胞性白血病患者的细胞里第一次发现了特定的染色体结构畸变，称之为费城染色体或 Ph 染色体。

1961 年，Lyon M 提出了女性的一条 X 染色体在早期胚胎发育中的随机失活假说，称为 Lyon 假说。

1970 年，Caspersson T 用喹吖因处理细胞后，在染色体的纵轴上出现一条条荧光强弱不同的带纹，称为 Q 显带，开辟了染色体显带的研究。Yunis JJ（1975 年）创造了细胞同步化和高分辨显带的方法，使染色体分析达到了亚带水平，出现了微细胞遗传学（microcytogenetics）。

1969 年，Pardue ML 用放射核素标记的 DNA 片段作探针，与中期染色体上的 DNA 进行“分子杂交”，可将特定 DNA 片段定位于某条染色体的一定区段，称为原位杂交（in situ hybridization，ISH）。1986 年，Penkel D 改用非放射性同位素即荧光标记探针完成的原位杂交称为荧光原位杂交（fluorescence in situ hybridization，FISH），可准确检测染色体微小片段的改变和进行基因定位，并可直接检测间期细胞核，从而产生了分子细胞遗传学（molecular cytogenetics）。

（二）生化遗传学的建立和发展

1941 年，Beadle GW 和 Tatum EL 提出了“一个基因一种酶”学说，使人们对基因通过对酶的控制而影响代谢的过程有了深入的理解。

1952 年，Cod LF 和 Coil GT 的工作表明，糖原贮积病 I 型是一种由于葡萄糖 -6- 磷酸脱氢酶（G-6-PD）缺陷所致的遗传性代谢病。1953 年，Lervis GA 证明，苯丙酮尿症则是由于苯丙氨酸羟化酶（PAH）缺陷所致。

在理论研究上，最引人注目的进展是对血红蛋白的研究。1949 年 Pauling 等在研究镰形红细胞贫血时发现患者有一种异常血红蛋白分子 HbS，其电泳性质不同于正常的 HbA，从而提出了分子病（molecular disease）的概念。

在实际应用上，开辟了治疗某些遗传病的有效途径。苯丙酮尿症的治疗标志着这方面的重大进展。1953 年 Bickel 等提出，通过控制新生儿的苯丙氨酸摄入量，可有效地防止苯丙酮尿症的发展，并取得治疗效果。此项工作对开展早期检出遗传病的研究以及寻找防治和控制先天性代谢病的有效方法起到了推动作用。

（三）分子遗传学的建立和发展

1944 年，Avery OT、McLeod CM 和 McCarthy M（1944 年）在肺炎链球菌上进行的转化因子研究表明，遗传物质是 DNA，这奠定了分子遗传学的基础。

1953 年，Watson JD 和 Crick FHC（1953 年）发现了 DNA 双螺旋结构，标志着分子遗传学的开始。

70 年代初，随着限制性内切酶的发现及 DNA 分子杂交技术的建立，分子遗传学进入了基因工程阶段，并为解决临床问题提供了新的手段。1968 年，Arber W、Smith H 和 Nathans D 发现并使用了限制性核酸内切酶，这是 DNA 重组的重要工具酶。1970 年，Baltimore D 和 Temin HM 发现了逆转录酶，这是由 mRNA 合成 cDNA 的工具酶。1977 年，Sanger F 提出了用双脱氧核苷酸法进行 DNA 测序。1985 年，Mullis K 提出了聚合酶链反应法（polymerase chain reaction，PCR），体外扩增 DNA 片段。1989 年，Orita M 提出用 DNA 的单链构象多态性（single strand conformation polymorphism，SSCP）可检测未知的点突变。

以上这些技术推动了医学分子遗传学的发展。早在 70 年代，Y. W. Kan 等（1976 年）、Wong 等（1978 年）及 Dozy 等（1979 年）就开始在疾病诊断中应用 DNA 实验技术，例如：利用胎儿羊水细胞 DNA 进行 α - 地中海贫血出生前诊断。再如：由于限制性内切酶在消化 DNA 时其切割部位的核苷酸顺序有严格的特异性，因此在突变导致 DNA 的核苷酸顺序发生改变时，原有的内切酶切割部位可能消失，也可能出现新的切割部位。Y. W. Kan 等（1978 年）据此利用胎儿羊水细胞 DNA 作出镰形红细胞贫血症出生前诊断。近年来，苯丙酮尿症、血友病等都已能在 DNA 水平上作出诊断。

随着分子遗传学的发展，90 年代初，基因治疗（gene therapy）进入了临床试验阶段。由腺苷脱氨酶（adenosine deaminase，ADA）缺乏引起的严重联合免疫缺乏症（severe combined immunodeficinecy，SCID）和由凝血因子Ⅸ缺乏引起的 B 型血友病，基因治疗的临床试验都已取得令人鼓舞的治疗效果。

分子遗传学的发展导致了反求遗传学（reverse genetics）的新趋势。这就是在不知道某种遗传病蛋白质异常的情况下，直接寻找致病的DNA变异，进而揭示这种DNA变异所导致的蛋白质异常。这就使遗传学研究从表现型到基因型这条经典路线转变成为从基因型到表现型的反求路线。遗传学家们由此找到了Duchenne肌营养不良（Duchenne muscular dystrophy，DMD）的相关蛋白（dystrophin）基因和囊性纤维变性（cystic fibrosis，CF）的跨膜调节蛋白（transmembrane regulator）基因等。

20世纪90年代以来，“**人类基因组计划**（human genome project，HGP）”被提出并作为一项国际协作的大课题，旨在阐明人类基因组中30亿个碱基对全部序列。2000年6月，中、美、日、德、法、英等6国科学家公布人类基因组工作草图，这标志着人类在解读“生命之书”的路上迈出了重要的一步。2001年2月公布了人类基因组图谱，表明人类基因的数量仅为30000～35000个。分子遗传学的发展推动了遗传毒理学、免疫遗传学、肿瘤遗传学、发育遗传学和行为遗传学等各分科的发展，深入到分子水平的探索，出现了新方法，获得了新的研究成果，达到了新的水平。

（四）群体遗传学的建立和发展

1908年，Hardy GH和Weinberg W分别研究人类群体中基因频率的变化，总结出了遗传平衡定律，即Hardy－Weinberg定律，奠定了群体遗传学的基础。

Fisher、Haldane和Wright等人用数理统计的方法分析了群体中突变、选择、迁移、隔离的遗传效应，阐明了基因频率和基因型频率的变化规律，形成了群体遗传学。

Mather K、Li CC（李景均）和Falconer DS等人建立起系统的理论体系，在数量性状的遗传研究方面取得了巨大进展。

1954年，Neel JV和Shull WJ首次提出了**流行病遗传学**（epidemiologic genetics）的概念。1967年，Morton NE认为，应该充分估计遗传因素和环境因素在疾病流行中所起的不同作用，以及它们相互作用的结果，提出了遗传流行病学。

1969年Harris的工作证实，人群中普遍存在着同工酶和蛋白质的多态性。20世纪80年代以来，对不同群体中DNA多态性的比较研究，更使群体遗传学的研究深入到DNA的水平。

（五）中国医学遗传学的发展

1949年前，我国只有一些ABO血型分布、红绿色盲频率等的调查报告。1949年后，特别是20世纪80年代以来，各方面的研究开始出现一批可喜的成果。

在细胞遗传学领域里，自吴旻教授在1961年首先对人体正常细胞和肿瘤细胞进行克隆，并研究它们各自的染色体组成以后，一大批有关染色体畸变、染色体病综合征、肿瘤细胞和白血病的染色体异常、射线对染色体的影响等方面的文章相继发表。不仅推广了高分辨染色体显带技术和应用，而且出版了《中国人类染色体异常目录》，在染色体病的产前诊断上，达到了国际水平。目前，染色体荧光原位杂交（florescence in situ hybridization，FISH）和染色体涂抹（chromosome painting，CP）技术在一些实验室得到了应用，使细胞遗传学的研究又上了一个新的台阶。

在生化遗传学领域，早在20世纪80年代，北京、上海、广州等地的医学遗传学工作者在全国范围内对血红蛋白病、葡萄糖－6－磷酸脱氢酶缺乏症等疾病展开群体调查，发现了许多血红蛋白变异体，并在分子基础上进行研究，鉴定出67种异常的血红蛋白，其中20种为新的变异体。

在分子遗传学领域，20世纪80年代初期，北京和上海等地开始了对遗传病基因诊断的研究，从珠蛋白生成障碍性贫血开始，逐步扩展到其他种类的遗传病，如苯丙酮尿症、血友病等。北京的学者对54例HbH病（α－珠蛋白生成障碍性贫血患者有3个α基因丧失功能）进行研究后发现，近50%的患者为非缺失型，中国的α－珠蛋白生成障碍性贫血患者中，α基因的缺失和突变均是致病的重要原因，而不像东南亚的患者大多为α基因的缺失型。在基因治疗上，对乙型血友病的治疗已达到国际水平。

群体遗传学方面，对皮纹、蛋白质多态的研究，为我国各民族的起源提供了重要资料；在一些地区对遗传病进行普查，为遗传病防治提供了基本资料。

临床遗传学方面，对出生缺陷的调查表明，我国严重的出生缺陷发生率平均约为1.3%。眼科、内科、神经科等的遗传学研究均已获得一些有价值的资料。

在肿瘤遗传学方面，实体瘤的染色体研究达到了国际水平，对肝癌、食道癌的研究成果为控制其发生提供了有价值的资料。

医学遗传学发展大事概要见表1－1。

表1－1 医学遗传学大事记

年份	重大事件	主要学者
1900	孟德尔第一和第二定律被发现	Mendel G
1902	孟德尔遗传定律解释尿黑酸尿症，医学遗传学开端	Garrod，Bateson
1903	遗传因子存在于染色体上，建立了染色体遗传学说	Sutton，Boveri
1908	遗传平衡定律，奠定了群体遗传学的基础	Hardy，Weinberg
1910	摩尔根连锁律与交换律，细胞遗传学的开端	Morgan
1941	“一个基因一种酶”的学说	Beadle 和 Tatum
1944	细菌转化过程中携带遗传信息的是DNA，不是蛋白质	Avery
1949	研究镰状细胞贫血病发现异常血红蛋白分子HbS，提出分子病概念	Pauling
1953	揭示DNA双螺旋结构	Watson，Crick
1956	人染色体数目为46条，人类细胞遗传学的开始	Tjio JH，Levan A
1959	21三体综合征、Turner综合征、Klinefelter综合征的核型被发现，提出染色体病概念	Down，Turner，Klinefelter
1966	阐明DNA遗传密码	Nirenberg，Ochoa，Khorana
1977	首例人类基因克隆	Shine
1981	人类线粒体DNA测序	Anderson
1985	发明聚合酶链反应	Mullis，Saiki，Erlich
1986	提出癌肿问题有待人类基因组测序	Dulbecco
1990	首例腺苷脱氨酶缺乏症临床基因治疗	Anderson
1991	人类基因组研究15年规划启动	Waston，Collins
2001	根据人类基因组94%序列草图作出初步分析	美、英、日、法、德、中六国国际人类基因组测序联合体

第三节 医学遗传学的分支学科

医学遗传学在其发展中，已建立了许多分支学科：

细胞遗传学（cytogenetics）：是在染色体学说的基础上发展起来的，主要是从细胞学角度，特别是从染色体的数目、形态、结构和行为方面研究遗传机制及其规律，研究人类染色体畸变与遗传病的关系，对于遗传咨询和产前诊断具有重要意义。现已认识到100余种染色体异常综合征和10000余种罕见的异常核型。

生化遗传学（biochemical genetics）：用生物化学方法研究遗传病中的蛋白质或酶变化以及核酸的相应改变及其机制，研究分子水平的遗传物质异常导致的**分子病**（molecular disease）和**遗传性代谢病**（genetic metabolic disease）的关系。

分子遗传学（molecular genetics）：用现代分子生物学技术从基因的结构、突变、表达、调控等方面研究遗传病患者遗传物质分子水平的改变，为遗传病的基因诊断、基因治疗等提供了新的策略和手段。

群体遗传学（population genetics）：研究群体的遗传组成，以及决定并引起群体遗传组成发生变化的动力。决定群体的遗传组成及其随时间和空间的变化规律的问题都属于群体遗传学的研究范畴。群体遗传学面临的核心问题是：群体的基因频率为何变化，决定因素有哪些，这些因素是怎样作用于群体并导致群体基因频率变化的。

遗传流行病学（genetic epidemiology）：是一门近20多年发展起来的新兴边缘学科。它借助于群体遗传学的基本理论，分子遗传学的实验手段，流行病学的群体资料收集、处理和病因研究，以及科学研究设计方法学、生物统计学与电子计算机的数理模型和数值处理方法来研究和阐明与遗传有关疾病，特别是慢性病中的遗传因素、环境因素和这两类因素的相互作用。它与群体遗传学的差别在于遗传流行病学着重于人类疾病。

药物遗传学（pharmacogenetics）：研究不同个体遗传学多态性对药物反应（包括药物吸收、分布、代谢和排泄，药物安全性和耐受性，药物有效性）的影响的一门科学，为指导医生用药的个体化提供理论根据。

遗传毒理学（genetic toxicology）：研究环境因素对遗传物质的损伤机制，以及这些环境因素（即诱变剂、致畸剂、致癌剂）的检测方法和评价手段。

免疫遗传学（immunogenetics）：研究免疫反应的遗传基础与遗传控制的科学。从分子水平阐明人类免疫现象的遗传和变异规律，以及与遗传有关的免疫性疾病的遗传背景，为临床疾病的预防、诊断、治疗及预后判断提供帮助。

体细胞遗传学（somatic cell genetics）：通过离体培养的体细胞，研究DNA复制、基因突变、基因调控、细胞分化、个体发育、肿瘤细胞形成的机制，通过细胞融合完成体细胞杂交、产生杂种体细胞等，在单克隆抗体的制备和基因定位上有重要作用。

肿瘤遗传学（cancer genetics）：研究肿瘤发生的遗传基础，染色体和基因水平的异常改变与肿瘤的发生和发展关系的遗传规律，为临床肿瘤诊断、治疗和预防提供理论基础。

发育遗传学（developmental genetics）：研究胚胎发育过程中，双亲基因组的作用、同源框、基因表达的时序等，对阐明发育过程的遗传控制有重要作用。

行为遗传学（behavior genetics）：用各种遗传学方法研究人类行为的遗传控制，特别是异常行为，例如癫痫、躁狂抑郁病、精神分裂症、Alzheimer 病等的遗传基础，以控制其发生。

临床遗传学（clinical genetics）：运用医学遗传学理论知识，通过家系调查和各项临床检查来诊断治疗和预防遗传病。临床遗传学是医学遗传学与遗传医学的交叉领域。

中医遗传学（TCM genetics）：运用中医学和遗传学两方面的专业知识，认识和解释先天遗传因素对寿命、健康和疾病的影响，并运用于中医药预防及治疗与遗传有关疾病的一门新兴科学。

此外，还有辐射遗传学等。

从上述医学遗传学的分支来看，它的研究领域非常广泛，而且与医学实践也有密切的联系，近年来蓬勃兴起的人类基因组研究，进一步促进了医学遗传学的发展，人们有理由相信，征服癌症、根治遗传病已不是遥远的梦想了。

第四节　遗传病概述

一、遗传病的概念

遗传物质结构或功能改变所导致的疾病，称为遗传性疾病或简称**遗传病**（genetic disease，inherited disease）。这种改变可以是生殖细胞或受精卵内遗传物质结构和功能的改变，也可以是体细胞内遗传物质结构和功能的改变；它可以是细胞核内遗传物质结构和功能的改变，还可以是细胞质线粒体内遗传物质结构和功能的改变。遗传病的发生需要有一定的遗传基础，并通过这种遗传基础按一定的方式传于后代。因此，遗传病的传递并非是现成的疾病，而是遗传病的发病基础；遗传因素不仅仅是一些疾病的病因，也与环境因素一起，在疾病的发生、发展及转归中起关键性作用。

二、遗传病的特点

作为一种以遗传因素为主要发病因素的遗传病，在临床上有许多特点。

（一）遗传病的遗传因素和环境因素

遗传病的基本特征是由遗传物质改变所引起的，当然这并不是说环境因素在发病中不起作用，相反一些遗传病的发病在不同程度上需要环境因素的作用。

依疾病发生中遗传因素和环境因素所起作用的大小，可以把疾病分为几类：

1. 遗传因素决定发病，看不到特定环境因素的作用；这类疾病看来似乎完全由遗传因素决定发病，例如成骨不全症、先天聋哑、甲型血友病和染色体病等。

2. 基本是由遗传因素决定发病，但需要环境中一定的诱因才能发病；例如苯丙酮尿症的发病除纯合隐性的基因型（aa）外，还要摄入高苯丙氨酸食物才能诱发本病。

3. 遗传因素和环境因素对发病都有作用，其中遗传因素所起作用的大小称为遗传率。例如，哮喘的遗传率约为80%，环境因素只起20%的作用；消化性溃疡的遗传率为30%～40%，环境因素所起的作用较大，可占60%～70%。

（二）遗传病的垂直传播

遗传病不同于传染病的水平传递，具有亲代向子代传递的特点，即遗传病是垂直传播的，这是由于亲代的生殖细胞或受精卵的遗传物质发生了改变。这在显性遗传方式的病例中特别突出。

但不是所有遗传病的家系中都可观察到这一现象，有的患者是家系中的首例，即首次突变产生的病例；有些遗传病患者，特别是染色体异常的患者活不到生育年龄或不育。在这些情况下，都看不到垂直传递的现象。另外，在体细胞遗传病，如肿瘤，由于只是体细胞内遗传物质的改变，故也无垂直传递的现象。

（三）遗传病的传染性

遗传病一般是没有传染性的，但是**人类朊蛋白病**（human prion diseases）则是一种既遗传又具传染性的疾病。**朊蛋白**（prion protein，PrP）是一种功能尚不完全明确的蛋白质。目前认为，PrP基因突变会导致PrP的错误折叠或通过使其他蛋白质的错误折叠进而引起脑组织的海绵状病变，最终导致脑功能紊乱，称为蛋白折叠病；而错误折叠的PrP可以通过某些传播方式使正常人细胞中的正常蛋白质也发生错误折叠并致病。

（四）遗传病的家族性

家族性疾病（familial disease）是疾病的发生所具有的家族聚集性。遗传病常常表现为家族性，如上述的Huntington舞蹈病常表现为亲代与子代间代代相传；但不是所有的遗传病都表现为家族性，常染色体隐性遗传病就常常看不到家族性发病而多为散发病例，即使是罕见的常染色体显性或X连锁隐性遗传病，也可看到由于新生突变而导致的散发病例，如白化病在家系中很可能仅仅是偶发的，患儿父母亲均为正常。

家族性疾病可能是遗传的，如Huntington舞蹈病；但不是所有的家族性疾病都是遗传的。一些环境因素所致的疾病中，由于同一家族的不同成员生活于相同的环境中，也可以表现出发病的家族聚集，例如在某些缺碘地区，甲状腺肿的发病就有家族聚集，但是，不能认为这是遗传病。

（五）遗传病的先天性

遗传病往往有先天性特点。所谓**先天性疾病**（congenital disease）是指出生时即表现出来的疾病。一种病如果是遗传因素决定的，而且致病基因或染色体异常在出生前即已表达，这种病当然具有先天性。如白化病是一种常染色体隐性遗传病，婴儿刚出生时就表现有

"白化"症状。但不是所有的遗传病都是先天性的，不少遗传病的致病基因在出生后的漫长生命过程中才表达，常有特定的发病年龄，因此不表现为先天性。如 Huntington 舞蹈病是一种典型的常染色体显性遗传病，但它往往在35岁以后才发病。

先天性疾病也有两种可能性，即有些先天性疾病是遗传性的，如白化病；有些则是获得性的，如妇女妊娠时因风疹病毒感染，致胎儿患有先天性心脏病，出生时虽然具有心脏病，但从传统概念来说它是不遗传的。

（六）遗传病的特定的数量关系

患者在亲祖代和子孙中是以一定数量比例出现的，即患者与正常成员间有一定的数量关系，通过特定的数量关系，可以了解疾病的遗传特点和发病规律，并预期再发风险等。

总之，对于医学工作者来说，掌握一定的医学遗传学知识，将有助于工作中正确认识人类疾病，以便采取相应的诊断、治疗和预防措施。

三、人类遗传病的分类

人类遗传病的种类繁多。据统计，目前每年新发现的遗传性综合征有100种左右。面对种类如此众多的遗传病，过去一是按人体系统分类，如神经系统遗传病、血液系统遗传病、生殖系统遗传病、心血管系统遗传病、泌尿系统遗传病、内分泌系统遗传病等；二是按照遗传方式进行分类，从细胞水平分为生殖细胞引起的遗传病和体细胞遗传病（如肿瘤）；从亚细胞水平分为细胞核遗传引起的疾病和线粒体遗传病，其中细胞核遗传引起的疾病又分为基因病和染色体病。还可以细分类，见图1-1。

本文分以下3类来叙述。

（一）细胞核遗传引起的疾病

细胞核遗传引起的疾病又可分为基因病和染色体病两种。

1. 基因病 遗传物质的改变仅涉及基因水平，称为基因病，又分为单基因病和多基因病。

（1）单基因病（single gene disorder） 人类体细胞中的染色体是成对的，其上的基因也是成对的，如果某种遗传病的发病涉及一对基因，由此导致的疾病称为单基因病。单基因病呈明显的孟德尔式遗传，目前已发现的单基因疾病达4000种以上。

（2）多基因病（polygenic disease） 多基因病是由多对基因与环境因素共同作用产生的遗传病。多基因病包括的范围很广，遗传规律不服从孟德尔式遗传。多基因病是有一定家族史、但没有单基因性状遗传所见到的系谱特征的一类疾病。一些常见的疾病和畸形，有复杂的病因，既涉及到遗传基础，又需要环境因素的作用才发病，所以也称为多因子病。

- 细胞核遗传
  - 基因病
    - 单基因病
      - 常染色体病
        - 显性遗传病
        - 隐性遗传病
      - 性染色体病
        - 显性遗传病
        - 隐性遗传病
    - 多基因病
  - 染色体病
    - 常染色体病
      - 数目异常遗传病
      - 结构异常遗传病
    - 性染色体病
      - X 染色体病
        - 数目异常遗传病
        - 结构异常遗传病
      - Y 染色体病
        - 数目异常遗传病
        - 结构异常遗传病
- 细胞质遗传：线粒体遗传病
- 体细胞遗传病：肿瘤

图 1－1　人类遗传病的分类

2. 染色体病（chromosome disease）　人的体细胞中有 23 对染色体，每条染色体上都载有许多基因。染色体数目或结构的改变所致的疾病称为染色体病。由于染色体病往往涉及许多基因，对个体的危害往往大于单基因病和多基因病，所以常表现为复杂的综合征（syndrome）。

（二）线粒体遗传病

线粒体中所含的 DNA，是独立于细胞核染色体外的遗传物质，称线粒体基因组。这些基因突变所导致的疾病，称**线粒体遗传病**（mitochondrial genetic disorders）。此类疾病也属于单基因病，包括 Leber 遗传性视神经病等。线粒体中所含的 DNA，是位于细胞质中的遗传物质，所以称细胞质遗传。又因为这类疾病通过来自母体的线粒体传递，故呈母系遗传。

（三）体细胞遗传病

单基因病、多基因病和染色体病的遗传异常发生在人体所有细胞包括生殖细胞（精子和卵子）的 DNA 中，并能传递给下一代。而**体细胞遗传病**（somatic cell genetic disorder）只在特异的体细胞中发生，体细胞基因突变是此类疾病发生的基础。这类疾病包括恶性肿瘤、白血病、自身免疫缺陷病以及衰老等。在经典的遗传病中，并不包括这一类疾病。

表 1－2 列举了一些遗传病及其遗传方式和发生率。

表 1－2　　常见遗传病的遗传方式及发生率

疾病	遗传方式	发生率
单基因病		
腺苷脱氨酶缺乏症	AR	少见
α－1 抗胰蛋白酶缺乏症	AR	1/3000～1/20000
囊性纤维变性	AR	1/2000；亚洲人极罕见
Dunchenne 肌营养不良	XR	1/3000～1/3500
家族性高胆固醇血症	AD	1/500
脆性 X 综合征	XL	男性：1/500；女性：1/2000～1/3000
葡萄糖－6－磷酸脱氢酶缺乏症	XR	男性：1/4～1/20
血友病 A	XR	男性：1/10000
Huntington 舞蹈病	AD	4/100000～8/100000
强直性肌营养不良	AD	1/10000
神经纤维瘤 I 型	AD	1/3000～1/5000
成骨不全	AD	1/15000
苯丙酮尿症	AR	1/5000
视网膜母细胞瘤	AD	1/14000
镰状细胞贫血	AR	部分种族：1/400
地中海贫血	AR	常见
Wilms 瘤	AD	1/10000
Tay－Sachs 病	AR	1/3000
多基因病		
唇裂		1/250～1/600
先天性心脏病		1/125～1/250
神经管缺陷		1/100～1/500
糖尿病		成人：1/10～1/20
冠状动脉粥样硬化病		特定人群：1/15
染色体病		
Down 综合征	47，+21	1/800
18 三体综合征	47，+18	1/8000
13 三体综合征	47，+13	1/25000
Klinefelter 综合征	47，XXY	男性：1/1000
Turner 综合征	45，X	女性 1/5000
XXX 综合征	47，XXX	女性：1/1000
XYY 综合征	47，XYY	男性：1/1000
Prader－Willi 综合征		1/10000～1/25000
线粒体遗传病		
Leber 遗传性视神经病	细胞质遗传	少见
体细胞遗传病		
肿瘤		总：1/3

注：AR 为常染色体隐性遗传，AD 为常染色体显性遗传，XL 为 X 连锁遗传，XR 为 X 连锁隐性遗传。

第五节 遗传病的危害及识别

一、遗传病对人类的危害

随着科学的进步、卫生水平的提高，急性传染病、流行病得到了有效的控制。人类的疾病谱已经改变，遗传病所占的比重越来越大，对人类的危害也越来越显著。这从以下几方面的事实即可看出其概貌：

1. 据统计，自然流产约占全部妊娠的15%，其中约有50%是染色体畸变所造成。以每年出生1500万孩子计算，我国每年仅由于染色体畸变就造成约112万例的自然流产，从而使这些家庭未能得到应有的孩子。

2. 在存活的婴儿中，除一部分有出生缺陷外，在出生后，由于携带的致病基因的表达还可能出现各种遗传病，每个人一生中约有3%～5%的可能性患某种遗传病。

3. 根据1989年的普查，我国的新生儿中，约有1.3%有严重的**出生缺陷**（birth defect）或**先天性畸形**（congenital malformation）。据不完全统计，其中70%～80%涉及遗传因素。这样，粗略估计，每年所生的1500万孩子中，将有13～15万个有遗传因素所致的严重出生缺陷或先天性畸形。

4. 根据1976年的调查，我国城市中儿童死亡的原因中，遗传病、先天性畸形和恶性肿瘤是第一位的死亡原因，约占全部死亡的30%；农村中，这种死因占儿童死亡原因的第二位。

5. 在存活的儿童中，患遗传病的儿童来医院就诊者为数不少。据统计，在儿童医院中，住院病儿约有1/4～1/3是患与遗传有关的疾病。

6. 体细胞遗传病中的恶性肿瘤居我国不同地区人群中死亡原因的第一位或第二位。

7. 智力低下或智能发育不全在我国人群中的发生率约为2.2%，其中1/3以上有多基因、单基因或染色体改变的遗传基础。

8. 如果从人群中的患病率来估计，约有3%～5%的人患某种单基因病，15%～20%的人患某种多基因病，约1%的人患染色体病。总的估计，人群中约有20%～25%的人患某种遗传病。

9. 即使未受遗传病所累的人，也并非与遗传病无关。据估计，人群中一般每个人都携带有5～6个隐性有害基因，这就是人群的**遗传负荷**（genetic load）。他们虽未患遗传病，却可将这些有害基因向后代传递，所以称为致病基因的**携带者**（carrier）。

另外，随着我国工业化进程的加快，环境污染的威胁增大，由此将增高基因突变率，使人群的遗传负荷增高；增高的遗传负荷对人类的未来、后代的健康是不利的，这是一个严重的问题，是每一个医学遗传学工作者应该重视的问题。

二、识别疾病遗传基础的方法

对一种病因不明的疾病，怎样识别其遗传基础呢？可以采用以下几种方法：

（一）群体筛查法

群体筛查即选定某一人群，采用简便、精确的方法对某种疑为遗传病的疾病进行普查。这种普查需在一般人群和特定人群（如患者亲属）中进行，通过对患者亲属发病率与群体发病率进行比较，从而确定某病是否与遗传有关。如果发现一种疾病的患者亲属中的发病率高于一般人群，而且一级亲属（父母、同胞、子女）的发病率＞二级亲属（祖父母、外祖父母、叔、伯、姑、舅、姨、侄、甥）的发病率＞三级亲属（堂、表兄弟姐妹等）的发病率＞一般群体发病率，而且有特定发病年龄，则表明不同的遗传继承关系影响该病发生，可以认为该病有遗传基础。当发现某病亲属发病率较高时，为了排除同一家族成员的共同生活环境对发病的影响，应将血缘亲属与非血缘亲属加以比较，此时应见到血缘亲属发病率高于非血缘亲属发病率。

（二）系谱分析法

系谱分析法（pedigree analysis）：在初步确认某种病可能为遗传病后，搜集某家族中全部成员的发病情况，绘成**系谱**（pedigree），依系谱特征进行分析，往往可以确认为单基因病中某一种类型的遗传病。

如果对该病的几个系谱进行分析，无法确认为单基因病中的何种类型，就要考虑为多基因病了。

（三）双生子研究

双生子或称双胎可分为两类：一类是同卵双生或称**单卵双胎**（monozygotic twins，MZ），是由一个受精卵在第一次卵裂形成两个分裂球后，彼此分开，各形成一个胚胎。因为这两个胚胎来自同一受精卵，所以他（她）们的遗传基础是相同的，其性别相同，表型特征也基本相同。另一类是异卵双生或称**双卵双胎**（dizygotic twins，DZ），是两个卵子与两个不同精子受精后发育成的两个胚胎，他（她）们之间的遗传基础像一般同胞那样相似，性别不一定相同，遗传特征及表型仅有某些相似，只是胚胎发育环境相同。

为了估计某种疾病或性状的发生中遗传因素所起作用的大小，可以对比 MZ 和 DZ 的发病一致性（concordance）的差异，发病的一致性是指双生儿中一个患某种疾病，另一个也发生同样的疾病。如果 MZ 的一致性远高于 DZ 的一致性，就表示这种疾病与遗传有关；如果二者差异不显著，则表明遗传对这种疾病的发病不起作用。比如，在原发性癫痫，同卵双生的发病一致率为 60.1%，异卵双生发病的一致率为 9.4%，二者差异很大，这说明遗传基础在该病的发病中起相当重要的作用。

（四）关联分析法

关联（association）是指两种遗传上独立的性状非随机地同时出现，而且并非**连锁**（linkage）所致。如 O 型血与十二指肠溃疡相关联；HLA－B27 与强直性脊椎炎相关联；HLA－B8 与慢性活动性肝炎相关联等。如果其中一种性状决定于某个基因座的等位基因，就可作为**遗传标志**（genetic marker），来检测另一种性状与之是否关联，如果确证有关联，则表明后一性状也有遗传基础。

（五）疾病组分分析

一些复杂的疾病其发病机制不清，要研究其遗传基础，可先将疾病“拆开”，即分解为若干环节（组分），然后对各个组分进行单独的遗传学研究，如能确定某个或某些组分受遗传控制，则可认为该“组分”所在的疾病也受遗传控制。如冠心病是有复杂病因的疾病，高脂血症是其组分之一。已知家族性高胆固醇血症是常染色体显性遗传的，据此可以认为，冠心病是受遗传控制的。

（六）染色体分析法

对一些有多发畸形、体格和智能发育不全的患者或是怀孕早期有反复流产的妇女，如果怀疑其有染色体改变，经过染色体检查、核型分析，可以确认是否有染色体异常的病因。

（七）种族差异比较

不同种族的个体身体的外部性状，如肤色、发型、发色、身材有差异，在血型、组织相容性抗原类型、血清型、同工酶谱等方面也存在着显著差异，这说明种族的差异具有遗传学基础。因此，如果某种疾病在不同种族中的发病率、发病年龄、性别和临床表现等方面有显著差异，则说明该病与遗传密切相关。当然，由于不同种族生活的地理环境、气候条件、饮食习惯、社会经济状况等也会存在差异，故应严格排除这类环境因素的影响，最好将这种调查安排在不同种族居民混杂居住的地区进行。例如，在中国出生、侨居美国的华侨，鼻咽癌的发病率比当地美国人高34倍，强烈提示鼻咽癌的发病有明显的遗传因素。

上篇

遗传信息的物质基础及遗传信息的改变

第二章　人类基因

以有性生殖方式产生后代的生物，通过两性生殖细胞（即雌雄配子）相互结合形成受精卵，再由受精卵发育成性状与亲代相似的子代。其子代与亲代相似的原因是因为受精卵接受了来自父体和母体的遗传物质——**基因**（gene），从而决定了子代与亲代性状的相似性。在自然界中，除了少数 RNA 病毒外，基因的化学组成都是 DNA 分子。而在人类，基因是细胞内遗传物质的功能单位，是具有特定遗传效应的 DNA 片段，其存在于染色体上，并通过生殖细胞从亲代向子代世代相传。

第一节　基因的概念

一、对基因的认识历程

人类认识基因经历了一个由浅入深的历史发展过程。早在 19 世纪 60 年代，奥地利的遗传学家孟德尔就以豌豆为实验材料，进行了 8 年的杂交试验研究，提出生物的性状是由**遗传因子**（hereditary factor）决定的，并总结出遗传因子传递的分离律和自由组合律。20 世纪初丹麦遗传学家 W. Johannsen 将遗传因子更名为基因，并一直沿用至今。随后美国遗传学家摩尔根和他的学生通过果蝇的杂交试验证实，基因在染色体上呈直线排列，并总结出了基因传递的连锁与交换律，发表了著名的《基因论》。1927 年 Muller 等人证明用人为因素（如 X 线等）可使基因发生突变。在此之前（1908 年）Garrod 认为人类的尿黑酸尿症是一种遗传病，发病原因是体内缺乏与某种生化反应相关的酶。于是人们开始将基因与酶联系起来。随后，Beadle 等（1936 年）对果蝇朱砂眼型、朱红眼型和野生型进行研究，再次证实了基因与酶的关系。1941 年他们又根据对粗糙链孢霉的研究结果，提出了“一个基因决定一种酶”

的学说。然而，后来学者们的进一步研究揭示，基因除了决定酶之外，还决定其他蛋白质，于是有人提出了“一个基因－一种蛋白质”的假说。随后，又有学者发现，有的蛋白质可由几条多肽链组成，因此又提出了“一个基因－一条多肽链”的学说。经过100余年的研究，基因的概念逐渐清晰。1944年O. T. Avery等用实验方法直接证明了DNA是生物的遗传物质。1953年美国的物理学家Watson和英国生物学家Crick在前人的工作基础上，应用现代物理学和化学的新技术、新方法，对DNA的分子结构进行了深入研究，创建了著名的DNA分子双螺旋结构模型。这个模型显示DNA具有自我复制功能，正式揭示了遗传之谜。至此人们认识到，基因是具有特定效应的DNA片段，它决定细胞内RNA和蛋白质（包括酶分子）等的合成，从而决定了生物遗传性状。

现代遗传学认为，基因是决定一定功能产物的DNA序列。这种功能产物主要是蛋白质和由DNA编码的RNA。如携带密码子的mRNA、转运氨基酸的tRNA、装配核糖体的rRNA。一个基因的结构，除了编码特定功能产物的DNA序列外，还包括对这个特定产物表达所需的邻接DNA序列。

二、基因的化学本质

作为生物体内的遗传物质——基因，所必须具备的基本特性包括：在同一种生物的不同个体之间，遗传物质应能保持其量的恒定和质的相对稳定；在同种生物的亲代个体和子代个体之间，以及细胞分裂前后（亲代细胞和子代细胞之间），遗传物质也应能保持其量的恒定和质的相对稳定；最重要的是遗传物质必须具备决定生物性状的作用。DNA的结构和功能体现了这些基本特征。

（一）DNA是决定生物性状的主要遗传物质

1. 间接证据

（1）*同一种生物的细胞核内，DNA含量都是基本恒定的* 细胞中DNA含量分析的结果表明，任何一种真核生物的体细胞，其细胞核内DNA含量都是恒定的。正常情况下不受外界环境、营养条件和细胞本身代谢状态的影响，这正符合了作为遗传物质的特性。

（2）*生殖细胞（雌雄性配子）中DNA含量是体细胞中DNA的一半* 高等生物成熟的生殖细胞（精子和卵子）中的DNA含量正好是体细胞的一半。与此相吻合的是，生殖细胞的染色体数目（单倍体）也正好是体细胞（二倍体）的一半。

（3）*在细胞经过多次有丝分裂以后，细胞中的DNA含量仍然保持恒定* 处于增殖周期的细胞，在S期时DNA进行复制，其含量倍增，但分裂为两个子细胞后，它们的DNA含量又与不分裂细胞的DNA含量一致。这说明在细胞增殖周期过程中DNA保持着稳定性，并且能够完整地传递给后代。这种特性是蛋白质等生物大分子所不具备的，也是作为遗传物质的基本条件。

2. 直接证据

（1）*在肺炎双球菌转化实验中，只有DNA才具有转化作用* **转化**（transformation）是把一个菌株的DNA导入另一菌株体内，并使后者发生定向转变的现象。肺炎双球菌有两种类型：一种是R型，其菌落粗糙，缺乏多糖荚膜，无致病力；另一种是S型，其菌落光滑，具有多糖荚膜，能使人和小鼠致病。1928年，Griffith把活的R型菌同经过高温杀死的S型菌一起注入小鼠体内，发现有些小鼠因肺炎而死亡，并从死鼠体内分离出了活的S型菌。但是，单独将活的R型菌或者高温杀死的S型菌注入小鼠体内时，都无法使小鼠致病（图2-1）。这个实验说明，R型菌一定是在高温杀死的S型菌的影响下，才转变成S型菌的。1944年，Avery等从S型菌中提取出蛋白质、荚膜多糖和DNA，然后分别将这三种物质加入到R型菌的培养基中，结果发现只有加入DNA时，R型菌才被转化成为S型菌，而且DNA越纯，转化效率越高。由R型菌转化而来的S型菌，其后代也为S型菌。实验还证明，将S型菌中的DNA用酶分解，再加入到R型菌培养基中，就失去转化作用。这充分证明，起转化作用的物质是DNA，而不是其他物质。这是生命科学史上首次直接证明了DNA就是决定生物性状的主要遗传物质。

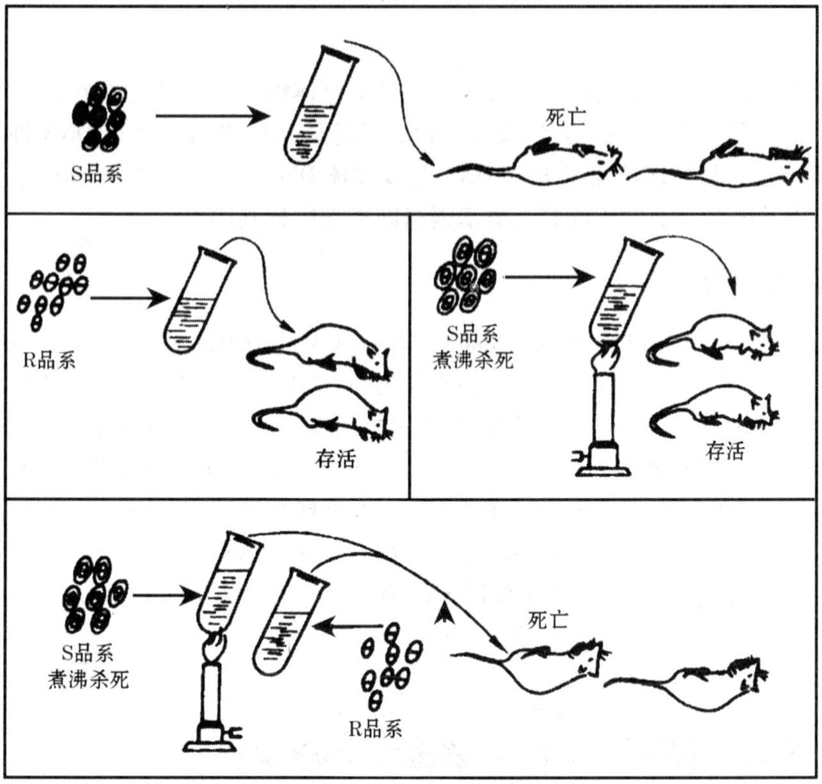

图2-1　肺炎球菌的转化实验

（2）*在噬菌体感染过程中，侵入细菌细胞内的物质仅是DNA*　Hershey和Chase（1952年）证明噬菌体侵入细菌细胞内的是DNA，而不是整个噬菌体或其他物质。噬菌体结构简单，大多有一个蛋白质外壳，外形呈蝌蚪状，可分为头部和尾部。其头部内含DNA，而尾部中空。噬菌体单独不能繁殖，其只有在进入特定的寄主细菌体内才能完成繁殖过程。当噬菌体感染细菌时，先将尾部附于细菌表面，然后将所含的DNA经尾部注入细菌体内，而蛋白质外壳则留在细菌之外。进入细菌体内的 DNA 借助宿主细胞进行复制，并繁殖出与亲代相似的带有同样蛋白质外壳的许多子代。这说明决定噬菌体子代各种性状的物质是亲代的 DNA，而不是蛋白质，从而又一次有力地证明了 DNA 是遗传物质。

（二）DNA 分子以 4 种脱氧核苷酸为基本单位构成

DNA 是一种生物大分子，其基本组成单位是脱氧核苷酸，每个脱氧核苷酸由磷酸、脱氧核糖和碱基 3 种物质组成。碱基包括腺嘌呤（A）、鸟嘌呤（G）、胞嘧啶（C）和胸腺嘧啶（T）4 种。

DNA 分子是由两条脱氧核苷酸单链盘旋而成的双螺旋结构。

第二节　人类基因组

由每号染色体各一条所组成的一套染色体叫做染色体组，一个染色体组中所存在的所有基因称之为一个**基因组**（genome）。广义地来说，染色体组中携带的所有 DNA 即遗传信息，也可被称为基因组。人类 DNA 分为核内 DNA 和线粒体 DNA，所以，人类基因组包括细胞核基因组和线粒体基因组。通常所说的人类基因组即指细胞核基因组。

一、基因的结构

真核基因也被称为**断裂基因**（split gene）。真核基因结构中的编码序列被一些非编码序列间隔开，形成了一种断裂结构，所以这些非编码的 DNA 序列，在转录后的 RNA 加工过程中被剪切掉。Tonagawa 等（1978 年）把断裂基因中的编码序列叫做**外显子**（exon），把无编码作用的间隔序列叫做**内含子**（intron）。而一些与外显子、内含子相邻近的 DNA 序列，对基因转录的起始、终止等起调控作用（图 2-2）。人类典型的结构基因一般包括编码区，包括外显子与内含子；前导区，位于编码区上游，相当于 mRNA5′末端非翻译区；尾部区，位于编码区下游，相当于 mRNA3′末端非翻译区；调控区，包括启动子和增强子等，位于基因转录区的两侧，也称为**侧翼序列**（flanking sequence）。

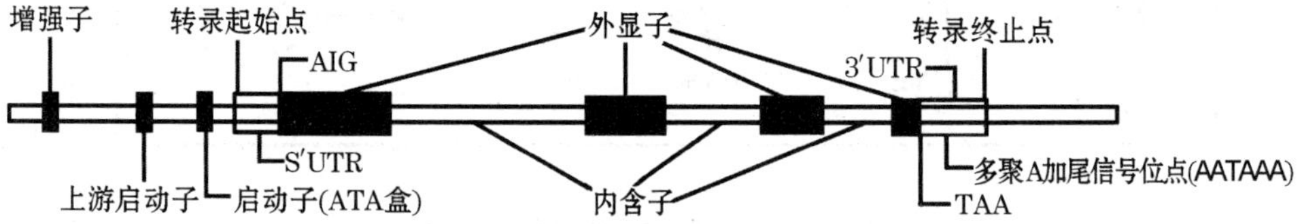

图 2-2　断裂基因的结构

（一）外显子和内含子

对人类基因组目前的研究成果的分析表明，人类基因的平均长度为 27kb，外显子的平均数目为 8.8 个，平均长度为 145bp，一般不超过 800bp；内含子的长度变化较大，平均长度为3365bp，外显子与内含子在基因中相间排列。每个外显子和内含子的接头区都有一段高度保守的序列，一般内含子的5′端起始处有GT序列，3′端尾部有AG序列，称为GT－AG法则。基因由于大小的不同，所含外显子与内含子的数目及大小有很大的差异。例如，假肥大型肌营养不良（Duchenne muscular dystrophin，DMD）基因长约2400kb左右，有近80个外显子，而有少数基因如组蛋白基因、α－干扰素的基因等中则没有内含子，即只有一个外显子。在基因转录时，内含子虽然和外显子一起转录，但内含子不编码基因产物的任何部分，在原始转录产物的加工过程中被切除，不包含在mRNA序列中。

（二）前导区和尾部区

真核基因的5′端转录起始点与翻译密码起始点之间的核酸序列是不编码蛋白质的，称为前导区或5′非翻译区（untranslated region，UTR），该区序列对起始AUG的选择有一定的影响，也对mRNA的翻译起着重要的调控作用，如5′端加工后产生的帽子结构（m7GpppN）能够显著提高翻译效率；3′端翻译终止密码到转录终止点之间的序列称为尾部区或3′非翻译区。3′UTR主要含有终止信号及加尾信号。

（三）侧翼序列

真核基因转录区的两侧，即第一个和最后一个外显子的外侧，都有一段不被转录的非编码区，称为**侧翼序列**（flanking sequence），其包含有一些重要的调控序列，包括启动子和增强子等。

1. 启动子　启动子（promoter）是一段特异的核苷酸序列，通常位于基因转录起始点上游的100bp范围内，它包括以下几种不同序列，能促进转录过程：

（1）TATA框（TATA box）　位于mRNA结构基因上游25～30个bp处，有一富含TA-TA的高度保守序列，称之为TATA框。RNA聚合酶Ⅱ能准确识别此序列，并与之结合形成启动复合物，从而准确地识别转录的起始位置，引发mRNA开始合成。

（2）CAAT框（CAATbox）　位于转录起始点上游80～100个bp处，其一致顺序为5′GG$^{C}_{T}$CAATCT3′，是真核生物基因常有的调节区，可能也是RNA聚合酶的一个结合域，控制着转录起始的频率。

（3）GC框（GCbox）　位于CAAT框的两侧，其共有序列为GGCGGG，有两个拷贝，是一个转录调节区，有激活基因转录的功能，可能与增强起始转录的效率有关。

此外，负责转录tRNA的基因和5S rDNA，其启动子位于转录的DNA顺序中，称为下游启动子。

2. 增强子　增强子（enhancer）是一段包括启动子上游或下游的一段DNA序列，能够起增强转录的作用。它不能启动一个基因的转录，但能明显地提高基因转录的效率。增强子有时也会出现在基因内部（内含子中），在离启动子几至几十kb远处也可发挥作用。此外，增强子序列可与特异性细胞因子结合从而表现出组织特异性，对基因表达有组织、器官、时间等不同的调节作用。例如免疫球蛋白基因的增强子只存在于B淋巴细胞中。

二、基因的分类

（一）人类的基因或人类基因组中的功能序列

人类的基因或人类基因组中的功能序列可分为四大类，即单一基因、基因家族、假基因和串联重复基因。

1. 单一基因 人类基因组中，25%～50%的蛋白质基因在单倍体基因组中只有一份或少数几份，故又称之为**单一基因**（solitary gene），也称为不重复序列。在单倍体基因组中，这些序列包括编码蛋白质和酶的结构基因以及基因的间隔序列。

2. 基因家族 有许多基因不完全是单拷贝，而是重复的多拷贝，但不同拷贝之间还略有差异，这一部分基因属于2个或更多个相似基因的家族。在脊椎动物中，这类成倍基因约构成编码蛋白质基因的一半。它们编码的蛋白质相似，但其氨基酸顺序不完全相同，称之为**基因家族**（gene family）。

3. 假基因 在各基因家族中，某些与正常功能基因在核苷酸序列上相似，但不能转录或转录后生成无功能基因产物的DNA序列，被称为**假基因**（pseudogene）。假基因常用符号Ψ来表示。如在人的β珠蛋白基因家族中至少有两个区的序列ψβ1和ψβ2与有功能的β珠蛋白基因相似，但是没有相应的蛋白质产生，所以叫做假基因。其他许多基因家族都发现有额外的、近似的基因拷贝存在。假基因的序列分析揭示它们来自失去了一些重要核苷酸序列的正常基因。

4. 串联重复基因 45S rRNA、5S rRNA、各种tRNA基因以及蛋白质家族中的组蛋白基因是呈串联重复排列的，这类基因叫做**串联重复基因**（tandemly repeated genes）。它们不同于成倍基因，编码了同一种或近乎同一种的RNA或蛋白质，rRNA基因的每个拷贝完全或几乎完全相同，但是在基因间的间隔DNA（linker DNA）相差很大，组蛋白基因家族较复杂，但每种组蛋白基因的拷贝也完全相同。

（二）人类基因组DNA的单拷贝序列和多拷贝序列

基因组中含有一个以上相同顺序的拷贝，这种顺序就是重复序列。

1. 单拷贝序列 又称非重复序列。在基因组中仅有单一拷贝或少数几个拷贝，单拷贝序列的长度在800～1000bp之间，其中有些是编码细胞中各种蛋白质和酶的结构基因。单拷贝序列可占到人类基因组的60%～70%。

2. 重复多拷贝序列 重复序列有的较短，有的较长，这些重复DNA是通过变性复性实验而被发现的，而根据复性的速度，又可分为简单序列DNA和中度重复DNA。

（1）简单序列DNA **简单序列DNA**（simple sequence DNA）以5～10bp，也可达20～200bp为一个重复单位，它们串联重复很多次，叫做简单序列DNA，约占整个基因组的10%～15%，它们中大多数重复次数多（高度重复DNA），可达10^6～10^8。

长度可达106bp，用等密度CsCl梯度离心法，可以从主沉淀带附近分出小沉淀带，此小沉淀带叫做卫星带，这部分的DNA即为**卫星DNA**（satellite DNA）。在同一物种内，简单序列相当保守，但偶然也发生突变，这样形成了不同数目的重复单位，长度也就发生变化。

在人类，由 6 ~25 个寡核苷酸组成重复单位，形成的 1 ~ 5kp 的短 DNA，叫做**小卫星 DNA**（minisatellite DNA），又叫做 VNTR（variable number of tandem repeats），比上述的卫星 DNA 长度短。重复序列为 1 ~6 个 bp，称为**微卫星 DNA**（microsatellite）。

（2）中度重复 DNA 和可动 DNA 因子　中度重复 DNA 是以不同的量分散地分布于整个基因组的不同部位。这些间隔的 DNA 长度可短至 150 ~300bp，也可长达 5000 ~6000bp，占整个基因组的 25% ~40%。在研究中度重复 DNA 过程中了解到，它们在量上和染色体位置上存在着广泛的变化，被称为可动 DNA 因子。

第三节　基因的功能

基因是 DNA 分子上的特定片段，基因的功能与 DNA 链上的核苷酸序列密切相关。基因的功能也就是 DNA 的功能。基因的基本功能包括三方面：①遗传信息的储存。反映在特定的核苷酸组合里。②遗传信息的扩增和传代。体现为 DNA 的自我复制以及在子代细胞中的再分配。③遗传信息的表达。DNA 上的基因先转录成 mRNA，再翻译成细胞内的蛋白质（酶），进而决定生物的性状。基因功能的实现，依赖于 DNA 复制、转录和翻译，可概括为遗传信息传递的“中心法则”（图 2 -3）。

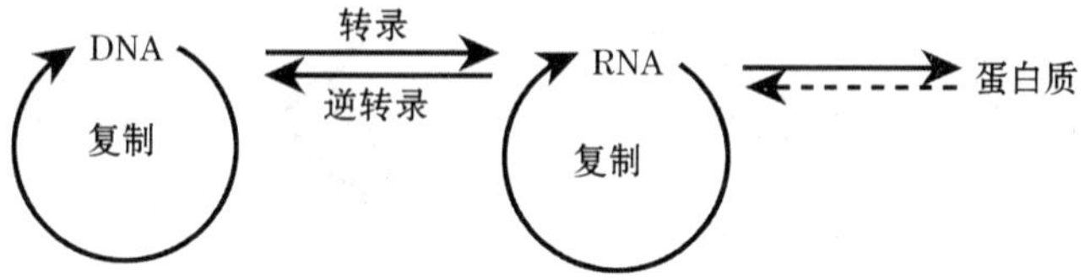

图 2 -3　遗传信息传递的中心法则

一、遗传信息的储存

经过多年的研究证实，在 DNA 脱氧核苷酸长链上 3 个相邻碱基序列构成一个三联体，每个三联体密码能编码某种氨基酸，所以三联体是遗传信息的具体表现形式。因而三联体又称**三联体密码**（triplet）、**遗传密码**（genetic code）或**密码子**（codon）。

二、基因的复制

基因的复制是伴随着 DNA 复制而实现的。DNA 的复制方式为半保留复制。

首先，解旋酶松弛 DNA 超螺旋结构，解链酶解开 DNA 双链，然后每条单链各自作为模板，在引物酶催化下，按碱基互补原则（A - T、C - G），以游离的三磷酸脱氧核糖核苷（dNTP）为原料，在复制起始部位结合上互补的 RNA 引物，在 DNA 聚合酶和 DNA 连接酶作用下，在引物 3′端后逐步合成出新的 DNA 互补链，其延伸合成的两条互补链分别与各自的模板链并列盘绕，形成稳定的 DNA 螺旋结构。

上述过程中，两个新的 DNA 分子与原来的 DNA 核苷酸序列完全一样。每个子代 DNA 双链中的一条链来自亲代，另一条链则是新合成的，所以称为**半保留复制**（semi - conservative replication，图 2 -4）。研究证实，半保留复制是十分精确的，从而确保了遗传物质结构在世代相传中的稳定性。

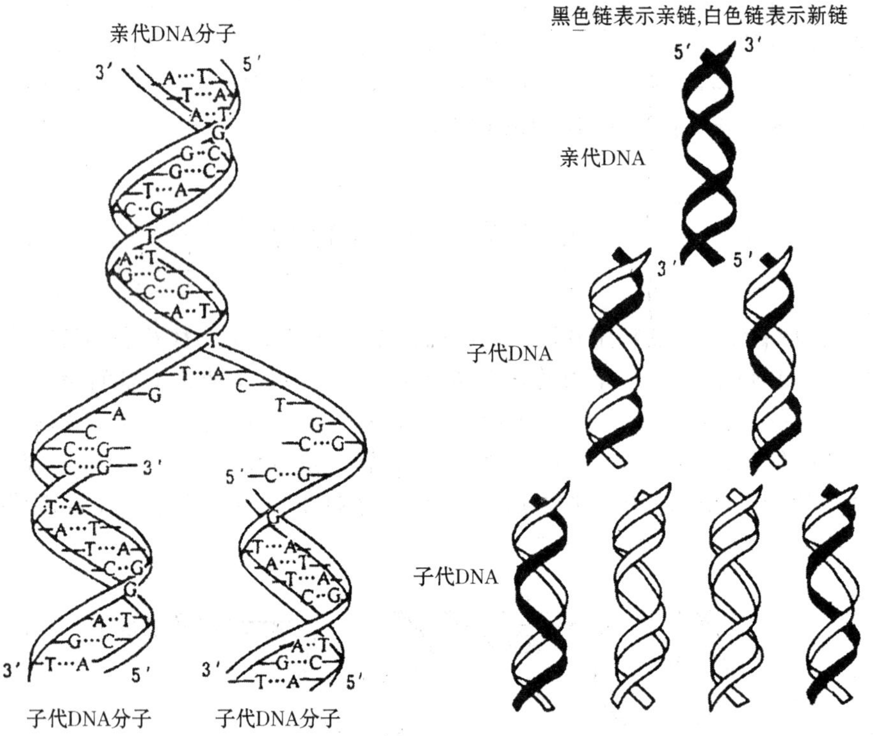

图 2 -4　DNA 的半保留复制

三、基因的表达

基因表达（gene expression）是指生命过程中，存在于基因中的遗传信息，通过转录和翻译转变为由特定的氨基酸种类和序列构成的多肽链，再由多肽链构成蛋白质或酶分子，从而形成生物体特定性状的过程。

（一）转录

以 DNA 为模板，在 RNA 聚合酶作用下合成 RNA 的过程，称为**转录**（transcription）。真核生物及人类的转录过程在细胞核中进行。

1. 转录过程　转录过程就是 DNA 分子上的遗传信息传递到 RNA 的过程。转录时，细胞核中 DNA 分子的局部双链在酶的作用下暂时解旋，以其中一条 DNA 链（如 3′→5′）作为 RNA 合成的模板链，按碱基互补配对原则（RNA 中以 U 代 T，和 DNA 的 A 配对），以四种三磷酸核苷酸（ATP、GTP、CTP、UTP）为原料，在启动子的控制下，在 RNA 聚合酶的催化下，从转录起始点开始，以碱基互补的方式合成出一条单链的 RNA，RNA 合成方向为 5′→3′（见图 2-5）。

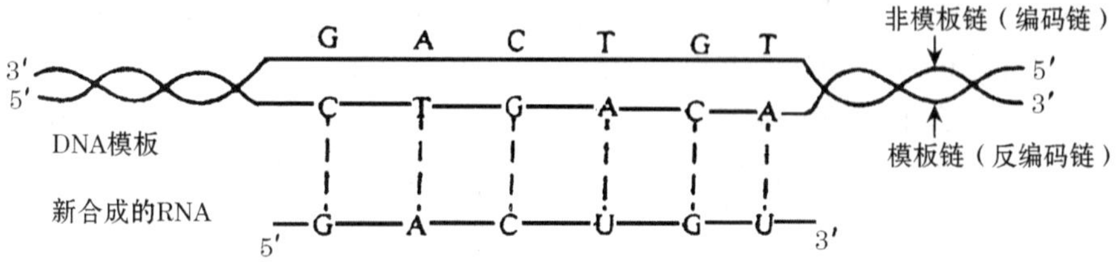

图 2-5　DNA 指导的 RNA 合成

一般将转录过程分为起始、延长和终止 3 个连续的步骤。

（1）*起始*　RNA 聚合酶Ⅱ与启动子结合，即可启动 RNA 的转录合成。RNA 聚合酶Ⅱ能正确识别启动子序列并与其结合，这种识别需要有一系列启动因子的辅助。

（2）*延长*　转录一旦开始，在主酶的催化下，即精确地按照碱基互补原则，以三磷酸核苷酸（ATP、UTP、CTP 和 GTP）为底物，在 3′端逐个添加核苷酸，使 mRNA 不断延长。

（3）*终止*　RNA 聚合酶Ⅱ在 DNA 模板上移动到达终止信号时，RNA 的转录就停止。转录的终止除涉及终止信号外，还离不开终止因子的作用。终止因子能紧密地结合到终止信号上，并能使 RNA 聚合酶从 DNA 模板链上脱落下来，使 DNA-RNA 的杂合体分开，释放出 mRNA 前体分子。

2. 转录产物的加工和修饰　转录终产物 RNA 包括 mRNA、tRNA、rRNA。RNA 要经过加工和修饰，才能成熟、具备正常功能。由 RNA 聚合酶Ⅱ催化所形成的原始转录产物，要比成熟的 mRNA 大 4～5 倍，仅是 mRNA 的前体，称为**核内异质 RNA**（heterogenious nuclear RNA，hnRNA）。hnRNA 必须经过加工和修饰，才能形成有功能的 mRNA。hnRNA 的加工一般包括戴帽、加尾和剪接等步骤。

（1）*戴帽*（capping）　指在进行转录的过程中，在初级转录产物的 5′端加上“7-甲基鸟嘌呤核苷酸”帽子（m7′GpppN）。戴帽的作用是促进 mRNA 与核糖体的结合，封闭 mRNA 5′端，使之不能再添加核苷酸和不易被磷酸酶及核酸酶降解，提高翻译的效率，增强 mRNA 的稳定性。另外，所戴的帽能够被核糖体的小亚基所识别，从而促使 mRNA 同核糖体结合，以利于遗传密码子的翻译。

（2）*加尾*（tailing）　大多数真核生物的初级转录产物均需在 3′末端加上一段多聚腺苷酸（poly A）的尾巴，长度约 100～200 个腺苷酸。这一过程也称为 polyA 化或加尾。其过程大致为：首先酶切掉 mRNA 3′端加尾信号 AAUAAA 下游的序列，然后以 ATP 为原料在多聚腺苷酸聚合酶作用下，把 100～200 个 A 加到 AAUAAA 的 3′端。poly A 尾巴的功能主要是：①有助于成熟的 mRNA 从细胞核进入细胞质。②避免核酸酶的降解作用，增加 mRNA 的稳定性。③使内含子两端剪接位点排列在一条直线上，以进行准确的剪接和加工。

（3）*剪接*（splicing）　真核生物的结构基因被若干内含子所间隔，因而初级转录产物-hnRNA 的序列中还有由内含子转录而来的非编码序列，只有将这些非编码序列切除，然后把各个外显子按照一定的顺序准确地拼接起来，才能形成成熟的 mRNA。其主要过程大致是：在剪接酶的作用下，将内含子非编码序列切除，再将外显子编码序列由连接酶逐段连接起来，形成 mRNA 分子。每个内含子的 5′端起始处有 GT 序列，3′端尾部有 AG 序列，这两个序列为高度保守的一致序列，它们是酶切和拼接的信号；同样，转录出的 tRNA 和 rRNA 最后也要经过相应的加工和修饰过程，才具有其生物学功能。

一个基因可能有不同的剪接方式，从而使同一个基因可转录、翻译出不同的蛋白，而且这种现象在人类相当普遍；据估计，人类一个基因平均可编码 2～3 条多肽链。

（二）翻译

翻译（translation）是指在 mRNA 指导下的蛋白质生物合成过程。翻译过程实际上就是把 DNA 转录到 mRNA 的遗传信息“解读”为多肽链上的不同氨基酸种类和顺序的过程。翻译过程十分复杂，需要 mRNA、tRNA、rRNA、核糖体、有关酶以及蛋白质辅助因子的共同作用，还需要各种活化的氨基酸作为原料，并依赖 ATP、GTP 提供能量。整个过程在细胞质中的核糖体（ribosome）上进行，可分成几个步骤（图 2－6，2－7）。

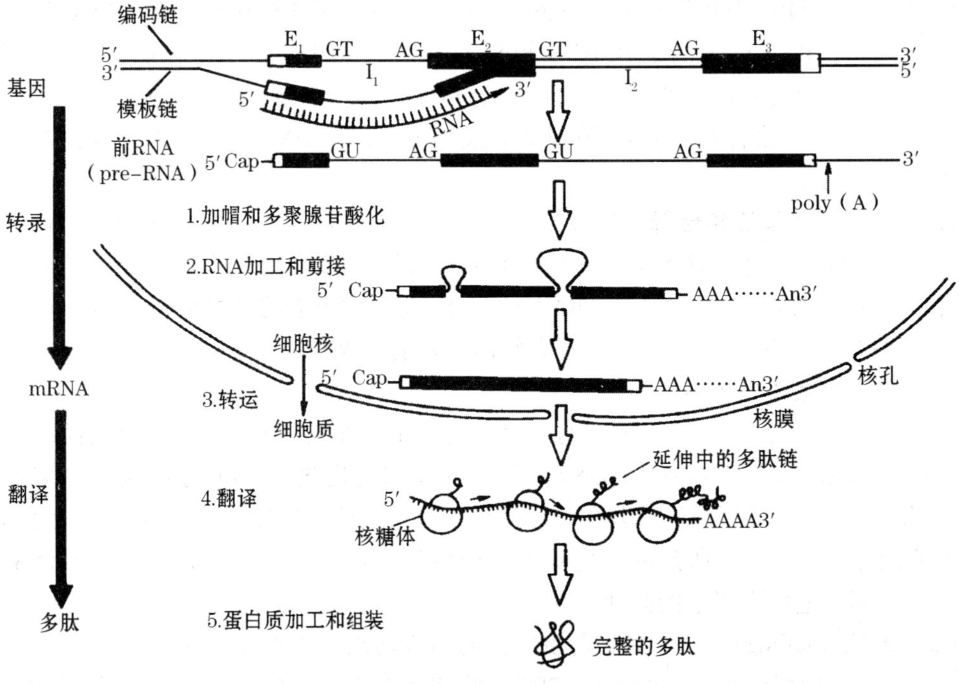

图 2－6　真核生物结构基因表达示意图

1. 氨酰－tRNA 的形成　氨基酸在氨酰－tRNA 合成酶和 ATP 的作用下被激活，并与相应的 tRNA 结合，形成氨酰－tRNA 复合物。

2. 肽链合成起始　在起始因子（IF）作用下，核糖体的小亚基结合到 mRNA 的起始密码子 AUG 上。同时，具起始作用的蛋氨酰－tRNA（原核生物为甲酰蛋氨酰－tRNA）通过 tRNA 的反密码子 UAC 配对并结合上去，然后，核糖体大亚基与小亚基结合成起始复合物。

3. 肽链的延长　核糖体有两个氨酰－tRNA 的结合位点：P 位（肽位）和 A 位（氨酰基

位)。起始的蛋氨酰－tRNA 结合在 P 位，随后，根据 A 位上的密码子，带有相应反密码子的氨酰－tRNA 能正确进入 A 位。在转肽酶催化下，P 位上的氨酰基结合到 A 位的氨酰－tRNA 上，形成二肽酰－tRNA。空载的 tRNA 从 P 位脱离。然后，A 位上的肽酰－tRNA 在移位酶和 GTP 作用下，移到 P 位。而核糖体则从 mRNA 5′端向 3′端移动一个密码子的距离。空载的 A 位根据其所面对的密码子，即刻接受一个新的相应氨酰－tRNA……，如此反复进行，肽链延长。此过程需要延长因子（EF）和 GTP 的参与。

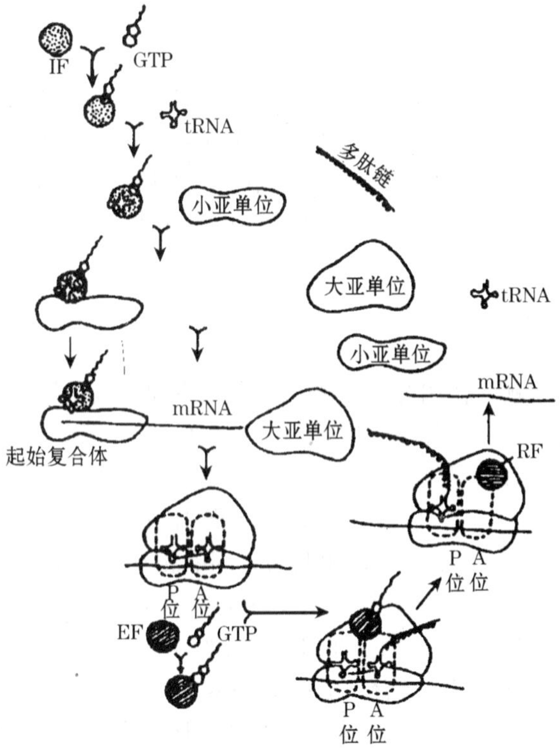

图 2－7　蛋白质合成过程示意图

4. 肽链的终止　核糖体沿 mRNA，由 5′端向 3′端不断移动，当 A 位出现终止密码（UAA、UAG 或 UGA）时，不再有任何氨酰－tRNA 进入 A 位，此时释放因子（RF）结合上去并发挥作用，使肽酰－tRNA 酯键断裂，核糖体释放出多肽和 tRNA，并与 mRNA 分离，进一步解离成两个亚基，肽链合成完毕。

新合成的多肽需要进一步修饰、加工才能具有生物学功能。翻译后的修饰包括某些氨基酸的磷酸化、乙酰化、羟基化、糖基化、脂化等，以及辅基结合过程。加工主要是肽链的剪裁和聚合。转录和翻译是基因中的遗传信息表现为特定性状的两个功能过程。它们紧密联系，分别在细胞核和细胞质中进行。

四、基因表达的调控

生物体的生理生化过程是通过各种功能蛋白而得以实现的，并且与基因表达的调节和控制密切相关。虽然每个细胞都含有该物种的全套基因，但在特定的个体发育阶段，只有部分基因根据需要“定时定量”地表达和关闭，表现为阶段特异性或时间特异性。在不同的组织细胞中，基因表达情况也不相同，只是一些与该组织器官功能相关的基因得以表达，表现为组织特异性或空间特异性。基因表达的调控决定了上述基因表达的时空特性，是生物体能不断适应环境变化、调节自身代谢、生存并繁衍的前提。

真核生物的基因表达调控十分精细和复杂，目前对其了解并不全面，一般认为真核基因的调控在五个水平上进行。

（一）转录前调控

真核生物基因组 DNA 通常与组蛋白及少量非组蛋白等结合成染色质。其中，组蛋白能非特异性地抑制 DNA 的转录活性，非组蛋白可解除组蛋白的抑制作用，激活基因表达。其原理大致是酸性的非组蛋白带负电荷，与带正电荷的碱性组蛋白结合成复合物，后者与带负电荷的 DNA 排斥而脱离，使相应的 DNA 片段裸露，易被 RNA 聚合酶识别结合，从而启动基因转录。

（二）转录水平调控

转录调控涉及 DNA 顺式作用元件［顺式作用元件指转录因子（蛋白）的 DNA 结合位点或 DNA 序列，如启动子、增强子、抑制子等］和反式作用因子（反式作用因子又称转录因子，是一些转录调节蛋白，如基本转录因子 TFⅡ、转录激活因子、转录抑制因子等）之间的 DNA－蛋白质的相互作用，以及反式作用因子之间的蛋白质－蛋白质相互作用。其中，DNA 调节序列和转录调节蛋白的相互作用及后者间的相互作用是转录调控的主要形式。

mRNA 的转录调节是基因表达调控的重要环节。负责转录 mRNA 的 RNA 聚合酶Ⅱ不能单独识别启动子，而需要基本转录因子 TFⅡ的帮助。先在 TFⅡA 促进和参与下，TFⅡD 识别 DNA 链上的 TATA 序列并与之结合，随后 TFⅡB 加入装配，形成 TFⅡD－启动子聚合体，然后在 TFⅡF 协助下，RNA 聚合酶识别并结合 TFⅡD 和 TFⅡB，形成有活性的转录基本起始复合物，该复合物需进一步结合 TFⅡE、TFⅡH 和 TFⅡJ 等因子后，才能有效地控制转录启动的准确性和频率。转录激活因子（如增强子结合因子）与增强子序列作用，可提高转录效率并决定基因表达的组织特异性。转录抑制因子可与抑制子序列作用，从而降低转录水平。

真核基因转录水平的调控是十分复杂的，不同基因的调控方式既有某些共同之处，又各有其特点而不尽相同。但就某一特定基因而言，转录因子，尤其是特异转录因子的性质、数量是转录调控的关键。

（三）转录后调控

真核基因的最初转录终产物 RNA 包括 mRNA、tRNA、rRNA。RNA 要经过加工和修饰，才能成熟并具备正常功能。转录后的调控主要是对 hnRNA 进行加工和修饰。它需经过剪接、戴帽、添尾等过程，最终变成成熟的、有功能的 mRNA。其中一些特异酶决定了加工和修饰的方式、效率和精确性。

（四）翻译水平调控

真核细胞的翻译过程受核糖体数量、起始因子、延长因子和释放因子等蛋白质以及tRNA类型和数量的影响。翻译水平调控主要包括了 mRNA 的稳定性、翻译效率等的调节。

（五）翻译后调控

翻译后的调控主要是对翻译初始产物的加工和组装的调节。刚翻译出来的多肽链，需要进一步修饰、加工和组装，才能具有活性。例如，人类 α、β 珠蛋白肽链必须各结合一个血红素，构成单体，再聚合成 $\alpha_2\beta_2$ 四聚体，才能携带氧气和二氧化碳。人类 α、β 珠蛋白链结合血红素并以特定方式聚合成血红蛋白的过程，均属翻译后调控。

第四节　人类基因组计划

对人类基因组的研究，是人类从本质上对自身进行认识的需要。人类基因组研究的对象是人类基因组的结构，因此称之为“**基因组学**”（genomics）。1986 年 3 月 7 日，诺贝尔奖获得者 Dulbecco 在《科学》杂志上发表了题为“肿瘤研究的转折点——人类基因组的全序列分析”的短文，率先提出了**人类基因组计划**（human genome project，HGP），并认为这是加快癌症研究进程的有效途径。美国政府于 1990 年 10 月正式启动了这项耗资达 30 亿美元，时间约 15 年的计划。除美国以外，英国、日本、法国、德国和中国的科学家相继参加了国际人类基因组计划。包括中国在内的一些国家还提出了各自的基因组研究内容。

经过全世界科学家的共同努力，2000 年 6 月 26 日，美国、英国、日本、法国、德国和中国的科学家同时宣布已基本完成了人类基因组工作草图，进而过渡到全面完成人类基因组测序的最后阶段。2001 年 2 月 11 日参加人类基因组计划的六国科学家、美国塞莱拉公司、美国《科学》杂志和英国《自然》杂志联合宣布，它们绘制出了更加准确、清晰、完整的人类基因组图谱，对人类基因的面貌有了新的发现。经过分析，表明人类基因组由 31.647 亿个碱基对组成，共有 3 万至 3.5 万个基因，远小于原先 10 万个基因的估计。2003 年 4 月 14 日，科学家们在华盛顿宣布，通过美、英、日、法、德和中国科学家 13 年的共同努力，人类基因组的排序工作已经基本完成。其标志着现代生命科学的发展已逐渐进入了“基因组学时代”。随着数学、物理、化学、信息、材料等学科的渗透和具有时代特征的工业化技术管理模式的引进，HGP 真正成为一项伟大的生命科学工程。

一、人类基因组计划的研究目标和内容

人类基因组计划的总体目标是在 2005 年之前完成人类 24 条染色体（22 + X + Y）上的人类基因组 DNA 中约 3×10^9 的碱基对排列顺序的测定，并在此基础上进行人类基因的定位和分离，破译人类全部的遗传信息，以建立人类遗传物质的全套信息数据库，为从整体上揭示人类发生、发育、衰老、死亡和疾病的奥秘提供最基本的数据，从而使人类对自身的认识

达到一个新的高度。研究内容主要包括：

（一）人类基因组作图

人类基因组的DNA序列分布于24条染色体（22+X+Y）上。而以染色体直接进行DNA序列测定是不可能的，故首先必须将基因组这一巨大的研究对象进行分解，使之成为较易操作的小的结构区域。这个过程简称为**作图**（mapping）。根据使用的标志和手段不同，人类基因组的核心内容需要绘制四张图谱，用来解析人类基因组的全序列。即遗传图谱、物理图谱、转录图谱及序列图谱。HGP完成的这“四张图”被誉为人类“分子水平上的解剖图”，或被更形象地称为人类“生命元素周期表”。人类将依赖这张“生命元素周期表”彻底解开人类进化和生命之谜，同时有望彻底阐明人类6000多种单基因、多基因遗传病的发病机制，并为这些疾病的诊断、治疗及预防奠定基础，人类健康的历史将翻开全新的一页。

1. 遗传图 **遗传图**（genetic map）又称为**连锁图**（linkage map），它是以具有遗传多态性的标记为“路标”，以遗传学距离为“图距”的基因组图。连锁的遗传标志之间的遗传学距离是通过计算它们的重组频率来确定的，一般用厘摩（cM）表示，即在每次减数分裂过程中重组率为1%，称为1厘摩（1cM）。绘制遗传图需要应用多态性标志，最早应用的标志是限制性酶切片段长度多态性（RFLP）；以后又应用短串联重复序列（STR）或微卫星序列，20世纪90年代，发展到**单核苷酸多态性标记**（single nucleotide polymorphism，SNP）的大量使用。与RFLP和VNTR等标记不同，SNP不再以长度的差异作为检测手段，而直接以序列的变异作为标记。随着人类基因组计划的进展，人们愈来愈相信基因组中这类多态性有助于解释个体的表型差异，不同群体和个体对各种药物的耐受性差异、对环境因子的反应差异以及对疾病（特别是复杂疾病）的易感性差异。因此，寻找研究SNP已成为人类基因组计划的内容和目标之一，SNP的应用意义已超出遗传作图的范围，成为研究基因组多样性、定位疾病相关基因的新手段。

2. 物理图 **物理图**（physical map）是描述基因组内特定生物学界标或特定序列的确定位置及它们之间实际距离的图谱，即以一段已知核苷酸序列的DNA片段为“位标”，以DNA实际长度（Mb或kb）作为图距的基因组图。其意义一是获得分布于整个基因组的序列标签位点（sequence tagged site，STS）。STS的定位比染色体定位明确，而且可用PCR扩增的单拷贝序列，使得每间隔100kb的距离就有一个遗传标志。二是在此基础上构建能覆盖每条染色体的大片段DNA的克隆重叠群（contig），以确定两个相邻STS间的物理联系。物理图的构建通常以酵母人工染色体（YAC）或细菌人工染色体（BAC）作为载体。

3. 转录图 **转录图**（transcriptional map）是以**表达序列标记**（expressed sequence tags，EST）作为位标，实际上就是人类“基因图”的雏形。它包括了基因的cDNA片段，即EST，又称cDNA图或“表达序列图”。转录图谱的目的是要鉴定出基因组中所有的功能基因以及它们在基因组中的位置。人类基因组中转录、表达的序列仅占总序列的1%～5%，而人体特别是成年个体的特定组织中又只有10%的基因是表达的。因此如果能把mRNA（或cDNA）先分离、定位，就抓住了基因的主要部分（可转录的部分）。转录图谱具有特定的生物学意义，由于cDNA具有组织特异性与时间特异性，cDNA的测定将直接导致基因的发现，从而获得基因组中对医学和生物制药产业关系最密切的信息。

4. 序列图　人类基因组核苷酸**序列图**（sequencer map）也就是分子水平上最高层次、最详尽的物理图。遗传图谱、物理图谱、转录图谱等都可以在序列图的水平上得到整合。测定人类基因组的核苷酸顺序是人类基因组计划中最为明确、最为艰苦的定时、定量、定质的任务。

（二）基因鉴定

上述的四张图还不是真正的“基因图”。所以需要在进行全基因组分析的基础上，分离和鉴定具有重要功能的基因，绘制出人类的基因图。在遗传图、物理图、转录图和序列图完成后，数目达 4 万之巨的基因鉴定还将是长期、艰巨的任务。而就表现型而言，基因鉴定又面临着从单基因经典性状到多基因复杂性状的转折和进一步的深入研究。

二、我国在基因组计划研究方面的现状

人类基因组计划既是挑战，又是机遇。中国的科学家们已认识到了这一研究的迫切性和重要性，提出了中国的 HGP 的指导思想：参与、分享，重点是以我们自己的资源，依靠我们自己的力量，为我们子孙后代克隆我们自己的基因。在人类基因组计划的测序中，我国科学家虽然在该计划的最后阶段才正式加入，但却承担了 1% 的工作，现今的测序能力已排名世界前列。在国家自然科学基金委员会、国家 863 高科技生物技术基金的支持下，近年来我国若干科研单位也开始了对人类基因组的研究。1994 年被正式列为国家自然科学基金重大项目之一的“中华民族基因组中若干位点基因结构的研究”，已于 1997 年 9 月通过了验收总结，科研人员在 3 年半的时间里完成了南、北方两个汉族人群和西南、东北地区 12 个少数民族人群共 733 个永生细胞系的建立，为中华民族基因组的研究保存了宝贵资源。在致病基因的分离和结构、功能研究方面，克隆出了定位于 11 号染色体上的遗传性、多发性、外生性骨疣的致病基因；获得了一批食管癌特异缺失的 DNA 片段；发现了若干肝癌相关基因的 cDNA，并确定了 17 号染色体短臂上肝癌相关缺失区域的范围；克隆出了若干白血病致病基因并展开了对其结构、功能的研究；定位了 X 染色体上视网膜色素变性的相关区域。此外，还在肝豆状核变性综合征（Wilson 病）相关基因位点、β 珠蛋白基因、血友病甲和 Marfan 综合征等基因突变与疾病的关系以及血管紧张素 I 转换酶（ACE）基因、载脂蛋白脂酶（LPL）基因和载脂蛋白 E（ApoE）基因与Ⅱ型糖尿病并发症易感性的关系方面有所发现。

根据我国的国情和国际 HGP 对中国科学界的期望，我国 HGP 的初期目标主要是保存各民族的基因组。我国有 13 多亿人口，约占世界人口的22%，有 56 个民族，还有若干遗传隔离群。研究我国包括汉族在内的不同民族间的基因组结构差异，并与世界上其他人种的基因组进行比较，不仅对于人类学和社会学的研究具有重大意义，而且对生物学的研究（重要致病基因和疾病易感基因分离、鉴定及其在基因诊断和治疗中的应用）也具有特殊意义。由此所获得的资料将成为国际人类基因组计划重要组成部分。

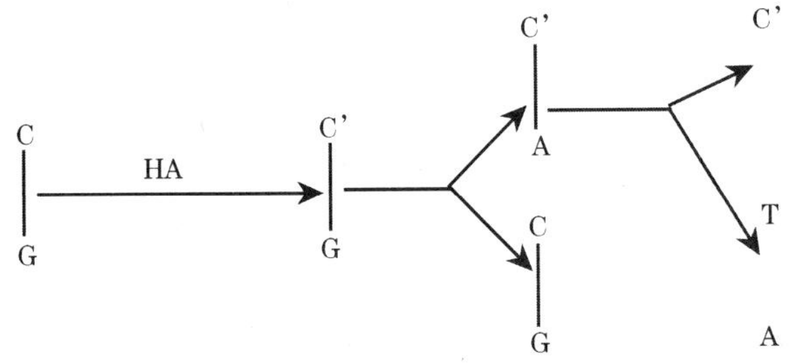

图 3 - 2　羟胺引起的 DNA 碱基对的改变

（二）亚硝酸或含亚硝基化合物

这类物质可以使 DNA 分子结构发生改变，例如亚硝酸可以使腺嘌呤（A）脱去氨基（$-NH_2$），变成次黄嘌呤（Hx）；还可以使胞嘧啶（C）变成尿嘧啶（U）。次黄嘌呤（Hx）与尿嘧啶（U）分别与胞嘧啶（C）和腺嘌呤（A）配对，经 DNA 复制后，可形成 A - T→G - C 和 G - C→A - T 转换（图 3 - 3）。

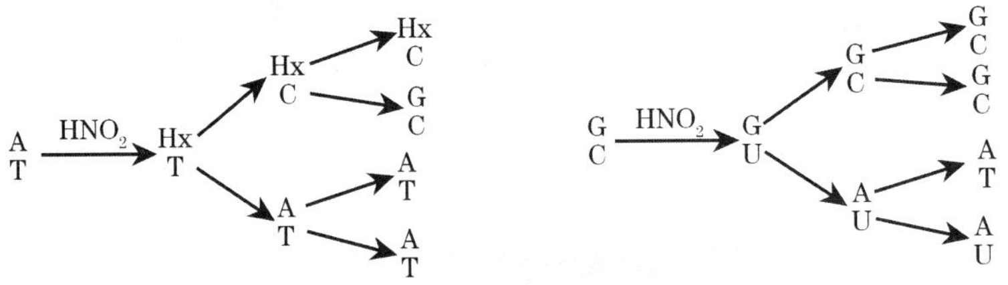

图 3 - 3　亚硝酸（HNO_2）引起 DNA 碱基对的改变

（三）烷化剂

烷化剂（alkylating agent）是一类具有高度诱变活性的诱变剂。甲醛、氯乙烯、硫酸二乙酯等，它们可将甲基（$-CH_3$）或乙基（$-C_2H_5$）等引入多核苷酸链上的任何位置使其烷基化，烷基化的核苷酸将产生错误配对而引起突变。例如硫酸二乙酯可使鸟嘌呤（G）烷基化后不与胞嘧啶（C）配对而与胸腺嘧啶（T）配对，形成 G - C→A - T 的转换（图 3 - 4）。

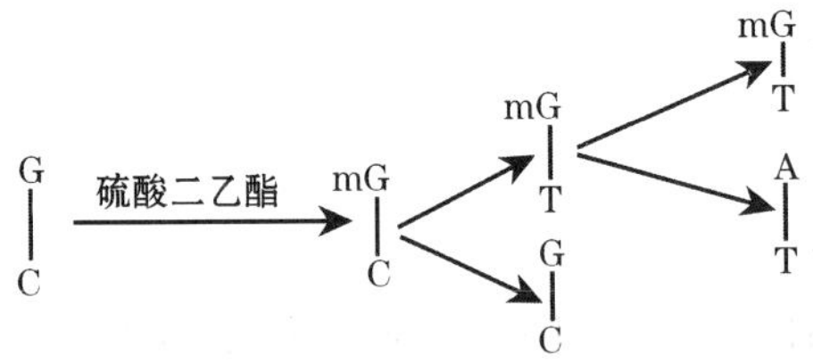

图 3 - 4　烷化剂引起的 DNA 碱基对的改变

（四）碱基类似物

碱基类似物（base analogue）是一类组成、结构与 DNA 分子中的碱基十分相似的化合物，当 DNA 复制时，掺入碱基类似物取代某些正常的碱基，可以引起点突变。如 5-溴尿嘧啶（5-BU）、2-氨基嘌呤（2-AP）等。5-溴尿嘧啶（5-BU）的化学结构与胸腺嘧啶（T）类似，它既可以与腺嘌呤（A）配对，也可以与鸟嘌呤（G）配对。在 DNA 复制过程中，如果 5-BU 取代 T 以后，一直保持与 A 配对，所产生的影响并不大；如果它以后又转成与 G 配对，经一次复制后，就可以使原来的 A-T 对转变换成 G-C 对（图 3-5）。

（五）吖啶类物质

吖啶类（acridines）物质包括原黄素（proflavin）、吖黄素（acriflavin）和吖啶橙（acridine orange）等扁平分子，可以嵌入 DNA 的核苷酸序列中，导致碱基插入或丢失的移码突变（图 3-6）。

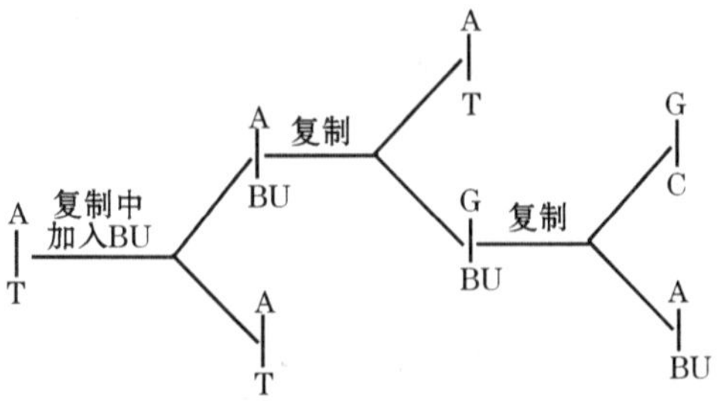

图 3-5　5-溴尿嘧啶（5-BU）引起的 DNA 碱基对的改变

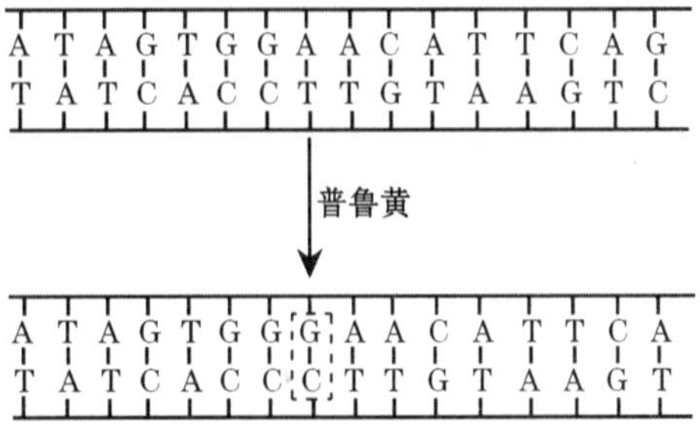

图 3-6　普鲁黄引起的 DNA 碱基对的改变

三、生物因素

（一）病毒

病毒如 Rous 病毒、麻疹病毒、风疹病毒、带状疱疹病毒等，是诱发基因突变和染色体断裂的明显生物因素。但是有关病毒引起突变的机制，目前还不很清楚。RNA 病毒有可能是通过反转录酶合成病毒 DNA，再插入到宿主细胞的 DNA 序列中，导致基因失活、结构改变而引起突变发生。此外，病毒普遍带有癌基因（V-onc），或可以激活机体内的原癌基因（C-onc）而引起突变。

（二）真菌和细菌

真菌和细菌所产生的毒素或代谢产物也能诱发基因突变，例如生活于花生、玉米等上的黄曲霉菌和寄生曲霉所产生的黄曲霉素 B_1、B_2、G_1、G_2具有致突变作用。黄曲霉毒素 B_1代谢并形成的环氧化物能与 RNA 结合，其每一分子能与 300 个 RNA 分子连接，导致 RNA 功能丧失或变异。另外，它也被认为是引起肝癌的一种致癌物质。

第二节　基因突变的一般特性

基因突变可以发生在生殖细胞中，也可以发生在体细胞中，后者称为**体细胞突变**（somatic mutation）。如果生殖细胞发生的突变，就可以导致后代的遗传性状改变。体细胞突变则不会传递给子代，但可传递给由突变细胞分裂所形成的各代子细胞，引起细胞遗传结构上的改变，在局部形成突变细胞群而成为病变甚至癌变的基础。基因突变普遍存在于自然界，无论是自发突变、还是诱发的突变，所有生物的基因突变具有共同的特性，一般包括普遍性、多向性、可逆性、有害性、稀有性、随机性及可重复性等。

一、普遍性

基因突变在生物界中是普遍存在的。无论是低等生物、还是高等生物以及人，都可能发生基因突变。基因突变在自然界广泛存在。例如，家鸽羽毛的灰红色，以及人的色盲、糖尿病、白化病等遗传病，都是突变性状。

二、多向性

多向性是指在同一基因座位上的基因可独立发生多次不同的突变而形成复等位基因。**复等位基因**（multiple alleles）是指在某一群体中，同一基因座位上存在两个以上的等位基因。例如在染色体的某一基因座位上存在着基因 A，在一定条件下，它可以突变为一组复等位基因 a_1，a_2，a_3，……a_n 等。这是生物进化的重要因素之一。例如，人类 ABO 血型是由 I^A、I^B、i 三种基因构成的一组复等位基因所决定的。每个人只能具备其中任何两个基因。

三、可逆性

基因突变的方向是可逆的，即基因 A 可以突变为等位基因 a，为**正向突变**（forward mutation）；反过来，基因 a 也可以突变成等位基因 A，为**回复突变**（back mutation）。一般情况下，正向突变率远远超过回复突变率。例如大肠杆菌中野生型（his +）突变为组氨酸缺陷型（his -）的正向突变率是 2×10^{-6}，而组氨酸缺陷型（his -）突变为野生型（his +）的回复突变率是 4×10^{-8}。

四、有害性

基因突变引起人类许多疾病的发生，绝大多数遗传病是由基因突变造成的。因为基因突变扰乱了人类在长期发展过程中遗传基础的均衡状态。但基因突变并不都是有害的，在一定的条件下对人类是有利的。如 HbS 突变基因杂合子比正常的 HbA 纯合子更能抗恶性疟疾，有利疾病高发区个体生存。

五、稀有性

基因突变在自然界是稀有的，各种基因在一定群体中都有一定的自发突变率（或称突变率）。自发突变率是指在自然状态下，某一基因在一定群体中发生突变的频率。各种生物的突变率是很低的，人类基因的突变率约为 $10^{-6} \sim 10^{-4}$/生殖细胞/代，即每代每一万个至百万个生殖细胞中，有一个基因发生突变。由于突变率低，故也可以用突变次数/代/百万生殖细胞来表示基因突变率。例如人类血友病 A 是一种基因突变引起的遗传性疾病，其基因突变率为每代 2.0×10^{-5}，即每代 100 万个生殖细胞中有 20 次突变产生了血友病 A 基因。

六、随机性

随机性是指突变发生的个体、部位、基因、时间等都是随机的。

七、可重复性

同一基因突变在不同的个体上均可能发生，称突变的可重复性。对于任何一个基因位点来说，突变并不是只发生一次或有限几次，而总以一定的频率反复发生。不同群体中发生同一基因突变的频率相近。

第三节　基因突变的分子机制

从分子水平来讲，DNA 分子中碱基的种类和排列顺序发生改变，是基因突变的本质。在各种诱变剂的作用下，使其遗传效应也随之变化，特定的生化功能也发生改变甚至丧失。一般可以将其分为：点突变、大片段突变和动态突变。

一、点突变

点突变：它包括碱基置换和移码突变两种形式。

（一）碱基置换

碱基置换（base substitution）是 DNA 链中碱基之间互相置换，从而使被置换部位的三联体密码意义发生改变。碱基置换又可分为转换和颠换。

转换（transition）是一种嘌呤被另一种嘌呤所取代，或一种嘧啶被另一种嘧啶所取代，这是点突变的最常见的一种形式。

颠换（transversion）是一种嘌呤被另一种嘧啶所取代，或一种嘧啶被另一种嘌呤所取代，这种点突变的形式比较少见（图 3－7）。

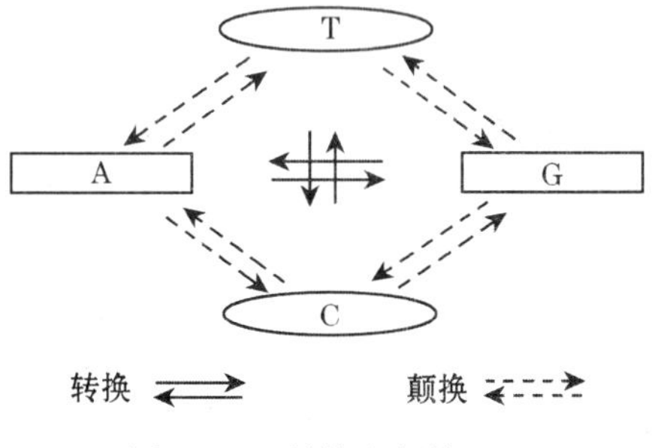

图 3－7　转换和颠换

当一个碱基对置换发生在非编码区域，则产生无明确的遗传学效应、调控序列的改变影响到基因表达的调控、或者外显子－内含子接头处的改变影响到外显子的加工拼接等几种不同的遗传学效果。假如是发生在某一基因的编码区内时，如果导致 mRNA 中密码子的改变，则会对多肽链中氨基酸的种类或顺序发生影响，可能出现同义突变、无义突变、错义突变和终止密码突变等遗传学效应。

1. 同义突变（same sense mutation） 是指碱基被置换之后，一个密码子变成了另外一个密码子，由于密码子具有兼并性，所以改变后的密码子与改变前的密码子所编码的氨基酸保持不变，因此同义突变并不产生突变效应（图 3－8）。

		颠换		转换	
DNA	···AGA···	←	······AGC······	→	···AGT···
	转录 ↓	A置换C	↓	T置换C	↓
mRNA	···UCU···		···UCG······		··· UCA···
	翻译 ↓		↓		↓
多肽链	···丝氨酸···		······丝氨酸······		···丝氨酸···

图 3－8　同义突变

2. 中性突变（neutral mutation） 是指基因中有一对碱基对发生置换，引起的 mRNA 中密码子的改变，但多肽链中相应位点发生的氨基酸的取代并不影响蛋白质的功能，我们就称之为中性突变。例如密码子 AGG 突变成 AAG，导致赖氨酸（Lys）取代了精氨酸（Arg），这两种氨基酸都是碱性氨基酸，性质十分相似，所以蛋白质的功能并不发生重大的改变。

3. 无义突变（non－sense mutation） 是指碱基被置换之后，改变了 mRNA 上的一个密码子，变成不编码任何氨基酸的终止密码子 UAA、UAG 或 UGA，这样使翻译时多肽链的延伸提前到此终止，形成一条无活性的多肽片段。多数情况下会影响蛋白质的正常功能，引起致病效应（图 3－9）。

		颠换			转换	
DNA	··· ATT···	←	···AGT···	··· ACC···	→	··· ACT···
	转录 ↓	T置换G	↓	↓	T置换C	↓
mRNA	··· UAA···		···UCA···	··· UGG···		···UGA···
	翻译 ↓		↓	↓		↓
多肽链	··· 终止···		···丝氨酸···	···色氨酸···		···终止···

图 3－9　无义突变

4. 错义突变（missense mutation） 是指碱基被置换之后，编码某种氨基酸的密码子变成编码另一种氨基酸的密码子，从而使多肽链的氨基酸种类和序列发生改变。这种突变可导致机体内某种蛋白质或酶结构和功能的异常，例如人血红蛋白分子异常——镰形红细胞贫血症（sickle cell anemia，图 3－10）。

5. 终止密码突变（terminator codon mutation） 是指碱基被置换之后，使原来的终止密码子突变为编码某个氨基酸的密码子，从而使多肽链的合成至此仍能继续下去，直至下一个终止密码子为止，形成延长的异常多肽链，又称延长突变（elongation mutation）。如中国人群常见的血红蛋白的α链突变型 Hb Costant Spring 可因终止密码发生突变，而形成比正常α链多31个氨基酸的异常链。

			颠换		转换	
DNA		…TGC…	←…	…AGC……	→	…AAC…
	转录	↓	T置换 A	↓	A置换G	↓
mRNA		…ACG……		……UCG……		…UUG…
	翻译	↓		↓		↓
多肽链		…苏氨酸 …		……丝氨酸… …		… 亮氨酸 …

图3－10　错义突变

6. 抑制基因突变（suppressor gene mutation）　是指基因内部不同位置上的不同碱基发生了两次突变，其中一次抑制了另一次突变的遗传效应，这种突变称为抑制基因突变。例如 Hb Harlem 是β链第6位谷氨酸变成缬氨酸，第73位天冬氨酸变成天冬酰胺；如果单纯β－6－谷氨酸→缬氨酸，则可产生 HbS 病，往往造成死亡。但 Hb Harlem 临床表现却较轻，即β－73的突变抑制了β－6突变的有害效应。

7. 拼接突变（splicing mutation）　是指内含子与外显子拼接识别序列（GT－AG）或外显子拼接增强子（ESE）的突变，导致正常的外显子拼接错误，引起大片断的插入或缺失，从而改变了所编码蛋白质的性质。

8. 转录加工突变　是因 mRNA 转录启动子、增强子、多聚腺苷酸加尾信号等的突变，导致 mRNA 不能正常的转录或加工，仅有少量或完全缺乏具有生物学活性的 mRNA。

（二）移码突变

移码突变（frame－shift mutation）：是由于 DNA 分子中插入或缺失1个或几个碱基对，造成插入或缺失的那一点以下的三联体密码的组合发生改变，引起编码的氨基酸种类和序列发生变化。

由于 DNA 分子中插入或缺失碱基对的数目和位置不同，对其后的密码组合的改变的影响程度不同。最小变化是在 DNA 链上增加或减少一个密码子，导致其编码合成的多肽链多或少一个氨基酸，如果十个、百个乃至上千个大范围改变所引起的整条多肽链的氨基酸种类及序列变化的后果是严重的，通常是导致一条或几条多肽链丧失活性或根本不能合成，进而导致严重的遗传病。

下面是插入或缺失碱基对的数目和位置不同的几种方式：

1. 由于基因组 DNA 链中插入或缺失1个或几个碱基对，从而使自插入或缺失的那一点以下的三联体密码的组合发生改变，进而使其编码的氨基酸种类和序列发生变化。

2. 若在某一位点插入或缺失3个碱基对，对其后的三联体密码组合的影响相对较小。在插入或缺失位点正好位于两个相邻三联体密码之间的情况下，只会使 DNA 链上多或少一个密码。而插入或缺失位点位于一个三联体密码的内部时，也最多能引起该位点前后各一个密码的改变，再后的氨基酸序列并不发生变化。

3. 如果在某一位点插入（或缺失）一个或两个碱基对，又在这一位点之后的某一位点

发生了改变，导致所编码的蛋白质的数量与质量的改变，其表型改变是十分复杂并多种多样的。根据突变对表型的最明显的效应，可以分为：

1. 中性突变（neutral mutations） 相对无害，变异后果轻微，对机体不产生可察觉的效应。

2. 可见突变（visible mutations） 突变的效应能在生物体表型上看出来。例如形态结构、形状大小、色泽等的改变，故又称形态突变（morphological mutations）。

3. 生化突变（biochemical mutations） 突变影响生物的代谢过程，导致一个特定的生化功能的改变或丧失。在人类群体中，由于某种生化突变产生了代谢缺陷，如苯丙酮尿症和半乳糖血症等，将这类遗传病称为先天性代谢缺陷。

4. 遗传多态现象（polymorphism） 是指突变一般对人体并无影响，是引起正常人体生物化学组成的遗传学差异的重要原因。这种差异可在DNA、mRNA、蛋白质、染色体等不同水平体现出来。例如血清蛋白类型、ABO血型、HLA类型以及各种同工酶型。遗传多态现象可以作为基因定位、个人身份鉴定、器官移植、遗传的易感性（genetic susceptibility）等重要的依据。但在某种情况下，个体差异也会发生严重后果。例如不同血型间输血，不同HLA型间的同种移植产生排斥反应等。

5. 给个体的生育能力和生存带来一定的好处 例如，HbS突变基因杂合子比正常的HbA纯合子更能抗恶性疟疾，有利于个体生存。

6. 引起遗传性疾病，导致个体生育能力降低和寿命缩短 这包括基因突变导致蛋白质异常的分子病及遗传酶病。据估计，人类有30000～35000个基因，现已明确超过1200个基因突变导致疾病。

7. 致死突变（lethal mutations） 影响生物体的生活力，造成死胎、自然流产或出生后夭折等。致死突变可分为显性致死和隐性致死两类，显性致死在杂合状态时就有致死效应，而隐性致死则在纯合态时方有致死效应。一般以隐性致死较为常见。例如镰形红细胞贫血症的基因就是隐性致死突变，但致死突变不一定都伴有可见的表型效应，因为致死突变的致死效应可以发生在不同的发育阶段，如配子期、合子期或胚胎期致死，就见不到成体的表型效应。

上面的分类只是为了方便，实际它们之间是相互交叉的。因为基因的作用是执行特定的生化过程，所以说，几乎所有的基因突变都是生化突变，是它们所编码的蛋白质的氨基酸的种类和顺序改变，使蛋白质结构和功能改变，最终引起生物个体的表型发生改变，甚至疾病的发生。

所以说从生化遗传的角度讲，生物体内的蛋白质结构和数量发生改变所引起的疾病称**分子病**（molecular disease）。人类机体是由多种多样的蛋白质构成的，编码这些蛋白质的基因均有可能发生突变，从而使相应蛋白质的性质或数量发生异常变化，引起很多分子病，如运输蛋白、免疫蛋白、膜载体蛋白、受体蛋白等异常所引起的相应分子病。

基因突变除了引起蛋白质性质或数量发生的缺陷以外，如果编码酶蛋白的基因发生改变，还会引起酶蛋白合成障碍或结构和功能出现异常，通过影响酶蛋白分子的结构和数量，而导致性状的改变，甚至疾病的发生。酶蛋白分子结构和数量的异常，导致酶活性降低或增高所引起的疾病，称为**遗传性酶病**（hereditary enzymopathy）。常见的基因突变导致酶的遗传变异可表现为酶活性降低、酶活性正常（同义突变或突变部位不影响酶活性中心）及酶活性增高。绝大多数遗传性酶病是由于酶活性降低引起的，仅少数表现为酶活性增高。酶是生物体内物质代谢的特殊催化剂。人体内的每一步代谢反应，绝大多数都需要某种特异性的酶催化才能完成。基因突变所引起的酶的结构改变或合成障碍，都有可能引起某种代谢过程的中断或紊乱。如果这种基因突变恰好发生在生殖细胞或受精卵中，就有可能传递给后代。例如白化病、黑尿症、苯丙酮尿症等，将在第七章中着重介绍。

第五节　DNA 损伤的修复

自然界中的各种物理、化学及生物因素对生物体内 DNA 分子或基因直接或间接的作用，对碱基组成或排列顺序产生着深刻的影响，如果这些影响都表现为基因突变，那么生物就难以生存。但是事实并不是这样，生物体细胞内存在着多种 DNA 修复系统，当 DNA 受到损伤时，这些修复系统可以部分地修正 DNA 分子的损伤，从而大大降低突变所引起的有害效应，保持 DNA 分子相对的稳定性。

一、非电离辐射引起的 DNA 损伤的修复

非电离辐射（紫外线）由于能量较低，不足以使原子电离，只能产生激发作用，造成 DNA 分子单链上的两个相邻嘧啶核苷酸之间出现共价连接，形成嘧啶二聚体，如最常见的胸腺嘧啶二聚体（TT）、胞嘧啶二聚体（CC）等，从而严重影响 DNA 的复制和转录。

（一）光修复

光修复（photo repair）又称**光复活修复**（photoreactivation repair），是在损伤部位就地修复。关键因素是光复活酶（photoreactivating enzyme）和 300～600nm 的可见光。光复活酶能识别嘧啶二聚体，并与之结合，形成酶 - DNA 复合物，在可见光的照射下，利用可见光提供的能量，解开二聚体，然后光复活酶从复合物中释放出来，完成修复过程，这一过程称为光复活修复（图 3 - 11）。

（二）切除修复

切除修复（excision repair）又称**暗修复**（dark repair），为取代损伤部位的修复。切除修复发生在复制之前，需要四种酶参与：①核酸外切酶；②核酸内切酶；③DNA 聚合酶；④连接酶。首先核酸内切酶在胸腺嘧啶二聚体等附近切开该 DNA 单链，然后以另一条正常链为模板，由 DNA 聚合酶按照碱基互补原则，补齐需切除部分（含 TT 等）的碱基序列，最后又由核酸外切酶切去含嘧啶二聚体的片段，并由连接酶将断口与新合成的 DNA 片段连接起来（图 3 - 12）。这种修复方式除了能切除嘧啶二聚体外，还可切除 DNA 上的其他损伤。人的色素性干皮症、隐性纯合体的体征、皮肤肿瘤、光过敏、白内障、神经异常，是由于患

者的成纤维细胞 DNA 损伤后，造成被切除修复缺陷，解旋酶、核酸内切酶基因突变异常所致。

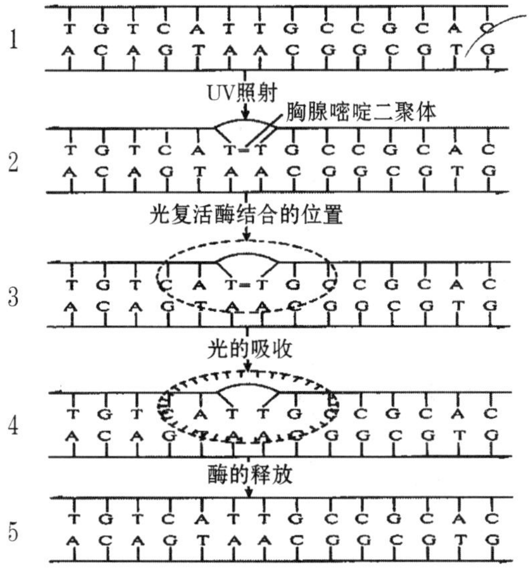

图 3－11　光修复过程的示意图

1. 为完整的 DNA 分子的区段，半箭头表示互补链的极性。2. 显示 UV 照射后，形成 TT，DNA 分子空间构型改变。3. 光复合酶识别出变形的地方，与之结合并形成酶－DNA 复合体。4. 吸收可见光，利用能量，酶能把二聚体分开。5. 最后 DNA 恢复正常构型，酶释放。

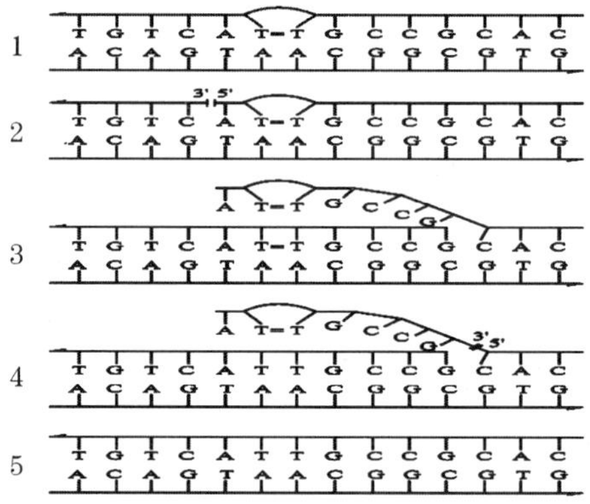

图 3－12　嘧啶二聚体的切除修复示意图

1. UV 照射后，形成胸腺嘧啶二聚体（TT），半箭头表示链的极性。2. 一种特定的核酸内切酶识别胸腺嘧啶二聚体（TT）的位置，在二聚体附近将一条链切断，造成缺口。3. DNA 聚合酶以未受伤的互补 DNA 链为模板，合成新的 DNA 片段，合成方向是 5′－3′，弥补 DNA 的缺口。4. 专一的核酸外切酶切除含有二聚体的一段核苷酸链。5. 连接酶将缺口封闭，DNA 恢复原状。

（三）重组修复

重组修复（recombination repair）又称复制后修复，大致经过以下三步：

1. 复制　含有嘧啶二聚体或其他结构损伤的 DNA 仍可进行复制，当复制到损伤部位时，DNA 子链中与损伤部位相对应的部位出现缺口，复制结束。

2. 重组　完整的母链与有缺口的子链重组，使缺口转移到母链上。

3. 再合成　重组后，母链上的缺口由 DNA 聚合酶合成互补片段，再由连接酶使新片段与旧链连接完整，从而使复制出来的 DNA 分子的结构恢复正常（图 3 - 13）。

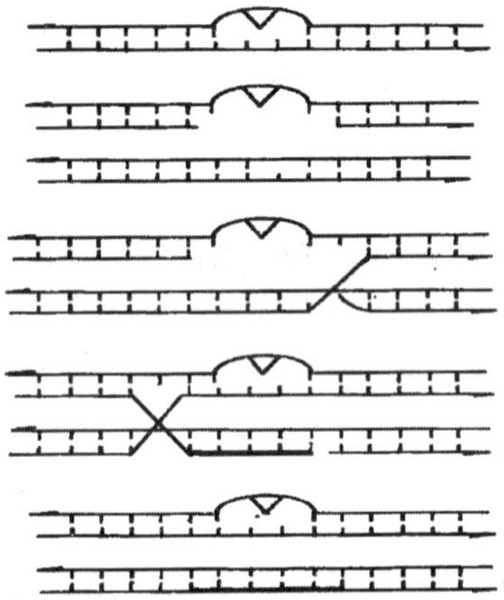

图 3 - 13　重组修复示意图

1. DNA 的一条链上有胸腺嘧啶二聚体，半箭头表示 DNA 的极性。2. DNA 链复制时越过嘧啶二聚体，在二聚体对面的互补链上留下缺口。3. 核酸内切酶在完整的 DNA 上形成一个缺口，使有缺口的 DNA 链与极性相同、但有缺口的同源 DNA 链的游离端互补。4. 二聚体对面的缺口由新核苷酸链片段（粗线）弥补起来。此新片段是以完整的 DNA 分子为模板合成的。5. 连接酶使新片段与旧链连接，完成重组修复。

在重组修复过程中，不能从根本上消除亲代 DNA 结构中的二聚体损伤，但它能使复制出来的 DNA 分子结构保持正常；当第二次复制时，又要重复上述过程。虽然二聚体始终没消除，但是经多次复制之后，受损伤的 DNA 分子在生物体的比例会大大降低，逐渐被“稀释”，最终无损于机体细胞正常的生理过程。

（四）跨损伤修复

当 DNA 复制在损伤部位中断时可发生耐受损伤的跨损伤修复，或称 **SOS 修复**。是指 DNA 受到严重损伤、细胞处于危急状态时所诱导的一种 DNA 修复方式。这是利用损伤核糖核酸为模板，通过 DNA 聚合酶使碱基掺入至复制中止处进行 DNA 合成，从而延长 DNA 链的修复。修复结果能维持基因组的完整性，提高细胞的生成率，但留下的错误、掺入的碱基易在 DNA 链中产生碱基序列的差异。因此是一种易误修复过程。往往可致突变形成。

二、电离辐射引起的 DNA 损伤的修复

电离辐射（X 线）对 DNA 的损伤没有选择性，除直接作用于 DNA 外，还通过水的电离所形成的自由基起间接作用，DNA 单链或双链断裂，造成缺失、重复、倒位或易位。高剂量照射时，还可以引起碱基的破坏。由于电离辐射对 DNA 的作用比较复杂，修复机制还不

甚清楚。

近年来的研究表明：X线可以引起原初DNA单链断裂相同，只是修复效应的差别，所以观察到单链打断有所差异。一般认为DNA损伤的修复有三种过程，需要三种不同的酶系。

（一）超快修复

单链打断的极快修复过程。在适宜条件下，大约2分钟内即可完成，可能是DNA连接酶的单独作用，将被打断的单链迅速连接起来。

（二）快修复

修复速度稍慢于超快修复，需要DNA聚合酶Ⅰ参与修复过程，一般在室温下在缓冲液中迅速进行。例如，细菌在X线照射后几分钟内，在室温下在缓冲液中即可使超快修复所剩下的断裂单链的90%被修复。E. coli变异株经X线照射后，单链断裂的修复效率较低。因为缺乏DNA聚合酶Ⅰ修复系统。

（三）慢修复

修复时间较长，由重组修复系统对快修复所不能修复的单链断裂加以修复的过程。例如，在37℃培养基中，细菌完成慢修复的时间在40～60分钟左右。

生物体对DNA损伤的修复过程是普遍存在的，它是细胞的正常生理功能。不仅电离辐射、紫外线引起的损伤可以被修复，许多化学诱变剂所引起的损伤也可以被修复。修复作用在一定程度上保持着遗传物质——DNA的稳定性（即遗传的保守性），但往往达不到尽善尽美的程度。否则生物就没有变异，进化就不可能了。

第四章 人类致病基因的研究策略与方法

第一节　识别致病基因的原则和策略

一、识别致病基因的意义

人类基因组计划的一项直接研究成果显示：越来越多的疾病与遗传物质相关；在为遗传疾病建立的数据库中，1970 年只有大约 1600 种疾病，而现在这一数字已经达到大约 1.6 万种。而现有的药物大多无法从根本上治疗这些疾病，随着科技的进步及人类基因组测序的圆满完成，诸多学者一致提出要从根本上解决这些棘手问题——识别致病基因。为此，与此相关的实验室及科研项目不断确立，虽然各个项目的具体内容有所不同，但总的方针是类似的——即从大量人群的 DNA 中筛选出造成威胁人类生命疾病的基因。随着近年来生物技术及计算机的发展，通过对数百万某疾病患者的 DNA 与健康人的 DNA 的比较，从而发现导致该病的基因变异已成为可能。

到 2001 年已有 1000 多种疾病基因被定位，100 多种疾病基因被克隆，其中 30 多种致病基因得到初步确定。随着科技的进步及计算机的迅速发展，新的检测技术及手段不断呈现，相信今后新致病基因的发现将会越来越迅速。

二、识别致病基因的策略

对“基因病”进行遗传分析的“灵魂”在于紧紧抓住了“表型”与“基因”之间存在着的实质性的必然联系，即：①有表型（遗传性状或疾病）就可以肯定在基因组中有它的基因；②有基因则在基因组中必有其位置；③该位点与基因组中另一位点（如多态性的遗传标志）之间必有某种联系（相距远则重组率高，相距近则重组率低或不重组），进而相信可用遗传连锁分析得到二者之间的遗传距离并将其定位。因此，通过疾病的表型来定位、克隆及鉴定疾病相关或易感基因，是最客观、最有效的“解读天书”的手段之一。迄今，以各种技术克隆到的人类基因已达 1 千多个，这些技术按所采取的策略分为以下三类：**定位克隆**（positional cloning）、**候选克隆**（candidate cloning）与**功能克隆**（functional cloning）。

1. 定位克隆，又称图位克隆（map－based cloning）　1986 年首先由剑桥大学的 Alan Coulson 提出。用该方法分离基因是根据功能基因在基因组中都有相对较稳定的基因座，在利用分离群体的遗传连锁分析或染色体异常将基因确定到染色体的一个具体位置的基础上，通过构建高密度的分子连锁图，找到与目的基因紧密连锁的分子标记，不断缩小候选区域，进而克隆该基因，并阐明其功能和疾病的生化机制。乳腺癌基因 Brca Ⅰ就是用这种克隆方法鉴定的。

2. 候选克隆 随着人类基因组计划的进展，已定位、克隆的基因愈来愈多，候选克隆就是在这种情况下产生的一条捷径。它又包括定位候选克隆和功能候选克隆。定位候选克隆是在致病基因经连锁分析基本定位后，从基因组数据中检索遗传标记附近所有的已知基因和 EST，用它们直接进行突变基因的筛选。功能候选克隆是根据致病基因的可能功能，检测基因组数据库或 DNA 序列数据库中的基因功能域，将可能为功能域的基因用于致病突变的检测。例如，Marfan 综合征的致病基因，经大家系分析定位于 15q21 以后，又发现原纤维蛋白基因（FBN1）也定位在 15q21，从生化分析结果看，两者在功能上有联系，从而将 FBN1 定为候选基因，后经突变检测，证实了 FBN1 即为 Marfan 综合征的致病基因。

3. 功能克隆 “人类基因组计划”实施之前，人类基因基本上是按功能克隆的策略成功得到分离的。人类基因的性状（包括疾病）都与蛋白质功能息息相关；而功能克隆就是从蛋白质功能着手的基因分离策略。镰状红细胞贫血的基因鉴定是功能克隆的典型例子。功能克隆的另一常规方法是以某种蛋白质的抗体来筛选可表达的 cDNA 文库。现在，人们把通过比较 mRNA 的克隆策略也归类于功能克隆，其根据是蛋白质功能的差异首先反映在同一组织中 mRNA 的差异。这一归类显然不很全面。这类方法较经典的有“**消减杂交**（subtractive hybridization）”，即将正常与异常的同一组织（或不同组织经诱导的不同细胞培养物等）的 mRNA 或 cDNA 文库以一定比例进行液相杂交，再以特定的方法克隆其相异的组分，从中筛选代表其相异的克隆。近几年被广泛采用的“差异显示”巧妙地采用了“**锚定 PCR**（anchor PCR）”技术，能很灵敏地扩增两个 mRNA 样品中的相异成分。其基本原理也与“消减杂交”的“克隆相异”类似。功能克隆的共同特点是不依赖于基因组信息，其缺点主要是由于大多数症状的生理、生化变化很复杂，对与之有关的蛋白质了解甚少，对于其基因表达的主要组织也知之不多。而且不同组织、甚至同一组织的蛋白质与 mRNA 的“正常”差异很难与特异性差异区别。这就是为什么在“定位克隆”问世之前，只有少数疾病相关基因被克隆。但功能克隆技术成熟、方法直接、费用较低，迄今仍然是克隆基因的首选策略。最近克隆的人的一种 Disintegrin metalloproteinase，便采取了这一途径，但是有了不少新的改进。

第二节 基因定位及遗传标记

基因定位（gene location）是用一定的方法将基因确定到染色体的实际位置。这是现代遗传学的重要研究内容之一。将不同的基因确定于染色体的具体位置之后，即可绘制出**基因图**（gene map）。

一、基因定位的方法

1. 体细胞杂交法　人类和小鼠的染色体在数目及形态上都不相同，通过细胞融合可以得到人和小鼠的杂种细胞，这种细胞不稳定，在有丝分裂的过程中总是要排斥人类的染色体，最终随机地留下一条或几条人类的染色体，形成不同的细胞系或"克隆"，这才稳定下来；而这种仅保留少数人染色体的杂种细胞正是进行基因连锁分析和基因定位的有用材料。通过 Giemsa 分带或其他分析方法，我们可以很容易地鉴别出各细胞系中留下的人类染色体是第几号染色体，这就给基因定位提供了前提。我们可通过测定酶的活性来确定那些小鼠不含有而人类却具有的酶的基因座位，以及小鼠为突变型、人类具有其野生型等位基因的酶的位点。例如肽酶 C 是小鼠中没有的，而人类可以产生此酶。若在杂种细胞系中除小鼠的全套染色体组外还留有一条人类 1 号染色体，同时又测得肽酶 C 的活性，那就可以推测，肽酶 C 的基因位于人类的 1 号染色体上。再如胸苷激酶（TK）是小鼠和人类都具有的酶，那么我们可以选择 TK^- 小鼠的细胞和人类的细胞融合，用 HAT（含有次黄嘌呤 H，氨基蝶呤 A 和胸苷 T）的培养基来选择杂种细胞，只有具有 TK 酶活性的杂种细胞才能存活，那么这个酶的基因一定位于杂种细胞中留有的人类染色体上（见图 4－1）。但杂种细胞留有的人类染色体常常不止一条，这样就要通过多个相关的杂种细胞系来加以比较分析（如表 4－1），从表中我们不难推断 TK 位于人类的第 17 条染色体上。确定一个基因要多个相关克隆，因为留下的染色体是随机的，获得的细胞系不一定是我们所需要的，为此人们采用了**克隆嵌板法**（clone panel method）以方便筛选。

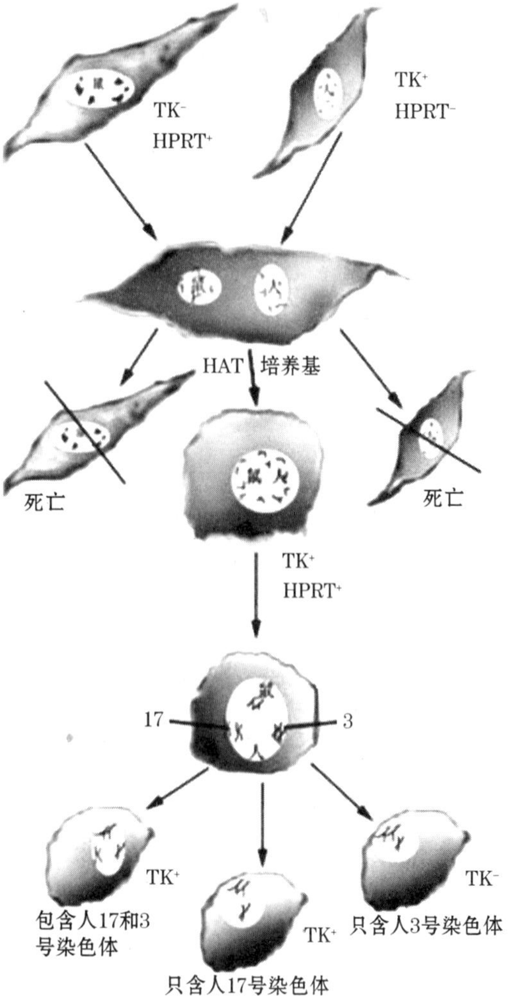

图 4－1　体细胞杂交基因定位示意图

2. 克隆嵌板法（clone panel method）　是应用杂种细胞保留或丢失人染色体时有重叠现象而设计的一种简便有用的基因定位方法。如果某一表型特征只出现于克隆 A、C 而不见于 B，就可决定该特征的基因只能在 3 号染色体上，因为 A、C 克隆都有 3 号染色体，而 B 克隆则无（见表 4－2），其他亦可同理判断。这样 3 个克隆可对 8 条（$2^3=8$）染色体做出判断；如果是5个克隆（$2^5=32$），就可对人类22条常染色体和2条性染色体做出判断。此外，还可对杂种细胞进行特殊染色，来识别杂种细胞中人和鼠染色体，以助基因定位。在体细胞杂交基础上还发展了**微细胞**（micro cell）技术，即制备只含少数或一条人染色体的微细胞进行细胞杂交。也可将人中期染色体进行分离，直接转移到鼠类细胞中，使人染色体在受体细胞中裂解，变成短的DNA片段，并整合到受体细胞的基因组中。如两个基因同时整合进去，就证明它们的紧密连锁关系。

表4-1　杂种细胞系的染色体和TK活性

细胞系	人类杂色体	TK活动
(1)	5，9，12，21	-
(2)	3，4，17，21	+
(3)	5，6，14，17，22	+
(4)	3，4，9，18，22	-
(5)	1，2，6，7，20	-
(6)	1，9，17，18，20	+

3. 原位杂交和荧光原位杂交　原位杂交（in situ hybrization）是Hogness G于1975年首次提出的多态性标记的检测方法。它的基础是分离和克隆获得的基因或随机片段，将这些克隆片段用同位素、生物素或荧光染料进行标记后，作为探针，直接在玻片上与细胞分裂中期染色体DNA进行杂交，经过放射性自显影或荧光信号显示，确定这一基因在染色体上的杂交位置。统计、分析、汇总各中期细胞内的染色体结果，选出杂交最集中的染色体区域，便是该基因在染色体上的具体位置。但原位杂交必须在已知探针的情况下方可进行，而在未知致病基因时，则无法进行基因定位。

表4-2　克隆嵌板示意

杂种克隆	保留的人杂色体							
	1	2	3	4	5	6	7	8
A	+	+	+	+	-	-	-	-
B	+	+	-	-	+	+	-	-
C	+	-	+	-	+	-	+	-

荧光原位杂交（florescence in situ hybridization，FISH）是一种非放射性原位杂交方法。用特殊荧光素标记核酸（DNA）探针，可在染色体、细胞和组织切片标本上进行DNA杂交；因为选用的荧光标记探针敏感而特异，使结果敏感性高、信号强、直观明了，对检测细胞内DNA或RNA的特定序列存在与否非常有效。而相对放射同位素标记探针来说，荧光原位杂交的探针标记物（如单色荧光染料和多色荧光染料、生物素、地高辛苷元等）使用相对安全可靠，可灵活使用。

4. 连锁分析　连锁基因分析是基因定位中的主要策略之一，尤其在基因产物未知情况下更是如此。其基本原理是位于同一条染色体的两个位点（致病基因与遗传标记）在减数分裂的过程中会发生交换与重组，重组率越高，两个位点一起传给后代的机会就会越少，通过对覆盖密度适当的遗传图中的遗传标记物在家系中进行分型，以此找到与致病基因紧密连锁的某一标记物（LOD 值大于 3，一般认为存在连锁），从而确定该基因在染色体上的粗略位置，在此基础上，再在该染色体区域使用覆盖程度更高的标记物做深入的连锁分析就可以将致病基因确定在较小的区域内，这样，再利用物理图提供的该区域的染色体片段将基因确定或克隆。遗传图的完成和物理图的发展为这种分析工作提供了基础，而 PCR 等分子生物学技术的发明以及计算机、自动化检测技术的应用，使这一技术达到了自动化的程度。

二、遗传标记

遗传标记是基因型特殊的易于识别的表现形式，它是生物分类学、育种学、遗传学和物种起源与进化等研究的主要技术指标之一。随着遗传学的发展，遗传标记的种类和数量也在不断增加，主要分为 4 种类型，即形态标记、细胞学标记、生化标记和 DNA 分子标记。前三种标记都是以基因表达的结果（表现型）为基础，是对基因的间接反映；而 DNA 分子标记则是 DNA 水平遗传变异的直接反映。与表型标记相比，DNA 分子标记具有能对各发育时期的个体、各个组织器官、甚至细胞作检测，既不受环境的影响，也不受基因表达的限制；数量丰富；遗传稳定；对生物体的影响表现“中性”以及操作简便等特点。

分子遗传标记是所有遗传分析的基础，是进行基因连锁分析、遗传图谱构建、基因定位、动物遗传育种及生物进化与分类研究中不可缺少的工具。随着限制性内切酶和 DNA 重组技术的出现，以及分子生物学的飞速发展，遗传标记开始转向遗传物质——DNA 分子。由于各种遗传信息都蕴藏在 DNA 分子中，生物性状间的差异在本质上是 DNA 分子的差异，因此 DNA 是最可靠的遗传标记 。

1. 限制性片段长度多态性标记（RFLP，restriction fragment length polymorphism）　这是第一代 DNA 遗传标记，是 D. Botstein 于 1980 年提出的。当 DNA 序列上出现变异时，可改变某一限制酶的识别位点，使一个限制酶切点丢失或产生，而导致相应限制性片段的长度发生变化。RFLP 的出现频率很高，远远高于蛋白质的多态性，在世代遗传中较稳定，但 RFLP 的缺陷也是非常明显的，首先是必须要有酶切点的变化才能得到两个不同长度的酶切片段（等位基因）的遗传信息，而且需要 Southern 杂交技术，操作烦琐。1987 年 H. Donis - Keller 等人建立了第一张以 RFLP 为遗传标记的遗传图。

2. DNA 重复序列的多态性标记　人类基因的多态性较多的是由重复序列造成的，这也是人类基因组的重要特点之一。重复序列的多态性有小卫星 DNA 多态性或 VNTR 的多态性和微卫星 DNA 的多态性等多种。①**小卫星 DNA**（minisatellite DNA）重复序列或**不同数目的串联重复**（VNTR，variable number of tandem repeats）的多态性，是基因组 DNA 中有数十到数百个核苷酸片段的重复，重复的次数在人群中有高度变异，总长不超过 20kb，是一种遗传信息量很大的标记物。小卫星 DNA 的多态性或 VNTR 的多态性，可以用 Southern 杂交技术检出，部分可用 PCR 法检出。②微卫星 DNA 重复序列或为**短串联重复**（STR，short tandem repeats）是基因组中由 1 - 6 个碱基的重复，如（CA）n、（GT）n、（CAG）n 等产生的，以（CA）n 重复序列的利用度为最高。微卫星 DNA 重复序列在染色体 DNA 中散在分布，其数量被认为可达 5 ~ 10 万，是目前最有用的遗传标记。在包含各种微卫星 DNA 重复序列的数百个碱基对的上下游，设定特异的单拷贝序列为引物，用 PCR 法可检出 STR 的多态性。因此第二代 DNA 遗传标记多指 STR 标记。1996 年已完成了由 6000 多个 STR 为遗传标记所组成的连锁图。

3. 单核苷酸多态性标记（SNP，single nucleotide polymorphism） 是 1996 年由美国 MIT 的 E. Lander 提出的，被称为“第三代 DNA 遗传标记”。这种遗传标记的特点是单个碱基的置换，与第一代的 RFLP 及第二代的 STR 以长度的差异作为遗传标记的特点不同，而且 SNP 的分布密集，根据从**序列标签位点**（STS，sequence tagged site）中确定 SNP 的经验，平均每 500～1000 个碱基对中就有一个 SNP 标记位点，在人类基因组中被认为有 300 万个以上的 SNP 遗传标记，这可能达到了人类基因组多态位点数目的极限。这些 SNP 标记以同样的频率存在于基因组编码区或非编码区，存在于编码区的 SNP 约有 20 万个，称为 cSNP（coding SNP）。SNP 的研究将帮助我们寻找新的遗传病的原因基因，认识人种、人群、个体间的遗传差异，疾病与个体差异的关系，以及个体差异对药物的耐药性存在的不同的反应能力等。

第三节 定位克隆

定位克隆是现在最常用的确定突变基因克隆的方法。它是将遗传病或发育异常畸形与相关表型之间，以及由这些突变失活的基因所编码的特定蛋白质之间联系起来，而提供的一种革命性的技术手段。人类的大多疾病都是由于多种复杂因素引起的，并与多个因子（多种基因）有关；要确切知道哪些组织、哪些蛋白质的变化与疾病有关，这是非常困难的。而定位克隆的最独特的优点，正是抓住了“表型”与“基因”之间的联系。而“人类基因组计划”所建立的“遗传图”使得以遗传分析确定表型在基因组中的定位这一策略成为可能。

一、定位克隆基本思路

定位克隆始于全基因组水平，而止于单个碱基对，以发现人类疾病基因的微小突变（见图 4－2）。也就是说，首先将某个基因定位于某条染色体上；再区域定位于该染色体的长臂或短臂的某一区带；将这个区带（可含有几十至 100 个基因，大约 3×10^6bp）构建特异 YAC 文库克隆（可携带 500～2000kb DNA，含有 10～50 个基因），这只是大区域 DNA 定位；为缩小区域，可进行特异 BAC 文库克隆（可携带 50～200kb DNA，含有 1－5 个基因），进行更小区域 DNA 定位；最后从少数候选基因中鉴定单个基因进行精细定位；通过突变筛查以确定克隆的致病基因。

二、定位克隆的基本方法与具体步骤

该法总的策略与简要步骤如图 4－3 所示。首先收集家系，然后是选择遗传标记并进行连锁分析，这里收集典型的大家系特别有意义。利用细胞遗传学方法进行特征性染色体（易位或缺失）区带定位，但一般不依靠这种线索，而是进行全基因组扫描，以发现待查 DNA 的连锁标记。连锁分析的许多步骤现在都已自动化，可在短期内完成。如用 PCR 进行分型，计算机分析大量的数据，跨越全基因组筛查千百个遗传标记。依据结果，在有意义的

区域内，以新的标记逐渐缩小范围进行精细定位。如测试患者的病理表型与遗传标记之间有重组现象，也可进一步缩小候选范围。第三步是确定候选位置，即在候选区逐步缩小范围至lcM或更小，以便在此小范围内对确定的目的基因进行精细定位。即如前面介绍的细胞DNA克隆法，以**酵母人工染色体YAC**（yeast artificial chromosome）和**细菌人工染色体BAC**（bacterial artificial chromosome）特异载体，从候选区克隆长的人类DNA片段。这时将连锁分析的遗传图转为物理图，以表达DNA的确切位置，在此片段中找到潜在的基因。现在随着人类基因组计划的基本完成，大量DNA克隆文库数据库，从互联网上搜索查询，免去许多烦琐的工作。这时，检验某一新的目的基因邻近的一些基因是快速分析、确定候选基因的重要方法。第四步是在确定候选基因后，进行有关编码序列的筛选；最后进行致病突变筛选鉴定，确定新的基因的精确定位和分离克隆。

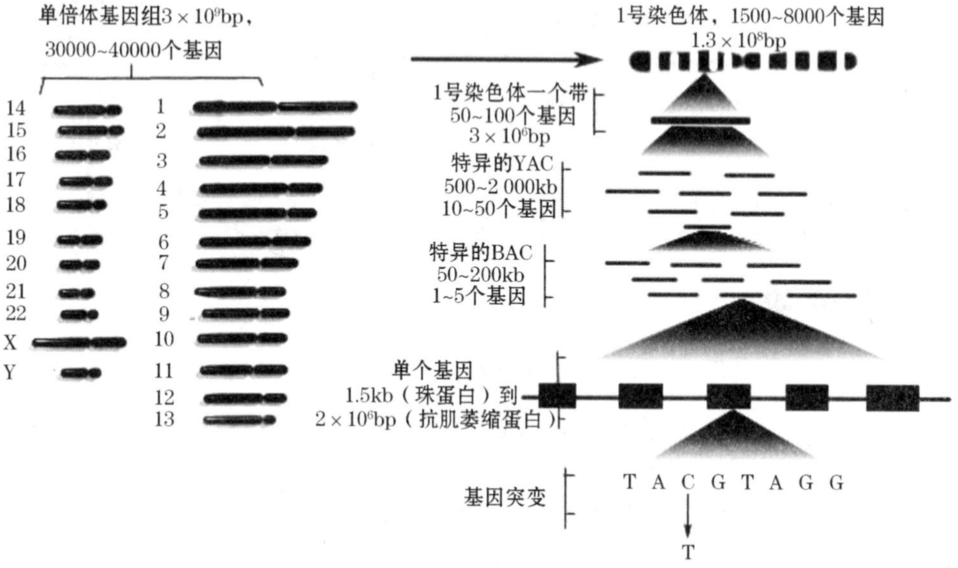

图4－2　定位克隆基本思路

定位克隆具体步骤如下：

1. 疾病家系的选择　大多数人类重要疾病的发生都是环境与基因共同作用的结果，都涉及好几个基因。因此，可称为“多基因病”或“复杂性状”。到今天为止，找到与某一复杂性状相似的单基因遗传家系，是克隆复杂性状的相关基因的最佳途径。为此，遗传分析的第一步是搜集家系，特别是大家系。一个较大的、多世代个体的、亲缘关系肯定的大家系，能在一定程度上排除座位异质性与等位基因异质性带来的问题。由于很多疾病存在座位异质性，几个不同的家系的组合就可能破坏整个遗传分析的结果。

在选择家系时，要考虑下述因素：①一个家系的价值，在于这个家系可能提供的信息含量。一般地说，多世代的家系要比两个世代的家系的信息量大得多。就同样或相似的个体数来说，三个世代的家系比两个世代的家系能增加20%～30%的信息量。同时，三个世代的家系可较容易地定出单体型即同“号”染色体上各座位的等位基因分别在父源、母源染色体（或正常、疾病染色体）上的连锁相，检出重组事件的几率较高，确定重组点较为容易，也能较为可靠地用于判断疾病座位在遗传标记的“端粒侧”或“着丝粒侧”，以用于精细定位中的区域缩小。②减数分裂事件要比单纯的个体数目提供更多的信息。所有个体数目相同的家系中，减数分裂事件越多越好。因为真正提高连锁分析信息的是减数分裂事件，而不是个体数目。③患病个体可提供比正常个体更多的信息。④一个患病个体的正常子女，可以比正常父母的正常子女提供更多的信息。⑤在研究显性遗传病时，含有“外显不全”个体的旁支提供的信息量要少一些。⑥双系家系要比单系家系提供的信息要少。

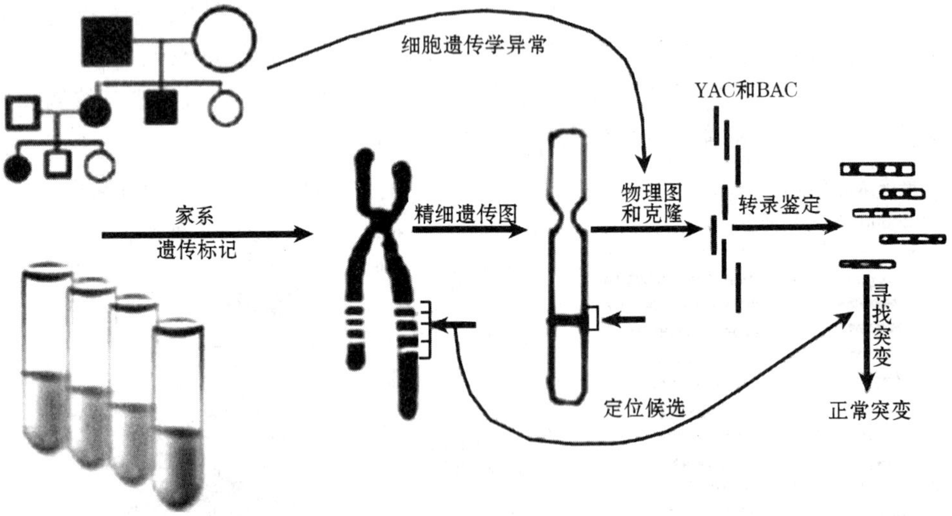

图 4-3　定位克隆常用方法示意图

另外，也应注意：①大家系并不能完全排除“座位异质性”的问题，只是两个座位（两个完全不同的突变事件）在同一家系中发生的几率要低得多。但是，一个建立者，特别是外显不全或隐性致病等位基因的携带者，就有可能以一定的几率导入另一个座位上的致病等位基因。因此，在涉及建立者时，如一个子女的配偶不能想当然地认为一定是完全正常。而对于可能涉及一个以上的座位，但作用有大小不同的疾病，大家系尽管一般情况下难以表现其优点，但至少不会亚于几个小家系。②大家系可能仅仅代表这一疾病中的特有类型。如 1988 年报道的 5 号染色体上的一个精神分裂症座位，仅在一个大家系上得到最好的数据，没有被后来的任一别的研究小组所证实。

大多数人类疾病的遗传方式可根据家系观察或参阅文献而较容易地确定。对于已有报道的单基因病，只要对照五种基本遗传方式（常染色体显性、隐性，X 染色体显性、隐性，共显性）的各种表型的出现几率就行了，需要考虑的只是“外显不全（即外显率 <100%）”的问题。对未曾报道过遗传方式的家系，要与数学模型比较，进行似然性计算，即将观察到的发病个体的几率与某一遗传方式的预计几率进行比较，以统计学上的差异显著性（P）来表示该家系中的该疾病属于某种遗传方式的可能性。

现在的大多数计算机连锁分析的程序都是“**参数依赖型**”（parameter-dependent），需要输入遗传方式、外显率等疾病参数。在一个家系确定之后、取样之前，一般都有必要进行模拟研究，以估计这一家系可能提供的信息量，进行取舍或扩展。如前所述，并不是个体数目越多越好，首先要考虑一个个体所能提供的信息量。现在可以用电脑程序方便地进行这一工作。

2. 遗传分析

（1）遗传标记的选择　遗传标记基本采用**短串联重复多态性**（short tandem repeat polymorphism STRP）标记。其突出优点是多态性高，能以 PCR 大规模操作，DNA 用量较少。遗传标记的选用可遵循以下步骤：①据现有的同一座位报道区域；②据同一疾病的不同座位报道区域；③据模式生物的“同源区域”；④据可能的候选基因（如哮喘病可从 ApoE 附近开始）；⑤据已知的基因密集区；⑥已知连锁群的代表标记；⑦已发现远距离连锁线索的区域中的标记；⑧更为密集的遗传标记，进行全基因组扫描。

现有的连锁分析程序，还要求掺入各等位基因的频率及表示一个遗传标记的信息量（杂合度，HET），即在某一群体中某一遗传标记为杂合的个体的频率，或该遗传标记所能提供的信息量。这基本相似于**多态性信息含量**（polymorphism information content，PIC），但 PIC 的数值要小一些，即杂合度减去某一交配方式可能产生非信息的个体的概率。

由于现在“遗传图”上所提供的“遗传标记”都已标有杂合度，尽管该值来自白种人群体，但一般可参照使用。当然，已知很多遗传标记的等位基因在不同人种中存在频率的“多样性”，采用当地的、遗传背景较为一致的无关个体对使用的遗传标记进行测试（一般需要 100 个无关个体，才达到统计学要求），也有必要。

杂合度的一般计算公式为：

$$\mathrm{HET} = 1 - \sum_{i=1}^{X} \mathrm{Pi}^2$$

注：X：等位基因的数目；Pi：i 等位基因的频率。

如某遗传标记有 4 个等位基因，频率分别为 0.1、0.2、0.3 和 0.4，则 $\mathrm{HET} = 1.00 - [0.1^2 + 0.2^2 + 0.3^2 + 0.4^2] = 0.70$

对于所用的 STR，都需要从数据库或文献中取得所有的实验数据，如等位基因的数目与各自片段长度、PCR 的条件等。根据需要进行预实验以优化条件。

（2）基因分型（genotyping）　即用遗传标记对家系中的个体进行分型，定出每一个体标志的等位基因。对于 STR 来说，基因分型便是对每个个体的 DNA 样品，都用选定的 STR 的引物进行 PCR 反应，并记录所得到的等位基因的片段数目与长度，定出该个体在该座位上的基因型。所得数据可直接输入有关电脑分析软件。

（3）电子计算机分析　常用的软件有较经典的 LIPED、MENDEL、LPOLIND，近时流行的 LINKAGE 软件包，能告知该表型与各遗传标记之间在某遗传距离上连锁的似然性，即 Lod 值。进而排出各个体的单体型，据单体型得出可能的重组位置，据重组位置确立候选区域的两侧标记，现在 Lod 值可以用有关电脑程序，根据遗传分析的数据来计算。

（4）缩小候选区域　选择更多的标记以求得最邻近的标记，选择更多的家系以得到更佳的可信度，即更高的 Lod 值，建立所有个体的单体型，以期望发现更多的重组位置以排除外侧区域，寻找可能的连锁不平衡等策略都可综合采用。

现在已有了将基因分型的结果直接扫描并输入连锁分析软件包的系统，因而连锁分析的效率大为提高。多基因病的家系可首选参照“参数依赖型”分析，但**同胞对**（sib-pair）、

患病系谱成员（affected pedigree member）等“参数非依赖型”分析可能更加理想；一般需要400对同胞对，才能得到较满意的Lod值。

3. 靶区域的基因组分析 人类基因组计划所提供的全基因组物理图（STS图）、部分区域的转录图（EST图）与序列图已使一部分工作简化到前所未有的程度，只需要把遗传学信息或细胞遗传学信息转化为物理信息，因为所有的STR都已物理定位到染色体区域。

得到候选区域的物理大小为基因组分析的第二步，即基因组**克隆重叠群**contig（一组相互邻接的DNA片段的克隆，称为邻接DNA片段组）的构建。以YAC构建的contig已可以从数据库上查到，可从YAC文库服务中心直接拿到contig中的所有克隆。部分区域的BAC或PI contig也已建好，都可直接向资源服务中心索取或购买。如没有合适的、现成的contig，则需自己以STS或其他区段通过筛选对应片段进行构建，或以YAC来筛选BAC克隆。值得注意的是，现有的contig可能还不完全可靠，还需自己逐一验证每个克隆。

4. 编码序列的筛选 以DNA一条链为模板，在RNA聚合酶指导下合成3′端带多聚A的mRNA，再以mRNA中的外显子编码序列编码翻译而得到蛋白质。因此，从候选区域中筛选编码序列是当前定位克隆的主要途径。现在常规方法是以候选区域中的基因组片段来筛选可转录序列。

经典的cDNA文库直接筛选的方法简单易行。但较大的DNA片段（如YAC、BAC等）用于大规模cDNA筛选常带来严重的假阳性及后来的复选问题。在此基础上采用PCR技术建立起来的**cDNA选择**（cDNA selection）是目前使用较多的方法。它是将基因组片段固定在直径不到2mm的尼龙膜上，以cDNA文库的PCR产物作为探针进行杂交，再以PCR技术扩增能杂交到膜上的cDNA片段。这两个方法的局限性是需要了解候选基因的组织与发育阶段特异性以选择cDNA文库的种类，因此一般可先采用表达基因的数目较多的胎脑cDNA文库。

目前cDNA非依赖性的技术主要是“**外显子捕获**”（exon trapping）。它是将基因组片段克隆到一个带有强大启动子的**捕获载体**（trapping vector）之中，将其转染到真核细胞培养物中进行转录并剪接，转录本中保留的外显子，据其载体上的特异性序列，以“逆转录PCR（RT－PCR）”技术扩增、克隆。

得到的cDNA或外显子都首先进行来源基因组片段定位以排除其他来源的可能性，以利于进一步的基因分析。在排除其他实验中的污染后，进行序列分析。将序列送进GeneBank，以BLAST程序来确定是否与已知基因有一定程度的同源，并以GRAIL程序检查是否含有合适的“开读框”，以决定是否具有进一步分析的价值。比较可能的同源或检测基因的可能功能。确定后，可直接用于致病突变的筛选，或先行筛选全长的cDNA。

5. 致病突变基因的筛选 致病突变基因的筛选实质上就是致病基因的筛选。一般可用部分或全长的cDNA来进行。可采用突变检测的所有技术，如酶切杂交技术、**异源双链**（hetero duplex）、**单链构象多态**（single strand conformation polymorphism SSCP）、**变性梯度凝胶电泳**（denaturated gradient gel electrophoresis）等。还要注意检测mRNA的表达水平与大小的变化。突变检测还要注意与“正常”的多态性的区别。因此，要选择多个无亲缘关系的正常个体与患者个体进行比较。对可能的突变方式要加以较全面的分析，除了通常的突变类型，如表达与否、点突变与一般重排以外，还要考虑短核苷酸重复、大规模的基因组重排，如 HD 病、腓骨肌萎缩病。

除了上述的常规技术外，“模式生物”的同源板块与同源基因也是筛选人类基因克隆的策略之一。而双生子及隔离群中可能发现的“连锁不平衡”则是最难得的材料。

三、定位克隆的实例

定位克隆 DMD 抗肌萎缩蛋白基因：Duchenne 肌营养不良（DMD）是 X 连锁隐性遗传病，多见于几岁的男孩，初期症状表现为疲乏无力，他们大多在 10 岁左右就难以行动，20 岁左右死于肌肉变性退行性并发症。由于是隐性连锁，故女性患者罕见。

用连锁分析和 X - 常染色体易位定位 DMD 基因：研究者发现几个罕见女患者有 X - 常染色体易位，每个病例受累的常染色体虽然不同，但在 X 染色体上的断裂点总在 Xp21 区，这两个女患者的家庭无 DMD 病史，也无遗传 DMD 突变的证据，如何解释这一现象呢？众所周知，女患者还有一条正常 X 染色体失活，而易位的 X 染色体有活性，导致 DMD 座位的正常基因是无功能的拷贝。

通过消减克隆定位 DMD 基因：波士顿的 Kunkel 小组发现一个“BB” DMD 患儿在 Xp21 有微小缺失。他们用消减克隆技术分离克隆了与“BB”缺失序列相应的正常 DNA，用消减文库中单个 DNA 克隆作探针，将正常人和 DMD 患者的 DNA 标本进行 Southern 印迹杂交。其中一个克隆，pERT87 - 8，在 DMD 患儿的正常细胞遗传学中有 7% 检测到缺失，通过家系研究，也检测到多态性与 DMD 连锁，这一结果表明 pERT87 - 8 与 DMD 基因非常接近，其实就在这个基因内，即第 13 内含子内。以后又筛查肌肉 cDNA 文库等，正如现在所知，这种小片段缺乏，广泛散在于外显子内，并最终克隆了该基因。

四、定位克隆的局限性与解决方法

定位克隆不需要知道基因产物的功能，也不需要知道产生某表型的生化、生理和病理过程，这是它的优点所在。但是，定位克隆也存在以下局限性。

1. 基因的定位依赖于分子标记　分子标记是一段特异 DNA 片段或能够检出的等位基因，其多态性高低直接影响作图的密度。因此，要精确定位基因，就要不断开发新的多态性更高的分子标记。继以 RFLP 为代表的第 1 代分子标记和以 STR 为代表的第 2 代分子标记出现之后，SNP 成为第 3 代分子标记，它使 DNA 的多态性精确到单个核苷酸，极大地增加了标记的数目和覆盖密度，并使 DNA 芯片技术用于作图成为可能。

2. 构建跨叠克隆群的困难　染色体步行构建跨叠克隆群时，当必须经过 1 个无法克隆的片段时，步行的过程会被打断；当克隆的一端是重复序列时，步行的方向会误入歧途。为了克服这些困难，发展了染色体跳步 - 连接技术，其核心是使用一个识别位点很少的酶和一个识别位点很多的酶构建跳步文库和连接文库。跳步文库的插入片段是大片段克隆末端经过双酶切的部分，连接文库的插入片段是由切点较少的酶产生的。在染色体步行的过程中，交替使用两个文库进行跳步和连接，构建跨叠克隆群。此外，最近几年新发展的 FiberFISII 技术的分辨率接近其理论值 1kb（相当于 0.14μm）的 DNA 纤丝，可以在荧光显微镜下同时观察几种探针的位置和顺序。这将有效地克服染色体步行过程中遇到的重复序列带来的困难。

3. 精细作图成本较高 构建精细遗传图谱需要花费大量的人力、物力和时间，但是图谱一旦完成，则可用于该类物种许多基因的克隆。比较基因组学的研究表明，存在生殖隔离的不同物种之间，其标记探针的同源性、拷贝数及连锁顺序上都具有很大程度的保守性。这就给我们一个重要启示，那就是模式生物上遗传作图的成果可推而广之。因此我们可以借助比较基因组共享分子标记，这就使建立高密度遗传连锁图可资利用的标记显著增加，从而大大提高了获取离目标基因很近的分子标记的可能性。

4. 不能提供基因功能的信息 定位克隆只能将与某一表型相关的基因克隆，而对基因功能的认识只能依赖于与已知功能的基因产物的序列同源性比较。对基因功能进一步的研究需要借助于其他手段，如用酵母双杂交系统分析产物与胞内其他蛋白质的相互关系，用**突变体分析**（mutant analysis）和**基因剔除**（gene knockout）来研究产物在代谢途径中的可能位置等方法。

随着人类基因组计划的进展，定位克隆的一个新版本——定位候选克隆技术正成为基因克隆的一种快捷高效的策略。这种方法是在目的基因初步定位后，从有关区域的一系列候选基因中确立目标基因，从而免去了克隆重叠群和精细物理图谱的构建以及外显子鉴定和cDNA分离工作。由于这一技术充分联系已克隆的“无名”基因或功能鉴定尚不透彻的基因资料，大大减少了分离与鉴定目标基因的工作量。

第四节 候选克隆

当前，人类基因组研究的重心正在由“结构”向“功能”转移，一个以基因组功能研究为主要内容的所谓“**后基因组时代**”（post - genome era），也即**功能基因组**（functional genome）时代，即将到来。如何获取基因的功能信息，即与人类重大疾病和重要生理功能相关的基因信息，就摆在了我们面前。**定位候选克隆策略**（positional candidate cloning）是传统定位克隆的改进和发展，并以其在克隆疾病相关基因中的有效性而日益受到重视。

人类基因组计划已确定了一系列分布于全基因组 24 条染色体上的分子标记。根据这些分子标记的序列和定位信息，结合杂交或 PCR 的方法，可以快速检测染色体上与肿瘤或遗传性疾病相关的热点位置，进而从中克隆疾病相关基因。定位候选克隆克服了经典的定位克隆纯粹依靠连锁分析进行染色体定位的繁冗而缓慢的弊端，大大加快了克隆工作的进程，而且它不仅仅局限于遗传病，现在已更多地运用于肿瘤易感基因的克隆工作。1994 年国际上开始构建并于 1996 年首次公布的基因图谱是一个以 cDNA 为基础的 STS 标记的物理图和多态性微卫星标记的遗传图相结合的图谱，它一方面使染色体定位更加准确、可靠、精密，同时为从候选区域内获得疾病相关的候选基因提供了极大的便利，使得目的基因的克隆更加简便而快捷，为这种方法的发展和应用注入了更大的活力，表现为此后相继克隆出 16 条新的疾病相关基因，如从胰腺癌中分离得到的抑癌基因 DPC4 等。总之，随着人类基因组计划的推进，定位候选克隆已成为一种有效的克隆疾病相关基因的方法。

候选克隆策略是一种定位候选方法克隆致病基因，即用一种定位的和非定位的信息相结合来克隆基因，也就是根据一些基因的位置、表达、功能或同源性相结合鉴定候选基因的策略。大多数疾病基因的鉴定都是通过定位候选策略进行的。定位候选克隆包括三个基本步骤：基因组定位、候选 cDNA 的获得、全长及功能分析。

一、基因组定位

新发展起来的、在分离肿瘤易感基因中常用的方法是用 PCR 方法检测多样本的杂合性丢失或纯合性丢失的高发频率区，从而获得疾病候选基因定位。体细胞抑癌基因的失活是导致癌变的一个主要因素，最常见的表现即杂合性缺失。通常在染色体上杂合性缺失的高发频率区含有一个或多个抑癌基因。利用散布于各条染色体上的分子标记（包括 STS、微卫星标记等），用 PCR 检测多个肿瘤样本的染色体各区带的缺失情况，可确定杂合性丢失的高发频率区，也即确定了相关肿瘤生长负调控因子的染色体定位，并可精确到基因组分子标记指示的区域，进一步可作基因的克隆工作。利用这一方法已成功地克隆了几个抑癌基因，如乳腺癌中的 BRCA1、BRCA2 及胰腺癌中的 DPC4 基因等。同时，FISH 技术的不断发展及推广应用，染色体显微切割技术的成熟，可在显微镜下切割特定的染色体区带，制备染色体区带特异探针，对正常和病变组织作 FISH 分析，比较确定疾病相关基因的染色体区带定位。近些年来，RH 谱（radiation hybrid map）的建立，使染色体精细定位成为可能。这些方法比原先连锁分析的检测速度更快、精确度更高。

二、候选 cDNA 的筛选

基因组定位提供的信息包含一定的分子标记，可用 PCR 或杂交的方法直接从 YAC 库，或从 BAC 库、**P1 病毒人工染色体 PAC**（P1 artificial chromosome）库中筛选相对应的克隆。YAC 库的嵌合性严重且操作难度较大，已逐步被 PAC 库和 BAC 库取代。PAC 系统是以噬菌体 P1 为基础的克隆系统，它可容纳 70～100kb 的插入片段，并可选择性地区分重组子和非重组子，且同时有两套复制机制。单拷贝复制子可用于稳定克隆增殖，而多拷贝复制子则可在 Lac 操纵子的控制下用于 DNA 的制备。BAC 系统是基于大肠杆菌中可大容量容纳基因且稳定性良好的 F 因子衍生而来的载体系统，可容纳超过 100kb 的插入片段，BAC 克隆的插入片段的平均长度为 120kb，最大可达到 240kb 左右。良好的稳定性和操作的简便性是 BAC 系统的主要优点。由这些克隆入手，采用依赖于适当 cDNA 文库的方法、依赖于特征序列的方法或依赖于表达性质等方法获得候选 cDNA。

1. 依赖于适当 cDNA 文库的方法有直接筛选法和 cDNA 选择法。直接筛选法即用基因组 DNA 直接从 cDNA 文库中筛选位于该基因组片段内的 cDNA，如从覆盖有候选区域的 YAC、PAC、BAC 克隆中分离外源片段作为探针从文库中筛选候选基因；而 cDNA 选择法恰恰与直接筛选法相反，它把基因组 DNA 固定在膜上，用总 cDNA 与之杂交，通过 PCR 从中回收可与基因组片段结合的 cDNA 片段。直接筛选法的优点在于避免了对候选区域大片段地亚克隆操作，且在单一的筛选中可以获得多个转录子的信息。但缺点是大片段地纯化，标记较困难，而 PAC、BAC 克隆片段纯化相对方便的优点就成为这种方法发展的趋势；同时由于探针的复杂性，使杂交背景加深，假阳性增多，而且容易忽略短的外显子或低丰度 cDNA。cDNA 选择法的最大优越性在于 PCR 反应的介入，大大提高了选择的灵敏度，可以检测到一些稀有转录子。

2. 依赖于特征序列的方法是依据转录子内部及其两侧的序列特征直接从基因组 DNA 中分离 cDNA 片段。主要有 CpG 岛搜寻法、外显子捕获法、交叉物种序列同源性比较法（cross - species sequence homology）、Alu PCR 法与直接序列分析法等。CpG 岛也称为 HTF 岛，是一些富含 GC 的小区域。大部分转录子的附近（通常是在 5′上游区域）都含有非甲基化的 CpG 岛。利用一些识别 CpG 岛的稀有酶，如 SacⅡ、BssHⅡ、EagⅠ等，切割基因组 DNA，获得位于 CpG 岛附近的序列作为探针从总 RNA 或 cDNA 文库中得到转录子。外显子捕获法是基于对外显子两侧的功能性 5′和 3′剪接位点的识别，从基因组 DNA 中分离外显子片段。交叉物种序列同源性比较的依据是编码区序列在不同物种间的保守性要远高于非编码区，把候选区域的 DNA 分为多个亚克隆，分别与不同的物种总 DNA 杂交，与不同物种 DNA 都有阳性信号的 DNA 克隆可能就是编码区基因。这种方法依赖的是物种间 DNA 水平上的序列同源性。Alu 序列是散布于人基因组中的短重复序列，通过设计人特异的 Alu 序列作为引物，可直接快速地用 PCR 方法从 YAC、BAC、PAC 克隆或人鼠杂合细胞中得到人源的特异序列。直接序列分析法则是在基因组序列信息中用 GRAIL 和 GeneScan 等软件分析、推测编码基因的方法。

3. 表达依赖法，也即 Northern 杂交分析法：用候选区域基因组 DNA 作为探针与总 RNA 杂交，切下阳性条带，反转录为 cDNA 并克隆，即可获得位于此基因组片段中的转录子。

上述方法都各有其优缺点，必须根据原材料及要达到的目的，选择适当的一种或多种方法组合来达到研究目的。此外，其他方法还很多，如微切割和微克隆法、减法 cDNA 杂交法、重组筛选法等。

三、全长及功能分析

获得了众多的候选 cDNA 后，通过筛选 cDNA 文库或 RACE 等方法克隆全长基因。为确定其中的致病基因，需要逐个检测它们在患病家系中的变化情况，并分析其功能。功能分析往往是定位克隆中的一个难点，因为不同的疾病有不同的特征，也就需要用不同的功能检测系统进行分析。常用的如细胞水平的正义或反义基因的表达后细胞形态和功能变化的研究，在肿瘤研究中检测细胞形态和接触抑制的变化，软琼脂生长能力的变化及裸鼠致瘤性分析等。更进一步的功能分析则包括个体水平的基因敲除实验等。

现在还发展了一些与其他方法相结合的新思路，如与差减杂交相结合，筛选位于候选区域的差异表达基因，大大提高了获得有价值基因的可能性。同时人类基因组计划中转录图谱工作的开展，有很多 EST 已被精确定位于染色体的不同区带上，可以直接进行功能研究。随着研究的深入，越来越多的 EST 定位工作完成，基因转录图谱不断完善，我们完全可以直接跳过定位克隆的第二个步骤而直接进入功能鉴定和基因全长的克隆工作，这可能将是定位克隆中最快的方法。在分析分离手段不断提高，人类基因组计划紧锣密鼓地实施的今天，各种新思路、新方法层出不穷，定位克隆方法的周期也将不断缩小，为人类最终克隆各种疾病基因提供了可能性。

第五节　候选基因的证实

运用各种方法鉴定了某一疾病基因的一些候选者，它们必须被逐个测试是否存在由它们引起该病的突变证据，这可用以下方法来证明。

1. 突变筛查　是最常用的筛查候选基因的特异突变的方法。此法适当而快速，即在某些无关受累者个体中鉴定突变，可强有力地认为选择了正确候选基因。有时还需要其他的证据。

2. 在体外恢复正常表型　有些疾病的突变通常引起功能的丧失，而表型是可逆的。如果一个病人的培养细胞能显示突变的表型，人们可转染一个克隆的正常等位基因到培养的有病的细胞中，即可通过遗传缺陷的互补性而产生正常表型的恢复。

3. 构建小鼠疾病模型　一旦目的候选基因被鉴定，就可构建转基因小鼠模型。如果人的表型是功能丧失所致，可用基因打靶以在小鼠中产生种系的剔除突变；如果人的疾病是由于获得功能所致，即可制备一个转基因小鼠模型，导入该病的等位基因到小鼠的种系。此突变的小鼠预期会出现相似的人类疾病。

候选基因被确证后，下一步就是研究基因的功能及其编码产物的特征，其结果可应用于临床的诊断和开辟治疗的新途径。

第五章 人类染色体及染色体畸变

染色体是遗传信息的载体，它是由 DNA 和蛋白质共同构成的，其遗传信息就贮存在 DNA 的碱基排列顺序当中。位于染色体上的多种基因的组成与结构控制着生物体的性状表现，也代表着生物个体的遗传特征；通过染色体的复制和细胞的分裂，遗传信息可以完成在世代间的传递。当染色体发生数目或结构畸变时，将导致多种基因功能的异常或丧失，从而引起相应遗传病的发生。

第一节 人类染色体

人类对染色体的认识经历了漫长的历史过程，直到 1956 年，才明确了人类染色体数目为 46 条，这是由著名细胞遗传学家蒋有兴和莱文首先在胎儿的肺组织培养细胞中发现并确认的。此后，伴随着各种特异性显带、高分辨率显带技术的出现和多种分子生物学检测手段的应用，人类对染色体的认识越来越清晰，对染色体的组成、结构和功能的研究也日益深入。

一、染色体基本特征

（一）染色质与染色体

染色质与染色体是同一物质在细胞周期的不同阶段、执行不同生理功能时呈现的两种不同的存在形式。染色质为细丝状，存在于间期核内；进入分裂期后，伸展的染色质纤维开始螺旋凝缩，成为粗短的染色体，至分裂中期时达到螺旋化程度最高的状态；待分裂结束，又伸展为细长的染色质纤维。

1. 染色质的组成与结构 染色质是由 DNA 和蛋白质共同组成的，其基本结构单位是**核小体**（nucleosome）。核小体由核心颗粒和连接部构成。核心颗粒包括：由 H_2A、H_2B、H_3、H_4四种组蛋白各 2 分子组成的八聚体核心及在其上缠绕了 1.75 圈的 DNA 分子，这段 DNA 分子约含 140 个碱基对；连接部包括 60 个碱基对左右的 DNA 分子和结合于其上的组蛋白 H_1。多个核小体相连成为细长的串珠状纤维，构成染色质的一级结构（图 5 – 1）。一级结构的形成使 DNA 分子的总长度缩短了近 7 倍；以一级结构为基础，染色质进一步缠绕折叠，每 6 个核小体形成一个螺旋，组蛋白 H_1位于螺旋内侧，压缩为直径 30nm 左右的二级结构

——螺线管，其长度又缩短了近6倍；这是间期核内染色质的一般存在状态。进入分裂期，染色质将进一步螺旋化，成为直径约400nm的三级结构——超螺线管，使长度再次被压缩了约40倍。在分裂中期，超螺线管又缠绕折叠为更粗更短的染色体，即形成了四级结构，这使其长度再次缩短了约5倍。从一级结构到四级结构，几厘米长的DNA分子被压缩为2~10μm的染色体，长度为原来的八千分之一至万分之一。这种包装形式使DNA分子在分裂期能够相对独立、准确地分离并进入到子细胞当中。

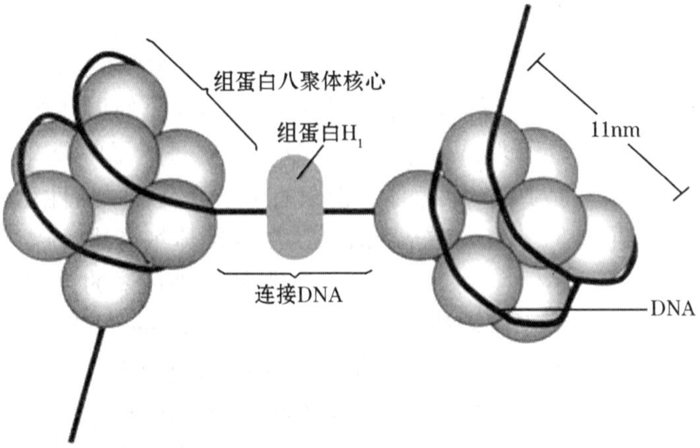

图5－1　染色质的一级结构

2. 染色质的类型　根据其螺旋化程度和功能的不同，染色质可以分为常染色质和异染色质。

（1）常染色质　**常染色质**（euchromatin）是指在间期核内螺旋盘曲程度较低、着色较浅且具有转录活性的染色质。其含量较高，一般位于间期细胞核的中央区域。常染色质在间期处于较为伸展的状态，能活跃地进行DNA的复制和转录。在细胞周期中，常染色质于S期早期复制。构成常染色质的DNA主要是单一顺序DNA和中度重复顺序DNA，其中具有转录活性的仅是单一顺序DNA，所以并非所有常染色质均具有转录活性。

（2）异染色质　**异染色质**（heterochromatin）是指在间期核内螺旋盘曲程度较高、着色较深且无转录活性的染色质。其含量较低，一般位于间期细胞核的边缘区域及核仁周围。异染色质在间期处于凝缩状态，是遗传惰性区。在细胞周期中，异染色质于S期晚期复制。根据其性质和功能状态的不同，异染色质又包括以下两种：①组成型异染色质或结构异染色质（constitutive heterochromatin）：即在细胞周期的任何时段均处于凝缩状态的异染色质，一般由高度重复序列DNA组成，无转录活性，不编码蛋白质，在中期染色体上一般位于着丝粒、端粒、副缢痕等区域；②兼性异染色质（facultative heterochromatin）：即仅在特定类型的细胞中或在一定的发育阶段内存在的异染色质，它是由常染色质凝缩而来的，也不具有转录活性；一般在高度分化细胞内含量较多。兼性异染色质在松散状态时，还可转变为常染色质，并恢复其转录活性。

3. 性染色质　在间期核中，性染色体的异染色质部分所显现出来的特殊结构称为性染色质；根据其所在的性染色体的名称，分别命名为X染色质和Y染色质。

（1）X 染色质　1949 年，Barr 等人在雌猫神经元细胞核中发现一种浓缩小体，而在雄猫中见不到这一结构。进一步研究发现，在其他雌性哺乳类动物（包括人类）不同类型细胞的间期细胞核中均可观察到上述小体的存在，称之为 Barr 小体或 **X 染色质**（X－chromatin，图 5－2）。

X 染色质位于正常女性间期细胞核的核膜内缘，是一个深染的、直径约 1μm 的椭圆形小体；在正常男性体细胞中无 X 染色质。基于这些观察结果，人们开始提出下述疑问：为什么正常男女性之间的 X 染色质有所不同？女性具有两条 X 染色体，而其中每个基因座位上的一对等位基因所形成的产物为什么并不比只有 1 条 X 染色体、属于半合子的男性多？某一 X 连锁的突变基因纯合子女性的病情为什么并不比半合子的男性严重？1961 年，Mary Lyon 提出了 X 染色体失活假说，即 Lyon 假说，对这些问题进行了解释，其要点如下：①在女性的间期细胞核中，虽然有两条 X 染色体，但只有 1 条具有转录活性，而另 1 条则高度螺旋化，形成异固缩状态的 X 染色质，无转录活性。在男性体细胞中，因只有 1 条具转录活性的 X 染色体，故没有 Barr 小体存在。所以男、女性在 X 染色体的基因产物上是基本相等的，这种效应也称为 X 染色体的**剂量补偿**（dosage compensation）。X 染色质的数目等于 X 染色体的数目减 1，如 XX 型细胞含 1 个 X 染色质，XXX 型细胞则含 2 个 X 染色质；总之，细胞内只有 1 条 X 染色体具有转录活性。在男性体细胞中因仅含 1 条 X 染色体，故 X 染色质的数目为 0。② X 染色体的失活发生在胚胎发育早期（大约在妊娠第 16 天）。此前细胞内的所有 X 染色体都是具有活性的。③ X 染色体的失活是随机的，异固缩的 X 染色体可以来自父亲，也可以来自母亲。④失活是永久、恒定和可遗传的。如果某一特定细胞内失活的 X 染色体是父源的，那么由此细胞分裂产生的子代细胞中失活的 X 染色体都将是父源的。

值得注意的是，失活的 X 染色体上并非所有基因都失去了活性，即不是完全的失活，有一部分基因仍保持着一定的活性，因此 X 染色体数目异常的个体在表型上是有别于正常个体的。例如：47，XXY 的个体不同于 46，XY 的个体；47，XXX 的个体不同于 46，XX 的个体；而且含 X 染色体数目越多时，表型的异常越严重。

（2）Y 染色质　正常男性的间期细胞用荧光染料染色后，在细胞核内可出现一直径约 0.3μm 的强荧光小体，称为 **Y 染色质**（Y－chromatin，图 5－3）。Y 染色质就是 Y 染色体长臂远端的异染色质部分，它在被荧光染料染色后发出荧光。因此，Y 染色质仅出现于含有 Y 染色体的男性细胞中，而且其数目与 Y 染色体的数目相同。女性细胞中则无 Y 染色质。例如：核型为 47，XYY 的个体，其细胞核内有 2 个 Y 染色质；而核型为 46，XX 的正常女性，其细胞核内无 Y 染色质。

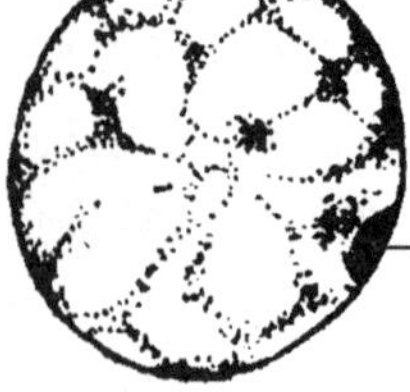

图 5－2　X 染色质

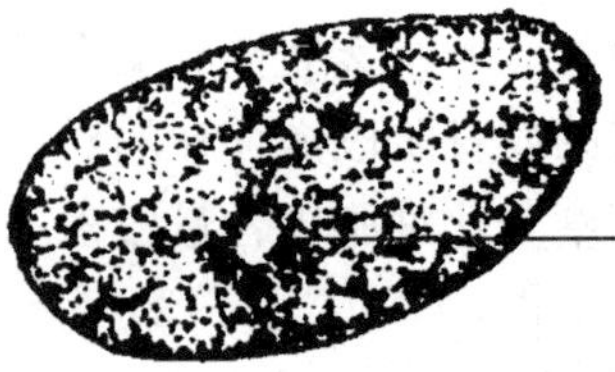

图 5－3　Y 染色质

细胞核中染色质的性别差异称为**核性别**（nuclear sex）。核性别的检测可应用于胎儿产前性别诊断，也可通过对疑为性染色体异常的患者的核性别检测来推断患者的病因。

4. 人类性别决定的染色体机制　人类的性别是由细胞中性染色体的组成决定的。在人类体细胞所含有的23对染色体中，有22对为**常染色体**（autosome），每对常染色体在形态、结构和大小上都基本相同；另外1对为**性染色体**（sex chromosome），即与性别决定有明显而直接关系的染色体：X和Y；X染色体的大小位于C组（详见本节“染色体分组核型”）的第7、8号染色体之间，而属于G组的Y染色体与21、22号染色体的大小近似，因此这对性染色体在形态、结构和大小上均有明显的差异。男性的性染色体组成为XY，女性的性染色体组成为XX，即男性为异型性染色体，女性为同型性染色体，这种性别决定方式称为XY型性别决定。在生殖细胞的发育过程中，男性可以产生分别含有X染色体和Y染色体的两种类型的精子，其数目相等；女性则只能产生含有X染色体的卵细胞。受精时，X型精子与卵细胞结合将产生XX型受精卵，将来发育为女性个体；Y型精子与卵细胞结合将产生XY型受精卵，将来发育为男性个体。自然状态下，两种类型的精子与卵细胞结合的机会是均等的，所以男性和女性的比例接近为1∶1。

在上述性别决定的机制中，可以看出起关键作用的是精子中含有的性染色体是X还是Y染色体。因卵细胞中的性染色体均是X染色体，所以X和Y染色体在人类性别决定中所起的作用是不相等的，Y染色体在性别决定中起关键作用，有Y染色体的存在就可有睾丸的形成，无Y染色体存在就将形成卵巢。其本质是Y染色体短臂上有一个与睾丸分化有关的基因，即男性化的关键基因，称为**睾丸决定因子**（testis－determining factor，TDF）基因。1990年，Sinclair等发现了位于Y染色体短臂末端的一个特殊区域——**性别决定区域Y**（sex－determining regionY，SRY），并认为它是TDF的最佳候选基因，该结论已为较多的实验证据所证实。Y染色体由两个具不同功能的区域组成：**拟常染色质区**（pseudo－autosomal region，PAR）和包含SRY在内的Y特异区。在拟常染色质区，X染色体和Y染色体之间可以发生配对和交换，此区内的交换并不表现典型的性连锁关系。Y特异区在正常情况下不与X染色体发生交换；一旦发生交换将会产生XX型男性或XY型女性个体。目前也有证据表明：人类性别决定的机制相当复杂，除SRY基因外，在性别决定中可能还有其他基因的参与和协同作用。

（二）人类染色体的数目、形态与结构

在细胞增殖周期中，染色体的形态和结构是不断变化的。其中，在有丝分裂中期的细胞中，染色体的形态是最典型的，也是最容易观察、辨认和分析的。

在中期分裂相中，可以清楚地观察到人类体细胞共含有46条染色体，为二倍体细胞，即2n＝46。每条中期染色体均含有两条**染色单体**（chromatid），互称为姐妹染色单体。两条单体之间在着丝粒处相连，着丝粒区富含重复序列DNA构成的异染色质，并明显凹陷狭窄，称为**主缢痕**或**初级缢痕**（primary constriction）；从着丝粒向两端延伸出去的部分称为染色体的臂，较长的称为长臂（q），较短的称为短臂（p）。在细胞分裂过程中，着丝粒处为纺锤丝的结合部位，参与染色体向两极的移动。

根据着丝粒在染色体上相对位置的不同，通常将染色体分为4类：①**中央着丝粒染色体**（metacentric chromosome），着丝粒位于染色体纵轴的1/2～5/8处，两臂长度基本相等。②**亚中着丝粒染色体**（submetacentric chromosome），着丝粒位于染色体纵轴的5/8～7/8处，着丝粒将染色体分为长短不同的两个臂。③**近端着丝粒染色体**（subtelocentric chromosome），着丝粒位于染色体纵轴的7/8～末端，长臂与短臂相差较大。④**端着丝粒染色体**（telocentric chromosome），着丝粒位于染色体的端部，形成只有1个染色体臂的染色体（图5－4）。人类染色体只有前三种类型，即中央着丝粒染色体、亚中着丝粒染色体和近端着丝粒染色体。

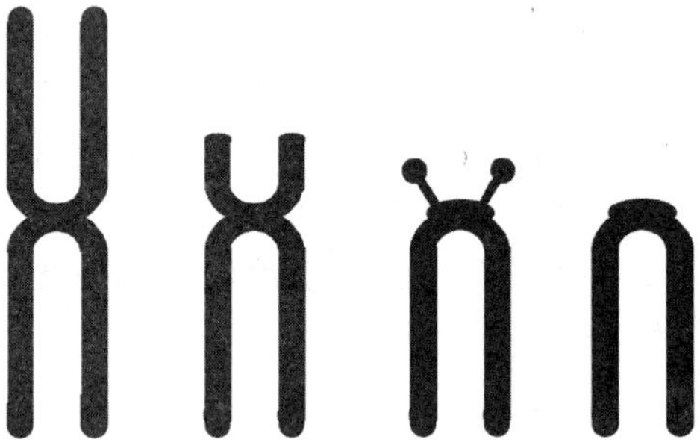

图5－4　根据着丝粒位置的不同对染色体进行分类

在染色体长、短臂的末端分别有一特化部位，称为**端粒**（telemere）。其生物学作用在于维持染色体形态结构的稳定性和完整性，并防止染色体末端的彼此黏着。研究表明，端粒序列的缩短是细胞走向衰老的重要标志，而肿瘤细胞因端粒酶被过度激活，可进行端粒的合成，使细胞得以无限制地增生，从而导致了肿瘤细胞的过度繁殖。

在某些染色体上，除具有主缢痕外，还有染色较浅的凹陷部位，称为**副缢痕**或**次级缢痕**（secondary constriction）。次级缢痕常见于1号、9号、16号染色体的长臂和近端着丝粒染色体的短臂上，可作为染色体的鉴别标志；位于近端着丝粒染色体短臂上的次级缢痕区域与分裂末期核仁的形成有关，故称为**核仁组织区**（nucleolar organizing region，NOR）。人类近端着丝粒染色体的短臂末端通过次级缢痕与一球状或棒状小体相连，该小体称为**随体**（satellite，图5－5）。随体主要由异染色质组成，其数目和大小是可遗传的，人类具有随体的染色体共有5对。

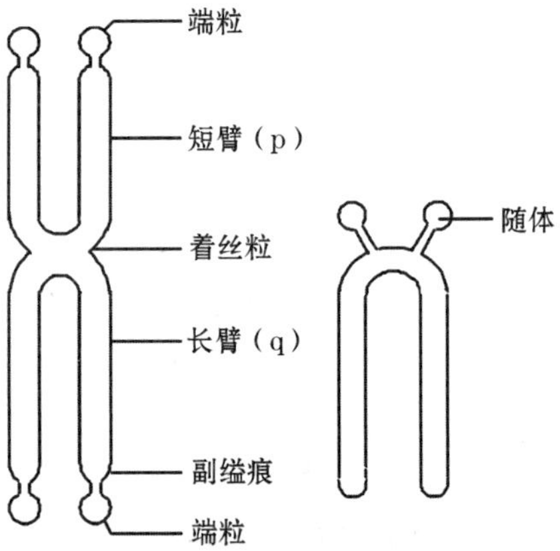

图5－5　中期染色体结构示意图

二、染色体分组核型和显带技术

（一）染色体分组核型

人类一个正常体细胞中的染色体数目为46条，它们成对存在，组成了23对同源染色体；这其中常染色体为 22 对，性染色体 1 对；一个体细胞中全部染色体所构成的图像称为**核型**（karyotype，图 5－6）。在核型分析时，通常用显微摄影的方法将所制备的全套分散的染色体图像制成照片，再将染色体一一剪下，按照一定的原则分组排列，逐一对照分析。

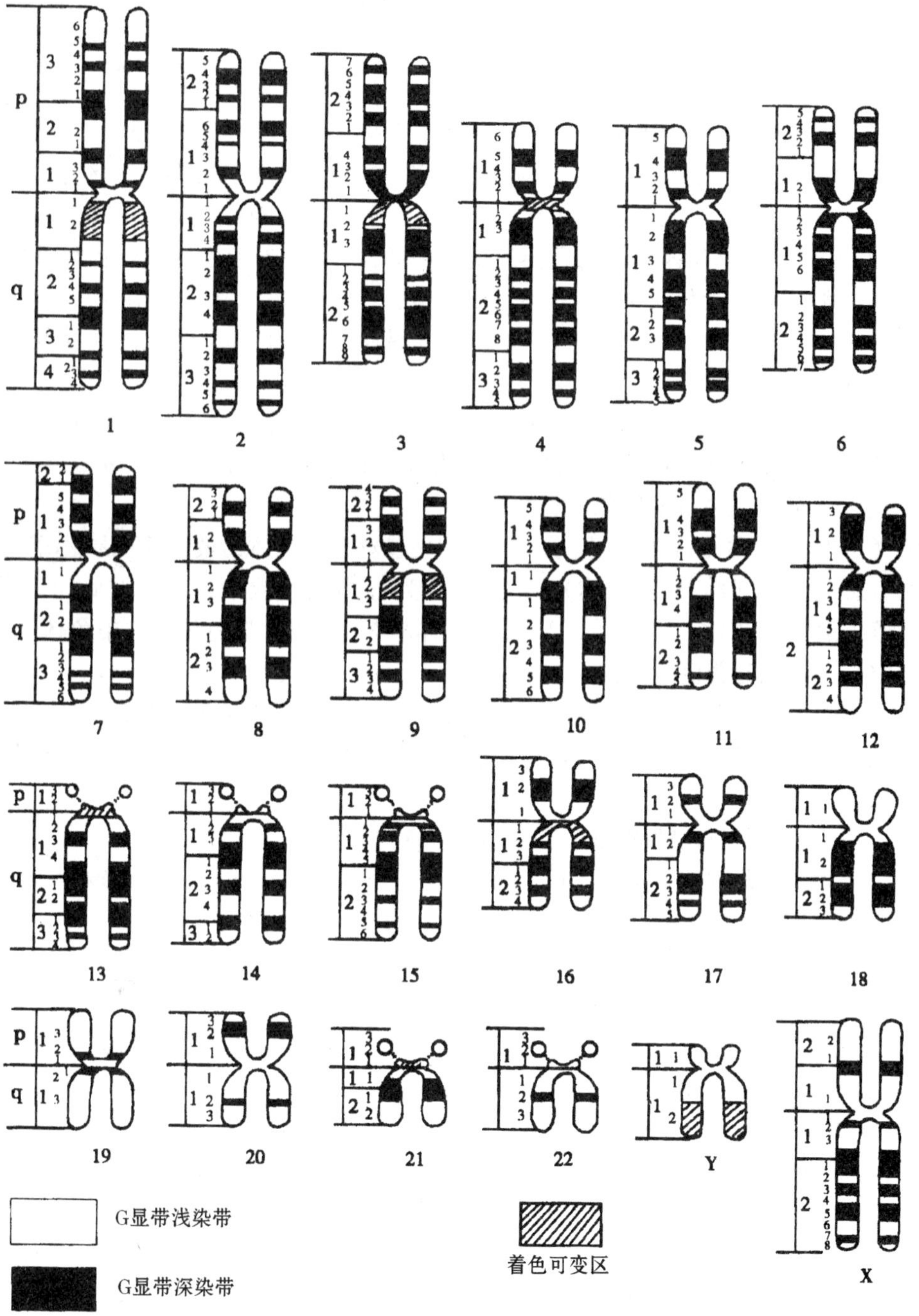

图 5－6　人类染色体 G 显带核型图

在染色体病病种日益增多的情况下，为了避免病例描述上的混乱和有利于国际交流，1960 年在美国丹佛（Denver）召开的第一届国际细胞遗传学会议上制定了人类染色体的特征描述方法及其分组原则，由此确定的人类染色体命名系统称为 Denver 体制。按照该体制，23 对染色体根据其长度和着丝粒所在位置的不同，共分为 A ~ G 7 个组，每组染色体的分类特征如下：

A 组（1 号 ~3 号染色体）：最大，1、3 号为中央着丝粒染色体，2 号为亚中着丝粒染色体，在非显带核型上彼此能够区分；1 号染色体长臂上有时可见次级缢痕。

B 组（4 号、5 号染色体）：较大，均为亚中着丝粒染色体，彼此间不易区分。

C 组（6 ~ 12 号、X 染色体）：中等大小，均为亚中着丝粒染色体，彼此间不易区分。其中，6、7、8、11 号染色体及 X 染色体的短臂相对较长；9 号染色体长臂上常可见到次级缢痕；X 染色体的大小介于 7 号和 8 号染色体之间。

D 组（13 ~ 15 号染色体）：中等大小，均为近端着丝粒染色体，彼此间不易区分；短臂末端均具有随体。

E 组（16 ~ 18 号染色体）：较小，16 号为中央着丝粒染色体，17、18 号为亚中着丝粒染色体；17、18 号染色体彼此间不易区分，16 号染色体长臂上有时可见次级缢痕；与 17 号染色体相比，18 号染色体的短臂相对较短。

F 组（19 号、20 号染色体）：较小，均为中央着丝粒染色体，彼此间不易区分。

G 组（21 号、22 号、Y 染色体）：最小，均为近端着丝粒染色体，彼此间不易区分。21、22 号染色体短臂末端均有随体，21 号染色体略短于 22 号染色体；Y 染色体比 21、22 号染色体略长，染色时着色往往较深，无随体。

人类体细胞中，正常男性核型为：46，XY；正常女性核型为：46，XX。

在核型分析的过程中，国际上常用臂比、着丝粒指数和相对长度三个参数来鉴别不同的染色体，其含义为：

臂比：染色体短臂与长臂的长度之比，即 p/q；

着丝粒指数：短臂占整条染色体长度的百分比，即［p/（p + q）］ ×100%；

相对长度：某条染色体的长度占一套染色体总长度的百分比。

（二）染色体显带技术

用 Giemsa 常规染色的染色体标本，由于着色均匀，各条染色体本身的细微特征无法完全、准确地显现出来，因此在进行染色体的鉴别和分析时常常会难以判断，尤其是在划分 B、C、D、F 等组别染色体的归属及区分组内染色体的准确序号时就更为困难。特别是在分析研究染色体的结构畸变，以及要解决一些临床应用问题时，这样的染色方法显然无法满足要求。因此在 1959 年 Lejeune 发现第一例人类染色体病后的 10 年时间里，人们只发现了 10 多种染色体综合征，而且主要是染色体数目异常的病例。直至 1968 年，出现了分带染色技术，大大提高了染色体分析的特异性和准确性；这一技术是将未染色的中期染色体经过一定的预处理，再用不同方法染色，使染色体上出现明显而稳定的染色条带。人类 24 条染色体（包括 1 ~22 号常染色体和 X、Y 染色体）均有各自特异的带纹，称为**带型**（banding pattern)。根据其处理方法及显示部位、显色结果的差异，显带技术主要包括以下几种：

1. Q 显带　应用荧光染料**氮芥喹吖因**（quinacrine mustard，QM）处理中期染色体后，在荧光显微镜下可见各染色体沿其长轴显示出一系列宽窄和亮度不同的横纹带，称为**Q 带**（Q banding)。Q 带清晰准确，带型鲜明，受制片过程影响较小；但因荧光的持续时间较短（一般约为 30 分钟 ~1 小时)，标本无法长期保留，故标本制备后需立即观察，并进行显微摄影，再加以仔细分析。

2. G 显带　为最常用的显带技术。将染色体标本先经过盐溶液、碱、胰蛋白酶或加热等处理后，再用 Giemsa 溶液染色，染色体上可沿纵轴出现与 Q 带对应的深浅相间的带纹，称为**G 带**（G banding)；G 带带纹清晰，操作方法也比较简便，且易于观察，又可长期保存，故在染色体分析中应用较为广泛。

3. R 显带　将染色体标本置于一定的盐溶液中温育后再进行 Giemsa 染色，可显示出与 G 带对应但深浅相反的带纹，称为**R 带**（R banding)。因 G 带的深染带正是 R 带的浅染带，而 G 带的浅染区在 R 显带标本中为深染，故 R 带也称为**反带**（reverse banding)。在对某些染色体畸变如缺失或重排等进行检测时，R 带与 G 带相互补充，可使检测结果更为真实可靠。

4. C 显带　先用 NaOH 或 Ba（OH)$_2$等碱液预处理染色体标本使 DNA 变性后，再将其放入柠檬酸钠和氯化钠溶液中处理使 DNA 复性，然后进行 Giemsa 染色，可特异性显示染色体的着丝粒区域及 1、9、16 号染色体副缢痕部位的结构异染色质区，并可使 Y 染色体长臂远侧区段着色，所显示带纹称为**C 带**（C banding)。C 带技术可特异性应用于对染色体着丝粒部位的分析研究，并可用于鉴别 1、9、16 号和 Y 染色体。

5. T 显带　加热处理染色体标本后再用 Giemsa 染色，所显示的带纹称为**T 带**（T banding)。T 显带可特异性显示染色体的末端区域。

6. N 显带　用硝酸银染色后，染色体的核仁组织区（NOR）将被特异性深染，称为**N 带**（N banding)。人类的 5 对近端着丝粒染色体的副缢痕（即核仁组织区）在 N 显带中呈现阳性反应。

7. SCE 显示技术　作为 DNA 组分中 TdR 的类似物，5 – 溴脱氧尿嘧啶核苷（BrdU）可取代 TdR 掺入 DNA 新链的合成。因此，如果在人体外周血淋巴细胞培养液中加入 BrdU 并经过两个增殖周期后，由于 DNA 是以半保留方式复制的，中期染色体的两个姐妹单体在化学组成上将会有所不同，即一个单体的 DNA 双链都掺入了 BrdU，而另一个单体的 DNA 双链中仅一条掺入了 BrdU；双链均掺入了 BrdU 的 DNA 分子螺旋化程度较低，所以在 Giemsa 染色中着色较浅；而仅一条链掺入了 BrdU 的 DNA 分子因螺旋化程度较高而着色较深。但如果染色体在特定区域发生了**姐妹单体交换**（sister chromatid exchange，SCE)，则该区域的深染和浅染结果将互换。因 SCE 频率可作为检测 DNA 损伤的灵敏指标，所以这种显带方法可以帮助我们判断环境中致畸、致突变物质的存在与否，并认识其生物学效应。

显带技术的应用，进一步要求对显带染色体有一个国际统一的识别和描述标准，以利于相互之间的交流。为此，在 1971 年于巴黎召开的第四届国际人类细胞遗传学会议及 1972 年爱丁堡会议上，提出了区分每条显带染色体区带的标准体系，其中包括多种统一的符号和术语，称为《人类细胞遗传学命名的国际体系》（An International System for Human Cytogenetic Nomenclature，ISCN，表 5－1）。

表 5－1　　用来描述染色体和染色体畸变的常用符号和术语

符号术语	含义	符号术语	含义
+（加号）	多出或增加	i	等臂染色体
－（减号）	丢失或减少	ins	插入
:（单分号）	断裂，用于繁式命名体系	inv	倒位
::（双分号）	断裂和重接，用于繁式命名体系	MI	第一次减数分裂中期
?（问号）	对某条染色体或某一染色体结构存在疑问	MII	第二次减数分裂中期
/（斜线）	用于分开组成嵌合体的不同细胞系	mal	男性
→（箭头）	从…到…，用于繁式命名体系	mar	标记染色体
AI	第一次减数分裂后期	mat	来自母方
AII	第二次减数分裂后期	min	微小体
ace	无着丝粒断片	mn	众数
A－G	染色体组的名称	mos	嵌合体
b	断裂	p	染色体短臂
cen	着丝粒	pat	来自父方
chi	异源嵌合体	ph	费城染色体
chr	染色体	pro	近侧
ct	染色单体	psu	假
del	缺失	q	染色体长臂
der	衍生染色体	qr	四射体
dic	双着丝粒染色体	r	环状染色体
dir	正位	rcp	相互易位
dis	远侧端	rea	重排
dmin	双微体	rec	重组染色体
dup	重复	rob	罗伯逊易位
e	交换	s	随体
end	核内复制	t	易位
f	断片	tan	串联易位
fem	女性	ter	末端（染色体末端）
fra	脆性位点	tr	三射体
g	裂隙	tri	三着丝粒
h	副缢痕	var	可变区

根据 ISCN 的规定，将每一染色体上具有重要意义的、稳定的、有显著形态学特征的指标定义为**界标**（landmark）。两相邻界标间的区域称为**区**（region）；每一区内又以着色强度的亮、暗或深、浅为界分为若干条**带**（band）。每条染色体均由一系列连贯的区带组成，没有非带区。在进行染色体的区带命名时，无论长臂或短臂，均以近着丝粒一端作为区带命名的起始区域，即“1”区，向着长、短臂末端的方向依次为“2”区、“3”区等；同一区内带的命名也遵循相同的规则，依次为“1”带、“2”带、“3”带等。界标所在的带属于此界

标以远的区，并作为该区的第一带。被着丝粒一分为二的带算作分属长、短臂的两个带，分别标记为长臂的 1 区 1 带和短臂的 1 区 1 带（图 5－7）。具体地说，在定义染色体上一条特殊的带时，需依次说明以下四方面的内容：①染色体序号；②臂的符号；③区的序号；④带的序号；例如 1p22 表示 1 号染色体短臂 2 区 2 带。

对中期染色体进行常规 G 带显示的标准带型是 320 条带。70 年代后期，由于细胞同步化技术的应用和染色体显带方法的改进，出现了**高分辨显带技术**（high resolution banding technique）。单倍体染色体组的 G 带条纹可达到 550 条带、850 条带和 1000 条带 3 个级别（图 5－8），这是通过将原来的某些带又逐级细分为亚带和次亚带而实现的。描述时，10q11. 23 即表示 10 号染色体长臂 1 区 1 带第 2 亚带第 3 次亚带。高分辨显带技术有助于发现和准确地描述更多的、微小的染色体结构畸变，在遗传学研究的理论和临床上均具有广泛的应用价值。

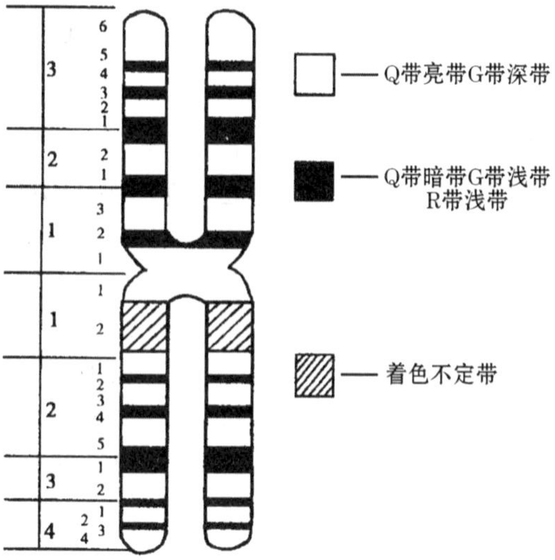

图 5－7　显带染色体的界标、区、带命名示意图

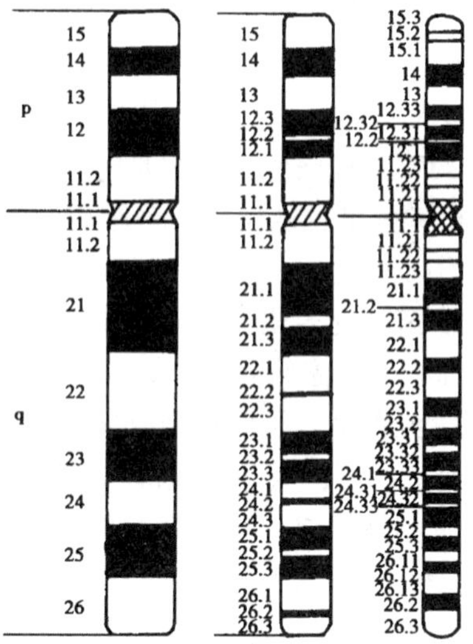

图 5－8　10 号染色体在三个条带水平的显带模式图

第二节　染色体畸变

染色体数目或结构上的异常变化，称为**染色体畸变**（chromosome aberration）。染色体畸变可发生于体细胞或生殖细胞内，常会导致细胞功能的异常，从而引起异常性状的形成或畸形的发生；体细胞内的染色体畸变还经常与肿瘤的发生有关。染色体畸变包括数目畸变和结构畸变两大类：数目畸变可分为整倍性改变和非整倍性改变，结构畸变包括缺失、重复、倒位、易位等多种类型。畸变的类型和可能引起的效应因其发生部位、时间的不同，即处于个体发育的不同阶段和细胞周期的不同时期而有所差异。大多数染色体畸变会给机体带来严重影响，形成多发畸形、智力低下、生长发育迟缓及多器官、系统的功能障碍，称之为**染色体**

病（chromosome disorder）。严重的染色体畸变可导致胎儿死产或流产。目前已发现的人类染色体畸变种类有 10000 余种。

一、染色体畸变的诱因

正常情况下，人体细胞内的染色体保持着结构和功能的稳定性，但有时也可见到畸变的发生，其频率不到1%。染色体畸变可以自发地发生，或者看不出明显的诱因，称为**自发畸变**（spontaneous aberration）；也可因各种不同因素，包括物理因素、化学因素和生物因素等诱发产生，称为**诱发畸变**（induced aberration）。同时，母亲的生育年龄、遗传素质等也可影响畸变的发生率。

（一）化学因素

随着工业的不断发展和科技新产品的应用，大量人工合成的化学物质，如一些化学药品、农药、抗癌药物、抗代谢药、食品添加剂、防腐剂等，以及工业废水、毒物作用于人体，很多都可对人体产生不利影响，并成为染色体畸变的诱发剂。

1. 药物　某些药物特别是一些抗癌药物，如环磷酰胺、氮芥、甲氨蝶呤、阿糖胞苷等已证实可导致染色体畸变；抗癫痫药苯妥英钠、苯巴比妥等可引起人外周血淋巴细胞染色体畸变率增高。

2. 农药　许多化学合成的农药，特别是有机磷类农药，如敌敌畏、敌百虫等，均可引起人类细胞染色体畸变的发生。

3. 工业毒物　长期接触有害的工业毒物或被工业毒物污染的大气、水源等均可导致染色体畸变率增高；这些工业毒物包括苯、甲苯、砷、二硫化碳、氯乙烯等。

4. 食品添加剂　某些食品添加剂，如防腐剂、色素等，也可导致人类染色体畸变的发生。

（二）物理因素

主要是来自射线的损伤。射线对机体的影响有急性和慢性之分，分别指一次性大剂量的照射和长期小剂量照射的积累；可引起体细胞和生殖细胞的染色体畸变。常见的畸变类型包括：不分离、核内复制等数目畸变以及在断裂基础上引起的缺失、易位、形成双着丝粒染色体等结构畸变。

（三）生物因素

一类是由生物体本身的侵染引发的染色体畸变，如感染 SV40 病毒、风疹病毒等可引起宿主细胞染色体畸变；另一类是由生物体分泌的毒素所引发的染色体畸变，如由霉菌产生的黄曲霉毒素即具有致畸作用，并可导致肿瘤的发生。

（四）母亲年龄

因卵细胞的发生开始于女性胚胎发育的第三个月，至出生时初级卵母细胞处在减数分裂过程中的前期Ⅰ阶段；直至受精后才最终完成减数分裂全过程。生育年龄越晚，这中间所经历的时间就越长，生殖细胞受到母体内、外各种因素影响的机会也越多，在减数分裂过程中越容易出现染色体不分离的现象，从而形成染色体数目异常的次级卵母细胞及卵细胞，导致染色体数目畸变患儿的产生，这在遗传上称为母亲的年龄效应。如35岁以上的高龄母亲生出21三体患儿的几率将有所增大。

（五）遗传素质

不同个体因其染色体组成，即遗传素质的差异而对染色体畸变诱发因素的敏感性不同，畸变发生的部位（如断裂点的位置等）也会有所不同。

二、染色体数目畸变

正常人体细胞为**二倍体**（diploid），以2n表示，其所含有的46条染色体，分别来自于精子和卵细胞；精子和卵细胞是**单倍体**（haploid），以n表示，其各自包含的全部染色体称为一个**染色体组**（chromosome set）。以正常人体细胞二倍体染色体组为基础，染色体数目有所增加或减少，即称为染色体数目畸变。根据染色体数目的增减是否以染色体组为单位，数目畸变包括整倍性改变和非整倍性改变两种类型。

（一）整倍性改变

如果染色体数目以一个染色体组（n）为单位成组增加或减少，则为整倍性改变，其结果将形成含有不同数量染色体组的**整倍体**（euploid）。

1. 整倍性改变的类型　在发生染色体数目的整倍性改变后，比二倍体少一个染色体组称为单倍体，多一个染色体组称为**三倍体**（triploid），多两个染色体组称为**四倍体**（tetraploid）；依此类推，三倍体以上的统称为**多倍体**（polyploid）。

在人类，除精子和卵细胞为单倍体外，还未见到单倍体胎儿或新生儿；三倍体个体多在胚胎期死亡，能够存活到临产或出生的三倍体胎儿几乎都是2n/3n的**嵌合体**（mosaic）。嵌合体是指体内含有两种或两种以上不同染色体组成的细胞群的个体。极罕见的三倍体活婴主要表现为智力和身体发育障碍，多发畸形，生命力低下并伴有性别模糊的外生殖器等。三倍体胎儿易于流产的主要原因是：在胚胎发育中的细胞有丝分裂时易形成三极纺锤体，因而造成染色体在细胞分裂中、后期时的分配紊乱，导致子细胞中染色体数目出现异常，因此将干扰胚胎的正常发育而造成流产。

四倍体的病例在临床上更为罕见，但四倍体的染色体组成在肿瘤细胞、培养细胞及机体的某些器官、组织，如肝、子宫内膜等处可以见到。

2. 整倍性改变的形成机制　染色体整倍性改变的形成原因主要有：双雄受精、双雌受精、核内复制和核内有丝分裂。

（1）双雄受精　受精时有二个精子同时进入一个卵细胞，导致三倍体合子形成的过程，称为**双雄受精**（diandry，图5－9）。合子中的三个染色体组一个来自母方卵细胞，二个来自父方精子；受精卵的核型可能为69，XXX、69，XXY或69，XYY三种类型。

（2）双雌受精　一个二倍体的异常卵细胞与一个正常精子结合形成三倍体合子的过程，称为**双雌受精**（digyny，图5－10）。其产生原因是：在卵细胞形成过程进行至减数分裂后期Ⅱ时未能产生正常的第二极体，原本应进入第二极体的一套单倍体染色体组留在了卵细胞中，结果导致含两个染色体组的二倍体卵细胞的形成；与精子正常受精后即产生含三个染色体组的三倍体受精卵，即核型为69，XXX或69，XXY的合子。

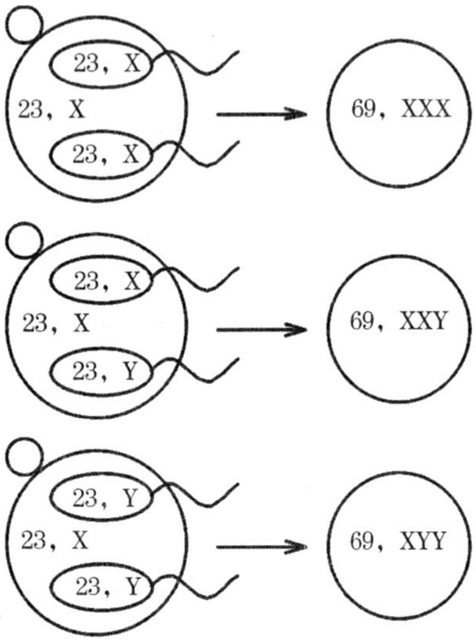

图5－9　双雄受精图

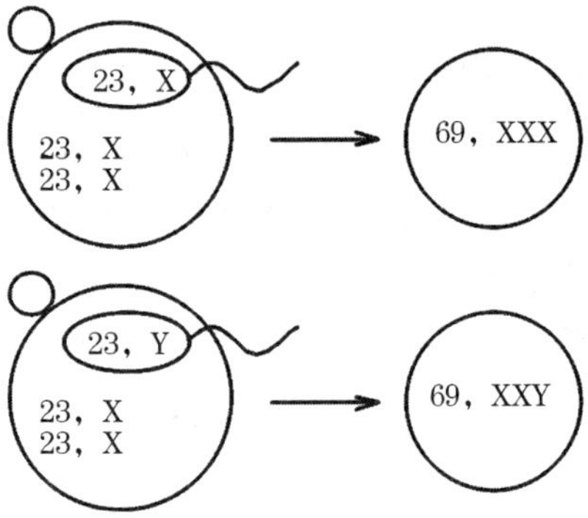

图5－10　双雌受精图

（3）核内复制　细胞在有丝分裂间期，染色体复制了两次，而细胞只分裂了一次，结果将形成两个四倍体子细胞，此过程称为**核内复制**（endoreduplication）。如果核内复制发生在精原细胞或卵原细胞的增殖期分裂过程中，将导致异常的二倍体精子或卵细胞的形成，它们与正常的卵子或精子结合后将进一步产生三倍体合子。如果核内复制发生在受精卵的卵裂过程中，将导致四倍体的形成。核内复制是癌瘤细胞较常见的染色体异常特征之一。

（4）核内有丝分裂　细胞在有丝分裂间期正常复制了一次，但在分裂前、中期，核膜未能破裂、解体，不能形成正常的纺锤体，复制后的染色体也无法在纺锤体的牵引下移向两极，细胞分裂停滞于中期，也不出现胞质分裂，导致1个细胞内含有4个染色体组，形成了四倍体，此过程称为**核内有丝分裂**（endomitosis）。

（二）非整倍性改变

在二倍体染色体组的基础上，个别染色体的增加或减少，称为非整倍性改变。非整倍性改变将导致**非整倍体**（aneupliod）的形成。

1. 非整倍性改变的类型　在发生染色体数目的非整倍性改变后，如果染色体总数比2n少，称为**亚二倍体**（hypodiploid）；如果染色体总数大于2n，则称为**超二倍体**（hyperdiploid）。

（1）亚二倍体　在亚二倍体中，细胞内染色体总数比2n少一条，即为45条时，称为**单体**（monosomy）；比2n少两条，即为44条时，称为**缺体**（nullosomy）。临床上最常见的单体型病例为45，X，即缺少一条X染色体造成的性腺发育不全症；常染色体的单体型很难见到，只有21号、22号染色体的单体型常见于流产儿和死婴中。缺体在人类染色体病例中尚未见报道。

（2）超二倍体 在超二倍体中，细胞内染色体总数比2n多一条，即为47条时，称为**三体**（trisomy）；比2n多两条至数条时，统称为**多体**（polysomy）。三体是人类最常见的染色体数目畸变的类型，除17号染色体尚未有三体的病例报道外，其余的染色体均存在三体；临床上最常见的三体型病例为21三体和性染色体的三体型，其次是18三体和13三体。因额外的染色体会破坏遗传物质的平衡而干扰胚胎的正常发育，故多数三体型只见于胚胎期，多以流产告终；少数存活下来的三体型也将伴有各种严重畸形。性染色体的三体型对机体的危害程度往往轻于常染色体的三体型，如47，XXX的女性大多具有正常表型；47，XYY的男性，多余的Y染色体主要引起副性征、生殖器官及性格等方面的改变。多体常见于性染色体中，如四体（48，XXXX）、五体（49，XXXXX）等；目前常染色体未见多体的报道。

2. 非整倍性改变的形成机制 细胞分裂时染色体的不分离或染色体的丢失是导致非整倍体形成的主要原因。这些异常可发生于性细胞成熟期的减数分裂过程中，也可发生于受精卵卵裂早期的有丝分裂过程中。

（1）染色体的不分离 在细胞分裂的中、后期，如果某一对同源染色体或一条染色体的姐妹染色单体之间未能正常分离，而是共同进入到一个子细胞当中，即称为染色体的**不分离**（non-disjunction）。不分离可发生于配子形成时的减数分裂过程中，也可发生于受精卵卵裂时的有丝分裂过程中。①减数分裂不分离：包括分别发生于减数分裂后期I和后期II的I期不分离和II期不分离。如果一对同源染色体在减数分裂后期I发生不分离，将形成（n+1）和（n-1）两种不同染色体数目的次级生殖母细胞，并进一步生成（n+1）和（n-1）两种类型的配子；正常受精后，将产生三体型（2n+1）和单体型（2n-1）的合子。如果一条染色体的姐妹染色单体在减数分裂后期II发生不分离，形成的配子中正常（n）型占一半，（n+1）型和（n-1）型各占1/4；受精后一半为正常二倍体（2n），三体型（2n+1）和单体型（2n-1）各占1/4（图5-11）。相对而言，减数分裂后期II发生不分离的几率较高，又由于单体型胎儿多不能存活，故生出的患儿多为三体型。②有丝分裂不分离：如果染色体的不分离发生在受精卵卵裂早期的有丝分裂过程中，即一条染色体的姐妹染色单体在后期未能正常分离，最终可导致产生含有两种或三种不同染色体组成细胞系的嵌合体（图5-12A）。如果不分离发生在第一次卵裂当中，将形成含三体和单体两个细胞系的嵌合体；如果不分离发生在第二次卵裂以后，则将形成含正常二倍体、三体、单体等三个或三个以上细胞系的嵌合体。不分离发生的时间越晚，嵌合体中异常细胞系的比例将越小，正常二倍体细胞系的比例越大，临床症状越轻。

（2）染色体的丢失 在细胞分裂过程中，因纺锤丝或着丝粒功能障碍，或者由于行动迟缓，某条染色体在分裂后期、末期滞留于细胞质中直至分解消失，而未能正常移动至某一极参与子细胞的形成，称为**染色体的丢失**（chromosome lose）或**后期迟滞**（anaphase lag）。在受精卵卵裂的有丝分裂过程中发生的染色体丢失是嵌合体形成的机制之一（图5-12B）。

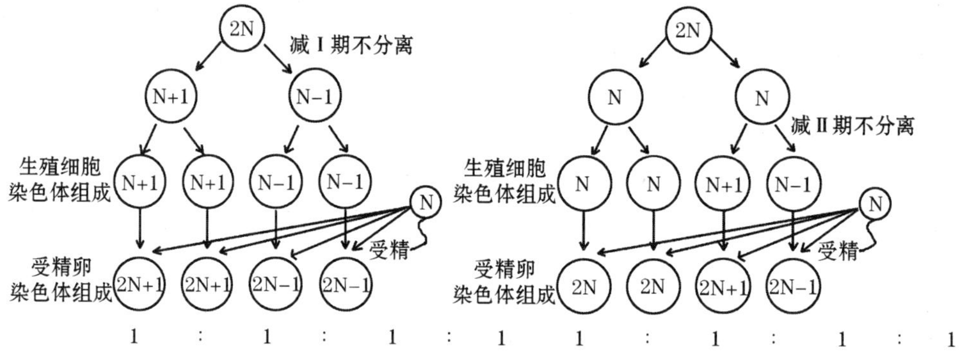

图5－11　减数分裂不分离导致非整倍体的形成

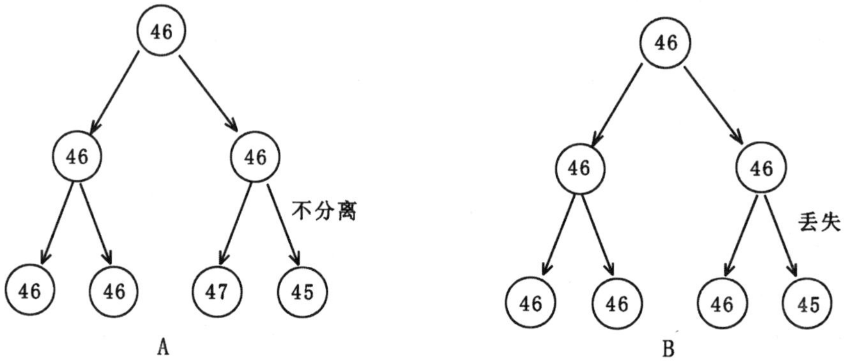

图5－12　第二次卵裂中染色体的不分离（A）或染色体的丢失（B）导致嵌合体的形成

三、染色体结构畸变

在射线、诱变剂等因素的作用下，染色体可发生**断裂**（breakage）。某些断裂可在原位重接、愈合，因此不会产生遗传效应；某些断裂则未在原位重接，而是进行重排，即移动位置、交换片段后变位重接，有时还可发生无着丝粒断片的丢失，这时就可引起染色体**结构畸变**（structural aberration）。

（一）染色体结构畸变的描述

为了统一、规范地描述各种染色体结构畸变，人类细胞遗传学命名的国际体制规定了相应的命名符号及缩写术语（参见表5－1），并制定了简式和详式两种表示方法。对于一条发生了结构畸变的染色体，在简式中应依次写明：染色体总数，性染色体组成，重排染色体的畸变类型（可用1个字母或三联字母符号说明），然后在1个括号内写明受累染色体的序号，在其后的另一个括号内标明断裂点所在的区、带号。如果用详式表示，前边内容均与简式相同，只是在最后一个括号内不能只标明断裂点的位置，必须详细描述重排染色体带的组成。如1号染色体在长臂2区1带发生断裂，且远侧端丢失，用简式应表示为：46，XX，del（1）（q21）；用详式应表示为：46，XX，del（1）（pter→q21：）。

（二）染色体结构畸变的主要类型

临床上常见的染色体结构畸变类型主要有：缺失、重复、倒位、易位、插入、环状染色体、双着丝粒染色体和等臂染色体等。

1. 缺失 染色体断裂后，断片丢失所引起的结构畸变称为**缺失**（deletion）。根据断裂点的数目和断片所在位置的不同可将缺失分为中间缺失和末端缺失两种类型。如果染色体的长臂或短臂上发生一次断裂后，未能在原位重接，断片因无着丝粒就会在以后的分裂过程中丢失，称为**末端缺失**（terminal deletion）。如图 5－13A 所示，1 号染色体在其长臂 2 区 1 带处发生了断裂，且末端断片（q21→qter）丢失，残存的 1 号染色体由短臂末端至长臂 2 区 1 带构成。此结构畸变用简式可描述为：46，XX（XY），del（1）（q21）；详式可描述为：46，XX（XY），del（1）（pter→q21：）。如果染色体在长臂或短臂内发生两次断裂，两断裂点之间的片段丢失，而残存的带有着丝粒的染色体片段与末端断片重接，这种染色体畸变称为**中间缺失**（interstitial deletion）。如图 5－13B 所示，3 号染色体在 q21 和 q31 两处均发生了断裂，q21 与 q31 之间的断片丢失后染色体又在 q21 与 q31 两点重接。该畸变用简式可描述为：46，XX（XY），del（3）（q21q31）；详式可描述为：46，XX（XY），del（3）（pter→q21：：q31→qter）。缺失将导致缺少丢失片段的部分单体型的形成。

2. 倒位 某一染色体在其长轴上发生两次断裂后，断片倒转 180°重接，称为**倒位**（inversion）。如果两个断裂点之间包含着着丝粒，即两点分别位于染色体的长臂和短臂上，称为**臂间倒位**（pericentric inversion）。如图 5－14A 所示：2 号染色体 p21 至 q31 之间片段发生臂间倒位，用简式可描述为：46，XX（XY），inv（2）（p21q31）；详式可描述为：46，XX（XY），inv（2）（pter→p21：：q31→p21：：q31→qter）。如果两个断裂点同时位于染色体的长臂或短臂内，则称为**臂内倒位**（paracentric inversion）。如图 5－14B 所示，1 号染色体 p22 至 p34 之间发生臂内倒位，用简式可描述为：46，XX（XY），inv（1）（p22p34）；详式可描述为：46，XX（XY），inv（1）（pter→p34：：p22→p34：：p22→qter）。无论是臂内倒位还是臂间倒位，都会造成基因之间的重排，改变基因之间原有的连锁关系和重组率。

3. 重复 某一染色体片段含有两份或两份以上称为**重复**（duplication）。重复往往是同源染色体或姐妹染色单体之间染色体节段发生不等交换、单方易位或插入的结果。如果重复片段的基因排列顺序与原片段相同，称为**正位重复**（direct duplication）；如果其排列顺序与原片段相反，则称为**倒位重复**（inverted duplication）。如图 5－15 所示，2 号染色体短臂内 p14→p23 片段发生倒位重复，用简式可描述为：46，XX（XY），invdup（2）（p14p23）；详式可描述为：46，XX（XY），invdup（2）（pter→p23：：p14→p23：：p23→qter）。

4. 易位 某条染色体断裂后形成的断片转移到另一条非同源染色体上，称为**易位**（translocation）。易位有以下几种主要类型：①相互易位：两条非同源染色体同时发生一次断裂，断片交换位置后重接，称为**相互易位**（reciprocal translocation）。这是临床上较常见的一种染色体结构畸变类型，其结果将形成两条**衍生染色体**（derivative chromosome）。如图 5－16 所示，在 2 号染色体长臂 2 区 1 带和 5 号染色体长臂 3 区 1 带各发生一次断裂后，断片交换位置重接，形成相互易位，用简式可描述为：46，XX（XY），t（2；5）（q21；q31）；

详式可描述为：46，XX（XY），t（2；5）（2pter→2q21：：5q31→5qter；5pter→5q31：：2q21→2qter）。在用符号描述此类结构畸变时，注意首先描述序号较小的染色体，然后再描述序号较大的染色体。如果相互易位只涉及断片位置的改变，而无染色体片段的增减，则称为**平衡易位**（balanced translocation）。②罗伯逊易位：是一种特殊类型的相互易位，即如果相互易位发生在两条近端着丝粒染色体之间，而且都在近着丝粒处断裂和重接，称为**罗伯逊易位**（Robertsonian translocation），也称为**着丝粒融合**（centric fusion）。结果导致两条染色体的长臂在着丝粒处重接形成一条大的衍生染色体，它包含了原来两条近端着丝粒染色体的绝大部分遗传物质。两条染色体的短臂也在着丝粒处融合为一条小染色体，并常常在以后的分裂过程中丢失；但因这条小染色体含有的遗传物质很少，而且主要由异染色质和多拷贝的rRNA基因组成，它的丢失不会引起明显的遗传效应。所以，罗伯逊易位携带者尽管只有45条染色体，但遗传物质和正常个体差异不大，表现型一般均属于正常，也称其为平衡易位携带者。罗伯逊易位主要发生于D组和G组染色体之间，也是较常见的染色体结构畸变类型。如图5－17所示，在14号染色体短臂1区1带和21号染色体长臂1区1带同时发生断裂，断片交换位置重接后，两长臂组成一条新的衍生染色体，其余部分丢失。该畸变用简式可描述为：45，XX（XY），－14，－21，＋t（14；21）（p11；q11）；详式可描述为：45，XX（XY），－14，－21，＋t（14；21）（14qter→14p11：：21q11→21qter）。③单方易位：两条非同源染色体各发生一次断裂后，仅其中一条染色体的断片连接到另一条染色体上，而另一条染色体的断片丢失，称为单方易位。④插入易位：在两条非同源染色体上共发生三次断裂，其中发生两次断裂的染色体的中间断片插入到另一条染色体的断裂点处重接，称为**插入易位**（insertional translocation）。⑤复杂易位：如果有三条或三条以上的染色体同时发生断裂，相互交换片段后重接，称为**复杂易位**（complex translocation）。

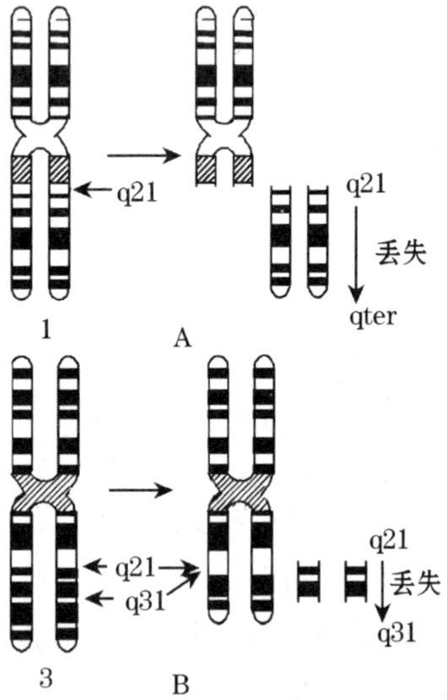

图5－13 末端缺失（A）和中间缺失（B）

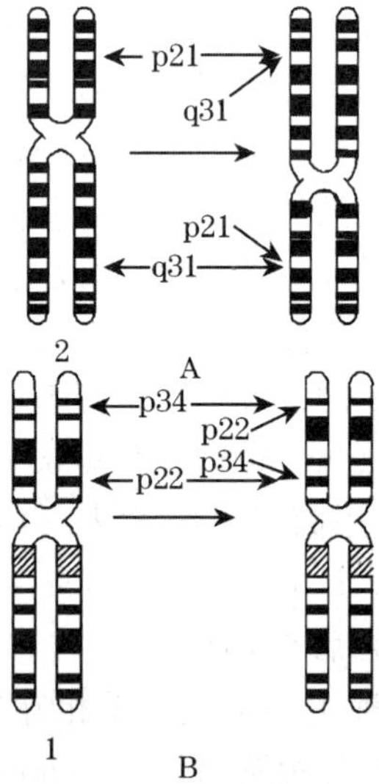

图5－14 臂间倒位（A）和臂内倒位（B）

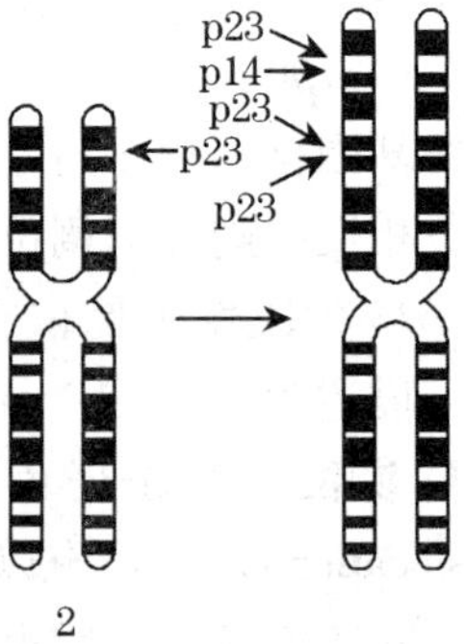

图5－15 倒位重复

5. 插入　某条染色体的长臂或短臂内发生两次断裂所形成的中间断片转接到染色体的另一断裂点处，这样形成的结构畸变就称为**插入**（insertion）。如果插入发生在两条非同源染色体之间，就是上面所述的插入易位；如果插入发生在两条同源染色体之间，则将在其中一条染色体上产生重复，在另一条同源染色体上产生缺失。如果插入片段的方向与原来相同，称为**正位插入**（direct insertion）；如果插入片段的方向与原来相反，则称为**倒位插入**（inverted insertion）。如图 5－18 所示，2 号染色体发生两次断裂后，形成的 q21→q31 断片插入该染色体的 p13 断裂点处，形成了倒位插入。该畸变用简式可描述为：46，XY，invins（2）（p13q21q31）；详式可描述为：46，XY，invins（2）（pter→p13：：q21→q31：：p13→q21：：q31→qter）。

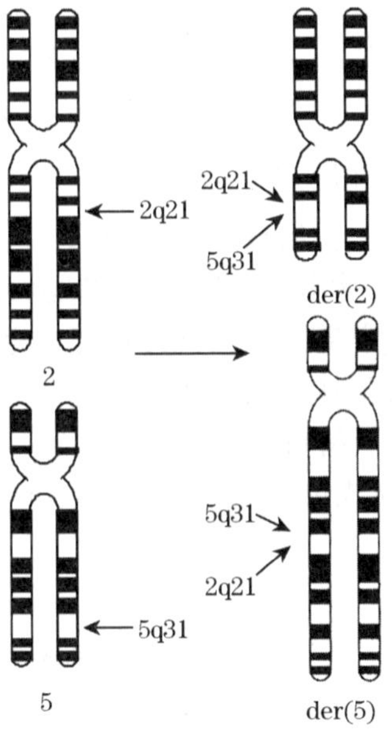

图 5－16　相互易位

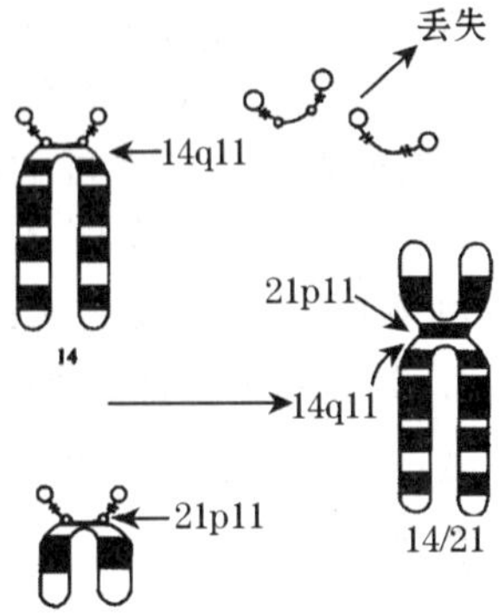

图 5－17　罗伯逊易位

6. 环状染色体　一条染色体的长、短臂上各发生一次断裂后，含有着丝粒的中间部分的两侧断端重接在一起，将形成一条**环状染色体**（ring chromosome）。原两侧无着丝粒的断片将在以后的分裂过程中丢失，因此环状染色体的形成也同时伴随着染色体片段的缺失。如图 5－19 所示，在 2 号染色体的 p21 和 q31 处各发生了一次断裂，p21 以远的短臂部分和 q31 以远的长臂部分丢失，而含着丝粒的中间部分的两侧断端 p21 和 q31 重接形成环状染色体。该畸变用简式可描述为：46，XX（XY），r（2）（p21q31）；详式可描述为：46，XX（XY），r（2）（p21→q31）。

7. 双着丝粒染色体　两条染色体各发生一次断裂后，两个含有着丝粒的片段相互结合在一起，将形成一条具有两个着丝粒的**双着丝粒染色体**（dicentric chromosome）。两个无着丝粒的片段将在分裂中丢失。如图 5－20 所示，6 号和 11 号染色体各发生一次断裂，含着丝粒片段重接形成双着丝粒染色体。该畸变用简式可描述为：45，XX，dic（6；11）（q22；p15）；详式可描述为：45，XX，dic（6，11）（6pter→6q22：：11p15→11qter）。因这样形成的衍生染色体所具有的两个着丝粒在分裂时将分别被纺锤丝拉向两极，导致形成**染色体桥**（chromosome bridge），最终易被拉断而形成新的结构畸变，所以属于非稳定型结构畸变。

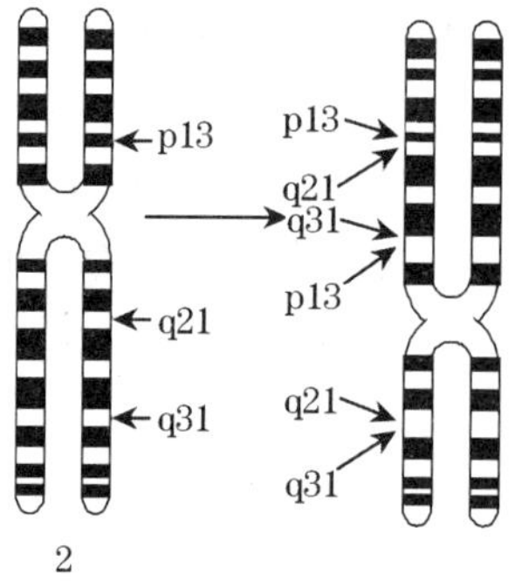

图 5－18　倒位插入

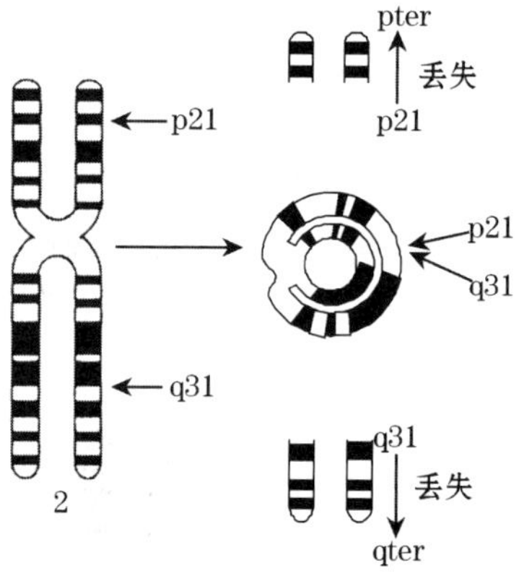

图 5－19　环状染色体

8. 等臂染色体　一条染色体的两个臂在形态和遗传组成上完全相同，称为**等臂染色体**（isochromosome）。一般由着丝粒分裂异常造成。在正常分裂后期，着丝粒应纵裂使姐妹染色单体分开，而着丝粒如果发生了异常的横裂，则将产生两条只具有长臂或短臂的等臂染色体。如图 5－21 所示，由 X 染色体着丝粒横裂引发形成了两条等臂染色体。其中，具有两个长臂的等臂染色体用简式可描述为：46，X，i（Xq）；详式可描述为：46，X，i（X）（qter→cen→qter）；具有两个短臂的等臂染色体用简式可描述为：46，X，i（Xp）；详式可描述为 46，X，i（X）（pter→cen→pter）。

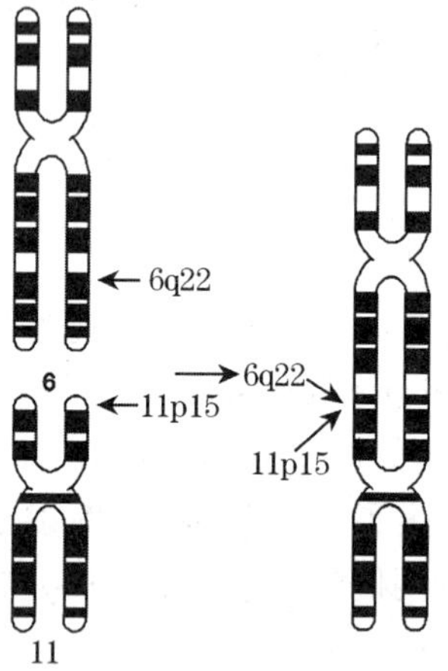

图 5－20　双着丝粒染色体

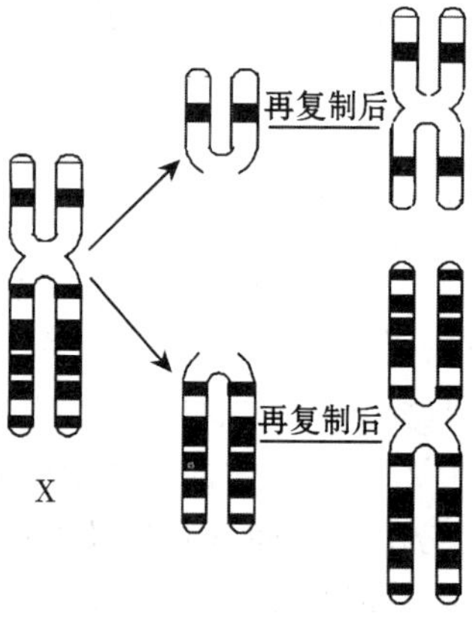

图 5－21　等臂染色体

四、染色体畸变的分子细胞生物学效应

染色体是遗传信息的载体，其所包含的 DNA 的核苷酸排列顺序代表着生物体的遗传特征，决定着生物体的各种性状。当染色体发生数目或结构畸变时，就会造成遗传物质的增

加、减少或改变，破坏细胞内遗传物质的平衡，继而影响相应性状的形成或表现，影响细胞的正常生命活动，给机体造成不同程度的损害，临床上表现为各种综合征。

在细胞周期的不同时段，根据畸变发生时染色体是否已经复制，可以将其分为染色体型畸变和染色单体型畸变。如果畸变发生于 G_1期和早 S 期，即染色体尚未完成复制，则畸变可通过其后 S 期的 DNA 复制影响到两条染色单体，故称为染色体型畸变；如果畸变发生于 S 期和 G_2期，则畸变将只涉及一条染色单体，称为染色单体型畸变。

根据畸变是否可稳定地传递给子代，染色体畸变分为稳定型和非稳定型两大类。稳定型畸变是指该畸变能够通过有丝分裂稳定地传递给子代细胞，如：缺失、倒位、重复、易位和等臂染色体等。这些畸变染色体因只有一个有活性的着丝粒，所以能够稳定遗传。非稳定型畸变是指该畸变不能通过有丝分裂稳定地传给子代细胞，如具有两个或两个以上着丝粒的重排染色体，因在分裂后期被纺锤丝牵引形成染色体桥而易于断裂，并可导致形成新的畸变；无着丝粒断片在分裂后期将因纺锤丝无法附着而丢失。以上这些畸变也可以发生在减数分裂中；因减数分裂是配子形成过程中的一种特殊形式的有丝分裂，染色体在间期复制一次后，经过了包含同源染色体的配对、交换、分离和非同源染色体的自由组合在内的两次连续的分裂过程，所以导致染色体畸变的遗传效应会有所不同，下面将按照畸变类型的差异分别加以论述。

染色体产生缺失后，无论是中间缺失还是末端缺失，从染色体上掉下的无着丝粒断片在分裂中都将因不能与纺锤丝相连而丢失。缺失片断的大小及所在部位的不同，将使该畸变产生的生物学效应也有所差异。如果缺失片断较大，又包含一些重要或关键基因，即使是缺失杂合体，也会产生较为严重的影响，甚至造成死亡；有些虽可存活下来，也会伴有各种异常表型。缺失纯合体的相应症状将比杂合体更为严重。缺失还可引起拟显性现象，即如果在缺失片断内的某些位点上的基因组成是杂合状态，当其中的显性基因缺失后，同源染色体上相对应的隐性基因的作用就可以得到表现，使其表现型与隐性纯合体近似。在减数分裂时，缺失杂合体在同源染色体配对过程中将出现特异性的拱形图像。

重复的生物学效应比缺失缓和。重复将使某些性状的表现型有所改变，但重复片断过大时，也将影响个体的生活力，甚至造成个体的死亡。在减数分裂过程中，带有重复片断的杂合体也将出现染色体间的拱形配对图像。从生物进化的角度，重复也可产生有利的效应，即多余的基因有可能去执行新的功能，从而推动生物的进化。

具有倒位染色体的个体自身生活力不会受到大的影响，但在减数分裂过程中，倒位可以大大抑制或降低倒位环内基因的重组。其原因是：在减数分裂前期 I，同源染色体之间在倒位区域将形成**倒位环**（inversion loop，图 5－22A），以保证等位基因间的互补配对。如果是臂间倒位，当交换发生于倒位环内，最终形成的 4 条染色单体将为：1 条正常；1 条仍是原来的倒位染色体；2 条同时包含缺失和重复（图 5－22B）。因这些染色体均带有 1 个着丝粒，所以都可以稳定地遗传；但后两种染色体所在的配子受精后将成为部分三体和部分单体的患者。如果是臂内倒位，倒位环内发生交换后将形成以下 4 条染色单体：1 条正常；1 条为原倒位染色体；1 条是双着丝粒染色体，在以后的分裂过程中将被拉断而产生带有缺失的畸变染色体；另 1 条为无着丝粒染色体，在以后的分裂过程中将会丢失。后两种类型均不能稳定地遗传。综合来看，无论是臂间倒位或臂内倒位，如果倒位环内发生了交换和重组，都将产生不同种类的带有重复、缺失等畸变染色体的配子，从而大大影响其后代的存活率。因此，含有臂间倒位或臂内倒位染色体的杂合个体，其子代中一般都看不到倒位区域内遗传重组的发生。同时，倒位片断越短，重组后产生重复和缺失的部分将越长，严重的遗传不平衡使受精卵正常发育的可能性越小；如果倒位片断较长，重组后产生重复和缺失的部分反而较短，受精卵正常发育的可能性会加大。

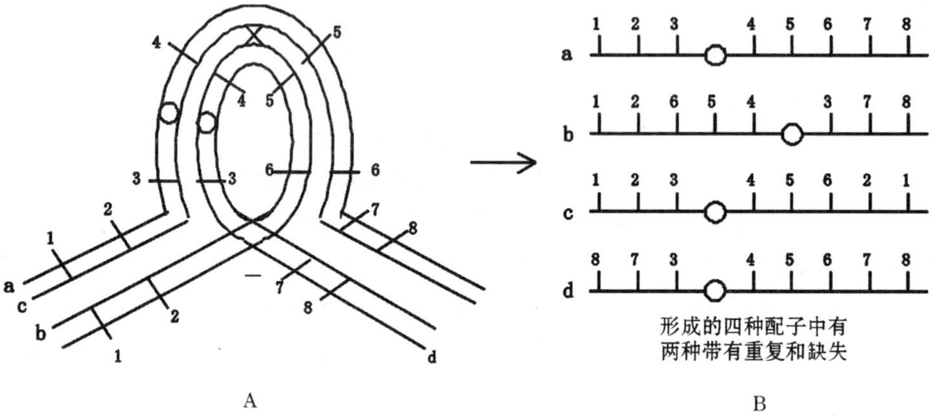

图 5-22　臂间倒位携带者的遗传效应

非同源染色体间发生相互易位后，如果是易位纯合体，则易位后的衍生染色体可以经减数分裂进入配子并传递给子代；如果是易位杂合体，则 2 条衍生染色体与相应的 2 条正常染色体在减数分裂前期 I 进行同源染色体配对的过程中，为了能使等位基因间一一对应，将形成四射体（图 5-23）。这样的四射体在后期 I 同源染色体彼此分离的过程中，可有不同的分离和组合方式，包括**对位分离**（alternat segregation）、**邻位 -1 分离**（adjacent -1 segregation）、**邻位 -2 分离**（adjacent -2 segregation）以及 3：1 分离等，结果可产生 18 种不同类型的配子。以核型为 46，XY，-2，-5，+der（2），+der（15），t（2，5）（q21；q31）的平衡易位携带者为例，其生殖母细胞中缺少 2 条正常的 2、5 号染色体，代之以 2 条 2、5 号染色体部分片断易位后的衍生染色体，在前期 I 形成四射体后即有上述四种分离方式：①正常 2 号和 5 号染色体同时进入一个配子，形成对位分离。②正常 2 号染色体和 5 号衍生染色体同时进入一个配子，形成邻位 -1 分离。③正常 2 号染色体和 2 号衍生染色体同时进入一个配子，形成邻位 -2 分离。④四射体中的任意 3 条染色体同时进入一个配子，形成 3：1 分离。在 18 种类型中，仅对位分离产生的正常配子和携带平衡易位染色体的配子是带有全套单倍体基因组的，其余三种分离方式形成的 16 种配子都是遗传物质不平衡的配子；相应地，受精后也仅一种为正常个体，一种为平衡易位携带者，另外 16 种均为三体、单体、部分三体和部分单体，即为染色体病患者或造成流产、死胎等。

在染色体数目畸变中，经整倍性改变形成的单倍体或多倍体个体常不能存活或于婴儿期死亡。在非整倍性改变中，三体型患者在配子形成过程中将产生染色体数为 n 的正常类型和染色体数为 n+1 的异常类型，与正常二倍体双亲产生配子时发生的不分离即**初级不分离**（primary non-disjunction）相比，三体型患者形成 n 和 n+1 型配子的过程也称为**次级不分**

离（secondary non－disjunction）。其中，n＋1 型配子正常受精后将继续产生三体型子代。如：47，XX，＋21 的女性可形成 24，X，＋21 型卵细胞，受精后产生 21 三体型子代。

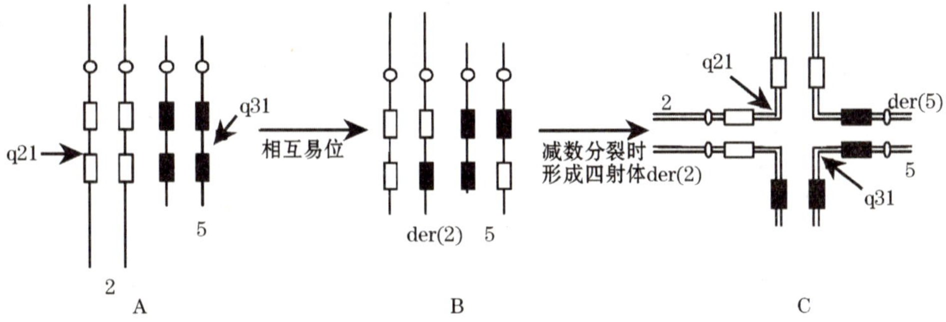

图 5－23　相互易位携带者的遗传效应

中篇

人类疾病的遗传与遗传病

第六章　单基因病的遗传

单基因遗传是指受一对等位基因控制的性状遗传，对后代的传递受孟德尔规律的制约，所以又称为孟德尔遗传。

第一节　遗传学基本规律

一、分离定律

早在19世纪中叶，奥地利学者孟德尔用了10余年时间，从事以豌豆为材料的植物杂交实验，并于1865年发表了论文《植物杂交实验》。在实验中孟德尔选用了豌豆的一些相互间容易区分而又稳定的相对性状作为研究对象。**性状**（trait）是指生物所具有的形态的、机能的或生化的特点；相对性状是指同一性状的相对差异，一个个体非此即彼；相对性状的形成是受等位基因控制的，**等位基因**（allele gene）是指位于一对同源染色体、同一座位上不同形式的基因。

孟德尔选用纯合体的亲本进行杂交实验。**纯合体**（homozygote），即一对等位基因的组成相同；一对等位基因的组成不同，称为**杂合体**（heterozygote）；生物个体表现出的性状，称为表现型，简称**表型**（phenotype）；控制生物性状的遗传组成称为**基因型**（genetype）；同时，杂合体状态下表现出的性状，称为**显性性状**（dominant character）；而未表现出的性状，称为**隐性性状**（recessive character）；控制显性性状的基因称为显性基因；控制隐性性状的基因称为隐性基因。孟德尔又继续观察了子一代植株自花授粉后形成的子二代植株情况，发现在子二代中，有显性性状，也有隐性性状，而且二者的数量之比约为3∶1，这种现象称为性状分离，这个比例是对多数观察结果进行统计学分析后得出的。

综合上述实验结果，孟德尔提出：生物在形成生殖细胞时，成对的等位基因彼此分离，分别进入到不同的生殖细胞，每个生殖细胞只能得到成对基因中的一个，这一基因的行动规律就称为**分离定律**（law of segregation），也称为孟德尔第一定律。它的细胞学基础就是减数分裂过程中同源染色体的彼此分离。

二、自由组合定律

在应用豌豆的一对相对性状进行实验的基础上，孟德尔又针对豌豆的二对相对性状进行了杂交实验，总结实验结果，又提出：生物形成生殖细胞时，在每对等位基因彼此分离的同时，不同对的非等位基因之间可分可合，独立行动，随机组合在一个生殖细胞中。这就是**自由组合定律**（law of independent assortment），也称为孟德尔第二定律。它的细胞学基础是减数分裂过程中非同源染色体之间的自由组合。

三、连锁与互换定律

当孟德尔的杂交实验广泛引起人们关注之后，在1905年，摩尔根开始用果蝇为材料进行遗传实验。果蝇体型小，饲养容易；生活史短，生殖能力强，在适宜的培养基上繁殖很快；所以代代间观察很方便，现在仍是遗传实验的常用材料。

摩尔根发现，基因在染色体内呈直线排列，染色体可以自由组合，而排在一条染色体上的基因不能自由组合，这些不同的基因将伴随染色体共同传递，这一现象称为**连锁**（linkage）。如果连锁的基因在减数分裂时没有发生互换，都随染色体作为一个整体向后代传递，这种连锁称为**完全连锁**（complete linkage）；如果同源染色体上的等位基因之间发生交换，使原来连锁的基因发生变化，构成新的连锁关系，这一现象称为**互换**（crossing over）。如果同一条染色体上连锁的基因大部分联合传递，仅有一小部分由于等位基因之间发生互换而重组，这种现象称为**不完全连锁**（incomplete linkage）。在生物界，完全连锁的情况很少见，只发现雄果蝇和雄家蚕有此情况，其他生物中普遍存在的是不完全连锁。它的细胞学基础是减数分裂过程中，同源染色体的联会、非姐妹染色单体之间的片段交换。

第二节　单基因病的遗传方式

单基因病（single gene disease, monogenic disease）指一对等位基因突变所导致的疾病。根据致病基因所在染色体及其显性与隐性，可分为常染色体显性、常染色体隐性、X连锁显性、X连锁隐性遗传以及Y连锁遗传等不同的遗传方式。

一、系谱与系谱分析法

研究人类性状的遗传规律不能采用动植物遗传研究所普遍采用的杂交试验方法，而必须要有一些研究人类遗传方式的特殊方法。系谱分析法是其中最常见的方法。所谓系谱（或系谱图）是从先证者入手，追溯调查其所有家族成员（直系亲属和旁系亲属）的数目、亲属关系及某种遗传病（或性状）的分布等资料，并按一定格式将这些资料绘制而成的图解（常用的系谱绘制符号见图6-1）。**先证者**（proband）是某个家族中第一个被医生或遗传研究者发现的罹患某种遗传病的患者或具有某种性状的成员。系谱中不仅要包括具有某种性状或患有某种疾病的个体，也应包括家族的正常成员。**系谱分析法**（pedigree analysis）是根据调查资料绘制的系谱图，对该家系进行回顾性分析，以便确定所发现的某一特定性状或疾病在这个家族中是否有遗传因素的作用及其可能的遗传方式，从而为其他具有相同遗传病的家系或患者的诊治提供依据。

在对某一种遗传性状或遗传病作系谱分析时，仅依据一个家族的系谱资料往往不能反映出该病的遗传方式的特点。通常需要将多个具有相同遗传性状或遗传病的家族的系谱作综合分析（统计学分析），才能比较准确而可靠地作出判断。

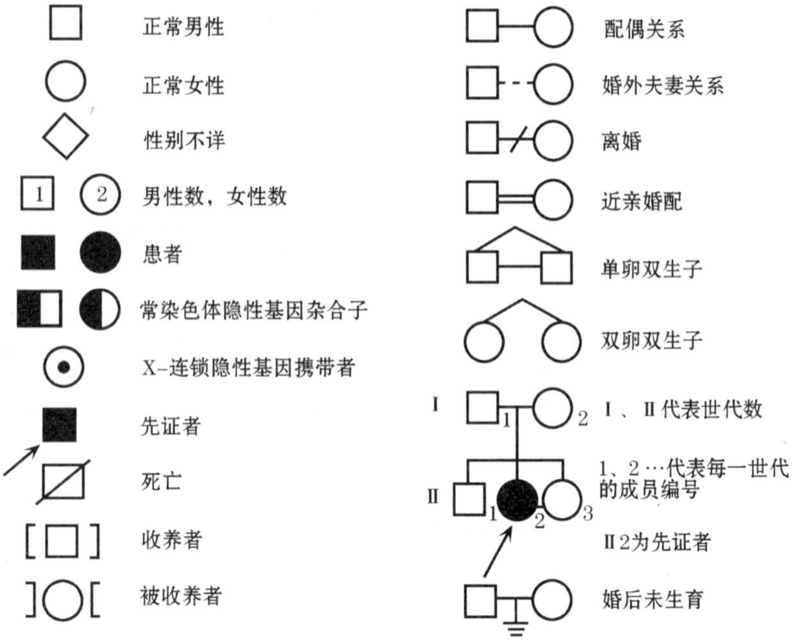

图6-1 遗传常用系谱符号

二、常染色体遗传

指控制某种性状或疾病的基因位于1~22号常染色体上的遗传方式。分为常染色体显性遗传、常染色体隐性遗传。

（一）常染色体显性遗传

控制某种性状或疾病的基因位于1~22号常染色体上，杂合状态下表现出某种性状或疾病，其遗传方式称为**常染色体显性遗传**（autosomal dominant inheritance，AD）。

例如：在决定人耳形态的三个主要性状中，长耳壳对短耳壳为显性；宽耳壳对狭耳壳为显性；有耳垂对无耳垂为显性。也就是说，长耳壳、宽耳壳、有耳垂等性状都受显性基因控制，短耳壳、狭耳壳、无耳垂等性状均为隐性基因所控制（表6－1）。

表6－1　　一些常染色体显性遗传病举例

疾病中文名称	疾病英文名称
家族性高胆固醇血症	familial hypercholesterolemia
遗传性出血性毛细血管扩张	hereditary – hemorrhagic telangiectasia
遗传性球形红细胞症	elliptocytosis
急性间歇性卟啉症	porphyria, acute intermittent
迟发性成骨发育不全症	osteogenesis imperfecta, type I
成年多囊肾病	polycystic kidney disease, adult
α－珠蛋白生成障碍性贫血	alpha – thalassemia
短指（趾）症 A1 型	brachydactyly, type A1
特发性肥大性主动脉瓣下狭窄	supravalvular aortic stenosis
遗传性巨血小板病，肾炎和耳聋	Fechtner syndrome
Noonan 综合征	Noonan syndrome 1
多发性神经纤维瘤	neurofibromatosis, type I
结节性脑硬化	tuberous sclerosis
多发性家族性结肠息肉症	adenomatous polyposis of the colon
Peutz – Jeghers 综合征	Peutz – Jeghers syndrome
Von Willebrand 病	Von Willebrand disease
肌强直性营养不良	dystrophia myotonica 1

1. Huntington 舞蹈病　又称遗传性舞蹈病（hereditary chorea，图6－2）。该病常于30～45岁时缓慢起病，患者的大脑基底神经节变性，可引起广泛的脑萎缩，病变主要位于尾状核、豆状核（主要是壳核）和额叶。临床表现为进行性加重的舞蹈样不自主运动（不能控制的痉挛和书写动作）和智能障碍，舞蹈样运动的动作快，且累及全身肌肉，以面部和上肢最明显。每一阵舞蹈运动间有一较长间歇期，不自主运动在睡眠时消失。随着病情加重，可出现语言不清，甚至发音困难；智能障碍为进行性加重，最终出现痴呆。患者大都有阳性家族史，且当父亲为患者时，其所生子女的发病年龄提前，临床症状加重，即**遗传早现**（anticipation）。

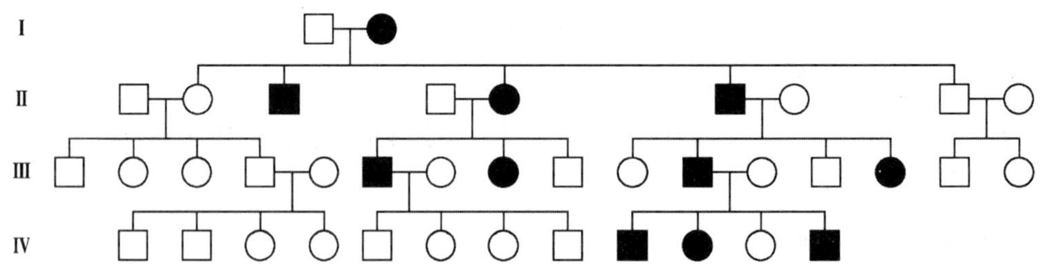

图6－2　一个 Huntington 舞蹈病系谱

2. 婚配类型与子代发病风险　如短指（趾）症（brachydactyly A1）是一个典型例子，主要症状是患者指骨（或趾骨）短小或缺失，致使手指（或足趾）变短。假设决定短指的基因为 A，则决定正常指的基因为 a，那么短指症患者基因型应为 AA 或 Aa。临床上，绝大多数短指症患者为杂合显性个体 Aa，而不是纯合显性个体 AA；因为根据分离律，纯合显性个体中的两个致病基因，必然一个来自父方，一个来自母方。这样，只有当父母都是短指症患者时，才有可能生出纯合显性的子女，而这种婚配机会在实际生活中毕竟很少，并且显性致病基因在群体中的频率（p）很低，约为 1/100～1/1000，显性纯合子短指症患者的频率（p^2）则更低，大约 1/10000～1/1000000，而杂合子短指症患者的频率（2pq）可达 1/50～1/500，故绝大多数短指症患者为杂合子短指症患者（图 6－3）。

		亲代（Aa）（患者）	
		A	a
亲代（aa）(正常)	a	Aa	aa
	a	Aa	aa

子代表现型	正常(aa)		患者(Aa)
概率	1/2		1/2
概率比	1	:	1

图 6－3　染色体显性遗传病杂合子患者与正常人婚配图解

图 6－4 是 1903 年 Farabee 报道的一个美国家族的短指症系谱，它也是人类常染色体完全显性遗传的第一个例证。

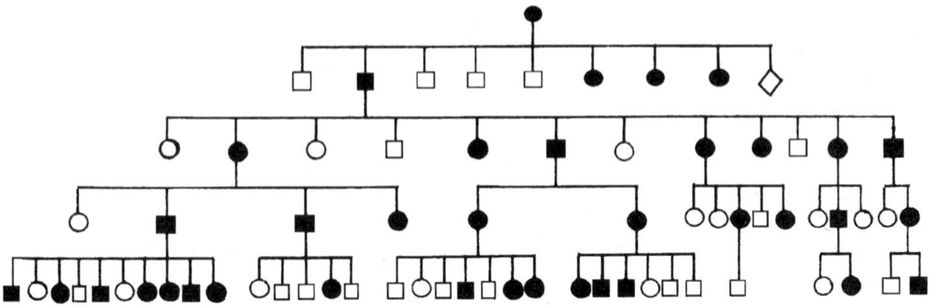

图 6－4　一个短指症家族的系谱

3. 常染色体完全显性遗传的特征　①由于致病基因位于常染色体上，因而致病基因的遗传与性别无关，即男女患病的机会均等；②患者的双亲中必有一个为患者，但绝大多数为杂合子，患者的同胞中约有 1/2 的可能性也为患者；③系谱中可见本病的连续传递，即通常连续几代都可以看到患者；④双亲无病时，子女一般不会患病（除非发生新的基因突变）。

（二）常染色体隐性遗传

控制某种性状或疾病的基因位于 1～22 号常染色体上，隐性纯合子才会发病，其遗传方式称为**常染色体隐性遗传**（autosomal recessive inheritance，AR）。

由于致病基因为隐性基因，所以杂合子时，隐性致病基因的作用被显性基因所掩盖，而不表现相应的疾病，表型与正常人相同，但是可将致病基因遗传给后代，称为**携带者**（carrier）。白化病、先天性聋哑、高度近视、先天性肌弛缓等都属于此种遗传方式。

1. Tay－Sachs 病　也称为黑朦性痴呆。在北美的 Ashkenazi 犹太人（遗传上隔离群体）

中很常见。患者在出生后6个月左右即开始发病，表现为神经系统的退行性变性，随即致盲，智能和体能不断退化，最后在儿童期死亡。

患者由于基因突变，编码的氨基己糖糖苷酶活性缺失，不能使神经节苷脂降解而堆积所致。

其他一些常见且主要的常染色体隐性遗传病如下表所示（表6－2）。

表6－2　　常染色体隐性遗传病举例

疾病中文名称	疾病英文名称
镰状细胞贫血	sickle cell anemia
黑朦性痴呆	Tay – Sachs disease
β－地中海贫血	beta – thalassemia
同型胱氨酸尿症	homocystinuria
苯丙酮尿症	phenylketonuria
丙酮酸激酶缺乏症	pyruvate kinase deficiency of erythrocyte
尿黑酸尿症	alkaptonuria
Friedreich 家族性共济失调	Friedreich ataxia
Bardet – Biedl 综合征	Bardet – Biedl syndrome
半乳糖血症	galactosemia
肝豆状核变性	Wilson disease
黏多糖累积症 I 型	mucopolysaccharidosis type I
先天性肾上腺皮质增生	adrenal hyperplasia, congenital
血浆活酶前体缺乏症	PTA deficiency
囊性纤维变性	cystic fibrosis
血色素沉着症	hemochromatosis

2. 婚配类型及子代发病风险　在常染色体隐性遗传病家系中最常见的是两个杂合子（Aa×Aa）的婚配，每胎孩子得病的概率是0.25，在患者的表现型正常同胞中杂合子占2/3，因此该类婚配家庭的子女中将有1/4得病（图6－5）。

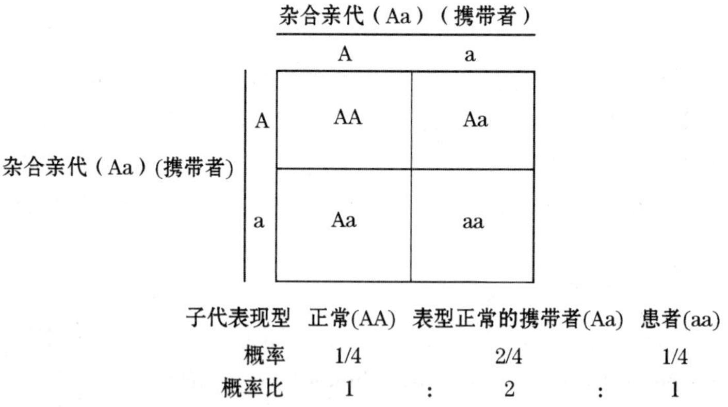

图6－5　常染色体隐性遗传病杂合子相互婚配图解

实际上，人群中最多的婚配类型应该是杂合子与正常人婚配（Aa×AA），子代表现型全部正常，但其中将有1/2是携带者（图6－6）。

杂合亲代（Aa）（携带者）

纯合亲代（AA）(正常)		A	a
	A	AA	Aa
	A	AA	Aa

子代表现型	正常(AA)		表型正常的携带者(Aa)
概率	1/2		1/2
概率比	1	:	1

图6－6　常染色体隐性遗传病杂合子与正常人婚配图解

杂合子与患者婚配（Aa×aa）可能发生于近亲婚配时，子代中将有一半为患者，另一半为携带者（图6－7）。

杂合亲代（Aa）（携带者）

纯合亲代（aa）(患者)		A	a
	a	Aa	aa
	a	Aa	aa

子代表现型	患者(aa)		表型正常的携带者(Aa)
概率	1/2		1/2
概率比	1	:	1

图6－7　常染色体隐性遗传病患者与杂合子婚配图解

患者相互婚配（aa×aa）时，子女无疑将全部受累。由于隐性致病基因少见，这种婚配的可能性极少，只有在发病率高的隐性遗传病中才能见到。

3. 常染色体隐性遗传的遗传特征　①由于基因位于常染色体上，所以它的发生与性别无关，男女发病机会相等；②系谱中患者的分布往往是散发的，通常看不到连续传递现象，有时在整个系谱中甚至只有先证者一个患者；③患者的双亲表型往往正常，但都是致病基因的携带者，此时出生患儿的可能性约占1/4，患儿的正常同胞中有2/3的可能性为携带者；④近亲婚配时，子女中隐性遗传病的发病率要比非近亲婚配者高得多。这是由于他们来自共同的祖先，往往具有某种共同的基因（图6－8）。

4. 常染色体隐性遗传病分析时应注意的问题　临床上看到的常染色体隐性遗传病家系中，可出现患者人数占其同胞人数的比例高于理论上的1/4的现象，这是由于存在有**选择偏倚**（selection deviation）。因为，在常染色体显性遗传病家系中，父母一方患病时，子女中有1个或以上患病的人或无患病的人均被确认，所得数据较为完整，称为**完全确认**（complete ascertainment），这个数据将接近于1/1。当一对夫妇都是某种常染色体隐性遗传病基因的携带者，他们一生又只生一个或少数几个孩子，如果所生的孩子没有病（概率为3/4），就不会来就诊，也就不会列入医生的统计范畴，造成无患病子女家系的漏检，称为不完全确认或**截短确认**（truncate ascertainment）；因此如果患了某种常染色体隐性遗传病（概率为1/4）并到医院就诊，显然其比例就偏高，对于在只生一个或第1个孩子即为患者的家庭中，医生所统计到的比例为100%。事实上，在生育子女数目更多的家庭中，也存在着这种选择偏倚。

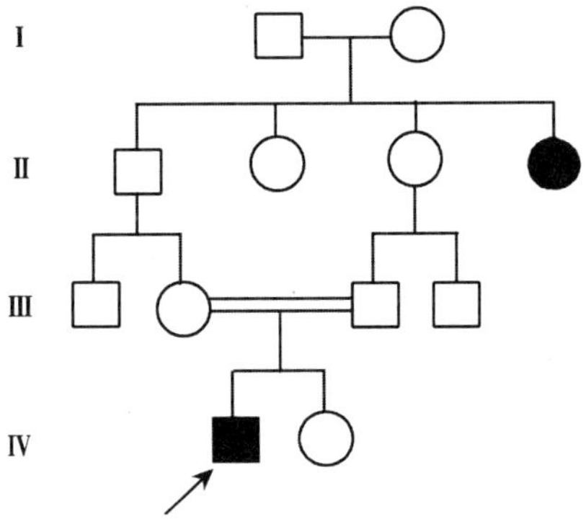

图6－8　常染色体隐性遗传的典型系谱

三、X连锁遗传

人类有些性状或疾病在男女个体中出现的几率不同，或男高女低，或女高男低，这是因为控制这些性状或疾病的基因位于X染色体上，在上下代之间的传递随着X染色体的行动而进行，而且男性的致病基因只能从母亲传来，将来传给自己的女儿，称为交叉遗传。根据X染色体上致病基因性质不同，分为X连锁显性遗传、X连锁隐性遗传。

（一）X连锁显性遗传

控制某种性状或遗传病的基因位于X染色体上，且这种基因为显性基因，其遗传方式称为**X连锁显性遗传**（X－linked dominant inheritance，XD）。

由于致病基因是显性，所以不论男、女，只要X染色体上有一个致病基因就会发病。女性细胞中有2条X染色体，男性细胞中只有1条X染色体，称为**半合子**（hemizygote）；女性获得致病基因的机会比男性多1倍，所以人群中女性患者多于男性患者，但病情男重于女。

1. 抗维生素D佝偻病（vitamin D－resistant rickets）　又称低磷酸盐血症（hypophosphatemia），是一种以低磷酸盐血症导致骨发育障碍为特征的遗传性骨病（图6－9）。患者由于肾小管对磷酸盐再吸收障碍，使血磷下降，尿磷增多，肠道对磷、钙的吸收不良而影响骨质钙化，形成佝偻病。患儿多于1周岁左右发病，最先出现的症状为O型腿，严重的有进行性骨骼发育畸形、多发性骨折、骨痛、不能行走、生长发育缓慢等症状。从临床观察，女性患者的病情较男性患者轻，少数只有低磷酸盐血症，而无佝偻病的骨骼变化，这可能是因为女性患者多为杂合子，其中正常X染色体的基因发挥了一定的平衡作用。

其他一些常见和主要的X连锁显性遗传病见下表（表6－3）。

表6－3　X连锁显性遗传病举例

疾病中文名称	疾病英文名称
口面指综合征Ⅰ型	orofaciodigital syndrome Ⅰ
高氨血症Ⅰ型（鸟氨酸氨甲酰基转移酶缺乏）	Ornithine transcarbamylase deficiency
Alport综合征	Alport syndrome
色素失调症	incontinentia pigmenti

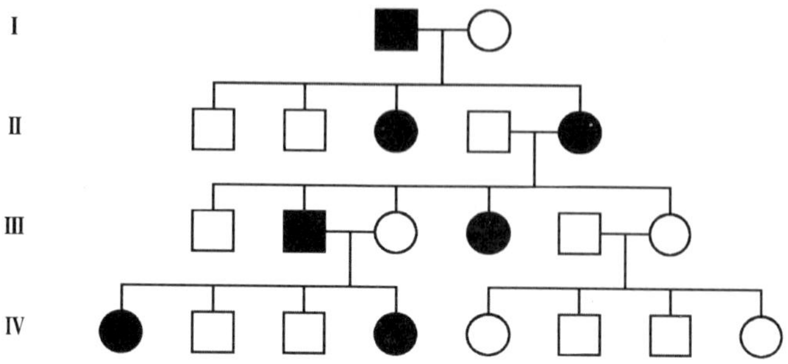

图 6－9　抗维生素 D 佝偻病系谱

2. 婚配类型和子代发病风险　只要一条 X 染色体上有致病基因（即女性杂合子或男性半合子）即可致病（图 6－10）。

杂合女性患者(X^RX)	正常男性（XY）X	正常男性（XY）Y
X^R	X^RX	X^RY
X	XX	XY

子代表现型	正常女性（XX）	杂合女性患者(X^RX)	正常男性(XY)	半合子男性患者（X^RY）
概率	1/4	1/4	1/4	1/4
概率比	1　：	1　：	1　：	1

图 6－10　X 连锁显性遗传病杂合女性患者与正常男性婚配图解

半合子男性患者（X^RY）与正常女性（XX）婚配时，由于男性患者 X 染色体一定传递给女儿，因此女儿都将是患者，儿子全部为正常（图 6－11）。

正常女性(XX)	半合子男性患者（X^RY）X^R	半合子男性患者（X^RY）Y
X	X^RX	XY
X	X^RX	XY

子代表现型	杂合女性患者(X^RX)	正常男性(XY)
概率	1/2	1/2
概率比	1　：	1

图 6－11　X 连锁显性遗传病半合子男性患者与正常婚配图解

3. X 连锁显性遗传的遗传特征　①人群中女性患者比男性患者约多一倍，前者病情常较轻；②患者的双亲中必有一名是该病患者；③男性患者的女儿全部都为患者，儿子全部正常；④女性患者（杂合子）的子女中各有50%的可能性是该病的患者；⑤系谱中常可看到连续传递现象，这点与常染色体显性遗传一致。

（二）X连锁隐性遗传

控制某种性状或疾病的基因位于X染色体上，且为隐性基因，其遗传方式称为X**连锁隐性遗传**（X-recessive inheritance，XR）。

1. 血友病A（hemophilia A） 又称经典型血友病或第Ⅷ因子缺乏症。患者自幼在轻微外伤后出血不止，但大量出血罕见。皮肤出血可形成皮下血肿；关节、肌肉出血常累及膝关节，可导致跛行，不经治疗者往往造成关节永久性畸形，严重者可因颅内出血而致死。

历史上有一个著名的血友病A家系，其第一代血友病基因携带者为英国的维多利亚女王，涉及欧洲多个国家的王室成员（图6-12）。

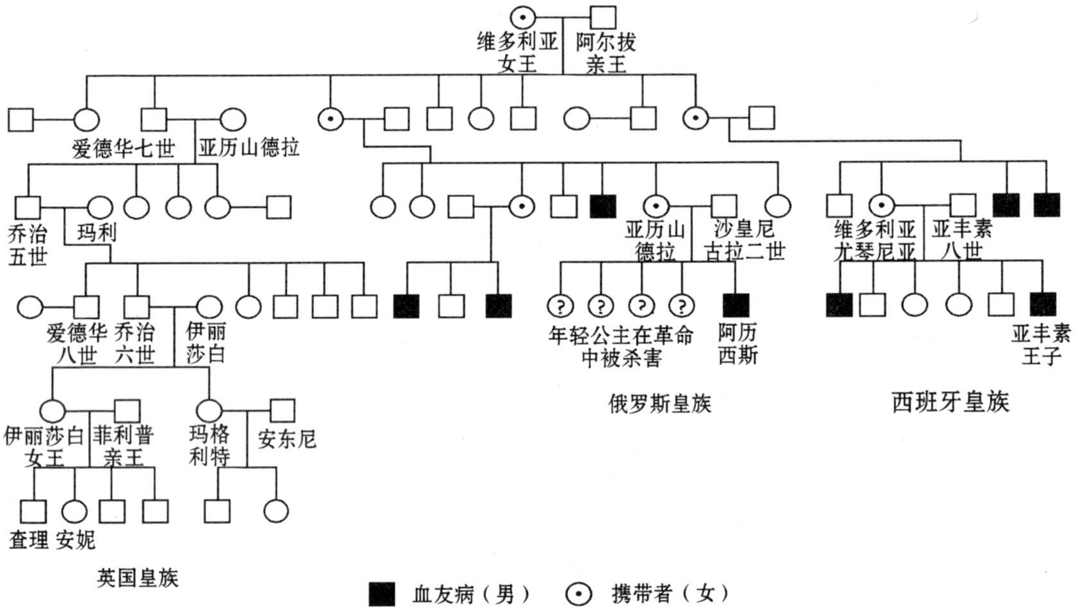

图6-12 英国的维多利亚女王家族的血友病A系谱

其他一些常见且主要的X连锁隐性遗传病见下表（表6-4）。

表6-4 **X连锁隐性遗传病举例**

疾病中文名称	疾病英文名称
色盲	colorblindness
睾丸女性化	androgen insensitivity syndrome
鱼鳞癣	ichthyosis
Lesch-Nyhan综合征	Lesch-Nyhan syndrome
眼白化病	albinism, ocular, type I
Hunter综合征	mucopolysaccharidosis type II

（续表）

疾病中文名称	疾病英文名称
无丙种球蛋白血症	immunodeficiency with hyper－IgM，type 1
Fabry 病（糖鞘脂贮积症）	Fabry disease
Wiskott－Aldrich 综合征	Wiskott－Aldrich syndrome
G－6－PD 缺乏症	glucose－6－phosphate dehydrogenase
肾性尿崩症	diabetes insipidus，nephrogenic，X－linked
慢性肉芽肿病	granulomatous disease
血友病 B	hemophilia B
无汗性外胚层发育不良症	ectodermal dysplasia 1

2. 婚配类型和子代发病风险　在 X 连锁隐性遗传家系中，最常见的是表现型正常的杂合子携带者女性（X^dX）与正常男性婚配，子代中将有半数儿子受累，半数女儿为携带者（图 6－13）。

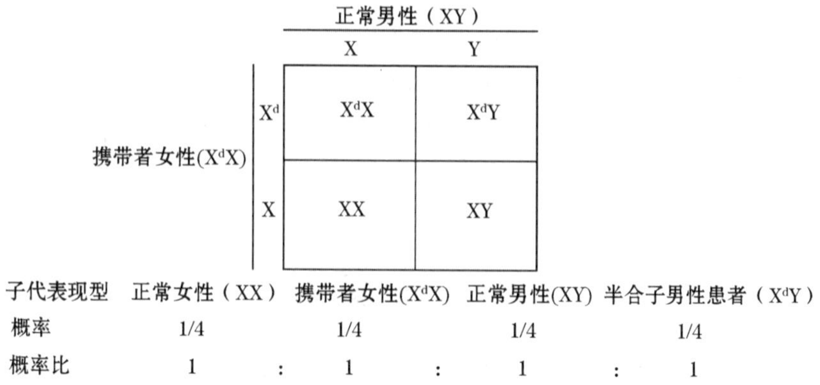

图 6－13　X 连锁隐性遗传病杂合子女性与正常男性婚配图解

半合子男性患者（X^dY）与正常女性婚配，儿子和女儿表现型都正常，但父亲的 X^d 一定给了女儿，因此所有女儿均为杂合子携带者（图 6－14）。

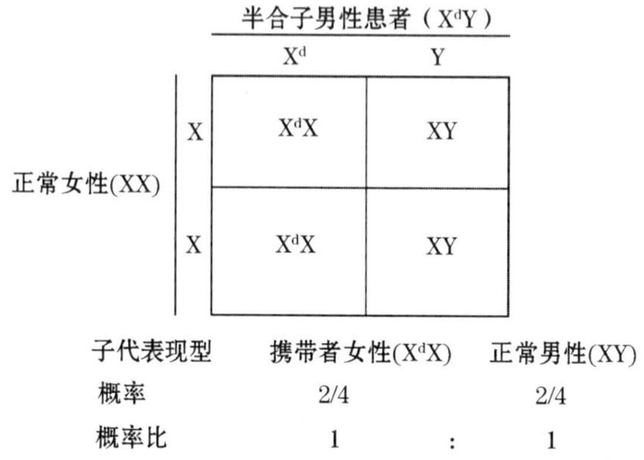

图 6－14　X 连锁隐性遗传病半合子男性与正常女性婚配图解

3. X 连锁隐性遗传的遗传特征 ①人群中男性患者远较女性患者多，系谱中往往只有男性患者；②双亲无病时，儿子可能发病，女儿则不会发病；儿子如果发病，母亲肯定是一个携带者，女儿也有 1/2 的可能性为携带者；③男性患者的兄弟、外祖父、舅父、姨表兄弟、外甥、外孙等也有可能是患者；④如果女性是患者，其父亲一定也是患者，母亲一定是携带者。

四、Y 连锁遗传病的遗传

控制某种性状或疾病的基因位于 Y 染色体，其传递方式称为 Y **连锁遗传**（Y－linked inheritance）。

Y 连锁遗传的传递规律比较简单，具有 Y 连锁基因者均为男性，这些基因将随 Y 染色体行动而传递，父传子、子传孙，又称为全男性遗传。

目前已经知道的 Y 连锁遗传的性状或遗传病比较少，肯定的有 H－Y 抗原基因、外耳道多毛基因和睾丸决定因子基因等。图 6－15 为一个外耳道多毛症系谱，该系谱中全部男性均有此性状，即到了青春期，外耳道中可长出 2～3cm 的成丛黑色硬毛，常可伸出于耳孔之外。

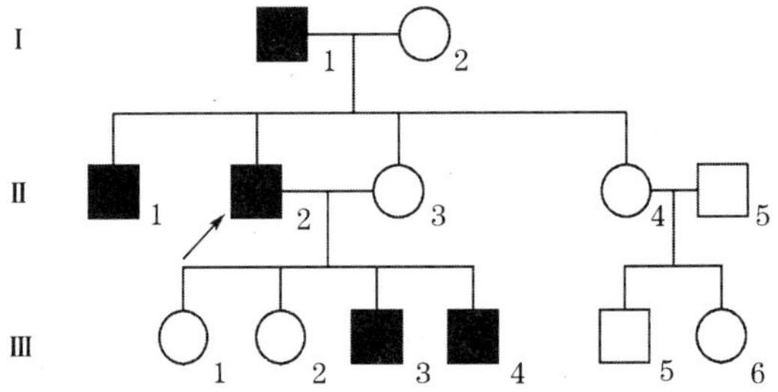

图 6－15　外耳道多毛症系谱

第三节　单基因病传递的两种规律

一、两种单基因病的自由组合

当控制两种疾病的基因位于不同对染色体上时，将遵循孟德尔的自由组合规律。

例如：并指（AD）与先天性聋哑（AR）在一个家庭中同时出现时就是如此。一位并指父亲与一位正常的母亲生下一个先天性聋哑的孩子，根据孟德尔自由组合律，他们以后每次生育孩子时，情况如下（并指：致病基因 S，先天性聋哑：致病基因 d）。

父亲：SsDd　　×　　母亲 ssDd

↓

♀ \ ♂	SD	Sd	sD	sd
sD	SsDD	SsDd	ssDD	ssDd
sd	SsDd	Ssdd	ssDd	ssdd

正常：3/8　1/2 × 3/4 = 3/8

并指：3/8　1/2 × 3/4 = 3/8

并指、聋哑：1/8　1/2 × 1/4 = 1/8

聋哑：1/8　1/2 × 1/4 = 1/8

二、两种单基因病的连锁与互换

当控制两种疾病的基因位于同一对染色体上，将遵循连锁与互换定律。

例如：ABO血型的基因和指甲髌综合征（AD患者指甲发育不良，且髌骨缺如）的致病基因（NP）都位于9号染色体上（9q34），且紧密相邻；其中，NP基因和IA基因相连锁，NP的正常等位基因nP与IB基因或i基因连锁，但已知NP和IA之间的重组率为10%。假设一位A型血指甲髌综合征患者与一位O型血正常人婚配，他们生育子女的情况将是：5%A型血是正常，5%O型血患指甲髌综合征。

	NpnpIAi		×		npnpii	
NpnpIAi	:	npnpii	:	Npnpii	:	npnpIAi
45%		45%		5%		5%
A型血		O型血		O型血		A型血
指甲髌综合征		正常人		指甲髌综合征		正常人

图6-16　A型血指甲髌综合征患者与O型血正常人婚配图解

第四节　影响单基因病分析的因素

显性遗传和隐性遗传两大类的突变基因，理论上在群体中呈现出各自的分布规律，但某些突变基因性状的遗传存在着许多例外情况。

一、表现度

（一）概念

表现度（expressivity）：是基因在个体中的表现程度，或者说具有同一基因型的不同个体或同一个体的不同部位，由于各自遗传背景的不同，所表现的程度可有显著的差异。

（二）病例

1. 成骨发育不全症　以耳聋、蓝色巩膜、骨质脆弱以至易于骨折为主要症状。由于表现度的不同，有的只表现蓝色巩膜；有的除蓝色巩膜外，还表现耳聋；严重者除三大症状全部表现外还有牙齿半透明、指甲发育不全等症状。

2. 多指（趾）症　致病基因可以表现为指数多少的不一，桡侧多指与尺侧多指不一，手多指与脚多趾的不一，或软组织的增加和掌骨的增加程度不一等。而这些差异既可出现在不同个体，也可出现在同一个体的不同部位（图 6－17）。

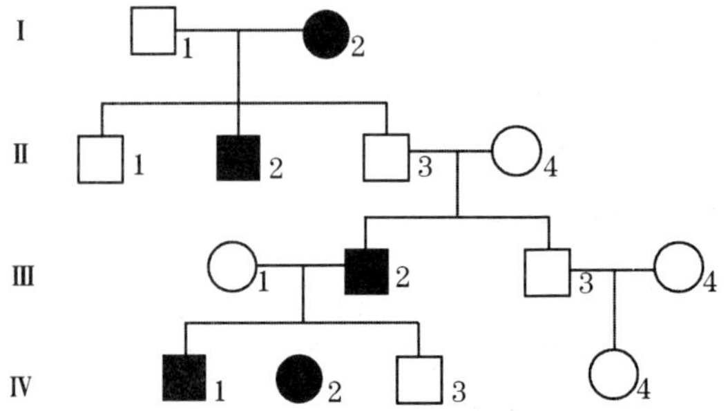

图 6－17　多指（趾）症的系谱

二、外显率

外显率（penetrance）：是某一显性基因（在杂合状态下）或纯合隐性基因在一个群体中得以表现的百分比。仍以多指（趾）症为例，在调查某一群体后，推测具有该致病基因的个体数为 25 人，而实际具有多指（趾）表型的人为 20 人。因此，所调查群体中该致病基因的外显率为 20/25 × 100% ＝80%。外显率等于 100% 时为**完全外显**（complete penetrance），低于 100% 时则为外显不全或**不完全外显**（incomplete penetrance）。当然某一基因的外显率不是绝对不变的，相反，它随着观察者所定观察标准的不同而变化。上述的多指（趾）症致病基因的外显率是以肉眼观察指（趾）的异常与否为标准的。若辅以 X 线检查，就可发现因肉眼看不出而被认为不外显的“正常人”也有骨骼的异常。若以此为标准，则多指（趾）症致病基因的外显率将有所提高。

外显率与表现度是两个不同的概念，切不可混淆。其根本的区别在于前者阐明了基因表达与否，是个“质”的问题；而后者要说明的是在表达前提下的表现程度如何，是个“量”的问题。

三、拟表型

由于环境因素的作用，使个体的表型恰好与某一特定基因所产生的表型相同或相似，这种由环境因素引起的表型称为**拟表型**（phenocopy），或表现型模拟。例如常染色体隐性遗传的先天性聋哑，与由于使用药物（链霉素）引起的聋哑，都有一个相同的表型，即聋哑。这种由于药物引起的聋哑即为拟表型。显然，拟表型是由于环境因素的影响，并非生殖细胞中基因本身的改变所致；因此，这种聋哑并不遗传给后代。

四、基因的多效性

基因多效性（pleiotropy）指一个基因可以决定或影响多个性状。在生物个体的发育过程中，很多生理生化过程都是互相联系、互相依赖的。基因的作用是通过控制新陈代谢的一系列生化反应而影响到个体发育的方式，从而决定性状的形成。因此，一个基因的改变直接影响其他生化过程的正常进行，从而引起其他性状的相应改变。如半乳糖血症是一种糖代谢异常症，患者既有智能发育不全等神经系统异常，还具有黄疸、腹水、肝硬化等消化系统症状，甚至还可出现白内障。造成这种多效性的原因，是基因产物在机体内复杂代谢的结果。一方面基因产物（蛋白质或酶）直接或间接控制和影响了不同组织和器官的代谢功能，即所谓的初级效应；再一方面是在初级效应的基础上通过连锁反应引起的一系列次级效应。例如镰状细胞贫血，由于存在异常血红蛋白（HbS）引起红细胞镰变，进而使血液黏滞度增加、局部血流停滞、各组织器官的血管梗塞、组织坏死等，导致各种临床表现。这些临床表现都是初级效应（镰变）后的次级效应，这是基因多效性的另一原因。

五、遗传异质性

遗传异质性（genetic heterogeneity）指一种性状可以由多个不同的基因控制。与基因多效性相反。例如智能发育不全这种异常性状，可由半乳糖血症的基因控制，也可由苯丙酮尿症的基因、黑朦性痴呆基因所决定。又如临床上表现相似的糖原贮积症，现在已发现多种类型，每种类型都有其自己的基因缺陷。

六、遗传早现

遗传早现（anticipation）是指一些遗传病（通常为显性遗传病）在连续几代的遗传中，发病年龄提前且病情加重。例如，遗传性小脑性运动共济失调（Marie 型）综合征是一种常染色体显性遗传病，其发病年龄一般 35～40 岁，临床表现早期为行走困难，站立时摇摆不定，语言不清；晚期下肢瘫痪。由图 6－18 可见 $\mathrm{I}_1$39 岁开始发病，$\mathrm{II}_2$38 岁开始发病，III_3 30 岁发病，而$\mathrm{IV}_1$23 岁就已瘫痪。在许多家系分析中，都可以发现这种遗传早现。

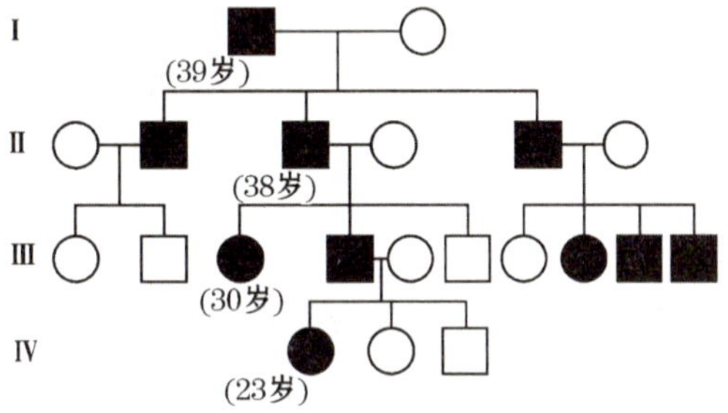

图 6－18　遗传性小脑性运动共济失调的系谱

七、从性遗传

从性遗传（sex－conditioned inheritance）指由于性别的差异而显示出男女性分布比例上的差异或基因表达程度上的差异。例如秃顶，杂合子的男性表现秃顶，女性则不会表现。再如原发性血色素病是一种由于铁质在体内器官的广泛沉积而引起损害的常染色体显性遗传病，男性的发病率远高于女性。究其原因，认为可能是由于女性月经、流产或妊娠等生理或病理性失血导致铁质丢失，减轻了铁质的沉积，故不易表现出症状。

八、限性遗传

限性遗传（sex－limited inheritance）指常染色体上的基因，由于基因表达的性别限制，只在一种性别表现，而在另一种性别则完全不能表现。这主要是由于解剖学结构上的性别差异造成的，也可能受性激素分泌方面的差异限制。如女性的子宫阴道积水症、男性的前列腺癌等。

九、遗传印记

一个个体的同源染色体（或相应的一对等位基因）因分别来自其父方或母方，而表现出功能上的差异，当它们其一发生改变时，所形成的表型也有不同，这种现象称为**遗传印记**（genetic imprinting）或**基因组印记**（genomic imprinting）、**亲代印记**（parental imprinting）。

在人类，由于印记效应，一些单基因遗传病的表现度和外显率也受到突变基因亲代来源的影响。例如 Huntington 舞蹈病的基因如果经母亲传递，则其子女的发病年龄与母亲的发病年龄一样；如果经父亲传递，则其子女的发病年龄比父亲的发病年龄有所提前，在一些家系中，子女的发病年龄可能提前到 20 岁左右。但是这种发病年龄提前的父源效应经过一代传递即消失，早发型男性的后代仍然为早发型，而早发型女性的后代的发病年龄并不提前。其他疾病如脊髓小脑性共济失调、强直性肌萎缩和多发性神经纤维瘤等也存在有相似的印记效应。

十、延迟显性

杂合子在生命的早期，因致病基因并不表达或虽表达但尚不足以引起明显的临床表现，只在达到一定的年龄后才表现出疾病，这一显性形式称为**延迟显性**（delayed dominance）。例如 Huntington 舞蹈病常于 30～40 岁间发病，属于延迟显性的一个例子。

十一、X 染色体失活

Lyon 假说认为女性两条 X 染色体在胚胎发育早期就随机失活了其中的一条，即为**X 染色体失活**（X inactivation，lyonization），因此女性的两条 X 染色体存在嵌合现象。平均说来，女性一半细胞表现父源染色体，另一半细胞表现母源染色体。如有一妇女为 X 连锁杂合子，预期半数细胞中带有突变基因的那条 X 染色体失活，细胞是正常的，另外半数细胞中带有正常基因的那条 X 染色体失活，细胞将为突变型。但曾有报道，偶见 X 连锁隐性遗传的血友病或 Duchenne 肌营养不良的男性患者的杂合子母亲也可受累，这种 X 连锁隐性遗传的女性杂合子表现出临床症状是一种所谓**"显示杂合子"**（manifesting heterozygote）。这是因为女性 X 染色体有随机失活现象，机遇使她大部分细胞中带有正常基因的 X 染色体失活，而带有隐性致病基因的那条 X 染色恰好有活性，从而表现出或轻或重的临床症状。

十二、不完全显性遗传

不完全显性（incomplete dominance）遗传也称为半显性（semi－dominance）遗传，是

杂合子的表现介于显性纯合子和隐性纯合子的表现型之间。例如，人类对苯硫脲（PTC）的尝味能力就是不完全显性遗传的典型性状。苯硫脲是一种白色结晶状物质，因含有 N－C＝S 基因而有苦涩味。有人能尝出其苦味，称 PTC 尝味者；有些人不能尝出其苦味，称 PTC 味盲者。在我国汉族居民中，味盲者约占 1/10。

十三、不规则显性遗传

不规则显性（irregular dominance）遗传指杂合子的显性基因由于某种原因而不表现出相应的性状，因此在系谱中可以出现隔代遗传的现象。其原因还不清楚，多指（趾）症就是不规则显性的典型例子。

十四、共显性遗传

共显性（codominance）遗传指一对等位基因之间，没有显性和隐性的区别，在杂合体时两种基因的作用都完全表现出来。例如人类的 ABO 血型、MN 血型和组织相容性抗原等的遗传属于这种遗传方式。

MN 血型是由 M 和 N 这对等位基因所决定的，二者之间无显隐性关系而呈共显性，其中 M 决定 M 型血，N 决定 N 型血。所以，基因型为 MM 个体表现为 M 型血，NN 个体为 N 型血，杂合体 MN 则为 MN 型血。

第七章 单基因病的发病机制

单基因病是指由于单个基因的突变而引起的遗传病。基因突变导致蛋白质分子结构或数量上的异常，从而引起机体的功能障碍。根据异常蛋白对机体所产生的影响不同，通常把这类疾病分为**分子病**（molecular disease）和**先天性代谢病**（inborn error of metabolism）两种。以上两种疾病通常又称为生化遗传病。

本章着重对单基因病进行分子水平的发病机制研究，不仅可以使我们认识疾病的分子病理机制，而且还可以此为基础，建立基因诊断的方案，为最终实现对遗传病的治疗打下基础。

第一节 分子病

分子病（molecular disease）是指由于基因突变使蛋白质的结构或合成的量异常，直接引起机体功能障碍的一类疾病。分子病可根据异常蛋白的功能和分布分为：血红蛋白病、血浆蛋白病、结构蛋白缺陷病、受体病等。

人类分子病研究首先从血红蛋白病取得突破。1949 年 Pauling 等发现正常血红蛋白和镰形红细胞贫血症患者血红蛋白的电泳速率有异，提示这两种血红蛋白分子有化学结构上的差异，发表了《镰形红细胞贫血，一种分子病》这一开辟新领域的重要论文。1956 年 Ingram 用指纹法（酶分解产物的高压电泳－层析双向分离法），证明这种血红蛋白分子异常是 β 链第 6 位的谷氨酸被缬氨酸取代，从而在分子水平上揭示了该病的本质。

一、血红蛋白病

血红蛋白病（hemoglobinopathy）是由于血红蛋白分子合成异常而引起的疾病。习惯上又分为异常血红蛋白病和地中海贫血综合征（珠蛋白生成障碍性贫血）两类。异常血红蛋白病指由于珠蛋白基因异常而导致合成的珠蛋白肽链结构与功能发生异常。地中海贫血综合征指珠蛋白基因缺失或缺陷而使珠蛋白肽链合成速率降低。

全世界至少有 15 亿人携带血红蛋白病或地中海贫血的基因，他们主要分布于非洲、地中海地区和东南亚人群中。血红蛋白病在我国的总发病率为 0.24% ~0.33%，以云南、贵州、广东、广西和新疆等地最高，而 α－地中海贫血和 β－地中海贫血的发病率分别为 2.64% 和 0.66%，它们多见于华南、西南和华东地区。

（一）血红蛋白的分子结构及其遗传控制

1. 血红蛋白的分子结构　血红蛋白是血液中红细胞的主要成分，是血液中红细胞携带、运输氧气和二氧化碳的载体。血红蛋白是一种结合蛋白，蛋白质部分称为珠蛋白（globin），辅基为血红素（heme，haem）。血红蛋白的结构为两对亚基组成的球形四聚体，其中一对由两条类α珠蛋白链各结合一个血红素组成；另一对由两条类β珠蛋白链各结合一个血红素组成。类α链长141个氨基酸，包括α和ζ链，类β链则由146个氨基酸组成，包括β链、$^G\gamma$链、$^A\gamma$链、ε链和δ链。类α和类β链的不同组合，构成了不同类型的血红蛋白，即HbGower1（$\zeta_2\varepsilon_2$）、HbGower2（$\alpha_2\varepsilon_2$）、HbPortland（$\zeta_2\gamma_2^G$，$\zeta_2\gamma_2^A$）、HbF（$\alpha_2\gamma_2^G$，$\alpha_2\gamma_2^A$）、HbA（$\alpha_2\beta_2$）和HbA2（$\alpha_2\delta_2$）。

在人个体发育的不同阶段，上述各种血红蛋白先后出现。在胚胎发育早期，合成血红蛋白HbGower1、HbGower2和HbPortland。到胎儿期（从胚胎第8周到出生）主要的血红蛋白是HbF。成人有三种血红蛋白：HbA，约占97%；HbA2，约占2%；HbF，约占1%。在发育过程中，各种血红蛋白消长的协调，是因为不同珠蛋白链随发育的进程有规律地发生、发展和消退。

2. 珠蛋白基因及其表达特点　人的6种珠蛋白链各由相应的珠蛋白基因编码，包括编码类α珠蛋白的基因簇和编码类β珠蛋白的基因簇，它们各含数个相同或相似的基因，紧密排列在DNA的特定区段。

类α珠蛋白基因簇定位于16号染色体短臂（16p13.3－p13.11），每条16号染色体上有2个α珠蛋白基因，1个ζ基因以及2个拟基因ψζ和$\psi\alpha_1$。排列顺序是$5'\rightarrow\zeta\rightarrow\psi\zeta\rightarrow\psi\alpha_1\rightarrow\alpha_2\rightarrow\alpha_1\rightarrow3'$，总长度为30kb，其中2个α基因之间相距3.7kb，ζ和ψζ基因之间相距12kb。每个基因有3个外显子和2个内含子，即IVS1和IVS2，其长度分别为95bp和125bp。它们分别插入到外显子1、2和2、3之间（第31和32以及99与100密码子之间）（图7－1）。类α珠蛋白基因的排列顺序与发育过程中的表达顺序相一致，即发育早期是5′端ζ表达，正常成人主要是3′端的α基因表达。

人的类β珠蛋白基因簇定位于11号染色体短臂（11p15.5），每条11号染色体上有ε、$^G\gamma$、$^A\gamma$、δ和β基因，以及拟基因ψβ1。基因排列顺序为：$5'\rightarrow\varepsilon\rightarrow{}^G\gamma\rightarrow{}^A\gamma\rightarrow\psi\beta1\rightarrow\delta\rightarrow\beta\rightarrow3'$，总长度为70kb，其中ε和$^G\gamma$，$^G\gamma$和$^A\gamma$，$^A\gamma$和δ以及δ和β基因之间相距分别为13.4、3.4、13.8和5.7 kb。每个β基因也有3个外显子和2个内含子IVSl和IVS2，其长度分别为130bp和850bp，它们分别插入到外显子1、2和2、3之间（第30和31，以及第104和105密码子之间），如图7－1所示。类β珠蛋白基因的排列顺序与发育过程的表达顺序相关，发育早期是5′端ε、γ基因表达，成人期主要为3′端β基因表达。

珠蛋白基因的表达受到精确的调控，表现出典型的组织特异性和时间特异性。胚胎早期（妊娠后3～8周），卵黄囊的原始红细胞发生系统中，类α珠蛋白基因簇中的ζ、α基因和类β珠蛋白基因簇中的ε、γ基因表达，进而形成胚胎期血红蛋白（HbGower1、HbGower2、HbPortland）。胎儿期（妊娠8周至出生），血红蛋白合成的场所由卵黄囊移到胎儿肝脾中，类α珠蛋白基因簇的表达基因由ζ全部变成α基因，而类β珠蛋白基因簇基因的表达由ε

全部转移到 γ 基因，形成胎儿期血红蛋白 HbF（$\alpha_2\gamma_2$）。成人期（出生后），血红蛋白主要在骨髓红细胞的发育过程中合成，主要是 α 基因和 β 基因表达，其产物组成 HbA（$\alpha_2\beta_2$）。

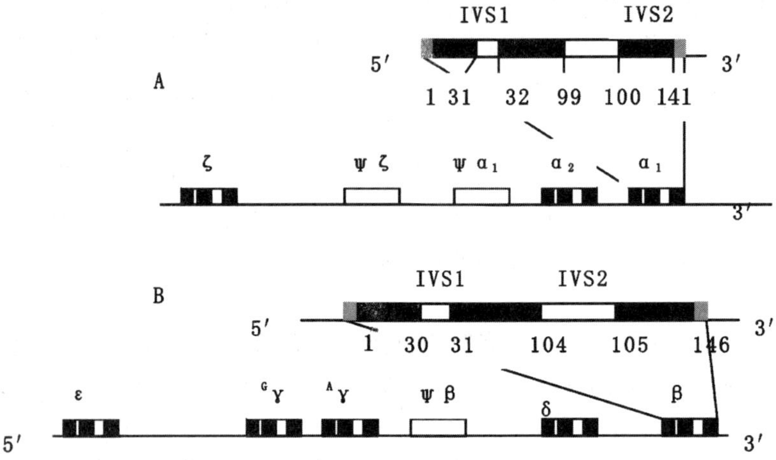

图 7－1　人类珠蛋白基因簇

A. α 珠蛋白基因簇　B. β 珠蛋白基因簇

（二）异常血红蛋白产生的分子基础

异常血红蛋白是由于血红蛋白基因的 DNA 碱基发生突变，引起 mRNA 相应的碱基变化，从而导致珠蛋白的结构发生异常。异常血红蛋白产生的原因主要有以下几种情况：

1. 单个碱基置换　这是血红蛋白疾病最常见的一种突变类型。在目前发现的异常血红蛋白中，约 90% 属于此类。它是由于某个遗传密码中的单个碱基被另一碱基置换，使相应的氨基酸被另一氨基酸取代，从而形成异常血红蛋白。例如，镰状细胞贫血病患者的 HbS 与正常人 HbA 相比，它们的 α 链完全相同，仅 β 链中 1 个氨基酸发生改变，即第 6 位的谷氨酸被缬氨酸取代。这是由于 β 链基因第 6 个密码子 GAG 变成 GTG，翻译出的氨基酸即由谷氨酸置换为缬氨酸。

2. 移码突变　如果在合成珠蛋白肽链的碱基顺序中丢失或插入 1～2 个碱基，这将导致突变部位以后读码顺序依次位移，导致重新编码，使珠蛋白肽链的结构或合成速率改变。例如 Hb Wayne 是由于 α 珠蛋白基因第 138 位的丝氨酸密码子 TCC 丢失 1 个 C，导致其后的 3′端碱基向 5′端依次位移，重新编码。结果从 139 位起氨基酸与正常的 α 链不同，而且原来 142 位的终止密码 UAA 变成可读密码子 AAG（赖氨酸），使翻译至下一终止密码（147 位）才终止，α 链延长为 146 个氨基酸。

3. 无义突变　指突变使正常密码子变为终止密码子，使蛋白质链的合成提前终止，导致珠蛋白生成障碍性贫血。例如 Hb Mckees－Rock，其 α 链正常，β 链缩短为 144 个氨基酸。原因是 β 珠蛋白基因第 145 位酪氨酸密码子 TAT 突变成终止密码子 TAA，使肽链合成提前终止。

4. 终止密码子突变　由于编码终止密码子（UAA、UAG 或 UGA）的 DNA 序列发生突变，珠蛋白链的合成就不在正常的位置上终止，而继续合成至新的终止密码子，因此生成了延长的异常珠蛋白链。例如 Hb Constant Spring 是由于 α 珠蛋白基因第 142 位终止密码子 TAA 变为谷氨酰胺密码子 CAA（T→C），对应的 mRNA 变化为 UAA→CAA，结果 α 链合成完应有的 141 个氨基酸时并不停止，而是继续合成到下一个终止密码子（173 位）才终止，使 α 链延长为 172 个氨基酸。该突变基因转录的 mRNA 不稳定，易降解，导致 α 链合成减少，从而引发一种典型的非缺失型 α 珠蛋白生成障碍性贫血。

5. 密码子的缺失或插入　指密码子的三个碱基同时缺失或插入。它和移码突变不同，除突变区增加或缺少部分氨基酸外，其他部分氨基酸序列完全正常。例如 Hb Lyon 是由于 β 链第 17～18 位决定赖氨酸和缬氨酸的两个密码子的缺失，从而造成两个氨基酸的丢失，第 16 位及其以前的氨基酸顺序与第 19 位及其以后的氨基酸顺序均无改变。

（三）常见的血红蛋白病

1. 镰状细胞贫血（sickle cell anemia）　镰状细胞贫血是因 β 珠蛋白基因突变引起的一种疾病，为常染色体隐性遗传。患者血红蛋白 β 链第 6 位谷氨酸被缬氨酸替换，使 HbA 变成 HbS。纯合子患者（$\alpha\alpha\beta^S\beta^S$）血红蛋白分子表面电荷改变，出现一个疏水区，导致溶解度降低。在氧分压低的静脉中，HbS 凝成结晶，使红细胞呈镰刀状。镰变细胞导致血液黏性增加，易使微血管栓塞，造成散发性局部组织缺氧，甚至坏死，产生肌肉、骨关节或腹部剧痛。同时镰状细胞变形能力降低，通过狭窄毛细血管时易破裂，导致溶血性贫血。杂合子（$\alpha\alpha\beta^A\beta^S$）不表现临床症状，但在氧分压低时引起部分红细胞镰变。以 β 珠蛋白基因相关序列为探针作分子杂交或由 RFLP 分析，可对该病作杂合子检出和产前诊断。

本病主要分布在非洲，也散发于地中海地区；在东非某些地区，HbS 基因频率高达 40%，因此镰状细胞贫血成为世界范围内最严重的血红蛋白病。

2. 血红蛋白 M 病（hemoglobin M disease）　血红蛋白 M 病又称高铁血红蛋白症。正常血红蛋白（HbA）血红素中的铁原子与珠蛋白链上特定的组氨酸连接和作用，保证二价铁离子（Fe^{2+}）的稳定，以维持携氧能力。血红蛋白 M（HbM）病患者由于密码子发生碱基置换，使珠蛋白链与铁原子连接和作用的相关氨基酸发生替换，导致部分血红素的二价铁离子（Fe^{2+}）变成三价铁离子（Fe^{3+}），形成高铁血红蛋白，从而丧失与氧的结合能力，使组织细胞供氧不足。患者有发绀症状并继发红细胞增多。血红蛋白 M 病呈常染色体显性遗传，杂合子 HbM 含量在 30% 以内即可出现症状。由于成活率低，很难见到本病纯合子患者。

3. 珠蛋白生成障碍性贫血（地中海贫血综合征）　珠蛋白基因缺失或突变导致某种珠蛋白肽链合成速率降低或缺如，造成 α 链和 β 链合成不均衡，多余的珠蛋白链沉积在细胞膜上，改变膜的通透性和硬度，引起溶血性贫血，称为珠蛋白生成障碍性贫血。珠蛋白生成障碍性贫血分为两种主要类型：α 链合成减少或缺如的称 α 珠蛋白生成障碍性贫血，β 链合成减少或缺如的称 β 珠蛋白生成障碍性贫血。

（1）α 珠蛋白生成障碍性贫血（α－thalassemia）　主要分布在热带和亚热带地区，在我国也相当常见，尤其在南方，发病率很高。该病属常染色体显性遗传。人体第 16 号染色体短臂上有 2 个连锁的 α 珠蛋白基因，如果在一条 16 号染色体上的 2 个 α 基因都缺失，称

α^0珠蛋白生成障碍性贫血（或α珠蛋白生成障碍性贫血1）；如果一条16号染色体上的2个基因缺失一个，称α^+珠蛋白生成障碍性贫血（或α珠蛋白生成障碍性贫血2）。这两种基因可以组合引起不同的综合征。常见的有以下几种：

Hb Bart's胎儿水肿综合征：发病于胎儿期，患者两条16号染色体上的4个α基因全部缺失，完全不能合成α链，为α^0珠蛋白生成障碍性贫血基因纯合子（α^0/α^0）。由于不能合成α链，合成的γ链便聚合为γ四聚体HbBart（γ_4），而HbBart（γ_4）对氧的亲和力很高，在氧分压低的组织中，不易释放氧，造成组织缺氧，导致胎儿水肿。HbBart胎儿水肿综合征的胎儿多于妊娠30～40周死亡或早产，早产儿常在半小时内死亡。

Hb H病：患者4个α珠蛋白基因中有3个缺失或缺陷，为α^0珠蛋白生成障碍性贫血和α^+珠蛋白生成障碍性贫血基因的杂合子（α^0/α^+）。患者α链的合成受到严重影响，大量的β珠蛋白链过剩而聚合为β四聚体Hb H（β_4）。Hb H（β_4）的氧亲和力为Hb H的10倍，在正常的生理条件下不易释放出氧。而且Hb H不稳定，易解离为游离的β链，在红细胞膜上，使红细胞失去柔韧性，从而易被脾脏破坏，导致慢性溶血性贫血。

标准型α珠蛋白生成障碍性贫血：患者的4个α珠蛋白基因中有2个缺失或缺陷，为α^0珠蛋白生成障碍性贫血基因的杂合子（α^0/α^A），或是α^+珠蛋白生成障碍性贫血基因的纯合子（α^+/α^+）。由于能合成相当量的α珠蛋白链，所以患者仅表现出轻度溶血性贫血或无症状。但双亲为标准型α珠蛋白生成障碍性贫血患者时，子女有1/4可能为Hb Bart's胎儿水肿综合征。

静止型α珠蛋白生成障碍性贫血：患者4个α珠蛋白基因中只有1个缺失或缺陷，为α^+珠蛋白生成障碍性贫血基因的杂合子（α^+/α^A）。由于只有一个基因缺失或突变，故临床上无症状。

（2）β珠蛋白生成障碍性贫血（β－thalassemia）　该病在世界范围内广为流行，全世界至少有1.5亿人携带β珠蛋白生成障碍性贫血基因，多发于地中海沿岸国家和地区，如意大利、希腊、马耳他、塞浦路斯等，以及东南亚各国的广大地区。β珠蛋白生成障碍性贫血属常染色体隐性遗传，是11号染色体上β珠蛋白基因突变或部分缺失导致β链合成速率降低或缺如引起。该病主要有两类：完全不能合成β链的称β^0珠蛋白生成障碍性贫血，能部分合成β链的称β^+珠蛋白生成障碍性贫血。根据临床表现，将β珠蛋白生成障碍性贫血分为重型、中间型和轻型。

重型β珠蛋白生成障碍性贫血：患者基因型为β^0/β^0、β^0/β^+、β^+/β^+或$\delta\beta^0/\delta\beta^0$（$\delta\beta^0$为融合基因）。没有正常的β基因，不能合成β链或合成量很少，结果α链过剩而沉积于红细胞膜上，引起膜的性能改变，发生严重的溶血反应。同时α链可与代偿性表达的γ链组合成Hb F（$\alpha_2\gamma_2$）。患儿出生几个月便可出现溶血反应，由于组织缺氧，促进红细胞生成素分泌，刺激骨髓增生，骨质受损变得疏松，可出现鼻塌眼肿、上额前突、头大额隆等特殊的“珠蛋白生成障碍性贫血面容”。

中间型β珠蛋白生成障碍性贫血：患者通常是β^+珠蛋白生成障碍性贫血基因的纯合子，患者的基因型通常为β^+（高F）/β^+（高F）或$\beta^+/\delta\beta^+$。前者为β珠蛋白生成障碍性贫血变异型的纯合子，伴有Hb F（$\alpha_2\gamma_2$）的明显升高。后者为两种不同变异型珠蛋白生成障碍性贫血的双重杂合子。患者的症状介于重型和轻型之间，故称为中间型。

轻型β珠蛋白生成障碍性贫血：患者是β^0或β^+珠蛋白生成障碍性贫血基因的杂合子，基因型为β^0/β^A、β^+/β^A或$\beta^0/\delta\beta^A$，都带有1个正常的β基因β^A，可以合成相当量的β珠蛋白链，所以临床只有轻度贫血，甚至可代偿性无症状。

β珠蛋白生成障碍性贫血多数是基因的突变引起转录翻译障碍或转录产物加工缺陷所致，而不是像α珠蛋白生成障碍性贫血那样由于大片段基因缺失。迄今已发现100多种突变类型，除少数缺失型突变外，其余大多为点突变。

二、血浆蛋白病

血浆蛋白是血液中含量高、种类多、功能重要的一类蛋白质，在体内起着物质运输、凝血和免疫防御等作用。人体血浆蛋白发生异常就会导致血浆蛋白病。在血浆蛋白病中以血友病较常见。**血友病**（hemophilia）是一类遗传性出血性疾病，发病原因是由于患者的血液中先天缺乏某种凝血因子。根据缺乏因子的不同，分为三种类型：血友病A（缺乏凝血因子Ⅷ，又称血友病甲）、血友病B（缺乏凝血因子Ⅸ，又称血友病乙）和血友病C（缺乏凝血因子Ⅺ，又称血友病丙）。血友病A和血友病B均属X连锁隐性遗传，一般由女性传递，男性发病。血友病C较少见，为常染色体隐性遗传，男女均可发病。

1. 血友病A　由于血浆中凝血因子Ⅷ缺乏所致，约占血友病总数的85%。男性发病率较高，约为1/6000。临床主要表现为反复自发性或轻微损伤后出血不止和出血引起的压迫症状和并发症，一般多为缓慢持续性出血，大出血罕见。出血部位广泛，体表和体内任何部位均可出血，可以累及皮肤、黏膜、肌肉或器官，如关节腔出血可致关节积血变形，颅内出血可导致死亡。实验室检查可见凝血时间和部分凝血活酶时间显著延长，血浆抗血友病球蛋白减少或缺如。

根据凝血因子Ⅷ的促凝活性和症状的严重程度，血友病A可分为3型：①重型：患者出生后即发病，有自发性肌肉、关节出血，发作频繁；②中间型：发病年龄较早，出血倾向明显；③轻型：发病年龄较晚，无自发性出血，关节、肌肉出血发作较少。

现在已知凝血因子Ⅷ由三种成分组成：抗血友病球蛋白（ⅧAHG）、Ⅷ因子相关抗原（ⅧAgn）、促血小板黏附血管因子（ⅧVWF）。后两种组分由常染色体上的基因控制，而ⅧAHG由X染色体上的基因控制。血友病A是因为ⅧAHG遗传性缺乏所致。该基因位于Xq28，基因跨度超过186kb，几乎占X染色体的0.1%，为一巨大基因。由26个外显子和25个内含子组成。编码2351个氨基酸。基因突变涉及碱基替换、缺失、插入和移码突变。

2. 血友病B　由于凝血因子Ⅸ即血浆凝血活性酶成分（plasma thromboplastin component，PTC）缺乏所致。乙型血友病遗传方式与甲型血友病相同，临床表现与甲型血友病也相同。

人类PTC基因位于Xq27.1－Xq27.2，长度为34kb，由8个外显子、7个内含子组成。编码415个氨基酸。基因突变涉及碱基替换、缺失、插入和移码突变。应用各种限制性酶和PTC基因探针进行DNA分析，可以对血友病B进行基因诊断。近年来对该病的基因治疗也取得一些突破。

三、结构蛋白缺陷病

构成细胞的基本结构或骨架的蛋白的遗传性缺陷可导致结构蛋白缺陷病。这类病包括胶原蛋白病、肌营养不良症等。

胶原蛋白病：胶原是人体中含量最丰富的蛋白质，占人体蛋白质总量的30%以上，属于不溶性纤维形蛋白质，由结缔组织的成纤维细胞、成骨细胞、软骨细胞、成牙质细胞、各种上皮细胞和神经组织的许旺细胞合成和分泌。遍布于体内各种器官和组织。它是构成细胞外基质的成分之一，形成各种组织器官的支架。胶原是三条相同或不同的 α 链（α_1、α_2、α_3）缠绕而成的螺旋结构，每条 α 肽链约有 1000 个氨基酸残基，其中甘氨酸含量占 1/3，脯氨酸常羟基化为羟脯氨酸，为胶原所特有，此外还含有少量赖氨酸和其他氨基酸。三条肽链之间通过氢键横向相连形成三股螺旋。目前已发现10 多种不同的胶原类型。I 型胶原主要由2 组 α_1链和1 条 α_2链组成，Ⅱ型、Ⅲ型胶原都由3 条 α_1链组成。I 型胶原分布很广，主要存在于皮肤、肌腱和韧带中，具有很强的抗压能力。Ⅱ型胶原的分布局限于透明软骨、椎骨髓核及玻璃体中，具有较强的抗压能力。Ⅲ型胶原广泛分布于伸展性较大的组织，如结缔组织、血管壁及胎盘等处。Ⅳ型胶原由 2 条 α_1链和 1 条 α_2链组成，再聚合成交叉结构的巨分子，主要分布于各种基膜之中。

胶原蛋白病可由胶原基因转录和翻译过程的缺陷引起，也可由翻译后各种修饰酶的缺陷引起，分为不同类型。主要有 Ehlers – Danlos 综合征、蜘蛛指（趾）综合征、成骨不全等。

1. Ehlers – Danlos 综合征 包括各种临床亚型，如 EDS I ~ EDS Ⅸ等，有的呈常染色体显性遗传，有的为常染色体隐性遗传，患病率约为 1/5000。典型的 Ehlers – Danlos 综合征症状是皮肤可过度伸展，柔软脆弱易碎。皮肤受伤后愈合差，形成特殊的“香烟纸”疤。关节亦可过度伸展，导致髋、肩、肘、膝或锁骨关节易于脱位和受伤。

2. 蜘蛛指（趾）综合征 蜘蛛指（趾）综合征（arachnodactyly）又称 Marfan 综合征（MS），是一种常染色体显性遗传的全身性结缔组织病，主要累及眼、骨骼和心血管系统。临床表现有个体差异，主要体征有：身材过高，体瘦，肢长，手指细长呈蜘蛛指样，脊柱侧弯，可有漏斗胸或鸡胸。40%的病人有心血管疾病，常见的为二尖瓣功能不全。50% ~70%有晶状体脱位、近视、青光眼、视网膜脱落、球形角膜等。

本病是原纤蛋白基因突变所致，基因定位于 15q21. 1。

四、家族性高胆固醇血症

家族性高胆固醇血症（familial hypercholesterolemia）是由于基因突变，导致细胞膜上的低密度脂蛋白（low density lipoprotein，LDL）受体缺陷所致。

正常情况下，LDL 与细胞膜上的 LDL 受体结合，通过内吞进入细胞，被溶酶体吞噬，然后由溶酶体酸性水解酶水解 LDL 的蛋白部分，释放出游离胆固醇。游离胆固醇在细胞内可激活脂酰辅酶 A，将游离胆固醇脂化成游离胆固醇脂而储存。同时游离胆固醇还可抑制细胞内的 β – 羟基 – β – 甲基戊二酰基辅酶 A 还原酶的活性，从而减少细胞内胆固醇的合成。本病患者由于 LDL 受体缺陷，致使血浆中的 LDL 不能进入细胞，并使细胞内胆固醇的反馈抑制减弱，使细胞内胆固醇合成增加，并进入血浆，血液及细胞内胆固醇堆积而致病。

本病为常染色体显性遗传。患者多为杂合子，由于胆固醇沉积，在手、肘、膝、踝部可出现黄瘤，较早出现角膜弓（老人环），40~60岁可发生冠心病。纯合子患者血清中胆固醇严重升高，幼年即可出现黄瘤和角膜弓，20岁前发生冠心病，纯合子患者很少见。

LDL受体基因定位于19p13.1－p13.2，基因长45kb，有18个外显子。已检出多种变异体，有核苷酸取代、缺失和插入等，以缺失最常见。

第二节　先天性代谢病

先天性代谢缺陷（inborn errors of metabolism）也称遗传性酶病，是编码酶蛋白质的基因突变，使催化机体代谢反应的某种特定的酶蛋白质分子结构或数量异常所引起代谢紊乱的一类疾病。酶的种类很多，因此遗传性酶病的种类也很多，至今在人类已发现的有数千种。其中200多种病的酶缺陷已清楚，其遗传方式大多为常染色体隐性遗传，少数为X连锁隐性遗传和常染色体显性遗传。

一、先天性代谢缺陷的共同规律

先天性代谢病主要是出于酶缺陷所致，从分子水平上来看，酶的缺陷可能有两种原因：一是由于编码酶蛋白的结构基因发生突变，引起酶蛋白结构异常或缺失；二是基因的调控系统发生异常，使之合成过少或过多的酶，引起代谢紊乱。根据酶缺陷对机体代谢的影响，将先天性代谢缺陷分为：氨基酸代谢缺陷、糖代谢缺陷、核酸代谢缺陷、脂质代谢缺陷、溶酶体贮积病等。它们有一些共同的特征。

1. 酶缺陷与酶活性降低　在体内，酶的正常数量一般大大超过维持机体新陈代谢所必需的数量，正常酶活性的5%~10%即可使该酶所催化的代谢反应正常进行并维持底物和产物在适当的水平上。所以一般杂合状态下所残存的酶的活性能保证杂合体的正常代谢。

2. 底物堆积和产物缺乏　由于酶的生理功能是催化底物转变为产物，因此一般酶缺陷所引起的病理改变都与底物的堆积或产物的缺乏有关。

3. 底物分子的大小与性质　先天性代谢缺陷病的堆积底物如果是大分子的，则不易扩散，酶缺陷时常堆积在某些组织、细胞或细胞器中。堆积底物如果是小分子物质，则易于扩散，由酶缺陷所引起的堆积往往弥漫至全身多种组织、细胞而引起全身性病变。

4. 临床表现与酶缺陷　人体正常代谢是由许多代谢反应交织成网而形成的平衡体系，每步反应都需要酶参与调节。如果基因突变引起酶缺乏或活性异常，便会影响相应的生化过程，打破正常的平衡，造成代谢紊乱而致病；所以同样的病理、临床特征可由多种不同的基因引发。同时，某一种基因的突变也可能引起不同的酶活性改变，表现为多种复杂的临床表现。

二、氨基酸代谢缺陷病

氨基酸代谢缺陷病是由于参与氨基酸代谢的酶的遗传性缺陷，使体内的氨基酸代谢异常引起的。主要的氨基酸代谢缺陷病包括苯丙酮尿症、白化病、尿黑酸尿症等（图7－2）。

1. 苯丙酮尿症 苯丙酮尿症（phenylketonuria，PKU）是一种严重的常染色体隐性遗传性氨基酸代谢病，首次发现于1934年，因病人尿中排泄大量的苯丙酮酸而得名。国外发病率约1/4500～1/100000，我国发病率约为1/16500。

经典型苯丙酮尿症是肝脏中苯丙氨酸羟化酶缺乏引起。苯丙氨酸是人体必需的氨基酸，它被用于制造黑色素、甲状腺素和肾上腺素等。苯丙氨酸与酪氨酸代谢过程如图7－2所示。苯丙氨酸经苯丙氨酸羟化酶羟化可形成酪氨酸。苯丙氨酸羟化酶缺乏时，苯丙氨酸不能转变为酪氨酸，致使苯丙氨酸在体内积累，血清中苯丙氨酸浓度升高。过量的苯丙氨酸使旁路代谢活跃，产生苯丙酮酸、苯乳酸、苯乙酸等，这些产物由尿液和汗液排出，使患儿的毛发、皮肤和尿均有特殊气味。过量的苯丙氨酸抑制酪氨酸脱羧酶活性，影响去甲肾上腺素和肾上腺素的合成，也减少黑色素的合成，使患者的毛发和肤色较浅。患者体内大量的苯丙氨酸及其旁路代谢产物抑制了L－谷氨酸脱羧酶活性，影响γ氨基丁酸的生成；同时还抑制5－羟色氨酸脱羧酶活性，使5－羟色胺生成减少，从而影响大脑发育。

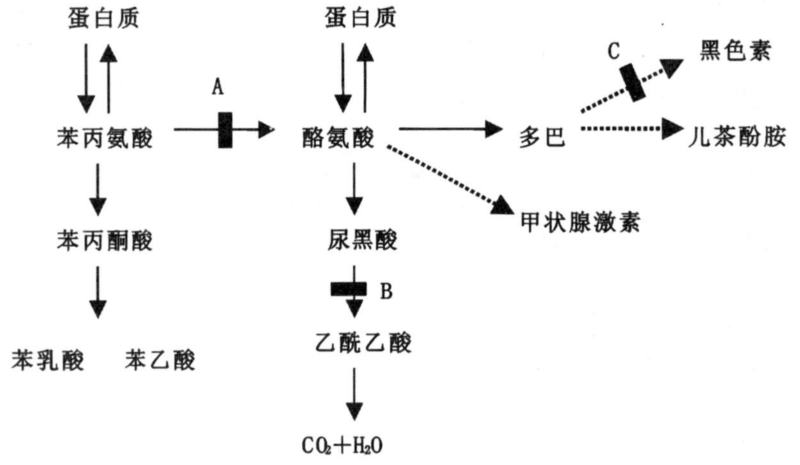

图7－2 苯丙氨酸及酪氨酸代谢图解

A. 苯丙氨酸羟化酶缺乏……苯丙酮尿症；

B. 尿黑酸氧化酶缺乏……尿黑酸尿症；

C. 酪氨酸酶缺乏……白化病

患儿出生时无显著异常，3～4个月时逐渐出现症状，智力发育障碍，若不能及早得到低苯丙氨酸饮食治疗，便出现不可逆的大脑损害和严重的智力发育障碍。半数左右患儿有锥体外系损害症状，表现为易激动，好动，肌张力高，共济失调，震颤。约25%有惊厥，多数有脑电图异常，骨骼发育迟缓，门齿稀疏。患儿可有呕吐，且较严重，可能误诊为幽门狭窄。皮肤、毛发和眼睛颜色变浅，小便有特殊的臭味。

苯丙氨酸羟化酶基因定位于12q24，基因全长约90kb，有13个外显子和12个内含子。运用重组DNA技术，将PKU病人的苯丙氨酸羟化酶基因克隆并分析核苷酸顺序，迄今已发现一系列导致典型PKU的基因突变。因而可以进行基因诊断和产前诊断。目前临床上常在婴儿出生后立即进行PKU的筛查，一经确定，立即给患儿停乳，喂给低苯丙氨酸水解蛋白，禁荤食、乳类、豆类和豆制品，可以达到临床痊愈。

2. 尿黑酸尿症　尿黑酸尿症（alcaptonuria）是一种常染色体隐性遗传性氨基酸代谢病。发病率约为1/25万。它是由于尿黑酸氧化酶（homogentisic acid oxidase）先天性缺乏所致。此酶主要存在于肝和肾脏。由于尿黑酸氧化酶缺乏，尿黑酸不能被最终氧化成乙酰乙酸和延胡索酸，结果大量尿黑酸从尿中排出。

本病患者生后不久即可发现尿布中有紫褐色斑点，洗不掉，日久渐使尿布呈黑褐色。儿童期，除尿中排出尿黑酸之外，无其他症状。成人期，主要表现为尿黑酸尿、褐黄病和褐黄性关节炎。机体中尿黑酸增多，在结缔组织沉着，导致褐黄病。在皮肤、耳廓、面颊、巩膜等处可见弥漫性色素沉着。此症如累及关节，则进展为关节炎，称褐黄病性关节炎。

本症为常染色体隐性遗传，携带者可用尿黑酸负荷试验检出。已知尿黑酸氧化酶基因定位于3q21～23。

3. 白化病　白化病（oculocutaneous albinism）是一种较为常见的皮肤及其附属器官黑色素缺乏的疾病。为常染色体隐性遗传病。分布广泛，遍及全世界，发病率为1/10000～1/20000。正常情况下，人体黑色素细胞中的酪氨酸在酪氨酸酶催化下，把多巴转化为黑色素。白化病有Ⅰ型和Ⅱ型两种亚型，Ⅰ型为酪氨酸酶基因缺陷，使该酶缺乏，故不能有效地催化酪氨酸转变为黑色素前体，最终导致黑色素缺乏而呈白化。Ⅱ型的生化病理未明，患者可合成褐黑色素，但真黑色素的生物合成被阻断。

白化病为全身性白化，患者全身皮肤、毛发、眼睛缺乏黑色素，终身不变。患者眼睛视网膜无色素，虹膜和瞳孔呈现淡红色，畏光，眼球震颤，常伴有视力异常。患者对阳光敏感，暴晒可引起皮肤角化增厚，暴露皮肤易患皮肤癌。

酪氨酸酶基因定位于11q14－q21。Ⅰ型和Ⅱ型不是等位关系，两者受控于不同位点，可以互补。

三、糖代谢缺陷病

糖代谢缺陷病是参与糖类代谢的酶的遗传性缺陷引起的疾病。主要有半乳糖血症、糖原累积症等。

（一）半乳糖血症

乳类中含有乳糖，乳糖经消化道消化，分解为葡萄糖和半乳糖。其中的半乳糖经肠道吸收后需在肝内经一系列酶促反应转变成葡萄糖而被组织利用，半乳糖代谢涉及半乳糖激酶、半乳糖－1－磷酸尿苷转移酶和尿苷二磷酸半乳糖－4－表异构酶（图7－3）。这三种酶均检出有遗传性缺乏，导致不同亚型的半乳糖血症（galactosemia）。它们均为常染色体隐性遗传。

1. 半乳糖血症Ⅰ型　是经典型半乳糖血症，是由半乳糖－1－磷酸尿苷转移酶遗传性缺乏所致。由于此酶缺乏，致使半乳糖－1－磷酸在脑、肝、肾等处积累，导致损伤而致病。另外，晶状体内半乳糖增多，激活醛糖还原酶，产生半乳糖醇，导致白内障。

患儿出生后哺食乳汁（母乳或牛奶等）后几天即出现呕吐、拒食、腹泻等症状。一周后出现肝损伤症状，可见黄疸、肝肿大、腹水、体重不增、营养不良及白内障。如不控制乳汁摄入，几个月后即出现智力发育迟缓，生长发育障碍，血中半乳糖含量高，血糖很低，终因肝功能衰竭或感染而死亡。少数病人症状轻，但有肝硬化和白内障。

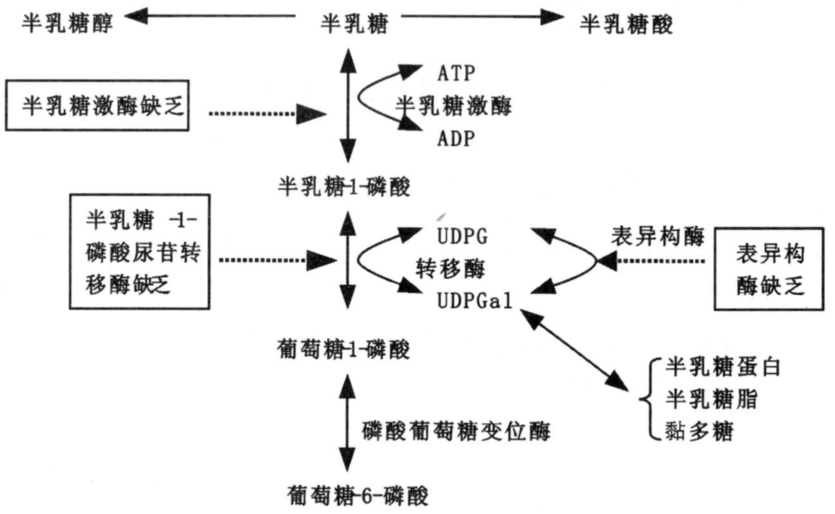

图 7-3　半乳糖代谢途径

半乳糖-1-磷酸尿苷转移酶基因定位于9q13，现已发现多种变异型。主要变异型的酶活性及电泳迁移率列于表7-2，半乳糖-1-磷酸尿苷转移酶的基因剂量效应见表7-3。

表 7-2　　半乳糖-1-磷酸尿苷转移酶变异型

变异型	基因	酶活性（%）	电泳迁移率	基因频率
正常	G^{+}100	正常	0.995	
半乳糖血症	G^{G}	0	- -	0.005
Duarte	G^{D}	50	快	0.040
Rennes	G^{R}	10	慢	
Indiana	G^{I}	35	热不稳定	
Los Angeles	G^{L}	100	快	

注：酶活性为每克血红蛋白每小时消耗25μmol尿苷二磷酸葡萄糖。

表 7-3　　半乳糖-1-磷酸尿苷酶的基因剂量效应

基因型	酶活性（%）	临床表现
G^{G} G^{G}	100	正常
G^{+} G^{D}	75	正常
G^{D} G^{D}	50	正常
G^{D} G^{G}	25	正常
G^{I} G^{I}	35	中度半乳糖血症
G^{R} G^{R}	10	半乳糖血症
G^{G} G^{G}	0	严重半乳糖血症

2. 半乳糖血症Ⅱ型　为半乳糖激酶缺乏。临床表现变化不一，有的患儿肝脾肿大，无黄疸，有的黄疸明显；常见白内障（有时可能为唯一的临床表现），智力发育正常或迟缓。

血半乳糖浓度增高，尿内出现半乳糖和半乳糖醇，但无氨基酸和蛋白。病情较经典型半乳糖血症轻。半乳糖激酶基因定位于17q21－q22。

3. 半乳糖血症Ⅲ型　为尿苷二磷酸半乳糖－4－表异构酶缺乏，临床表现多变，可无临床症状或类似经典半乳糖血症。尿苷二磷酸半乳糖－4－表异构酶基因定位于1p36－p35。

半乳糖血症Ⅰ型在新生儿发病率约为1/40000～1/60000，Ⅱ型和Ⅲ型发病率较低，小于1/10万。半乳糖血症可通过新生儿筛查发现患者。若能及时采取措施，严格限制婴儿饮食中的半乳糖成分，则症状可得到较好的控制。

（二）糖原累积症

糖原累积症（glycogen storage disease）是一类较罕见的遗传代谢病。由于酶的缺陷，使糖原在肝脏及肌肉中的代谢缺陷所致。根据所缺的酶不同，可将糖原累积症分为12种类型，各类型的缺陷酶、基因定位情况及主要临床症状见表7－4。其中多数为常染色体隐性遗传，以Ⅰ型为最常见。

表7－4　糖原累积症分型

型别	病名	缺陷的酶	基因定位	累及器官和主要临床症状
Ⅰ	Von Gierke	葡萄糖－6－磷酸酶	17q21	肝、肾、肠胃黏膜；肝肾肿大，低血糖，酸中毒
Ⅱ	Pompe	溶酶体α－1，4－葡萄糖苷酶	17q23	全身或肌肉；心脏扩大，心衰和呼吸衰竭
Ⅲ	Forbes	淀粉－1，6－葡萄糖苷酶（脱支酶）	1p21	全身、肝、肌肉；肝肿大，中等低血糖和酸中毒
Ⅳ	Anderson	淀粉－1，4→1，6－转葡萄糖苷酶（分支酶）	3p12	全身；肝肿大，中等低血糖和酸中毒
Ⅴ	McArdle	肌磷酸化酶	11q13	肌肉；运动时肌肉痉挛，肝肿大
Ⅵ	Hers	肝磷酸化酶	14q21－q22	中等低血糖和酸中毒
Ⅶ	Tarui	磷酸果糖激酶	1cen－q32	肌肉，红细胞；运动时肌肉痉挛，肝肿大
Ⅷ		磷酸己糖异构酶		肌肉，红细胞；肌肉虚弱
Ⅸ		肝磷酸化酶激酶	Xp22	肝、白细胞、肌肉；肝肿大，临床症状轻
Ⅹ		肌磷酸化酶激酶	Xq13	肌肉；易疲劳、肌无力
Ⅺ		磷酸葡萄糖变位酶	Xp22.2－p22.1	肝、肌肉；肝肿大，肌糖原正常
Ⅻ		3′4′cAMP依赖性激酶		肝、肌肉；肝肿大，肌糖原增多

四、核酸代谢缺陷病

由于参与核酸代谢的酶的遗传性缺陷，使体内的核酸代谢异常而产生核酸代谢缺陷病。主要的核酸代谢缺陷病有Lesch－Nyhan综合征、着色性干皮病等。

Lesch－Nyhan综合征（Lesch－Nyhan syndrome）也叫**自残综合征**（self－mutilation syndrome），患者遗传性缺乏次黄嘌呤鸟嘌呤磷酸核糖转移酶（如图7－4）。此酶催化5－磷酸

核糖 - 1 - 焦磷酸（5 - phosphoribosyl - 1 - Pyrophosphate，PRPP）上的磷酸核糖基转移到鸟嘌呤和次黄嘌呤上，使之成为鸟嘌呤核苷酸和次黄嘌呤核苷酸（肌苷酸），而这两种核苷酸和腺嘌呤核苷酸可反馈抑制嘌呤前体 5 - 磷酸核糖 - 1 - 胺的生成。如果此酶缺乏，则鸟苷酸和肌苷酸合成减少，反馈抑制减弱，嘌呤合成加快，致使尿酸增高，代谢紊乱而致病。患者红细胞和白细胞中此酶含量可减少到正常人的 2% ~10% 。

患者临床症状有高尿酸症、尿酸尿、血尿、尿道结石、痛风等，并伴有智力发育不全，舞蹈样动作，有强迫性自残行为（如咬嘴唇和手指）。Lesch - Nyhan 综合征患者可活至 20 岁左右，多死于感染和肾功能衰竭。

本症为 X 连锁隐性遗传，发病率较低，约为 1/38000。次黄嘌呤鸟嘌呤磷酸核糖转移酶基因定位于 Xq26 - q27. 2。已检出 50 多种突变型。

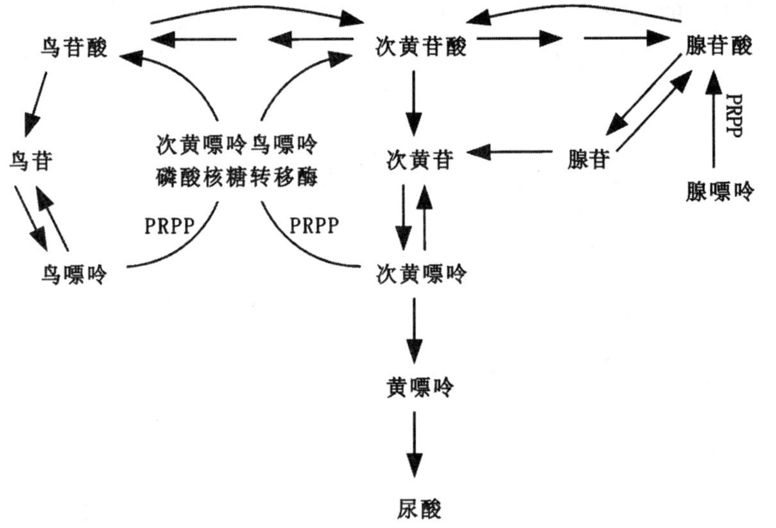

图 7 - 4　嘌呤的生物合成与转换

五、溶酶体贮积病

溶酶体是细胞内的一种细胞器，它可以把各种不同性质的复杂大分子降解成相应的组分残基。溶酶体的这种“消亡”作用依赖于溶酶体里的各种酸性水解酶。如果某一种酸性水解酶遗传性缺乏，由它催化的降解过程就会阻断，导致阻断前的水解产物逐步积累而引起疾病，称为**溶酶体贮积病**（lysosomal storage disease）。主要有黏多糖贮积病、糖脂质贮积症、鞘磷脂贮积症等多种类型。

黏多糖贮积症（mucopolysaccharidossis，MPS）：黏多糖是由蛋白质和氨基多糖构成的糖蛋白。氨基多糖属直链杂多糖，多数是由糖醛酸和氨基己糖组成二糖单位，再重复连接成长链。因含有较多的糖醛酸和硫酸基团，所以黏多糖呈酸性。大多数的氨基多糖通过木糖与蛋白质肽链的丝氨酸残基相连接。几种不同的氨基多糖链可同时存在于一条蛋白质肽链上，还可进一步聚合成更大的分子，结构十分复杂。

黏多糖贮积症是由于糖苷酶或硫酸酯酶遗传性缺乏，造成酸性黏多糖部分分解产物在各种组织中累积而致病。累积的酸性黏多糖大多是由硫酸皮肤素（DS）和硫酸乙酰肝素（HS）产生的。它们是结缔组织的成分，硫酸皮肤素主要分布于皮肤、韧带、动脉及心瓣膜，硫酸乙酰肝素主要分布于大动脉、肝、肺等。黏多糖贮积症患者面容粗犷，骨髓畸形，有的可有智力障碍和肝、脾、心等多种器官损害。

第八章 多基因遗传和多基因遗传病

人类单基因遗传的特定遗传性状或遗传疾病都是一对基因作用的结果。然而，人类的另一些有遗传基础的性状、畸形和疾病的发生往往不仅有一系列基因的参与，还有环境因素作用的累积，因此，称之为**多基因遗传**（polygenic inheritance），相应的疾病则称为**多基因遗传病**（polygenic diseases）。这类遗传病发病率高，其遗传及表型异质性大，显示出基因分散的特点，常常表现出家族倾向，但系谱分析又不符合一般的常染色体显性、隐性或性连锁遗传方式，即同胞中的患病率远比1/2或1/4低，大约只有1% ~10%。人类基因组计划开展以来，数以百计的先天性遗传病被基因定位和克隆，越来越多的疾病的分子机制得以阐明，多基因疾病的研究也得到了前所未有的重视和投入，有希望在未来找到它们的相关基因。

第一节　疾病的多基因遗传规律

多基因遗传或遗传性疾病的出现，往往是由两对以上基因控制的，而且每对基因彼此之间没有显性与隐性之分，即是共显性的。这些等位基因对遗传性状或遗传病形成的作用是微小的，故称为**微效基因**（minor gene）。但是，若干对基因作用累加起来之后，可以形成一个明显的表型效应，称为**累加效应**（additive effect），这些基因也称**累加基因**（additive gene）。同时上述的遗传性状或遗传病的发生，不仅取决于两个以上微效基因的累加作用，还易受到环境因素的作用。

一、质量性状与数量性状

单基因遗传性状决定于一对基因。因此，单基因遗传的性状群体中，往往可以分出具有和不具有两种不同类型的性状，这一性状的变异在群体中的分布是不连续的，可以明显地分为2 ~3 群，这2 ~3 群之间的差异有着统计学上的意义，所以单基因遗传的性状也称**质量性状**（qualitative character）。

多基因遗传性状的变异在一个群体中是连续的，只有一个峰，即平均值，不同个体之间没有质的区别，只有量的差异。因此多基因遗传的性状又称为**数量性状**（quantitative character）。例如，人的身高、体重、智能、血压等。如果随机取样某一个群体的身高，身高呈现由矮向高逐渐过渡的分布，极矮和极高的个体只占少数，大部分个体接近平均身高。这种变异呈正态分布。

二、数量性状的多基因遗传

多基因遗传的每一对基因或不同对基因之间均按遗传规律呈现分离、自由组合或连锁与互换关系。常见于人类的许多性状：如身材、肤色、鼻子大小和形状、面部特征、智力、血压及指纹总嵴数等；许多常见病：如哮喘、精神分裂症、原发性高血压、消化性溃疡、糖尿病、冠心病、癫痫及动脉粥样硬化等；许多先天畸形：如唇裂、腭裂、无脑儿、脊柱裂、先天性心脏病、先天性幽门狭窄、先天性巨结肠、先天性畸形足、先天性髋关节脱位等。多基因遗传具有 3 个特点：①两个极端变异（纯种）个体杂交后，子 1 代大部分为中间型，具有一定变异范围，这种变异主要是环境影响的结果。②两个中间型子 1 代杂交后，子 2 代大部分为中间型，但其变异范围要比子 1 代广泛，也可出现极端变异的个体。除环境因素外，基因的分离组合也有作用。③在随机杂交的群体中，变异范围很广，然而大多数个体接近中间型，极端个体很少，环境与遗传因素都起作用。

以人的身高为例来说明数量性状多基因遗传的特点。假设有三对基因影响人的身高：AA′、BB′、CC′，其中 A、B、C 三个基因各使人的身高在平均值（165cm）的基础上增高 5cm（暂且定为增高基因），而它们的等位基因 A′、B′、C′三个基因各使人的身高在平均值的基础上减低 5cm（暂且定为减高基因）。假如亲代为一高身材（195cm）个体（AABBCC）与一矮身材（135cm）个体（A′A′B′B′C′C′）婚配，则第 1 代子女将为杂合的基因型，即 AA′BB′CC′，呈中等身材（身高 165cm）。然而，由于环境的作用，它们的身高会在 165cm 左右有所变异，当然这种差异完全是环境因素影响的结果。假设相同于第 1 代子女基因型的个体间婚配，新的子代（即为第 2 代子女）中大部分个体仍为中等身高，但是变异范围更为广泛，并会出现与亲代相同的极高或极矮类型，即极高者可在平均身高 165cm 的基础上增高 30cm（基因型为 AABBCC）；极矮者可在平均身高 165cm 的基础上减低 30cm（基因型为 A′A′B′B′C′C′）。上述三对基因的分离和组合决定了身高上的差异，然而，由于环境因素的影响，子代中的身材还会有不同程度的变异，比如营养充足、生活环境优越，会使矮个子长成中等身材，中等身材可能长成高个，高个子会长得更高；反之，如果营养不足、生活条件差，高个子可能只长成中等身材，甚至更矮。如很多生活在贫困山区的居民，身材普遍较矮。

当然，决定数量性状的基因远不止三对，加上环境因素的影响，数量性状在群体中的分布就更为复杂，形成一种连续的正态分布曲线。

第二节　多基因病的遗传

疾病是环境因素（外因）与机体（内因）相互作用而造成的一种特殊的生命过程，伴有组织器官形态、代谢或功能的改变。遗传因素是构成内因的主要因素。因此，可以认为任何疾病的发生都是环境因素和遗传因素相互作用的结果。在某一疾病的发生中，环境因素与遗传因素的相对重要性则需要具体分析。大致有三种情况：

1. 遗传因素起主要作用，如：染色体病是由于染色体数目或结构畸变导致的遗传性疾病，基本上不受环境因素的影响，而是由畸变的染色体导致的。

2. 环境因素起主要作用，如物理、机械、化学因素损伤是由于纯环境因素造成的，几乎不受遗传因素影响。

3. 环境因素和遗传因素共同起作用。大部分疾病的发生都受到这两种因素的共同作用，遗传因素提供了产生疾病的必要的遗传背景，环境因素促使疾病表现出相应的症状和体征。多基因病属于此类，如：白癜风即属于多基因病范畴，受微效基因和环境因素的共同作用而致病。

多基因遗传病，除明显存在着遗传基础，同时环境因素也起着重要作用。

一、易感性、易患性与发病阈值

（一）易感性（susceptibility）

易感性是指遗传因素决定的患病风险。在多基因遗传病中，由多基因遗传基础决定某种多基因病发病风险的高低。多基因病，是指大多数的人类疾病，如癌症、糖尿病、骨质疏松、老年痴呆、高血压等，这些疾病的相关基因称为易感性基因，可以传给后代。基因诊断提示了“易感性”后，可以通过改变饮食、生活方式，在一定程度上调整相关基因的表达。如肺癌，如果基因诊断中有易感性，就有可能对抽烟较为敏感，不抽烟，发生肺癌的可能性就小了。许多疾病的易感性是有家族聚集倾向的，如冠状动脉粥样硬化、原发性高血压、糖尿病、支气管哮喘、癫痫、肿瘤，甚至传染病。

（二）易患性（liability）和发病阈值（threshold）

易患性是指遗传因素和环境因素共同作用，决定一个个体患某种遗传病的可能性。易患性的变异与多基因遗传性状一样，在群体中呈正态分布，即群体中大多数个体的易患性近似平均值，易患性很高或很低的都很少。发病阈值是指当一个个体的易患性高到一定限度就可能发病。这种由易患性所导致的多基因遗传病发病最低限度称为发病阈值。因此，易患性的变异在群体中的分布就被阈值分为两部分：大部分为正常个体，小部分为患者。阈值代表在一定条件下患病所必需的、最低的易患基因的数量。

虽然就一个个体来说，易患性的大小难以测定，只能依其婚后所生子女发病情况作出粗略估计，但一个群体的易患性则可由该群体的发病率（即超过阈值部分）作出估计。其估量的尺度以正态分布的标准差为单位，就是在正态分布中，以平均值为 0，在 ±1 个标准差范围内的面积占曲线内总面积的 68%，标准差以外的面积占 32%，两边各占 16%。如此类推，在 ±2 个标准差以内面积占总面积的 95.4%，标准差以外的面积占 4.6%，两边各占 2.3%；在 ±3 个标准差时，标准差以内面积占总面积的 99.74%，以外面积占 0.26%，两边各占 0.13%。多基因病的易患性阈值与平均值距离越近，其群体易患性的平均值越高，阈值越低，则群体发病率也越高。反之，两者距离越远，其群体易患性平均值越低，阈值越高，则群体发病率越低。因此，可从群体发病率的高低计算出阈值与平均值之间的距离。

综上所述，遗传因素与环境因素作用的总和决定一个人是否易于患病，即易患性。这种易患性高到一定的程度（超过阈值）时，即会发病。例如，一对夫妇生了一个患有多基因病的孩子，表明他们携带着一定数量的致病基因，在环境因素的作用下，使易患性总和超过了阈值，而生了患儿。所以，这对夫妇再生第二个患儿的可能性明显高于一般群体。假如他们又生了第二个患儿，表明他们可能携带着更多的致病基因，因而再生第三个患儿的危险性就会更高。我们以先天性马蹄内翻足为例，这种畸形在一般群体中的发生率是0.15%，如果一对夫妇已生了一个这种畸形儿，那么再生第二个畸形儿的危险率是2.05%，假如又生了第二个或第三个畸形儿，以后再生畸形儿的危险率分别为6.08%和13.3%。另外患儿畸形越厉害，表明其父母携带的致病基因数量越多，再次生育时生出患儿的危险率也将越高。

二、遗传度

遗传因素与环境因素在多基因疾病的发生中各起多大作用呢？遗传学家们根据遗传与环境之间的关系，提出了**遗传度**（heritability）这个概念。所谓遗传度是指在某一特定性状总的变异中，遗传因素所起作用的程度，通常用百分比来表示。如某一性状的遗传度为80%，这表示该性状的出现约有80%受遗传因素影响，有20%受环境因素影响。如某一性状完全由遗传因素所决定，环境因素未起作用，则遗传度就是100%。相反，只是环境因素起作用，而遗传因素未起作用，则遗传度为0。一种多基因遗传性状或疾病，受环境因素影响愈小，遗传度愈高；反之环境的作用愈大，则遗传度愈低（表8-1）。

表8-1　几种遗传病和先天畸形的遗传度

疾病名称	遗传度（%）	畸形名称	遗传度（%）
精神分裂症	80	先天性巨结肠	80
精神发育障碍	80	唇裂±腭裂	76
哮喘	80	腭裂	76
糖尿病（早期）	75	先天性幽门狭窄	75
糖尿病（晚期）	35	先天性髋关节脱位	70
强直性脊柱炎	70	先天性畸形足	68
冠心病	65	无脑儿	60
原发性高血压	62	脊柱裂	60
原发性癫痫	55	先天性房间隔缺损	70
原发性肝癌	52	先天性室间隔缺损	65
消化性溃疡	37	各型先天性心脏病	35

遗传度可通过群体发病率和患者亲属的发病率来估算，也可以从双生子的发病一致率来估算。

三、多基因病的传递规律

与单基因病的遗传方式相比，多基因病有明显不同的传递规律，表现在如下几方面。

（一）家族聚集现象

在多基因病的传递过程中，患者家族成员的发病率高于群体发病率，但不符合任何一种单基因病的遗传方式，患者同胞及子女的发病率远低于1/2或1/4。当群体发病率在0.1%～1%，遗传度在70%～80%之间时，患者受累同胞的再发率约为人群发病率的平方根。虽然病种之间、家系之间各不相同，但都在5%～15%之间（表8－2）。

表8－2　　常见多基因病一级亲属患病风险率和双生子发病一致率

病种	一级亲属风险率（%）	群体发病率（%）	同卵双生一致率（%）	双卵双生一致率（%）
糖尿病	5～10	5	84	37
哮喘	5～17	1～4	67	34
癫痫	5～10	0.5	72	15
躁狂抑郁精神病	10～15	0.76	77	19
精神分裂症	15	1	80	13
常隐单基因病*	25	<0.1	100	25
非遗传病	=群体发病率	=群体发病率	=群体发病率	=群体发病率

*指常染色体隐性遗传单基因病。

（二）与患者亲缘系数相同的亲属有相同的发病风险

患者的同胞、患者的子女均为一级亲属，其基因有1/2的可能性是相同的，亲缘系数为1/2，这些个体的发病风险相同。依此类推，一个人与其叔、伯、姑、舅、姨、祖父母和外祖父母之间均为二级亲属，其基因有1/4的可能性是相同的，亲缘系数为1/4；一个人与其表兄妹、堂兄妹、曾祖父母之间均为三级亲属，其基因有1/8的可能性是相同的，亲缘系数为1/8。亲缘系数相同的个体发病风险相同。

（三）随着亲缘系数的变小，患者亲属的发病风险迅速降低

群体发病率越低的疾病，这种趋势越明显。唇裂±腭裂患者的同卵双生同胞的发病率为群体发病率的400倍，其一级亲属的发病率降为群体发病率的40倍，二级亲属的发病率降为群体发病率的7倍，这反映了随着亲缘系数的降低，患者亲属发病率迅速下降的趋势。

（四）多基因病患者病情越严重，亲属再发风险率越高

例如患儿为单侧唇裂，同胞发病风险为2.46%；患儿为单侧唇裂+腭裂，同胞发病风险为4.0%；患儿为双侧唇裂+腭裂，同胞发病风险为5.6%。患儿的病情越严重，表明双亲带有更多的致病基因。这一点也与单基因遗传病不同。在单基因遗传病中，不论病情的轻重如何，一般都不影响其再发危险率，即仍为1/2或1/4。

（五）有性别差异的遗传病的患病率

当某种多基因病的群体患病率存在性别差异时，表明不同性别的发病阈值是不同的。例如人群中男性先天性幽门狭窄的患病率高于女性，男性患病率为0.5%，女性患病率为0.1%，男性的患病率是女性的5倍，即男性发病阈值低于女性。男性患者的儿子患病率是5.5%，女儿的患病率2.4%。如为女性患者，其儿子的患病率达到19.4%，女儿的患病率达到7.3%。表明女性患者比男性患者带有更多的致病基因。

（六）地区及种族差异性

遗传分析中除了要区别血缘和非血缘亲属（养子女和养父母），考虑种族和地区差异也是很重要的。有的是种族差异，如北美华人中食道癌发病率为当地其他种族的34倍；而有的是地区差异，如食道癌发病率在我国沿海和内地有显著差异。其他是环境因素作用的结果，如我国山东两个相邻的县，胃癌发病率的差异与饮食习惯（葱蒜）相关。

如表8-3所示，在不同种族（或民族）中，这类疾病和畸形的发病率有所不同。

表8-3　先天性畸形发病率比较（%）

病名	白种人（英国）	黑种人（尼日利亚）	黄种人（日本）	黄种人（中国）
先天性心脏病	0.6	-	-	0.56
先天性髋关节脱位	0.4	0	0.71	0.38
唇腭裂	0.12	0.004	0.3	0.14
脊柱裂	0.25	0.02	0.03	0.04
无脑儿	0.2	0.08	0.06	0.03
先天性马蹄内翻足	0.12	0.11	0.11	0.08

如上所述，鉴于多基因病的传递符合数量遗传性状规律，因而呈现这些特点；又由于它不像单基因遗传病那样相对较容易认识和较方便地推算子代的发病几率，所以，对于多基因病亲属发病风险率的估计必须根据上述特点及有关资料和数据进行具体分析。

第三节　常见多基因病

一、多基因遗传的常见病

许多中老年的常见病，如原发性高血压、糖尿病、动脉粥样硬化、冠心病、精神分裂症、哮喘病等都属于多基因病。研究发现，心血瘀阻证、虚寒证等可能是有遗传倾向的多基因症。这些疾病的发生既有遗传基础，又有环境因素。一种多基因病的发生必须有发病所需的致病基因的组合，当一个个体继承了大量的接近阈值的危险基因组合时，潜在的发病风险加大，此时，环境因素就可决定疾病的发生及严重性。

（一）冠心病（coronary heart disease，CHD）

冠心病有明显的家族倾向，属于多基因遗传病，这种遗传病的发生是由遗传因素和出生后的环境因素共同决定的。其诸多的影响因素，如高血压、一些类型的高脂血症、肥胖特点、性格特征等均具有遗传倾向。遗传因素须与其他危险因素相结合共同作用，才可使冠心病患病率增高。CHD 患者大多在 45 岁以上，男性有较高的风险，这在群体和受累家族中都是如此。而当女性为先症者时其亲属中的再发风险较高。

冠心病的相关基因列举如下：

1. 载脂蛋白 ApoB XbaI 基因 ApoB XbaI 基因有三种基因型，X^-X^-、X^+X^- 和 X^+X^+。其中 X^-X^- 在人群中极罕见，X^+X^- 基因型人群中高密度脂蛋白胆固醇（HDL－C）、载脂蛋白 AI（ApoAI）水平明显低于 X^+X^+ 基因型。据调查，在我国 CHD 患者中，X^+X^- 基因型频率远高于 X^+X^+ 基因型，因此是直接导致动脉粥样硬化或通过影响 HDL－C 水平，增加动脉硬化的易感性基因。

2. 载脂蛋白 ApoE 基因 ApoE 基因有三种等位基因 E2、E3、E4，六种基因型。病人的 ApoE4 等位基因出现频率为 38%，远高于正常人。其中 E4 型基因携带者有较高的血清总胆固醇（TC）和低密度脂蛋白胆固醇（LDL－C）水平，甘油三酯（TG）较高，E2 型携带者有较低的 TC 和 LDL－C 水平，TG 较低。通常认为，ApoE4 是 CHD 的危险因素，而非致病因素。它是主要易感基因（major susceptibility gene）。等位基因 ApoE4 使发病年龄提早，等位基因 ApoE2 与 ApoE3 使 AD 发病率降低，发病年龄延迟。载脂蛋白 ApoE4 水平升高时，发生冠心病的可能性增高。

3. 血管紧张素原（AGT）M235T 基因 AGT M235T 基因有两种等位基因 M、T，三种基因型 M/T，M/M，T/T。国内大量研究报道，在 CHD 患者中，T 等位基因频率显著高于正常人群，因此，AGT 235TT 型基因被认为可能是冠心病发病及心肌梗死的重要危险因素之一。

4. 亚甲基四氢叶酸还原酶（MTHFR）基因 MTHFR 基因多态性直接影响血浆同型半胱氨酸（Homocysteine，Hcy）水平，血浆 Hcy 水平升高是动脉粥样硬化的一个独立危险因素。研究发现，冠心病病人的血浆 Hcy 水平高于正常对照组，且血浆 Hcy 水平与冠心病的分型及严重程度相关联。

5. 内皮型一氧化氮合成酶（eNOS）基因 据报道，eNOS Gla298 基因多态性与冠心病相关，在吸烟人群中，eNOS Gla298 纯合体在严重病变患者中的比例要比在无或轻度病变患者中大得多，而在不吸烟的人中却没有此现象出现，说明 eNOS 基因多态性是相关吸烟依赖性冠心病的危险因素。

虽然人们通过全基因组扫描和候选基因策略已在人类的染色体上定位了许多可能含有各种冠心病基因的位点，但具体的基因突变位点尚未被最终证实。这是因为：①任何多态性基因单独作用时效应微弱，且其作用与遗传背景和环境因素息息相关；②CHD 涉及很多基因，不同的患者往往由不同的机制所引起，存在着遗传异质性；③诊断标准不同；④种族差异，基因与 CHD 的相关性在不同的种族中结果不尽相同；⑤实验设计上的不足（如样本量少、对照组设计不严谨、群体分层等）也可导致此问题。

（二）高血压病（hypertension）

原发性高血压是一种常见遗传病，其发病率在种族间有差异。白种人为5%～7%，黄种人最低，黑人最高，达20%～30%。我国不同民族间发病率差异很大，从2%到15%，由低到高依次为藏、维吾尔、汉、蒙古、朝鲜和哈撒克族。除了个别家系外，高血压属于多基因遗传。一般认为最主要的原因是存在肾素－血管紧张素－醛固酮系统的异常，但不确定是原发还是继发的异常。最初在高血压患者中发现其血浆血管紧张素原（AGT）增高，临床用AGT直接注射可提高血压，而给予AGT抗体会使血压下降。自发性高血压的动物模型（SHR大鼠）进一步证明肾素、血管紧张素原（AGT）和血管紧张素转移酶（ACE）与血压升高有关。

1. 血管紧张素原　AGT基因相应的蛋白产物中第235位甲硫氨酸Met突变为苏氨酸Thr，174位Thr突变为Met，会引起收缩压、舒张压和血浆AGT浓度显著提高。

2. 血管紧张素转移酶　ACE是参与体内血压调节的肾素血管紧张素系统（RAS）的关键酶，在高血压发病机制中具有重要作用。该基因在16号内含子内存在着插入和缺失两种变异体。

3. 内皮型一氧化氮合成酶　内皮型一氧化氮合成酶（eNOS）主要分布于冠状血管及心腔面的内膜，eNOS催化生成的一氧化氮（NO）具有舒张血管、调节血流、抑制血管平滑肌细胞增殖、抑制血小板和白细胞黏附等重要功能，参与了多种疾病的病理生理过程。在该基因第7外显子上，894位碱基G突变成T（G894T），相应蛋白产物第298位上的谷氨酸则被替换成天冬氨酸（Glu298Asp），这个位点的突变导致eNOS功能受损，NO产生减少，血管紧张性增高而引起高血压。

4. 内皮素2　内皮素2（ET－2）具有强烈的收缩血管和促进血管平滑肌增殖作用，该基因如在核苷酸序列中985位碱基A突变成G（A985G），高血压严重程度将会增加。

5. 心钠素ANP　心钠素是一种由心房合成、储存和分泌的多肽激素，它具有强大的利钠、利尿、舒张血管、降低血压等作用。心钠素基因ANP有两个突变位点与高血压发病有关。一个在该基因序列中664位由碱基G突变为A，另一个在2308位由碱基T突变为C。

6. 心钠素受体NPRC　心钠素受体基因NPRC在5′端上游启动子（P1）－55位核苷酸可发生变异，由碱基A突变为C；这一变异与高血压发病紧密连锁。

（三）糖尿病

糖尿病（diabetes mellitus，DM）是一种常见多发的、与遗传因素有关的复杂性疾病。95%以上属于多基因遗传，并且环境因素的影响也很重要，可出现很强的遗传异质性。其患病人数正随着人民生活水平提高、人口老化、生活方式改变以及诊断技术的进步而迅速上升。DM的病因及发病机制尚未完全阐明。胰岛病变致胰岛素分泌缺乏或延迟、抗胰岛素抗体产生、胰岛素受体缺陷或受体靶组织对胰岛素敏感性降低等是DM发病的主要环节。临床表现为以慢性血糖升高为特征的碳水化合物、蛋白质、脂肪代谢紊乱的综合征。在发达国家，DM是继心血管疾病和恶性肿瘤的第三大非传染性疾病。DM已成为世界上第五位死亡主因，成为严重威胁人类健康的全球性公共卫生问题。

1. 1 型糖尿病（胰岛素依赖型糖尿病，insulin – dependent diabetes mellitus，IDDM） 属于自身免疫性疾病，是胰腺分泌胰岛素的 β 细胞免疫损伤所致，症状明显。这类患者由于胰岛 β 细胞膜上 HLA – Ⅱ类基因异常表达，使得 β 细胞成为抗原递呈细胞，在环境因素（病毒感染等）作用下，免疫反应被激活，产生自身抗体，导致胰岛细胞炎症，演变而成为 DM。

通过人群相关性分析和受累亲属分析，已确定 IDDM 致病基因位于染色体 6p21 的 MHC Ⅱ类抗原所在区域，目前发现至少三种基因型 HLADQAl、DQBl 和 DRBl 与 IDDM 相关。DQβ 链第 57 位氨基酸尤其关键：野生型为天门冬氨酸；如变为不带电荷的中性氨基酸，则易感 IDDM。进一步的三维结构模拟显示第 57 位氨基酸残基对于 HLA DQβ 链的结构和功能十分关键，它位于一个 α 螺旋的末端，靠近一个蛋白结合区和一个 T 细胞抗原受体区。又因其与 α 链第 79 位的精氨酸残基在空间结构上相距很近，带负电的天门冬氨酸可与之形成一个盐桥。这种结构会因为中性氨基酸的取代受到完全破坏而丧失功能。由此我们得知 T 细胞受体（TCR）及与之同源的免疫球蛋白超家族可能成为 IDDM 的又一个候选基因区。其中 TCRβ 基因位于 7 号染色体，它的某些多态性位点与 IDDM 发病相关；免疫球蛋白重链恒定区的位点开关区也存在类似现象。而 TCRα 链上未发现与 IDDM 相关的位点。

此外，胰岛素基因、胰岛素样生长因子Ⅱ（IGF2）也被证明以一种特殊方式与 IDDM 相关。

2. 2 型糖尿病（非胰岛素依赖型糖尿病，non – insulin dependent diabetes mellitus，NIDDM） 多为自主神经类型，表现为副交感神经张力增强，交感神经张力减弱，导致低血糖倾向及多食、肥胖。2 型症状相对较轻，但更常见。2 型 DM 患者随年龄增长，出现胰岛 β 细胞数目减少，胰岛素分泌缺陷或终末器官对胰岛素产生抗性，导致糖尿病。老化过程中胰岛素原合成减少 16% ~39%。

胰岛素和胰岛素受体基因受到普遍重视，已确认一些胰岛素和前体的基因突变影响到胰岛素活性。人群调查表明，这些突变大多是杂合的，可以使发生 NIDDM 的风险率增加。由于频率低，显然不是导致 NIDDM 的主要原因。胰岛素基因转录起点之前存在着一个高度可变区，是以 14 或 15 个碱基为单位的重复序列。重复次数从 40 ~ 170 不等，其变化可能与 NIDDM、IDDM、动脉粥样硬化和高甘油三酯血症有关。还有几种表现严重的胰岛素抵抗的综合征，如 leprechaunism 和 Rabson – Mendenhall 综合征可能与胰岛素受体基因上的一些突变有关，并且已证明影响到胞外受体。部分的突变呈隐性遗传，而其胞内酪氨酸激酶部分的突变则呈显性遗传。上述遗传因子有的可能有一定程度的连锁关系，可能影响糖尿病的严重程度。如青年发病的成人糖尿病（maturity onset diabetes mellitus of the young，MODY）是一种常显表现，其激素水平和代谢特点表明有遗传异质性。一般人群发病率为 0. 2%，在某些隔离人群可高达 18%，连锁分析表明了 MODY 与葡萄糖激酶的紧密连锁，最近还在 MODY 病人身上发现大量该酶的基因突变。

3. 糖尿病相关基因 目前，人们利用各种基因技术所发现的糖尿病相关基因很多，其遗传学特性是微效基因 – 主要基因共同遗传模式。例如：受体、载体与通道相关基因；核受体相关基因；代谢酶相关基因；分泌因子相关基因；信号转导相关基因；转录因子相关基因等。

（四）精神分裂症

精神分裂症（schizophrenia，SZ）是一种较为常见的病因不明的精神障碍性疾病。其终生发生率为1%，城乡之间患病率有差异，城市居民患病率（7.11%）明显高于农村（4.26%）。经济收入高低不同有差异，收入水平低的居民患病率（10.16%）高于经济收入水平高的居民（4.75%）。女性患病率高于男性（比例为1.6∶1）。精神分裂症的临床特征比较复杂。多起病于青壮年，临床特征表现为联想障碍、情感淡漠、情感不协调、意志活动减退或缺乏、幻觉、妄想和紧张综合征、缺乏自制力等。

随着医学遗传学研究的进展，发现精神分裂症发病与遗传因素有关，分子遗传学研究结果显示，一些候选基因与精神分裂症发生有关联性。

精神分裂症的遗传特点不仅是多基因累积效应，而且还涉及遗传异质性，包括在一个基因上存在两个或多个决定疾病易感性的突变（即等位基因异质性）和两个易感基因位点紧密连锁在一起（即位点异质性）。等位基因异质性和位点异质性的存在，使得连锁不平衡的分析结果变得十分复杂。人类基因组系统扫描发现，除19号、21号和Y染色体以外，其余的染色体上都可能含有精神分裂症易感基因。其中，能获得较好重复性的染色体区域至少有6个，包括1q21～22、5q22～23、6p24～21、8p22～21、13q14～33和22q11～12。

近年来，应用关联分析方法和分子遗传学基因检测技术，发现精神分裂症与5－羟色胺受体2A（5－hydroxytryptamine type 2a－receptor，5－HTR2A）基因多态性、多巴胺受体D1～5（Dopamine D1～5 receptor，DRD_1～DRD_5）基因多态性、HLA多态性、钙离子激活的钾离子通道（calcium－activated potassium channels）家庭成员之一的$KCNN_3$动态突变、补体多态性、儿茶酚－O－甲基转移酶（catechol－o－methyl transferase，COMT）基因多态性、细胞色素P450（cytochromme P450，CYP）基因多态性、载脂蛋白E（apolipoprotein E，ApoE）基因多态性等存在关联性。

1. 5－HTR2A基因　5－羟色胺是一种十分重要的神经递质。它通过受体介导来调节人的神经活动。在人体内，现已发现7种类型的5－羟色胺受体组成的蛋白家族，即5－HT 1～7受体，而每个受体中还有多个亚型。在精神分裂症易感性中研究得较多的是5－HT2和5－HT6受体基因的多态性，其中5－HTR2A被认为与精神分裂症的发病密切相关。目前许多新型抗精神分裂症药物均特异性地作用于5－HTR2A受体。5－HTR2A基因定位在13q14，其基因产物是由471个氨基酸组成的G蛋白耦联受体，其第102个核苷酸存在一个T→C限制性酶切片段长度多态性位点（102T/C），该位点成为研究5－HTR2A基因理想的遗传标记。现有多个研究小组发现，在精神分裂症患者中等位基因C的频率显著高于正常人。

2. 多巴胺（dopamine，DA）受体基因　DA的受体可分为D1和D2两大家族，均为G蛋白耦联受体。D1族包括D1和D5两类受体，D2族包括D2、D3、D4三类受体。这些受体是多种抗精神病药的作用靶，其基因的多态性可能与它们对神经递质和药物的敏感性及精神分裂症的易感性相关。其中有关D2族受体的研究较多。

D2受体基因位于11q22～23。一般认为在5种受体中，D2受体可能与精神分裂症的关系最为密切。D3受体基因位于3q13.3，在第一外显子的第9个密码子存在由Ser/Gly（丝氨酸/甘氨酸）替代形成的 Bal II 限制性片断长度多态性位点。研究表明，DRD_3的 Ser/Gly Bal II 限制性片段多态性与精神分裂症发生有相关性。因此，该基因成为精神分裂症重要的候选基因。D4 受体基因位于 11q15.5，D4 受体主要分布于额叶皮质，而该处是与精神分裂症强烈相关的区域。

3. HLA　某些精神分裂症亚型患者存在自身免疫现象，从而人们推测 HLA 可能参与精神分裂症的发病过程。大量研究证明，HLA - A_1、A_2、A_9、B_5、CW_4、DR_8等与精神分裂症呈正相关，HLA - DR_4、DQB_1与精神分裂症呈负相关。

4. $KCNN_3$　1996 年 Kohle 等从人脑和小鼠脑中分离出一种编码较小的钙激活钾离子通道蛋白的 cDNA 家庭，并将该家庭的三个成员命名为 $KCNN_1$、$KCNN_2$、$KCNN_3$。时隔 2 年，Chandy 等鉴定了人类的 $KCNN_3$的 cDNA，其基因编码 731 个氨基酸组成的多肽链，在基因内靠近 5’端的区域含有两个 CAG 三核苷酸重复序列，第二个 CAG 重复序列常见多态性；而且研究结果发现，精神分裂症患者中较大 CAG 重复等位片段频率显著高于正常人，$KCNN_3$基因较大的 CAG 重复片段与精神分裂症之间存在中等强度的相关。但也有资料不支持这个结论，如 Hani 等发现，爱尔兰人群精神分裂症与 $KCNN_3$的大片段等位基因多态性不存在相关性。

（五）哮喘

哮喘是一种以气道高反应性（BHR）和慢性气道炎症为特征的过敏性疾病，以儿童多见，发病率高达1% ~5%，近年来有上升趋势。虽然哮喘是环境和基因共同作用的结果，但遗传因素日益为人们所重视。哮喘有明显的家族聚集性，据报道哮喘患者中有家族史者高达55%，而一般人群为2% ~4%；此外哮喘发病率有地区差异，如澳洲较欧洲高，我国北方较南方高，但南方个别地区如福建省诏安县是我国哮喘最高发的地区，占全部人口的5.6%。哮喘的遗传方式复杂，一般认为是多基因遗传，如炎症介质、IgE、BHR、HLA 等的基因调控均与哮喘病的发生发展有关。

目前对哮喘相关的候选基因进行了分类，包括：细胞因子相关基因；细胞因子受体相关基因；化学因子相关基因；化学因子受体相关基因；Th_2细胞因子信号途径相关基因和 IgE 受体相关基因等。

研究表明，多条染色体的基因与哮喘相关，主要集中在 5q、6p、11q、12q、14q、19q 等。众所周知，变应原进入体内首先就会诱导浆细胞产生 IgE，而血清总 IgE 水平及其调控与哮喘发生密切相关。首选的哮喘候选基因选择了 IgE 高亲和力受体 β 链（基因位于染色体 11q13），发现一些患者中有 181 位异亮氨酸→亮氨酸的改变，使该受体的亲和力有所变化。与此同时更多的研究集中在位于染色体 5q31 ~ q33 的一个基因簇，包含白细胞介素 -4（IL -4）、IL -5、IL -3、IL -9、IL -12、IL -13、单核细胞 - 巨噬细胞集落刺激因子（GM - CSF）和成纤维生长因子（FGF）等，与血清总 IgE 的调控有关。在不同种族的哮喘患者中都发现了一些突变，如 IL -4 的 590C→T、IL -3 的 68T→C、IL -9 的 351A→C，都能使 IgE 水平升高，因而提高了气道反应性。

（六）癫痫综合征

癫痫综合征是一类由先天和后天因素引起的脑细胞反复多次的过度放电而引起的突然而短

暂的脑功能紊乱，有某些共同的症状和体征，是一群具有明显遗传异质性的疾病的集合体。

儿童失神癫痫（childhood absence epilepsy，CAE）是特发性全身性癫痫的常见类型，其发病机制尚不完全清楚，但公认遗传因素在其发病过程中起重要作用。目前，国外学者通过全基因组扫描和连锁分析，已将CAE易感基因分别定位于染色体8q24以及染色体3p14.2～p12.1；奥地利学者研究发现CAE与位于染色体15q11.2～q12的γ－氨基丁酸（GABA）A型受体亚单位β3基因关联。

通过对癫痫发生的神经生理基础，即脑内神经元兴奋性改变的研究，发现许多有关神经递质及它们的受体、离子通道、酶和调节因子，甚至原癌基因和核内即刻早期基因，都可能成为影响癫痫发生的基因，均可称之为癫痫候选基因。

二、多基因遗传的先天畸形

先天性畸形的病因归纳起来包括三个方面：一是遗传因素；二是环境因素；三是遗传和环境的共同作用，即多基因遗传。少数遗传性畸形已证明是单基因病，如常染色体显性遗传的I型成骨不全，有明确的生化异常，即有异常的多肽链产生，已从患者皮肤成纤维细胞中测知其Ⅰ型胶原中异常的a2链，这是骨骼发育异常的常染色体显性遗传病；还有一些遗传性畸形是染色体异常造成的。致畸的环境因素种类很多，如药物、病毒感染等均可引起胎儿发育畸形。

大约2%的新生儿存在严重的畸形，但多数尚能存活，其中很多畸形，如泌尿生殖系、脊椎和心脏的缺陷，在童年或青少年时已可诊断。

多基因遗传的畸形在先天性畸形中占的比例最大，遗传和环境因素均有影响，诸如社会、经济原因对母体及其子宫的影响均可导致畸形的产生。常见的这类畸形有唇裂、腭裂，短指或缺指，先天性心脏病，先天性幽门狭窄，先天性髋关节脱位，先天性肾缺如，先天性巨结肠，脊柱裂等。多基因遗传所致的先天畸形患者，其同胞及子女的患病风险一般在1%～10%之间，比相应的群体发病率高10～40倍，环境因素致畸不会产生这种情况，而单基因遗传致畸，患者子女及同胞的患病风险显然比此要高（见表8－4）。

表8－4　　多基因遗传畸形患者的子女受累的风险

畸形	子女受累风险（%）	一般群体发病率（%）
先天巨结肠	2.0	0.02
尿道下裂	6.0	0.8
马蹄内翻足	1.4	0.13
先天性髋关节脱位	4.3	0.8
室间隔缺损	4.0	0.2
先天性幽门狭窄	4（男性） 13（女性）	0.3
腭裂	6.2	0.3
脊柱裂	2.0	0.14

（一）先天性唇腭裂

先天性唇腭裂是人类最常见的先天性畸形之一，在我国大陆患病率为0.1%～0.2%，占我国南方出生缺陷的首位，而四川地区发病率较高，达1.87‰。它不但造成严重面部畸形，还往往影响患儿语言、听力，甚至引起心理障碍。

遗传学上，唇腭裂分为综合征性唇裂或唇腭裂、综合征性腭裂（伴发有唇腭裂的综合征，如外胚层发育不良综合征），以及非综合征性唇裂或唇腭裂（nonsyndromic cleft of lip with or without palate，简称CL+-P）、非综合征性腭裂（nonsyndromic cleft palate，简称CPO）。非综合征性唇腭裂是一种复杂的遗传性疾病，是一种遗传基因和环境因素相互作用所致的多基因多因素遗传疾病，有家族史的约占25%～35%。国外研究筛选了几个可能易感基因位点，如2q13、6p23、17q21、4q25、4q31.3及19q13.2。

口腔颌面部的发育是复杂的细胞分化、生长和凋亡的过程，涉及了大量的信号分子，编码这些分子的基因的中断是颌面部畸形如唇腭裂发生的可能原因。尽管涉及唇腭裂的原因很大程度上还是未知的，但是这些遗传因子单独为所有的表型负责是不可能的。最近的研究更多的关注那些可能阻断人类唇腭胚胎发育的环境因素，这些因素使唇腭裂病因更加复杂，因为它们增加了一大批候选基因，包括那些胚胎发育期间涉及营养元素代谢、涉及药物和致畸剂分解代谢的基因。

（二）先天性心脏缺陷（congenital heart defects，CHDs）

该病是一种很常见的先天畸形，在新生婴儿中发病率为4%～8%，其原因是异质性的，有单基因或染色体异常引起的，也有因风疹病毒感染母体或因糖尿病而引起的，大多数的病因不清。据多因子阈值模型所示，其一级亲属风险率是多因子性状的群体发病率的平方根。表8-5显示各种心脏缺陷畸形在群体和同胞中的发病率。

表8-5　主要先天性心脏缺陷在群体及同胞中的发病率

心脏缺陷	群体发病率	同胞中频率（%）	群体发病率的平方根（%）
室间隔缺损	1/575	4.3	4.2
动脉导管未闭	1/1200	3.2	2.9
房间隔缺损	1/1500	3.2	2.6
主动脉狭窄	1/2250	2.6	2.1

（三）先天性单侧肾缺如（congenital absence of one kidney）

约1/700婴儿患此病。大多数患者无症状，但伴发输尿管和结肠畸形者发病率高。可见输尿管肾盂连接部狭窄，易感染，或发生高血压等。受累女性可伴有双角子宫或同侧半子宫缺如，受累男性伴有同侧输精管缺如。患者父母所生的子女单侧肾发育不全的风险增高。

（四）短指畸形E型（brachydactyly，type E）

由于骨骺未成熟闭合，病人手和脚变短并伴有第1、4、5掌骨和拇指及趾的趾骨变短。患者身材矮小，青少年还伴有严重高血压。

（五）脊柱裂（spina bifida）

受累的男性、女性都可活到成年，通常智力正常，但都可能不育。受累成人的子女具有神经管缺陷的风险大约增高3%。

（六）先天性巨结肠（Hirschsprung's disease）

Hirschsprung病导致肠神经系统无神经节和运动紊乱。一般男性多于女性，但女性病人的子女中受累者风险较高。最近，已于染色体10q上将此病有关基因克隆。与Hirschsprung病有关的变异基因包括：RET原癌基因，它能防止从神经嵴来的神经节细胞的移行；内皮因子-3（endothelin-3，ET-3）基因和ET-3受体基因。

总之，多基因病的发病是内因、外因共同作用的结果：一部分病人的一个基因上存在一种或几种致病突变（或多态性），另一部人在另外的基因上存在不同突变，此为内因或遗传易感性；在一定生活条件、饮食和药物等环境外因诱导下，这些突变不同程度地表现出来而导致疾病。如果能找到这些致病基因位点，就可以在人群中开展筛查，则会发现易感人群或在家系中发现易感个体，做到症前诊断，从而预防或延缓这些常见病的发生。

第九章 染色体疾病

染色体病（chromosomal disorder）是由于先天性染色体数目异常或结构畸变而引起的疾病。

染色体是遗传物质——基因的载体。人类约有 3 万～4 万个基因，分别位于 23 对染色体上，组成 24 个基因连锁群。每个连锁群中基因均有严格的排列顺序，其毗邻关系是恒定的。如果染色体发生数目异常，甚至是微小的结构畸变，都必将导致许多基因的增加、缺失或重排，严重破坏基因间的平衡，引起具有一系列临床症状的综合征，故又称**染色体畸变综合征**（chromosomal aberration syndrome）。这些综合征的临床症状包括多发畸形、智力低下和生长发育迟缓等；此外，还可见到一些特征性的皮肤纹理改变。目前已经发现的人类染色体数目异常和结构畸变有 1 万余种，已确定或已描述过的综合征有 300 余种，几乎涉及每号染色体。所以染色体病已成为临床遗传学的主要研究内容之一。根据引起疾病的染色体是常染色体还是性染色体，一般把染色体病分为常染色体病和性染色体病两类。

第一节 染色体病发病概况

一、染色体病发生率

染色体异常多见于自然流产、高龄孕妇的胎儿、先天畸形或发育异常患者、不育或流产夫妇。据统计，自然流产约占全部妊娠的 15%，其中约有 50% 是染色体畸变所造成的。人群中外表正常但为某种染色体异常携带者的频率约为 0.25%～0.47%，在不育与流产夫妇中约为 3%～6%。通过对流产胎儿染色体的研究，已经证明胚胎染色体异常是造成自然流产的重要原因。在妊娠过程中，自然流产发生的时间越早，染色体异常率越高。根据对习惯性流产胎儿细胞遗传学检查，妊娠 4 周流产其胚胎染色体异常的发生率约占 75%，5～8 周的约为 50%～60%，9～12 周的约为 5%～20%。

流产胎儿染色体异常以常染色体三体型最常见，占 50%～60%；其次是多倍体，主要是三倍体和四倍体，约占 20%～25%；第三是性染色体单体型，即 45，XO，约占 15%～20%。有人估计约 95% 以上的 45，XO 合子都导致流产，临床上见到的 45，XO 患者仅仅是异常合子中的极少部分；第四是嵌合体和其他结构异常，其中易位是自然流产的原因之一，约占 3%，易位导致的习惯性流产更多见。因此，对有自然流产史者，要高度警惕染色体异常的可能性，不提倡盲目保胎，而必须对她及她的丈夫进行全面检查，包括细胞遗传学检查。同时，发现随母亲年龄增高（大于35岁），流产和染色体异常率增高，主要为三体型，尤其是Down综合征。

在新生活婴中染色体异常的发生率约为0.5%～1%，以数目异常为多见。临床上，不论是常染色体病还是性染色体病，均以三体型最为常见。常染色体数目异常主要有21三体、18三体、13三体；性染色体数目异常主要有45，XO；47，XXX；47，XXY；47，XYY。常染色体非整倍体及不平衡的染色体结构重排患者在新生儿期就有明显或严重的临床表现，所以出生时容易检出、诊断。但在性染色体非整倍体中，除45，XO外，47，XXX；47，XXY和47，XYY三体患者在出生和年幼时大多无明显异常，只有到青春期因第二性征发育障碍才会就诊。对平衡的染色体结构重排携带者，若无家族史，则要等到成年后因不育或流产时才会被检出，否则不易被发现。

二、临床指征

染色体核型分析是确诊染色体病的主要依据，但由于染色体核型分析的工作量较大，通常限于一些特殊面容、发育异常或有致染色体畸变因素接触史等特殊临床指征的患者。这些临床指征主要包括：①先天性智力低下，有特殊面容，生长发育迟缓，伴有五官、四肢、皮纹、内脏等多发畸形。②性征发育不全或多发畸形，性腺以及外生殖器发育异常。③生育异常，多发性流产和不育的夫妇。④原发性闭经。⑤有染色体结构异常家族史。⑥35岁以上的高龄孕妇。⑦已经生有染色体异常患儿的夫妇，染色体异常的携带者。⑧有致染色体畸变因素接触史，长期接受X线、电离辐射等人员。

第二节　常染色体病

常染色体病（autosomal disease）是指1～22号常染色体发生数目异常或结构畸变所引起的疾病，其中包括三体综合征、单体综合征、部分三体综合征、部分单体综合征及嵌合体等。这些疾病共同的临床特征是先天性智力发育不全，生长发育迟缓，伴有五官、四肢、皮纹、内脏等方面的畸形。

一、21 三体综合征

21三体综合征或称先天愚型，是人类中最常见的一种染色体病。于1866年由英国医生Langdon Down首次报道，故又称Down综合征。1959年法国的细胞遗传学家Lejeune首先发现患者多一条额外的G组染色体，后来确定为患者的21号染色体是三条，故称21三体综合征。

发病率：21三体综合征在新生儿中的发病率约为1/600～1/800。

临床特征：该综合征的主要临床特征是智力发育不全，发育迟缓。患儿出生后不久即呈现特殊面容：眼距宽，眼裂小且上斜，有的患者眼球突出，内眦赘皮。上腭高尖，鼻根低平，颌小，口常半开，舌常外伸，有的有舌裂、流涎，故该征又称伸舌样痴呆（图 9－1）。颈部皮肤松弛。新生儿可见第三囟门。肌张力低。手短而宽。患者皮纹常有典型变化，例如 60% 的患者指纹中第五指上只有一横纹，第五指桡侧弯曲、短。掌纹中主线 C 走向中指和无名指之间，三叉点 t 移向掌心而成 t′，atd 角大于 65°，掌纹多呈通贯手，拇趾球区多见胫侧弓形纹，第 1、2 趾间距宽。约 50% 的患者伴有先天性心脏病，房间隔和室间隔缺损者多见。男性患者无生育能力，50% 有隐睾。女性患者极少数有生育能力，所生子女 1/2 将发病。患者免疫功能低下，易患呼吸道感染。白血病的发生率高于一般群体。男女均可发病，寿命长短不一。

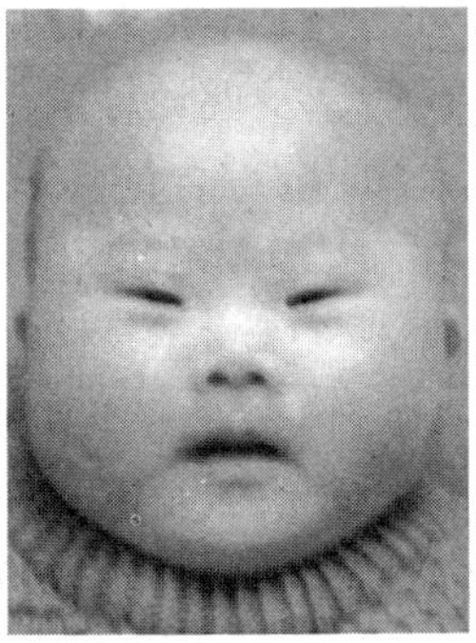

图 9－1　21 三体综合征患者面容

细胞遗传学改变及发生原因：检查患者的染色体，其核型有如下几种类型。

（一）典型 21 三体型

此类先天愚型占已报道全部先天愚型的 92.5%。核型为 47，XX（或 XY），+21。形成原因主要是由于配子生成过程中发生了 21 号染色体不分离。研究证明，21 三体型先天愚型患者 95% 是由于母亲生殖细胞减数分裂时发生不分离的结果，其中 80% 在第一次减数分裂期，20% 在第二次减数分裂期；5% 是由于父亲生殖细胞减数分裂时发生不分离的结果，其中 60% 在第一次减数分裂期，40% 在第二次减数分裂期。一般认为母亲怀孕时年龄大将增加子代患先天愚型的比例，尤其是当母亲年龄大于 35 岁时，发生率明显增加（表 9－1）。

表 9－1　　母亲年龄与 21 三体综合征发生率的关系

母亲年龄（岁）	21 三体患儿的发生率
20～24	1∶1800
25～29	1∶1500
30～34	1∶800
35～39	1∶250
40～44	1∶100
45～	1∶50

（二）21 三体嵌合型

此类型较少见，约占先天愚型患者的 2.5%。核型 46，XX（或 XY）/47，XX（或 XY），+21。发生原因是不分离现象出现在受精卵的卵裂过程中，21 号染色体不分离的结果可形成 46/47/45 细胞系的嵌合体，但由于 45，－21 型细胞易被选择性淘汰，故患者的核型常为 46/47，+21 的嵌合型。根据染色体不分离发生的早晚，核型中的正常与三体型间的比例不同。不分离发生的越晚，正常细胞系所占的比例就越大，患者临床症状就越轻。所以总体来看，本类型患者的临床症状一般比 21 三体型轻。若 47，+21 细胞系比例低于 9% 时，一般不表现出临床症状。

（三）21 三体易位型

易位型先天愚型约占先天愚型患者的 5%。最常见的是 D/G 发生罗伯逊易位，其次是 G/G 易位。D/G 易位即 21 号染色体与 13，14，15 号染色体发生易位更多见。其核型为 46，XX（或 XY），－D，－G，＋t（DqGq）。患者的临床症状同 21 三体型完全一样。易位型先天愚型发生的原因：①多数是由于亲代生殖细胞形成时发生了 D/G 易位（常见的是 14/21 易位），形成的异常配子与正常配子相结合的结果。由于是新生易位，后代再发风险性比较低。②也有一部分患者（约占 25%）的易位染色体是由亲代遗传而来，通常母亲是**平衡易位携带者**（balanced translocation carrier），核型为 45，XX，－14，－21，＋t（14q21q），其后代发病风险显著增高。染色体平衡易位携带者在生殖细胞形成时，经减数分裂可以产生 4 种类型的配子。若平衡易位携带者与正常人婚配，其后代 1/4 为表型正常的平衡易位携带者，1/4 因缺少一条 21 号染色体而致死流产，1/4 为先天愚型，仅 1/4 是正常人（图 9－2）。

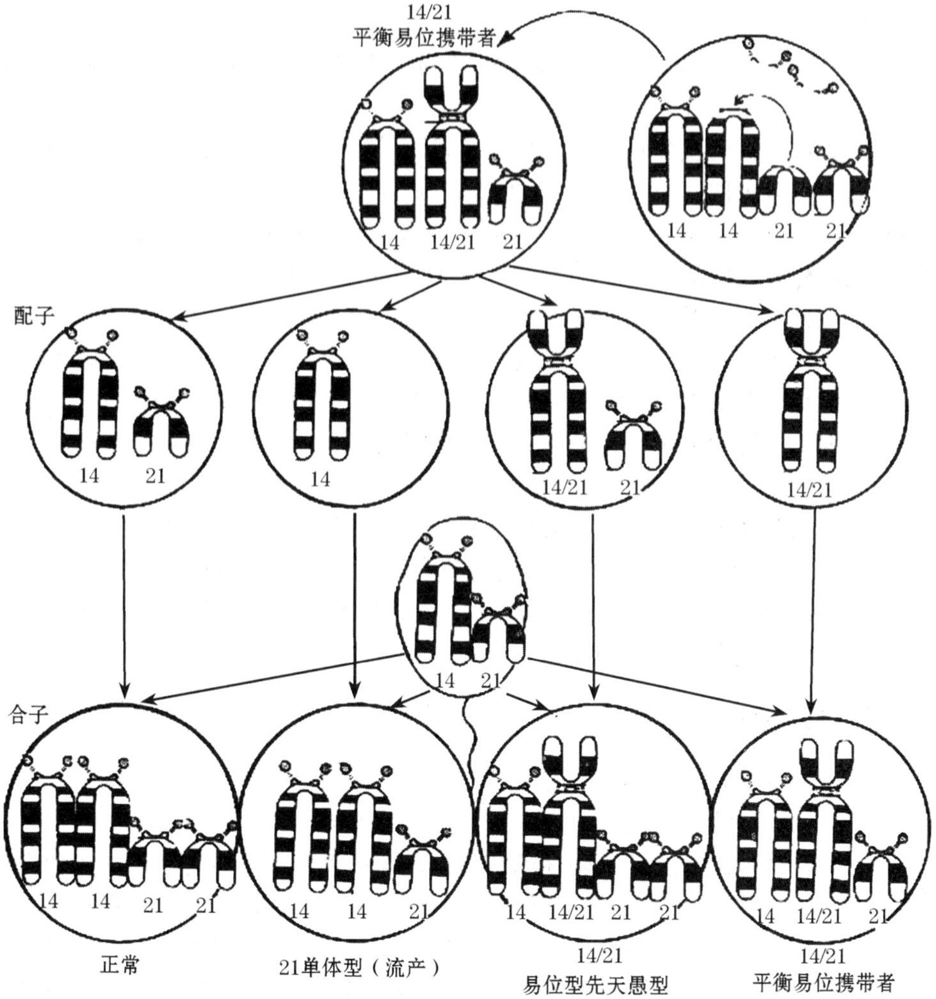

图 9－2　14/21 染色体平衡易位携带者及其子女核型图解

在 G/G 易位中，有时两个第 21 号染色体相连接形成长臂等臂染色体（罗伯逊易位），还有一个正常的 21 号染色体，患者的核型为 46，XX（或 XY），－21，＋t（21q21q）。如果父母之一是 21/21 平衡易位携带者，婚后所孕胎儿中，1/2 因核型为 21 单体而流产，1/2 是核型为 46，XX（或 XY），－21，＋t（21q21q）的易位型先天愚型，活婴将 100% 受累，所以 21/21 平衡易位携带者不应生育。

近年来研究发现，由于易位而产生的 21 部分三体，亦可导致先天愚型，其临床症状同 21 三体型一样。还发现如果易位多余的第 21 号染色体片断含有 21q22 带，就会发生先天愚型。多余的片段中不含 21q22 带，就不发生先天愚型。所以，21q22 是导致先天愚型的关键性片段，与 Down 综合征表型相关的基因均在此部位。

二、18 三体综合征

本征由 Edward 于 1960 年首先报道，故又称 Edward 综合征。1964 年由 Yumis 等人证明为 18 号染色体三体型。

发病率：18 三体综合征在新生儿中发生率约为 1/3500～1/7000，在自然流产的胎儿中占有一定比例。患者中男女性别比为 1∶4。

临床特征：该综合征的主要临床特征是生长发育障碍，肌张力亢进，呈特殊握拳方式，骨关节外展受限，手指尺向弯曲，胸骨短，95% 患儿有先天性心脏病，以室间隔缺损和动脉导管未闭最常见。中枢神经系统发育障碍，存活 1 年以上者可见严重智能发育不全。眼裂小，眼距宽，眼睑下垂，内眦赘皮，耳廓畸形低位，颌小。部分患儿有唇裂。大趾短而弯曲，船形足，隐睾。部分患者有马蹄肾，肠息肉，腹股沟疝或脐疝等畸形。80% 患儿指纹中有 6～10 个弓形纹，小指一屈纹。由于伴发先天性心脏病和其他器官的畸形，患儿存活时间不长，出生后 1/3 在 1 个月内死亡，50% 在 2 个月内死亡，90% 以上 1 岁内死亡。据 Weber 统计，女孩生存时间平均为 134 天，男孩 15 天，男女平均为 70 天。只有极个别病人活到儿童期。

细胞遗传学改变及发生原因：患儿的核型为 47，XX（或 XY），＋18。此类核型占全部患儿的 4/5，临床症状典型。还有 1/5 的患者是嵌合型（46/47，＋18），症状较轻。少数病例是 18 部分三体型。易位型少见。18 三体综合征发生原因目前还不清楚，统计资料表明患儿出生时母亲年龄较大，半数在 35 岁以上。

三、13 三体综合征

13 三体综合征由 Patau 等于 1960 年首先发现，故又称 Patau 综合征。

发病率：13 三体综合征在活婴中的发生率约为 1/6000。

临床特征：该病临床症状比前面叙述的两种染色体病更严重，更复杂。躯体和内脏出现多种畸形。生长发育显著障碍，严重智能发育不全。例如中度小头畸形，前额倾斜，无嗅脑。鼻大扁平，耳畸形低位，耳聋。小眼球或无眼球，虹膜缺损，眼距宽，内眦赘皮。唇裂或腭裂。多指（趾），特殊握拳姿势。88% 有先天性心脏病，1/3 病例有多囊肾，常见隐睾，双角子宫和其他性器官异常。偶见内脏倒位。皮纹变化为：指纹中弓形纹多，atd 角大，通贯手。该病死亡率高，3岁以内95%以上均死亡，平均寿命不到100天。

细胞遗传学改变及发生原因：患者核型绝大多数为典型13三体型，核型为47，XX（或XY），+13；约1/5的病例是易位型，其中多数核型为46，XX（或XY），-13，+t（13q 13q），偶见13/14易位或13/15易位。约5%病例为嵌合体，症状较轻。还有13部分三体型，临床症状较典型13三体型轻。

本综合征发生原因主要是亲代生殖细胞形成中的减数分裂时第13号染色体不分离所致。母龄增高出生患儿风险增加，但不如先天愚型那么明显。易位型及嵌合型发生机制与先天愚型的易位型及嵌合型类似。

四、$5p^-$综合征

1963年Lejeune等首先发现$5p^-$综合征病例，并根据这些患儿有似猫叫样哭声，特殊面容和智力低下等，而起名**猫叫综合征**（cat cry syndrome）。

发病率：群体发病率约为1/5000，在智能低下儿中约占1%～1.5%，在小儿染色体病中占1.3%，在常染色体结构异常病中居首位。女患多于男患。

临床特征：本综合征突出的临床特征是患儿长而悲伤的啼哭声极似猫叫，故而得名。发出这种声音的原因，不同学者意见不一，多数学者认为是中枢病变引起。有随年龄增长猫叫声逐渐消失的倾向，也有报道8岁患儿仍有猫叫声。其他临床特征是严重智力低下，患儿出生体重轻，喂养困难，小头，满月脸，眼裂外侧下倾，内眦赘皮，眼距宽，斜视，宽鼻梁，耳低位，并指（趾），拇指后屈，手小，足小，生长缓慢。50%有先天性心脏病，以室间隔缺损和动脉导管未闭多见。皮肤纹理特点为通贯手，掌纹三叉点t移向掌心，指纹中斗形纹增多等。部分患者可活至成年。

细胞遗传学改变：本症为第5号染色体短臂部分缺失，缺少15%～80%，主要缺失5p14和5p15节段。患者核型为46，XX（或XY），del（5）（p15.1）。

五、微小缺失综合征

微小缺失综合征（small deletion syndrome）是由于染色体上一些微小带的缺失所引起的疾病的总称，微小缺失类似于基因突变，缺失可通过高分辨染色体分析或荧光原位杂交（FISH）检测确定。

（一）Langer－Giedion综合征

主要临床症状：患者毛发稀疏，皮肤松弛，多发性骨疣，小头，智力低下，或有多指、贫血、反复感染。50%以上患者核型有8q24.1带缺失。遗传方式符合常染色体显性遗传。

（二）Beckwith－Wiedemann综合征

主要临床症状：巨人，巨舌，脐疝，低血糖，常发生肾上腺肿瘤。致病基因定位于11p15，属于常染色体不规则显性遗传，所有11p15重排都是由母亲遗传而来。

XXX/45，XO；47，XXX /46，XX/45，XO 。嵌合型体征可不典型，临床症状较轻。

使用雌激素治疗可改善患者的第二性征发育，如乳房有所发育，有月经等，但由于无卵子排出，一般不能生育。

（二）多 X 综合征

1959 年由 Jacobs 等首次报道，为 47，XXX 核型女性，称之为“超雌”综合征。

发病率：在新生女婴中约为 1/1000，在女性精神病患者中约为 4/1000。

临床表现：大多数患者外表如正常女性，但常见智力低下甚至精神异常。乳腺发育不良，卵巢功能异常，月经失调或闭经。有生育能力或不育。

细胞遗传学改变及发生原因：患者核型多数为 47，XXX，X 染色质 2 个。少数核型为 46，XX/47，XXX。极少数核型为 48，XXXX，X 染色质 3 个；49，XXXXX，X 染色质 4 个。X 染色体越多，症状就越严重，可有严重智力发育障碍，伴有多种畸形等。额外的 X 染色体，几乎都来自母方减数分裂的不分离，而且主要发生在第一次。

（三）Klinefelter 综合征

Klinefelter 综合征又称先天性睾丸发育不全综合征，1942 年 Klinefelter 首次报告此病。1956 年 Bradbury 等发现患者 X 小体阳性。1959 年由 Jacobs 和 Strong 证实患者的核型为 47，XXY。

发病率：群体发病率约为 1/1000，占智能发育不全病人的 1/100，占男性不育症患者的 1/10。

临床表现：患者外表男性，以身材高、睾丸小、第二性征发育差、不育为特征。患者身材高，四肢细长，具有男性生殖器，但阴茎短小，小睾丸或隐睾，睾丸曲细精管萎缩，呈玻璃样变性，不能产生精子，因而无生育能力。约 25% 的患者到青春期乳房发育成似女性乳房，阴毛呈女性分布，腋毛和胡须少，喉节不明显，皮肤细嫩，性情体态趋向于女性化。少数患者智力落后（图 9 - 4）。

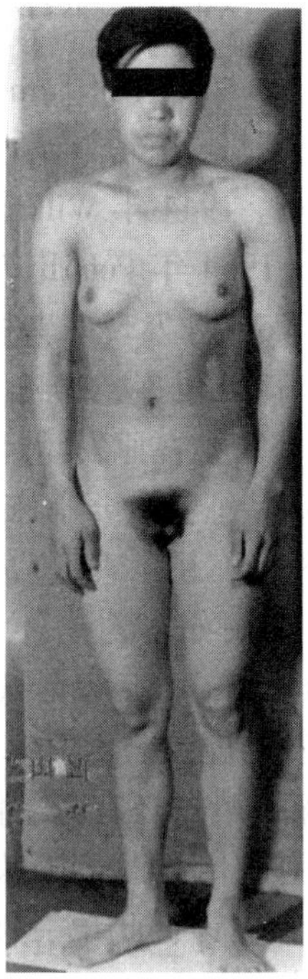

图 9 - 4　Klinefelter 综合征患者外观

细胞遗传学改变及发生原因：患者的核型为 47，XXY。X 染色质与 Y 染色质均阳性。目前认为本病发生原因是由于某一亲代在生殖细胞形成过程中发生了性染色体不分离所致。1969 年 Race 等估计患者的额外 X 染色体有 40% 可能来自父亲，60% 来自母亲。染色体不分离有 5/6 的可能发生在第一次减数分裂，1/6 可能发生在第二次减数分裂。

常见核型为 47，XXY，少数个体核型为 48，XXXY；49，XXXXY。还发现嵌合型约占 15%，如 46，XY/47，XXY，这类患者一侧睾丸发育正常，可有生育力。

有关本症的治疗，在染色体分析确诊后，于青春期用雄性激素替代治疗，以维持男性表型，改善患者心理状态。

同时注意性腺发育不良者，发生性腺恶变的可能性较高。

（四）XYY综合征

1961年由Sandburg等首次报道。

发病率：XYY综合征发生率约占男性的1/750～1/1500。监狱中和精神病院中的男性发病率较高，约占3%。

临床表现：多数是表型正常的男性，有生育能力，患者身材高大，常超过180cm。少数可见外生殖器发育不良，偶见尿道下裂，隐睾，睾丸发育不全，并有生精过程障碍和生育能力下降。患者智力正常，但性格暴躁粗鲁，行为过火，常发生攻击性犯罪行为，此时，脑电图显示有异常，且犯罪时年龄一般较轻。据调查犯罪年龄平均为13.1岁。

细胞遗传学改变及发生原因：常见核型为47，XYY；少数个体核型为48，XYYY；49，XYYYY。核型为47，XYY时，额外的Y染色体肯定来自父亲的精子形成过程中第二次减数分裂时发生Y染色体的不分离。

二、性染色体结构异常

常见的性染色体结构异常有X染色体的缺失、环状和等臂染色体。

（一）X染色体短臂缺失

患者核型为46，XXp－。具有Turner综合征的各种症状，身材矮小，X染色质较小或阴性。

（二）X染色体短臂等臂

患者核型为46，X，i（Xp）。表型似45，X型，条索状性腺，副性征发育不良，但身高正常，不矮小，X染色质较小。

（三）X染色体长臂缺失

患者核型为46，XXq－。症状似X染色体短臂等臂的患者，但身材不矮小，X染色质较小或阴性。

（四）X染色体长臂等臂

患者核型为46，X，i（Xq）。患者表型似45，XO型，但症状较轻，身材矮小。副性征不发育，原发性闭经，阴毛、腋毛稀少。肘外翻及4、5指（趾）骨与掌（跖）骨短或畸形，但蹼颈少见。X染色质较大。

（五）X环状染色体

患者核型为46，X，r（X）。相当于X染色体长、短臂的部分缺失。环的大小表明其缺失程度并决定其症状的表现程度：环越小，表明其缺失的部分越多，表型近似典型的Turner

综合征症状；环越大，表明其缺失的部分越少，表型可近似正常女性。

上述46，X，i（Xq）和46，XXp－的个体，具有身材矮小和一些Turner综合征的体征；而46，X，i（Xp）和46，XXq－的个体，具有Turner综合征的各种体征，但身高正常，这表明女性只有在具备两条完整的X染色体的情况下，才能有正常女性性腺和性征的发育；同时，提示女性正常身高发育也与X染色体短臂的某些基因有关。

（六）Yp－综合征

患者核型为45，XO/46，X，Yp－。双生儿，当女孩抚养。一为双侧性腺，一为单侧性腺，均有睾丸结构；有输卵管、子宫、阴道，外阴性别难辨；阴蒂大，阴唇融合，阴道与子宫不通。

（七）Yq－综合征

患者核型为46，X，Yq－。正常男性，身材矮小。

（八）Y环状染色体

患者核型为46，X，r（Y）。正常男性，第一、第二性征正常，但身材矮小，智能发育不全，有Turner综合征表现。个别有输卵管、子宫、阴道，外阴性别难辨。

（九）脆性X染色体综合征

脆性X染色体（fragile X chromosome，fra X）是一种在Xq27～Xq28带之间的染色体呈细丝样，其末端连有类似随体样的结构。由于这一细丝样部位容易发生断裂，故称**脆性部位**（fragile site）。现已确定X染色体上的脆性部位在Xq27.3。脆性X染色体综合征是X连锁智能低下综合征中发病率最高的，主要为男性发病，核型为46，fra（X）Y。该综合征在一般男性群体中的发生率为1/1250，占X连锁智能低下病人的30%～50%，在所有先天性智能发育不全患者中，它的发生率仅次于先天愚型。

患者的主要临床特征是中度到重度智能发育不全，头大、方额、长脸、下颌大而突起。大耳朵、常单耳轮、大睾丸。此外还有腭弓高，淡蓝色巩膜，语言障碍，性情孤僻，癫痫等。极少数女性携带者可表现轻度智力低下，其原因为该女性携带者的两条X染色体中，正常X染色体随机失活，异常的X染色体具有活性。

近年研究表明，在X脆性部位Xq27.3附近发现了致病基因FMR－1。患者具有FMR－1基因5′－非翻译区遗传不稳定的CGG重复序列的扩增和5′端CpG岛的异常甲基化。FMR－1的5′端有一个为精氨酸编码的CGG三核苷酸串联重复序列，在正常人群中（CGG）n存在多态性，CGG重复次数在正常人约为6～46次（平均29次）。若重复超过52次以后，此区域在减数分裂过程中即呈不稳定状态，其重复序列可大幅度增加。fra X突变可分为两步：①CGG序列的扩增而成前突变（premutation）；②CGG序列再进一步扩增并出现CpG岛的异常甲基化，而形成全突变（full mutation）。分析表明，无临床症状的携带者其重复片段重复60～200次，而有临床症状的个体其重复片段重复大于230次，并伴有异常甲基化。具有前突变的个体无智力低下表现，体细胞 CGG 重复次数也少，且没有异常甲基化；全突变时有智力低下表现，存在 CGG 高度扩增，并出现 CpG 岛的异常甲基化。体细胞重复序列的改变不仅发生在减数分裂阶段，也可以发生在体细胞的有丝分裂阶段。正常男性传递者的突变基因传递给女儿时，重复片段不变或减少；而无临床症状的前突变女性携带者在传递给下一代时，其重复序列却有明显的长度增加，因而生出 fra X 综合征的男性患者。

fra X 综合征的遗传方式非常复杂，除了基因印记之外，fra X 基因的前突变和全突变才可能是根本原因。因为 fra X 基因是一个不稳定的突变，前突变不会致病，但有发展成全突变基因的潜能。而全突变基因出现 CpG 岛的异常甲基化，该基因失活后，男性便发病，女性则依据正常基因所在染色体随机失活的程度而表现出不等的外显率。正常男性传递者所具有的 fra X 基因，实际可能是处于前突变阶段，故其女儿虽获得该基因，但表型是正常的。然而该女儿在胚胎发育和卵细胞发育过程中，可使 CGG 重复序列进一步扩增而形成全突变，所以传递给儿子时就发病，传递给女儿时将产生女性携带者。

本病目前已能基因诊断。大剂量叶酸治疗效果良好，也有专家主张用中枢神经兴奋剂治疗。

三、两性畸形

两性畸形（hermaphroditism）是指患者体内的性腺或内、外生殖器、副性征具有两性的特征，一部分患者是由染色体异常引起，如嵌合体；一部分患者是由基因突变所致，虽然染色体正常，但性发育异常。根据患者体内性腺组成情况，两性畸形分为真两性畸形和假两性畸形两类。

（一）真两性畸形

真两性畸形（true hermaphroditism）是指患者体内兼具男女两种性腺，内外生殖器和副性征具有两性特征，其外表可为男性或女性。其中约 40% 的患者的性腺一侧为卵巢，另一侧为睾丸；约 40% 的患者的性腺一侧是卵巢或睾丸，另一侧是卵巢组织和睾丸组织的混合物，称为卵睾（ovotestis）；约 20% 的患者两侧均为卵睾。他们的核型有下列几种：

1. 46，XX 型　这类真两性畸形约占两性畸形的 50% 以上。患者一侧有卵巢、输卵管，子宫发育较好。另一侧有睾丸或卵睾，输精管发育不良，外阴为阴茎并尿道下裂，无阴囊或阴囊中空，阴毛呈女性分布。患者外貌多显女性，有的患者外观呈男性，但青春期出现女性性征，乳房发育。

X 染色质阳性，Y 染色质阴性。染色体显带证明病因是带有 SRY 基因的一部分 Y 染色体易位到常染色体或 X 染色体上。

2. 46，XY 型　患者一侧为睾丸，另一侧为卵睾，输精管、输卵管和子宫发育均不良。外生殖器为男性，但阴囊中无睾丸。阴茎有尿道下裂，阴毛呈女性分布。外观表现为男性，副性征似女性。X 染色质阴性，Y 染色质阳性。对于病因目前还没有较合理的解释。

3. 46，XX/47，XXY 嵌合体　患者外表多显男性，但副性征多为女性，无须、无喉结，乳房发育，有周期性血尿，阴毛少而呈女性分布。患者体内一侧有卵巢，发育好，可有成熟滤泡排放；另一侧有小睾丸，发育不良，无精子生成。内生殖器有输卵管、子宫、输精管。

外阴多有阴茎，尿道下裂，阴囊中空或有包块。

X 染色质阳性，Y 染色质多为阴性，可能是在两种细胞群中以 46，XX 型细胞占优势的缘故。

4. 46，XY/45，XO 嵌合型 外观多显女性，体内一侧有发育良好的睾丸，另一侧为条索状性腺，输精管发育良好，输卵管发育不良，阴道短浅，可见阴蒂肥大和会阴尿道，阴囊、阴唇皮下有睾丸状物。阴毛女性分布，副性征多为男性，无须，有喉结，乳房不发育，原发闭经。约 25% 以上患者发生性腺肿瘤。核型为 46，XY/45，XO；其中 46，XY 型细胞占优势。

5. 46，XX/46，XY 嵌合型 患者生殖腺一侧有睾丸，另一侧为卵睾。或一侧为 卵巢，另侧为睾丸。输精管和输卵管均可发育良好，外生殖器可为阴道并阴蒂肥大，或为阴茎并尿道下裂。外观男性或女性。性染色质（X 和 Y）均阳性。两型细胞在不同患者中各占优势，因此外生殖器有不同分化。

（二）假两性畸形

假两性畸形（pseudohermaphroditism）是指患者体内仅有一种性腺，但外生殖器或副性征具有两性特征。按患者体内的性腺是睾丸、还是卵巢，假两性畸形可分为男性假两性畸形和女性假两性畸形。

1. 男性假两性畸形 核型为46，XY。患者体内性腺为睾丸，但外生殖器介于两性，第二性征异常，部分有女性化表型。

（1）特发性男性假两性畸形 为雄激素合成障碍，呈常染色体隐性遗传。患者 X 染色质阴性，Y 染色质阳性，有或无隐睾，睾丸发育不全，外生殖器多表现为阴茎短小，尿道下裂，阴囊深度分裂如大阴囊，外观呈男性，但副性征发育不良。本症发生原因是由于在雄激素合成过程中，缺少孕烯醇酮向雄激素转化所必需的酶（ 如17－羟化酶），使雄激素合成减少而致。

（2）睾丸女性化综合征（testicular femiIliption syndmme）或称雄激素不敏感综合征（androgen insensitivity syndrome，AIS） 患者核型为 46，XY。X 染色质阴性，Y 染色质阳性，外观如典型女性，完全型乳房，外生殖器如女性。一般因原发性闭经，婚后不育等原因求治时被发现。患者可有阴蒂肥大，阴道短浅且终止于盲端，无子宫、卵巢，但有睾丸。睾丸位于腹腔或腹股沟管或大阴唇皮下，有附睾和输精管，睾丸曲细精管不能生成精子。本征发病原因是由于雄激素受体遗传缺陷。患者睾丸能正常地产生雄激素，但是由于终末靶细胞缺乏雄激素受体，雄激素对靶细胞不起作用，因此，性征趋向女性。睾丸女性化综合征属 X 连锁隐性遗传。患者青春期后睾丸有发生恶变之危险，在 30 岁以后的病人中 ，睾丸恶变的发生率高达 20% 以上。因此本征应尽早确诊并适时摘除睾丸。

2. 女性假两性畸形 患者核型为 46，XX。X 染色质阳性，Y 染色质阴性。发病原因多由于雄激素过多，使外生殖器男性化。①特发性女性假两性畸形。患者外表多呈女性，有卵巢、输卵管和子宫，但发育不良。外阴如呈男性有尿道下裂，如呈女性则有阴蒂肥大，阴毛女性分布。②肾上腺性征异常综合征。本征是由于胎儿肾上腺皮质增生而引起的。患者核型为46，XX，具有卵巢。但是由于基因突变，使患者体内肾上腺皮质激素代谢中缺乏某种酶，例如21－羟化酶或11－羟化酶缺失，21－羟化酶缺乏使17－羟化孕酮不能转化成11－去氧皮质醇和皮质酮，而形成大量雄烯二酮和睾酮；11－羟化酶缺乏使11－去氧皮质酮不能转变成皮质酮和醛固酮，11－去氧皮质醇不能转变成皮质醇，反而产生大量睾酮。造成体内雄激素含量过多，同时由于血浆中皮质素含量降低，促使丘脑下垂体分泌过量的促肾上腺皮质激素，引起肾上腺皮质增生，结果又进一步促进了睾酮的产生。XX型女性胚胎，从3个月后就接触过量的雄激素，结果生殖管道和外阴发生男性化。患者阴蒂肥大或发育成阴茎，阴唇可形成不同程度的吻合。副性征也男性化，如性格刚强，体壮而多毛。本征属于常染色体隐性遗传。

（三）XX男性综合征

群体发病率约1/2万。患者核型为46，XX。X染色质阳性，Y染色质阴性。临床症状似XXY综合征，睾丸发育不良，患者不育。隐睾，阴囊发育不良。阴茎有尿道下裂（XXY综合征极少有尿道下裂）。本病发生机制可能是由于Y染色体上决定睾丸发育的基因易位到X染色体或其他常染色体上所引起的，约2/3的病例中可检出SRY基因。也有学者认为是常染色体上的性反转基因影响X染色体的基因后诱导形成睾丸。还有学者认为，本征核型应为嵌合体，只是另一类细胞未被检出而已。

（四）XY女性

患者核型为46，XY。X染色质阴性，Y染色质阳性。身材较高，卵巢呈条索状，无子宫，盲端阴道。青春期后外阴仍呈幼稚型，无阴毛，腋毛。乳房未发育，原发性闭经。约15%的病例检出有SRY基因的突变。

第四节 染色体异常携带者

染色体异常携带者是指带有染色体结构异常，但染色体物质的总量基本上仍为二倍体的表型正常个体，也即表型正常的、平衡的染色体结构重排者。他们是造成子代流产、死胎、新生儿死亡、先天畸形或智力低下儿的重要原因。染色体异常携带者可分为易位和倒位两大类。至今已记载1600余种，我国已记载1200余种，几乎涉及到每号染色体的每个区带。其共同的临床特征是在婚后引起不育、流产、死产、新生儿死亡、生育畸形儿或智力低下儿等。有的类型分娩畸形儿和智力低下儿的可能性高达100%。因此，有的学者把染色体异常携带者划入继常染色体病、性染色体病之后的第三类染色体病。其发生率在欧美为0.25%，即200对夫妻中就有一对夫妻的一方为携带者；在我国携带者的发生率为0.47%，即106对夫妻中就有一对夫妻的一方为携带者。因此，为了防止染色体病患儿的出生，检出携带者、进行产前诊断，在我国更具有重要意义。

易位携带者主要包括相互易位携带者和罗伯逊易位携带者；倒位携带者主要包括臂间倒

位携带者和臂内倒位携带者。在它们的配子形成中，经过染色体的配对和交换，将产生各种异常的配子，通过受精则可形成各种部分单体和部分三体综合征的患儿。

一、易位携带者

（一）相互易位携带者

1. 非同源染色体相互易位 如果夫妇中的一方为某一非同源染色体之间的相互易位携带者，如46，XX（XY），t（2；5）（q21；q31）携带者，其表型正常，但在形成生殖细胞的过程中，根据配子形成中同源染色体节段相互配对的特性，在第一次减数分裂的中期将形成相互易位的四射体（图5－23），经过分离与交换，结果形成18种类型的配子。其中仅有一种配子是正常的，一种是平衡易位的，其余16种都是不平衡的。与正常配子受精后所形成的合子中，大部分都将形成单体或部分单体、三体或部分三体胚胎而导致流产、死胎或畸形儿。

2. 同源染色体相互易位 根据分离定律，同源染色体间的相互易位不可能形成正常配子，也不能分娩正常的后代。但在配子形成的减数分裂过程中，却可形成易位圈，经过在易位圈中的奇数互换，可形成4种类型的配子，其中一种为正常配子，可形成正常的后代，其余3种均具有部分重复和缺失的染色体。因此，在遗传咨询中不能简单地根据分离比率劝止妊娠，而应建议在宫内诊断的监护下选择生育正常胎儿。

（二）罗伯逊易位携带者

1. 同源罗伯逊易位 如果夫妇中的一方为同源染色体之间的罗伯逊易位携带者，如t（13q;13q）、t（14q；14q）、t（15q；15q）、t（21q；21q）、t（22q；22q），其配子形成中只能产生两种异常类型的配子，与正常配子结合，则形成三体型和单体型的合子，不能生出正常儿。

2. 非同源罗伯逊易位 如果夫妇中的一方为非同源染色体之间的罗伯逊易位携带者，如45，XX（XY），－14，－21，＋t（14q；21q），其配子在形成过程中可产生4种类型，与正常个体婚配后，理论上将产生4种核型的个体（图9－8）：①核型为46的正常个体；②核型为45，－21的个体，即21单体型，而将导致流产；③核型为46，－14，＋t（14q；21q）的个体，是14/21易位型先天愚型患者；④核型为45，－14，－21，＋t（14q；21q）的14/21罗伯逊易位携带者。由此可见，非同源染色体之间的罗伯逊易位携带者，虽然外表正常，但结婚怀孕后，常有自然流产史或死胎，所生的子女中，约1/3正常，1/3为易位型先天愚型患者，1/3为罗伯逊易位携带者。

二、倒位携带者

世界上已报道的臂内倒位有23种，臂间倒位有214种。其中9号染色体的臂间倒位较为多见，在人群中的发生率可达1%，在我国为0.82%。因此，一般认为第9号染色体的臂间倒位可能是一种正常的多态现象。但是马赛和刘权章（1983年）对习惯性流产人群的染色体研究发现，习惯性流产夫妇中，第9号染色体的臂间倒位的发生率明显高于一般人群，提示9号染色体的臂间倒位与习惯性流产可能有一定的相关性。由于臂间倒位与臂内倒位在减数分裂过程中，形成不同的结构重排染色体，因此，两者有不同的遗传效应及与之相应的临床表现。

（一）臂间倒位携带者

臂间倒位携带者虽然一般外表正常，但其发生倒位后，染色体成为在其结构上发生了重排的染色体，在形成生殖细胞的减数分裂过程中，根据在配子形成中同源染色体节段相互配对的规律，它将形成特有的倒位圈，经过倒位圈内的交换，理论上将形成4种不同的配子，一种具有正常染色体，一种具有倒位染色体，其余两种均为带有部分重复和缺失的染色体。由于这些异常染色体各有一个着丝粒，属于稳定性畸变，会干扰胚胎早期的有丝分裂，因此其遗传效应主要决定于重复和缺失片段的长短及其所含基因的致死效应。一般来说，其倒位片段越短，则其重复和缺失的部分越长，形成配子和合子正常发育的可能性越小，临床上表现为婚后不育、月经期延长、早期流产和死产的比例越高，而分娩出畸形儿的可能性却越小；若倒位片段越长，则其重复和缺失的部分越短，其配子和合子正常发育的可能性越大，分娩出畸形胎儿的危险性越高。因此，必须加强携带者的检出以及携带者妊娠时的产前诊断，以防止染色体病患儿的出生。

（二）臂内倒位携带者

根据在配子形成中同源染色体节段相互配对的规律，在第一次减数分裂中期将形成特有的倒位圈，经过倒位圈内的交换，将形成4种不同的配子（图9－5），一种具有正常染色体，一种具有倒位染色体，其余两种分别含有部分重复和缺失的无着丝粒片段或双着丝粒染色体。重复和缺失片段的出现及其所含基因的致死作用，使得半数配子的形成出现障碍，或产生半数畸形或无功能的配子，致使婚后多年不孕；同时，双着丝粒染色体和无着丝粒片段在有丝分裂中是一种不稳定性畸变，因为双着丝粒染色体在合子的早期分裂中形成染色体桥，这将使合子在早期卵裂中致死；但由于流产发生的时期过早，临床上往往仅可观察到月经期延长，多年不孕，而无明显的停经史；无着丝粒片段在合子卵裂中，将被丢失而造成单体型胚胎。大量群体资料表明，除X、21和22号染色体单体以外，其他的单体均不可能发育成熟，因此，常常在妊娠的前3个月内发生流产。

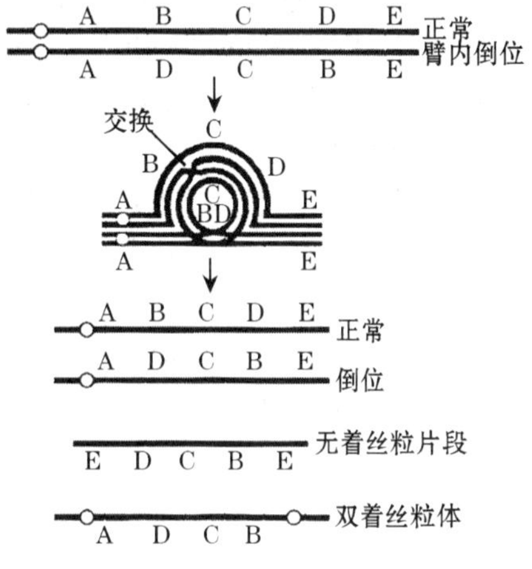

图9－5　臂内倒位染色体在减数分裂时的遗传效应

综上所述，婚后多年不孕，月经期延长，早期流产，分娩出倒位携带者或正常儿，都是臂内倒位携带者遗传效应的主要临床表现。因此，除21、22号和X染色体的倒位携带者外，一般可不作产前诊断。

第十章

线粒体疾病的遗传与线粒体遗传病

在人的细胞中，线粒体常呈球形、杆状或长丝状。在脑、骨骼肌、心脏、肾和肝脏等高需能的细胞中，含有成千上万个线粒体；然而在低需能的细胞中，只含有 10 ~ 100 个线粒体。**线粒体**（mitochondria）是真核细胞的有氧呼吸场所。自 1894 年于动物细胞内发现线粒体至今，人们逐渐对线粒体的结构、功能及其与疾病的关系有了深入的认识。线粒体的主要功能是参与**细胞呼吸作用**（cell respiration），线粒体内膜上具有 4 种进行电子传递的酶复合体，组成呼吸链。呼吸链通过一系列电子传递反应，最终把电子传递给氧的同时，形成跨内膜质子势能，被线粒体内膜基粒头部的 ATP 合成酶利用，合成三磷酸腺苷（adenosine triphosphate，ATP），称为**氧化磷酸化**（oxidative phosphorylation），为细胞的生长代谢提供能量，因此线粒体被称为细胞的氧化中心或动力工厂。

1963 年，Nass 首次在鸡卵母细胞中发现线粒体中存在有 DNA。Schatz 于同年分离到完整的**线粒体 DNA**（mitochondrial DNA，mtDNA），从而开始了人类对 mtDNA 的探索。Anderson 等在 1981 年发表了完整的人 mtDNA 序列。高等生物有性生殖的受精方式决定了线粒体遗传属母系遗传。早期已有一些学者提出，某些疾病可能为细胞质遗传。但直到 1987 年，Wallace 等通过对线粒体 DNA 突变和 Leber 病关系的研究，才确定线粒体 DNA 突变可引起人类的疾病。在短短的十几年中，这一领域的研究发展十分迅速，目前已发现人类 100 余种疾病与线粒体 DNA 突变有关。线粒体基因组的基因突变导致的疾病称为线粒体遗传病，又称线粒体基因病，属单基因病。线粒体遗传系统与核遗传系统具有不同的特点，线粒体是细胞内半自主性的细胞器，具有自己的一套基因表达系统和表达体系。

第一节　人类线粒体基因组

mtDNA 能够进行独立的复制、转录和翻译，然而含有的遗传信息较少。参与呼吸链 - 氧化磷酸化系统的线粒体蛋白质有 80 多种，mtDNA 仅编码其中的 13 种，而其他的线粒体组成蛋白都依赖于核 DNA（nuclear DNA，nDNA）编码。核基因编码的线粒体蛋白，经过特定的分拣方式转运到线粒体，nDNA 和 mtDNA 协同控制线粒体的蛋白质组成。

一、线粒体基因组的组成

线粒体基因组是人类基因组的组成部分，是指存在于人类线粒体中 DNA 分子上的全部遗传信息。每个线粒体内含有大约 10 个 mtDNA 分子，而一个细胞可以有很多线粒体，如一个肝细胞就含有 1000 多个线粒体，因此，一个细胞就会有相当多个线粒体 DNA 拷贝。

mtDNA 和细菌等原核生物的 DNA 结构类似，呈双链闭环形，全长 16569bp，分为编码区和非编码区，编码区序列高度保守。同其他双链 DNA 分子一样，mtDNA 的两条单链分子量有差别，这是由于它们所含的碱基成分不同造成的。外环单链含鸟嘌呤较多，分子量大，为"**重链**"（heavy strand），简称 H 链；内环单链含胞嘧啶较多，分子量小，为"**轻链**"（light strand），简称 L 链。mtDNA 共 37 个基因，编码 2 种 rRNA、22 种 tRNA 和 13 种蛋白质亚基。2 种 rRNA 用于构成线粒体的核糖体；22 种 tRNA 分别与相应氨基酸结合，参与线粒体的蛋白质合成；13 种蛋白质亚基都是呼吸链酶复合体或 ATP 合成酶复合体亚单位，它们包括 NADH 脱氢酶复合物中的 7 个亚基（NADH 脱氢酶亚单位 1～6 和 4L，NADH dehydrogenase subunits 1～6 and 4L，ND1～6，ND4L）、细胞色素 C 氧化酶 3 个亚基（细胞色素 C 氧化酶亚单位 1、2、3，cytochrome c oxidase subunit 1，2，3，COXI，III）、细胞色素 b（cytochrome b，CytB）以及 ATP 合成酶复合体 F_0 因子的 6 和 8 两个亚基（ATP 合成酶复合体 F_0 因子亚单位 6 和 8，ATP synthase F_0 subunit 6 and 8，ATPase 6，8）。mtDNA 的互补双链均有编码功能，其中 H 链编码的占大多数，包括 2 种 rRNA、14 种 tRNA、12 种蛋白质亚基；其余的由 L 链编码，即一个 mRNA 和 8 个 tRNA（图 10－1）。

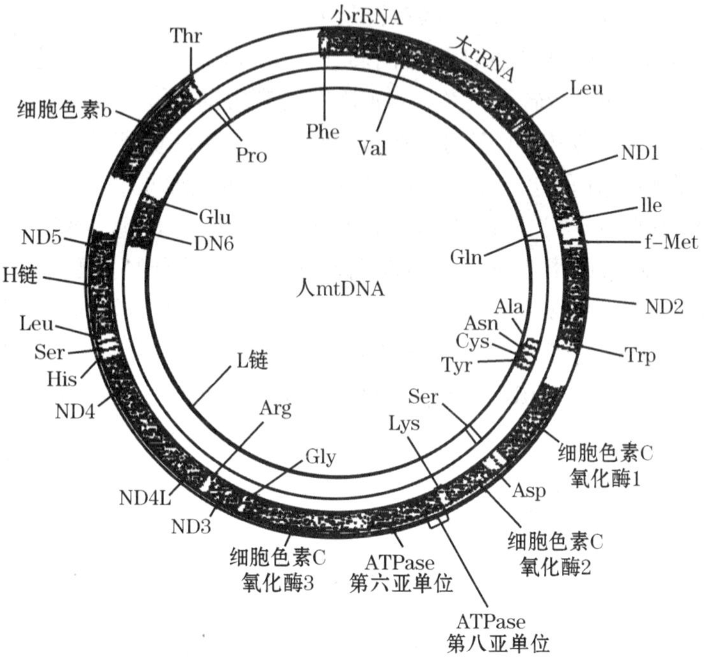

图 10－1　人类线粒体基因组

H 链表示重链，编码 NADH 脱氢酶 6 个亚单位 ND1，ND2，ND3，ND4，ND4L，ND5；细胞色素 C 氧化酶亚单位 1～3；细胞色素 b；L 链表示轻链编码 ND6。

mtDNA 和细菌等原核生物的基因组类似。基因排列紧密，基因之间几乎没有间隔区，也无内含子，缺少终止密码，仅以 U 或 UA 作为结尾。与 DNA 复制起始有关的一段非编码区称**D环区**（displacement loop region，D－loop），又称**控制区**（control region），长度约1000bp，它是仅有的非编码区。D环包含mtDNA重链复制起始点、轻重链转录的启动子以及四个分别位于213～235bp、299～315bp、346～363bp和终止区16147～16172bp的高度保守的序列。mtDNA还存在基因的部分区段相互重叠的现象。mtDNA突变率很高，为核DNA的10倍以上，这是因为mtDNA缺少组蛋白的保护，且无DNA损伤的修复系统，因此mtDNA的突变易于保存下来。mtDNA的另一特点是每个线粒体内含有2～10个拷贝的mtDNA分子，这样，每个细胞可具有数千个mtDNA分子；在机体的所有细胞，包括体细胞和生殖细胞中，每个mtDNA拷贝都可发生突变，因此mtDNA具有高度的异质性。

二、线粒体基因的转录

mtDNA两条链均有编码功能，故不同于核DNA只以双链中一条链作为转录模板链的不对称转录，而是两条链都被完全转录的全长对称转录。转录时，位于D环区的重链启动子（heavy－strand promoter，HSP）和**轻链启动子**（light－strand promoter，LSP）同时启动，沿着与各自复制相反的方向，转录形成初级转录产物，经切割加工，形成各个基因的RNA。与核基因比较，mDNA转录有如下特征：

①两条链均具有编码功能，重链编码2种rRNA（12S和16S），12个mRNA和14个tRNA；轻链编码1个mRNA和8个tRNA。②两条链从D环区的启动子处同时开始以相同的速率转录，L链沿顺时针方向而H链沿逆时针方向转录。③mtDNA因在基因之间无终止密码，两条链均转录为多顺反子的初级转录产物。④tRNA的基因通常位于mRNA基因和rRNA的基因之间，核酸酶可准确识别tRNA序列，在tRNA序列的两端剪切转录本，形成相应基因的mRNA，tRNA和rRNA。在剪切下来的mRNA序列的5′端无加帽修饰，但经polyA聚合酶作用，在3′末端添加一段polyA，形成成熟的mRNA。⑤mtDNA的遗传密码与nDNA不完全相同，主要表现在：AUA编码甲硫氨酸兼启动密码子，而不是异亮氨酸的密码子；UGA编码色氨酸而不是终止密码，AGA和AGG是终止密码子而不编码精氨酸。⑥线粒体中的tRNA兼用性较强，其上的反密码子仅仅准确识别密码子的前两位碱基，第三位的碱基可以是4种碱基的任何一种。因此，一种tRNA往往识别几个兼并密码子，对应mRNA的全部密码子，仅有22种tRNA。

三、线粒体DNA的复制

mtDNA的复制也是半保留复制，从复制起始点开始，按5′→3′方向复制。但是，双链的复制分别在不同时间、不同部位开始，而不是在同一位置同时开始（图10－2）。两条链上的复制起始点相隔2/3个mtDNA。即先以L链为模板合成H链，待到新合成的H链占分子总长的2/3时，原来的H链上的复制起始点暴露，L链合成才开始。H链刚开始合成时，H链隆起成泡状，称为D环；此处也称D环区。随着H链合成的进行，D环逐渐扩大（图10－2）。当H链合成完成时，L链才合成总长度的1/3，此时mtDNA有两个环：即一个由新合成H链和亲代L链组成的完整的mtDNA分子构成的环，还有一个环由部分新合成的L链和完整的亲代H链构成。新合成的两个mtDNA分子呈松弛状态，经约40分钟转变为超螺旋状态。

mtDNA 的复制形式除了 D 环复制之外，还有 θ 复制和滚环复制等，同一种细胞的线粒体在不同环境中，可以采用不同方式，或同时几种方式并存。机体的不同组织细胞 mtDNA 复制的活跃程度不同，有些 mtDNA 进行活跃的复制，而有些 mtDNA 不进行复制。

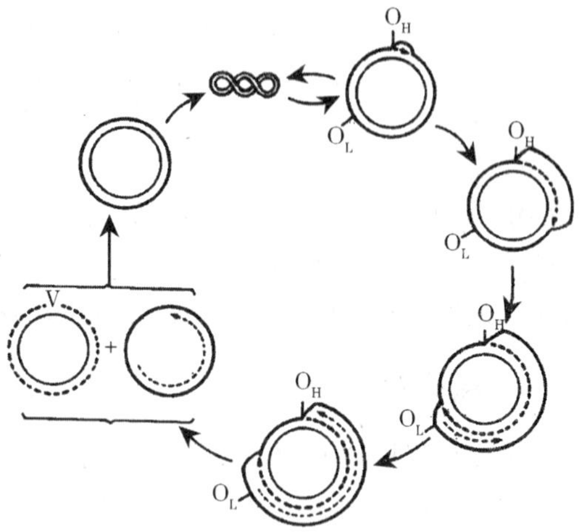

图 10－2 mtDNA 的 D 环复制

线粒体基因组编码的 13 种蛋白质在线粒体基质中翻译，然后与核基因编码的其他 70 种蛋白质共同组成氧化磷酸化系统。此外，大约有 1000 种核编码的蛋白用于线粒体 mtDNA 复制、基因转录和翻译，促进各种物质通过线粒体膜的转运以及脂肪酸和丙酮酸盐的代谢等。所以，线粒体是两种不同遗传系统的共同产物（图 10－3）。

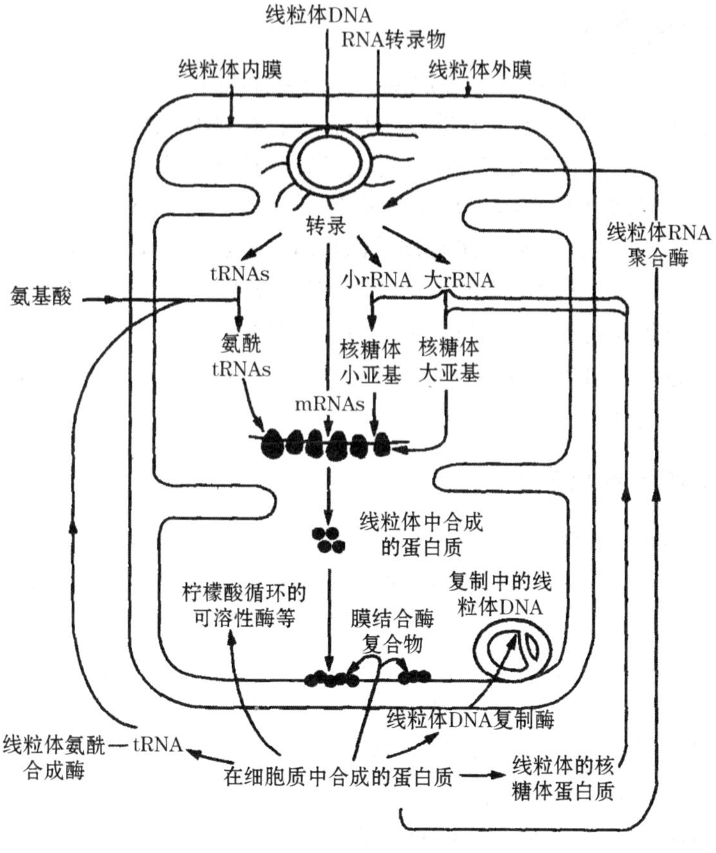

图 10－3 mtDNA 与 nDNA 的协同作用

第二节　线粒体基因突变

mtDNA 基因突变包括点突变、缺失和重排以及 mtDNA 拷贝数减少，可以影响氧化磷酸化功能，导致 ATP 合成减少。一旦线粒体不能提供足够细胞生命活动所需的能量，则会引起细胞功能障碍和结构异常，在机体水平表现出相应的临床症状。

一、点突变

点突变可以导致 mRNA 基因发生错义突变，又称氨基酸替换突变，导致与氧化磷酸化有关的酶发生结构和功能变化，使细胞的氧化磷酸化功能下降。这类突变与脑脊髓性和其他神经性疾病有关，如 Leber 遗传性视神经病等。已知的由 mtDNA 突变引起的疾病中，2/3 的点突变发生在与线粒体内蛋白翻译有关的 tRNA 或 rRNA 基因上，结果导致 tRNA 或 rRNA 结构异常，影响所有 mtDNA 编码的蛋白质翻译过程，从而引起呼吸链多种酶合成障碍。典型疾病如癫痫伴碎红纤维病等。

二、缺失与插入突变

以缺失突变比较多见，主要引起眼肌病。这类疾病往往无家族史、散发，mtDNA 缺失发生的原因往往由于 mtDNA 的异常重组或在复制过程中的异常滑动所致。大片段的缺失往往涉及多个基因，导致线粒体氧化磷酸化功能下降，使组织器官产生功能障碍。最常见的缺失是 8483 ~ 13459 位碱基之间 5.0kb 片断的缺失，约占全部缺失患者的 1/3，称“常见缺失”。这种缺失片断包括 ATPase8、ATPase6、COXIII、ND3、ND4L、ND4、ND5 和部分 tRNA 基因的丢失，造成了参与氧化磷酸化的某些多肽不能合成，产生线粒体功能障碍。常发生于神经性疾病及一些退化性疾病中，如 Kearns - Sayre 综合征（KSS）。另一种较为常见的缺失为 8637 ~ 16073 位碱基之间 7.4kb 片段的缺失，包括 ATPase6、COXII、ND3、ND4L、ND4、ND5、ND6、cytb、部分 tRNA 和 D 环的序列，多见于与衰老有关的退行性疾病。

三、mtDNA 拷贝数目突变

拷贝数目突变导致 mtDNA 拷贝数大大低于正常，这种突变较少，仅见于一些致死性婴儿呼吸障碍、乳酸中毒或肝、肾衰竭的病例。mtDNA 数量降低可表现为常染色体显性或隐性遗传，提示这种突变是核基因突变导致的。

此外，mtDNA 病变还具有相应的组织特异性。不同组织对氧化磷酸化依赖性的差异是线粒体病的组织特异性的基础，有人认为这种依赖性的差异是由核 DNA 编码的氧化磷酸化基因的组织特异性调控造成的。还必须注意的是，氧化磷酸化过程中 5 种酶复合物是由 mtDNA 和 nDNA 共同编码，编码这些酶的核基因突变也可能产生类似于线粒体病的症状。因此，有些线粒体遗传病是 nDNA 与 mtDNA 共同作用的结果。

第三节　线粒体基因遗传的特征

每个细胞中有许多线粒体，而每一个线粒体又有许多 DNA 分子，因此线粒体的基因遗传和核基因遗传比较，具有许多特点。mtDNA 缺失常发生在体细胞中，随着机体年龄的增加，突变在组织细胞中逐渐积累，导致疾病逐渐加重。另外，由于在受精过程中，精子的细胞质很少进入到卵细胞之中，线粒体遗传病表现为母系遗传。

一、mtDNA 具有半自主性

与其他细胞器诸如溶酶体和过氧化物酶体等特化的膜囊结构相比，线粒体具有自己的遗传物质，是一种半自主性细胞器。所以一些人将 mtDNA 称为第 25 号染色体，另一些人则称之为 M 染色体。这是指 mtDNA 能够独立地复制、转录和翻译。但由于维持线粒体结构和功能的大分子复合物及氧化磷酸化酶的大多数蛋白质亚单位仍由核 DNA 编码，故 mtDNA 的功能又受核 DNA 的影响。

二、母系遗传

人类受精卵中的线粒体几乎全部来自于卵母细胞，也就是说来自母系，双亲对于后代的表型的贡献不均等，这种传递方式称为**母系遗传**（maternal inheritance），不符合孟德尔遗传规律。因此，如果家系中发现一些成员具有相同的临床症状，而且是从受累的女性传递下来，而不是由受累男性传递时，就应考虑可能是由于 mtDNA 基因突变造成的。通过对 mtDNA 的序列分析可以确定是哪一种类型的基因突变。编码线粒体蛋白的核基因突变往往表现为常染色体隐性（AR）、常染色体显性（AD）和 X 染色体连锁隐性（XR）遗传，通过定位基因克隆或候选基因克隆方法可确定和研究这些相关基因。

通常人类的卵母细胞中大约有 10^5 个线粒体，但是当卵母细胞成熟时，绝大多数线粒体会丧失，数目可能会少于 10 个，最多不会超出 100 个。在受精后的卵裂过程中，每个细胞中线粒体数目恢复到 10^4 个或更多。线粒体数目从 10^5 个锐减到少于 100 个的过程称为**遗传瓶颈**（genetic bottleneck）。通过遗传瓶颈存活下来的一个含突变基因的线粒体，经过早期胚胎发育过程中线粒体的复制与分离，突变型线粒体在发育完成之后的个体细胞中可能达到可观的数量。而且由于在胚胎发生和组织形成的细胞有丝分裂过程中，线粒体是随机分离进入子细胞，可能导致某些细胞中突变型线粒体数目较多。因此，一些干细胞很可能接受大量的携带突变基因的线粒体，随后形成的成体组织细胞会具有高比例的携带突变基因的线粒体。如果氧化磷酸化系统缺陷的线粒体数量超过一定限度，将会造成组织中能量供应水平降低，进而会影响组织的功能，特别是那些需要高能量的组织，如神经、心肌和骨骼肌组织，异常表现更为明显。

三、纯质性与杂质性

一个细胞含数千个 mtDNA 分子，如果在某个特定位点上所有这数千个 mtDNA 分子都为同一基因，这称为**纯质性**（homoplasmy），此细胞称为纯质；可以是正常基因的纯质，也可以是突变导致的异常基因的纯质。如果一个细胞的数千个 mtDNA 分子在这个位点有的含有正常基因，有的含有突变基因，则称为**杂质性**（heteroplasmy），此细胞称为杂质。纯质性和杂质性的概念范围可以扩大到一种组织，甚至整个机体。一般来说，由于 mtDNA 突变率较高及细胞分裂时细胞质分配的随机性，正常基因的纯质和突变基因的纯质存在的可能性是非常小的。也就是说，一个机体、一种组织乃至一个细胞，通常都是某个 mtDNA 基因的杂质，而不大可能是纯质。线粒体突变基因的杂质是否有突变基因的表型出现，取决于带有突变基因的 mtDNA 所占的比例。

四、mtDNA 具有阈值效应的特性

线粒体基因突变会降低 ATP 的产生，那些高需能又含有同质性突变 mtDNA 的细胞可能会产生明显的功能障碍。相反，有同质性突变 mtDNA 的低需能细胞则受影响较小。在异质性的细胞中，突变型与野生型的比例决定突变对细胞的影响程度。如果携带突变型线粒体数量很少，氧化磷酸化过程不会受到明显的影响。相反，在含有大量突变型线粒体基因组的组织细胞中，生成的 ATP 不足以维持细胞的正常功能，就会出现异常的性状，表现为线粒体病。换句话说，对于线粒体病，存在着表型发生阈值。这种线粒体基因突变的有害影响的阈值，明显依赖于特定细胞或组织对能量的需求。中枢组织对 ATP 的依赖性最高，其他依次为骨骼肌、心脏、肾、肝。如肝中突变 mtDNA 达 80% 时，尚不表现出病理症状，而在脑组织或肌组织则会导致疾病。

线粒体疾病发生的阈值效应还与机体的发育阶段有关。例如，肌组织中 mtDNA 的部分突变，在婴儿时期可能不引起症状，而受损的氧化磷酸化系统不能满足机体生长对能量需求的增加，随着发育，症状逐渐变得明显。

五、线粒体基因组采用独特的遗传密码

如第一节所述，线粒体基因组采用的遗传密码体系和核基因组之间存在一些不同。mtDNA中 UGA 编码色氨酸，而非终止信号。tRNA 兼用性较强，仅用22 个 tRNA 来识别多达 48 个密码子。

六、mtDNA 的突变率极高

mtDNA 的突变率比核 DNA 高 10～20 倍。mtDNA 中氧化磷酸化基因的突变率远比核 DNA 高，mtDNA 的高突变率造成个体及群体中序列的高度差异性。任何两个人的 mtDNA，平均每 1000 个碱基对中就有 4 个不同。人群中含有多种中性到中度有害的 mtDNA 突变，且高度有害的 mtDNA 突变不断增多。但有害的突变会通过选择而消除。尽管线粒体遗传病并不常见，突变的 mtDNA 基因却很普遍。

第四节　线粒体遗传病

线粒体对于细胞环境的变化十分敏感，许多疾病都可能导致线粒体结构和功能的改变。另一方面，线粒体的异常，可能成为疾病发生的原因。线粒体结构和功能异常导致的疾病称为线粒体遗传病。线粒体遗传病可以由 mtDNA 基因组缺陷引起，也可能由编码线粒体蛋白的核基因组突变导致。目前，发现还有一类线粒体遗传病，涉及到 mtDNA 与 nDNA 的共同改变，认为两种基因组之间存在通讯障碍。

一、发病过程中线粒体变化

线粒体容易受到外界环境因素的伤害，许多种环境因素都可导致线粒体异常。例如有害物质渗入、病毒侵染，均可对细胞的线粒体造成明显损害，可能导致线粒体肿胀甚至破裂，肿胀后的体积比正常体积大 3 ~4 倍。人体原发性肝癌细胞癌变过程中，线粒体嵴的数目逐渐下降，导致线粒体最终成为液泡状。组织缺血性损伤时的线粒体也会出现凝集、肿胀等结构变异。坏血病患者的病变组织中有时也可见两三个线粒体融合成一个大的线粒体的现象，称为线粒体球。细胞病变时，有时会看到线粒体中累积大量的脂肪或蛋白质，线粒体基质颗粒大量增加，这些物质的异常积累将影响线粒体的功能和结构。微波照射会导致线粒体发生超微结构的变化，从而导致功能上的改变。氰化物、CO 等物质可阻断呼吸链上的电子传递，造成生物氧化中断、细胞死亡。随着年龄的增长，线粒体的氧化磷酸化能力亦随机体的衰老而下降。

二、线粒体遗传病的分类

根据发病机制的不同，线粒体病分为三大类：mtDNA 基因突变类型、nDNA 缺陷类型以及 mtDNA 和 nDNA 联合缺陷型。根据线粒体所在细胞的不同，线粒体基因突变可分为体细胞突变和生殖细胞突变两种。体细胞突变一般是散发的，无家族史，细胞的氧化磷酸化能力随年龄的增加而衰退。生殖细胞突变通过母亲遗传给后代，一般分为轻型、中型和重型三种。轻型突变通常有亚临床的氧化磷酸化能力下降，随着年龄的增长、体细胞突变的积累，常出现老年化的器官病变；中型突变就是通常所说的线粒体遗传病，突变的线粒体一般是异质性的，临床表现在母亲亲属中差异显著，大部分亲属直到体细胞突变积累使突变比例达到阈值时才会产生病变；重型突变一般是致死突变，通常表现为早期死亡的儿童病。根据突变类型的不同，线粒体基因突变可分为点突变和缺失 - 重复两类（见表 10 - 1）。按照突变影响的生化代谢功能来分类，可以分为 5 种类型：底物转运缺陷、底物利用缺陷、Krebs 循环缺陷、电子传递过程缺陷和氧化磷酸化耦联缺陷。线粒体的生化分类如下：

（1）底物转运缺陷

①肉碱棕榈酰基转移酶（CPT）缺陷。

②肉碱缺陷（肉碱转运体缺陷）。

（2）底物利用缺陷

①丙酮酸脱氢酶复合体（PDHC）缺陷。

②β－氧化缺陷。

（3）Krebs 循环缺陷

①延胡索酸酶缺陷。

②乌头酸酶缺陷。

③α－酮戊二酸脱氢酶缺陷。

（4）电子传递过程缺陷

①复合体Ⅰ缺陷。

②复合体Ⅱ缺陷。

③复合体Ⅲ缺陷。

④复合体Ⅳ缺陷。

⑤复合体Ⅰ、Ⅲ和Ⅳ联合缺陷。

（5）氧化磷酸化耦联缺陷

①Luft 病（氧化磷酸化脱耦联）。

②复合体Ⅴ缺陷。

表 10－1　线粒体遗传病的分类

缺陷位置	遗传方式	遗传特征	生化分析
nDNA 缺陷			
组织特异基因	孟德尔式	组织特异综合征	组织特异单酶病变
非组织特异基因	孟德尔式	多系统疾病	广泛性酶病变
mtDNA 缺陷			
点突变	母性遗传	多系统、异质性	特异单酶病变 广泛性酶病变
缺失	散发	PEO，KSS，Pearson	广泛性酶病变
nDNA 和 mtDNA 联合缺陷			
多发性 mtDNA 缺失	AD/AR	PEO	广泛性酶病变
mtDNA 缺失	AR	肌病、肝病	组织特异多酶病变

注：PEO，进行性眼外肌麻痹；KSS，眼肌病；Pearson，骨髓/胰腺综合征。

三、线粒体基因病

线粒体基因病可以影响机体的多个系统，因中枢神经系统和骨骼肌对能量的依赖性最强，这类病分别以中枢神经和骨骼肌病变为主要临床症状。根据临床症状，线粒体基因病分为：线粒体脑病，以中枢神经病变为主；线粒体肌病，以骨骼肌病变为主；线粒体脑肌病，中枢神经和骨骼肌都表现出明显的病变。

线粒体基因病和 nDNA 突变引起的疾病不同，属母系遗传；而且由于 mtDNA 的易突变性，导致在线粒体、细胞和组织水平都存在异质性。mtDNA 的异质性和组织分布特异性，可能引起致病基因表型的差异。这样，同一种 mtDNA 突变可能导致不同的疾病，而不同的

mtDNA 突变类型可能引起相同的疾病。例如，A8344G 和 T8356C 突变都可以导致 MERRF；然而，T8993G（ATPase6 基因）点突变因为相对于野生型 mtDNA 的比例不同，而形成不同的表型。T8993G 突变比例较低时，导致 NARP；比例 >90% 时导致 Leigh 病。再如，高比例的 A3243G 突变造成 MELAS，而低比例时可导致母系遗传的糖尿病和耳聋（表 10 - 2）。

近来，对 mtDNA 分子病理学的研究证实，mtDNA 突变存在于许多疾病中，包括视神经疾病、脑病、心肌病、2 型糖尿病、肿瘤、帕金森病及衰老等。

表 10 - 2　　一些与 mtDNA 突变相关的疾病

突变	相关基因	表型
Nt - 3243	$tRNA^{Leu(UUR)}$	MELAS、PEO、NIDDM/耳聋
nt - 3256	$tRNA^{Leu(UUR)}$	PEO
nt - 3271	$tRNA^{Leu(UUR)}$	MELAS
nt - 3303	$tRNA^{Leu(UUR)}$	心肌病
nt - 3260	$tRNA^{Leu(UUR)}$	心肌病/肌病
nt - 4269	$tRNA^{Lle}$	心肌病
m - 5730	$tRNA^{Asn}$	肌病（PEO）
nt - 8344	$tRNA^{Lys}$	MERRF
nt - 8356	$tRNA^{Lys}$	MERRF/MELAS
nt - 15990	$tRNA^{Pro}$	肌病
nt - 8993	A6	NARP/LEIGH
nt - 11778	ND4	LHON
nt - 4160	ND1	LHON
nt - 3460	ND1	LHON
nt - 7444	COX1	LHON
nt - 14484	ND6	LHON
nt - 15257	Cytb	LHON

（一）Leber 遗传性视神经病

Leber **遗传性视神经病**（Leber's hereditary optic neuropathy，LHON）（MIM 535000），德国眼科医师 Theodor Leber（1840 ~ 1917）首次报道，因为主要症状为视神经退行性病变，又称 Leber 视神经萎缩。临床表现为视神经的坏死，导致急性或亚急性双眼的中心视力迅速丧失，但周围视力仍存在。患者可能伴有心脏传导缺陷及行动异常，一般 18 ~ 20 岁发病，但最早可在 6 岁，最晚可在 60 岁发病。病人男女比例约为 4 : 1。

诱发 LHON 的 mtDNA 突变均为点突变，现已发现有许多位点的突变与 LHON 有关。Wallace 等于 1988 年最早发现 mtDNA 的 G11778A 突变，即在 11778 位点的 G 被替换为 A，称 Wallace 突变。Wallace 突变导致呼吸链酶复合物 Ⅰ 亚单位 4（ND4）中第 340 位高度保守的精氨酸变成组氨酸，导致 ND4 的空间构型改变，NADH 脱氢酶活性降低，从而影响线粒体的能量产生，使视神经细胞表现为因能量缺乏导致的神经细胞退行性病变和死亡。近年来，相继报道另外的 mtDNA 点突变与 LHON 相关，如 G14459A（ND6）、G3460A（ND1）、T14484C（ND6）、G15257A（cytb）等 4 个位点的突变也导致氨基酸替换，均与 LHON 的发生有重要关系。所有这 5 个位点的突变均导致 LHON，但临床症状的严重程度存在较大差异，以 G14459A 引起的症状最为严重，T14484C 和 G15257A 引起的症状较轻。随后的研究结果表明，Wallace 突变约占 LHON 的 50% ~52% 。我国 LHON 家系的研究也获得了类似的结果。在 LHON 家系中，11778 突变大多是纯质性的，杂质性个体则随细胞分裂发生复制与分离，产生多种多样的杂质性基因型，而且在不同组织中突变 DNA 比例不同，它们都可向纯质性方向漂变。张丽珊、朱斌等曾对 LHON 3 个家系 21 个成员进行了 mtDNA 11778 位点突变的检测，发现杂质性患者不同组织中 mtDNA 突变有明显的差异，它们分别为：血细胞 52.9% ，头发 69.9% 和口腔 59.9% ，但 lott（1990 年）报道的 2 个 LHON 家系成员几乎都为突变纯质型。有时纯质型的个体视神经无病变表现，可能有以下两个原因：①由于组织间存在差异性，病变组织（视神经）中绝大部分为野生型 mtDNA，而只是被检查的组织 mtDNA 突变率高；②核 DNA 和 mtDNA 相互作用的结果，也就是说核基因组遗传背景决定了症状的严重程度。

LHON 家系中 mtDNA 可有多个点突变，并且可观察到 2 个以上突变的协同致病作用。遗传学研究表明，LHON 患者 mtDNA 的多发突变之间存在某种联系，这些突变可分原发性突变和继发性突变，mtDNA 某一“原发”突变或 nDNA 遗传缺陷可导致“继发”突变。单一的原发性突变即可引起 LHON（称原发性 LHON），临床严重程度随突变位点不同而异；以某型突变为主，伴发其他类型突变（二次突变或 nDNA 突变），才能引起 LHON，称继发性 LHON。

利用 LHON 患者的特异性 mtDNA 突变，可进行该病的基因诊断。例如利用 Wallace 突变可以对约 50% LHON 家系进行基因诊断。其原理为，由于 11778bp 处 G 突变为 A，丧失了 SfaN Ⅰ酶切位点同时又获得了 MaeⅢ酶切位点，因此我们可以在 11778bp 处两侧设计各一对引物，通过 PCR 扩增，其产物用 SfaN Ⅰ酶切，正常个体可被切成 2 条而患者只有 1 条带，携带者则有 3 条。如果用 MaeⅢ酶切，则正好相反，正常个体不能被酶解为 2 条带，突变个体可酶解为 2 条带，如为杂合子则出现 3 条带，借此可做出明确诊断。

（二）线粒体脑肌病

线粒体脑肌病（mitochondrial encephalomyopathies，ME）是一组由于线粒体功能缺陷引起的多系统疾病，以中枢神经和肌系统病变为主，特征表现在呼吸链酶活性正常的肌纤维与酶活性缺失的肌纤维混合。患者各种组织内 mtDNA 的突变类型、分布各不相同，所以表现出不同的症状，多表现为肌力低下、易疲劳、小脑失调、耳聋、痴呆、代偿性高乳酸血症等。根据临床症状不同，将线粒体脑肌病分为：伴有破碎红纤维的肌阵挛癫痫（myoclonic epilepsy and ragged red fibers，MERRF）、线粒体脑肌病合并乳酸血症及卒中样发作（mitochondrial encephalomyopathy with lactic acidosis，and stroke - like episodes，MELAS），Kearns - Sayre 综合征（Kearns - Sayre syndrome，KSS）、慢性进行性眼外肌瘫痪（chronic progressive external ophthalmoplegia，CPEO）、神经源性肌软弱、共济失调并发色素性视网膜炎（neurogenic muscle weakness，ataxia，and retinitis pigmentosa，NARP）和 Leigh 综合征（Leigh syndrome，LS）等。

1. MERRF综合征（肌阵挛性癫痫伴碎红纤维病，MERRF）（MIM545000）　MERRF患者通常于10～20岁发病，形态异常的线粒体在骨骼肌中积累，肌红纤维呈破碎状，用Gomori三色染色法（Gomori trichrome stain）染色显示为红色，称破碎红纤维。临床表现为阵发性癫痫，还伴有进行性神经系统障碍（智力倒退、共济失调、意向性阵颤）。具有明显的母系遗传特性，病人的母系亲属常呈现脑电图异常，感觉神经性听力丧失，痴呆，呼吸异常，扩张性心肌病和肾功能障碍等症状。

MERRF综合征，由mtDNA 8344bp处碱基的突变导致$tRNA^{Lys}$发生改变，从而引起多种蛋白质合成受阻。主要是呼吸链酶复合物Ⅰ和Ⅳ受到损伤，因为这两种复合物的亚单位多由线粒体DNA编码。MERRF综合征家族成员mtDNA突变通常为杂质性，氧化磷酸化酶水平会随着年龄的增长而迅速降低，而与mtDNA突变仅部分相关。一般而言，20岁以下的个体，其mtDNA突变型达95%以上时才会表现出全部MERRF综合征症状，突变型为85%时表型仍正常，而60～70岁的个体mtDNA突变在63%时就表现中度症状，突变为85%时则表现严重症状。对于表型正常的MERRF综合征家系成员，由于遗传而来的突变型mtDNA比例较低，最初的氧化磷酸化能力高于阈值，而没有表现出明显的MERRF症状。随着他们年龄的增长，氧化磷酸化能力进一步降低，当低于阈值时，就表现出临床症状。这就是许多有mtDNA突变的个体在早期表型正常，而到一定年龄会发病，而且随着年龄的增长病情加剧的原因。

2. Melas综合征（MIM 540000）**（线粒体肌病脑病伴乳酸中毒及中风样发作，MELAS）**　MELAS患者通常10～20岁发病，主要临床症状为：阵发性呕吐，癫痫样发作和中风样发作，血乳酸中毒，四肢乏力等；有时伴痴呆，耳聋，身材矮小等症状；肌肉组织病变，有碎红纤维。一般很少见MELAS综合征的家系中患者有上述全部症状，而其母系亲属常仅表现神经异常。大约80%的病例的mtDNA在3243bp处发生A/G碱基置换，引起杂质性点突变。该突变改变了$tRNA^{Leu}$的结构，并使$tRNA^{Leu}$基因和16S rRNA基因下游紧密结合的转录终止子失活，因此MELAS突变可能降低mtDNA转录活性并改变线粒体rRNA和mRNA转录的比例。肌组织中A3243G突变型mtDNA达40%～50%时，出现CPEO、肌病和耳聋；达90%时，可出现复发性休克、痴呆、癫痫、共济失调等。具有mtDNA突变的个体也常随年龄的增长而病情加重。

3. 慢性进行性外眼肌瘫痪（CPEO）或Kearns－Sayre综合征（KSS）（MIM530000）　KSS和CPEO是同一疾病的两种不同类型，CPEO患者以眼外肌麻痹为主要症状，伴眼睑下垂、四肢无力，常在青春期或成年发病；KSS除进行性眼肌麻痹外，还具有色素性视网膜炎、心脏传导功能障碍、听力丧失、共济失调、痴呆等症状，常在婴儿、儿童或青春期发病。

KSS和CPEO主要与mtDNA缺失有关，mtDNA的缺失一般只有一处，但其大小和位置在个体间差异极大，一般缺失长度为0.5～8kb，现已发现有100多种缺失类型，缺失都在H链及L链复制起始区之间，且缺失区的侧翼有同向重复序列。最常见的一种缺失是8468和13446位碱基之间的长度为4979bp片段的缺失，缺失区两端为13个碱基的重复序列（5′－ACCTCCCFCACCA－3′），在30%～50%的病人中可以见到。最大片段的缺失类型为

15945bp 到 5786bp 之间 10kb 片段的缺失。大部分患者的缺失范围在 1.3～7.6kb 之间，而且并不集中在 mtDNA 任何单一区域。于是，一些学者认为，根据缺失的片段的大小和部位不能预测临床表现，但缺失分布组织的不同可能对表型起决定作用。

与 mtDNA 缺失相关的疾病随年龄增加而日趋恶化，与点突变不同的是，这一恶化过程是由 mtDNA 的同一种缺失类型的分子所占的比例的增加导致的。由于所有 mtDNA 复制所需的酶都由核基因编码，mtDNA 复制的速度与长度成反比，故正常和缺失两种 mtDNA 同时存在于组织中时，缺失分子会迅速增加，即缺失 mtDNA 较正常 mtDNA 更具复制优势。当突变型 >60%，线粒体 mtDNA 的基因翻译的结果导致氧化磷酸化的有关酶活性明显下降。由于涉及多个基因的缺失，患者可出现不同程度的线粒体蛋白质合成缺陷，通过影响四种呼吸链复合体的生成而引起不同程度的线粒体功能障碍。

偶尔也有 mtDNA 点突变导致的眼肌病的病例，8334bp 处 $tRNA^{Lys}$ 和 3242bp 处 $tRNA^{Leu}$ 的突变可引起 CPEO。

4. 神经源性肌软弱、共济失调并发色素性视网膜炎（NARP）和 Leigh 综合征（LS） NARP 的主要临床表现为色素性视网膜炎、共济失调、发育滞后、痴呆、惊厥、近端肢体无力和感觉神经元病以及发育迟缓；Leigh 综合征是以高乳酸血症、低肌张力为主要表现的进行性脑病。这是一种致死性线粒体疾病，通常在幼年发病。

NARP 和 Leigh 综合征主要与 ATP 合成酶的功能受损有关，目前发现该病的致病突变主要是 mtDNA 第 8993 位点（ATPase6 基因）T/A 或 T/C 置换，将 ATPase 6 亚基 156 位的亮氨酸改变为精氨酸或脯氨酸，从而引起 ATP 合成酶的质子通路异常。患者 mtDNA 突变型所占比例的不同，决定了临床症状的严重程度：女性携带者或症状较轻的女患者突变水平 <70%；个体突变水平为 70%～90% 时，表现为 NARP；突变水平 >90% 时，表现为 Leigh 综合征。NARP 和 Leigh 综合征是 mtDNA 突变比例不同决定严重程度差异的临床的不同症状表现，因而常常在同一家系中并存。

（三）线粒体心肌病

线粒体心肌病累及心脏和骨骼肌，病人常有严重的心力衰竭，常见临床表现为运动剧烈时呼吸困难，心动过速，全身肌无力伴全身严重水肿，心脏和肝脏增大等。

原发型心肌病可由线粒体基因组缺失而致，Ozawa 等 1990 年报道原发型、肥厚型和扩张型心肌病病人心肌 mtDNA 中存在有 7.5kb 的缺失，缺失部位两侧为同向重复序列 CATCAACAACCG，缺失位于 ATP 合成酶 6 基因和 D 环区之间。最近芬兰学者报道了一个遗传型扩张型心肌病家系中 2 个病人的心肌与骨骼肌 mtDNA 存在有 1.8kb 和 1～9.5kb 的缺失，缺失片段的大小具有多样性。含有缺失区的 mtDNA 占总 mtDNA 的比例在心脏是 50%，肌肉为 35%。缺失区对应于细胞色素 C 氧化酶Ⅰ～Ⅲ，ATP 合成酶 6 和 8，NADH 脱氢酶 3～6 等基因。随后的研究发现，非常染色体显性遗传的肥厚型心肌病病人心肌 mtDNA 中，存在大量的点突变，突变可能发生在蛋白编码区，导致所编码的多肽的氨基酸组成改变，也可能发生在 tRNA 和 rRNA 编码区。另外，**缺血性心肌病**（ischemic cardiomyopathy）患者也常具有 mtDNA 的点突变。

心肌内 mtDNA 突变发生率随年龄增长而升高，这种趋势在 35 岁后更明显，70 岁以上的老年人均有部分心肌 mtDNA 缺失。这是由于老年人冠状动脉硬化，使心肌缺血缺氧致 mtDNA 易发生突变，突变后线粒体功能受到影响，从而又反过来加重心肌缺氧，呈恶性循环趋势。

（四）其他与线粒体有关的病变

1. 帕金森病（Parkinson disease，PD）（MIM 556500） 帕金森病是一种晚年发病的运动失调症，又称震颤性麻痹。患者表现出有震颤、动作迟缓且常常发生错误等症状，少数病人表现痴呆。患者脑组织，特别是黑质中常常存在 mtDNA 缺失。Ozawa 等 1990 年发现帕金森病患者线粒体基因组中存在长度为 4977bp 的缺失，缺失区域从 ATPase8 基因延续到 ND5 基因，结果导致线粒体呼吸链酶复合体Ⅰ的四个亚单位功能失常，进而引起神经元中线粒体氧化磷酸化功能障碍，这种由线粒体 DNA 突变造成的能量代谢障碍类似于神经毒物质，如 1－甲基－4－苯基四氢吡啶，抑制线粒体复合体Ⅰ功能所引起的表型效应，两者均导致脑黑质中多巴胺能神经元细胞的退化性变性。帕金森病患者同样存在 mtDNA 杂质性，一般而言，正常人中突变型占 0.3%，而帕金森病患者可达 5%。可见，mtDNA 突变是帕金森病的主要原因。这种突变可能存在一定的阈值，若超过一定阈值，个体就会发病。mtDNA 的基因突变，随着年龄的增加在机体细胞中逐渐积累，因此，帕金森病往往在中年以后发病。

2. 非胰岛素依赖型糖尿病（NIDDM）（MIM 520000） 糖尿病一般分为两类，一类为非胰岛素依赖型糖尿病（non－insulin dependent diabetes mellitus，NIDDM），另一类为胰岛素依赖型糖尿病（insulin dependent diabetes mellitus，IDDM）。NIDDM 占所有糖尿病患者的 90%，因此，NIDDM 是多数学者研究的重点。现已发现有 8 个以上基因可能与糖尿病发病相关。1991 年，Aleolado 等发现 NIDDM 患者的母亲患此病比父亲可能性要大，从而推测 mtDNA 参与 NIDDM 的发生。1992 年，Ballinger 首先在一个符合母系遗传的糖尿病伴感觉神经耳聋的家系中发现 1 例 mtDNA 10.4kb 的片段缺失，同年 Van den Ouwa－land 和 Reardon 又分别在母系遗传糖尿病伴感觉神经耳聋的家系中发现 mtDNA 中 tRNA 基因 3243bp 处 A→G 的突变，近几年 3243bp 的突变一直是各国学者的研究热点。1995 年，日本学者 Kagawa 发现 NIDDM 群体中有 3.4% 带有 ND1 基因中 3316bp 处 G→C 的点突变，从而提示这一突变亦与 NIDDM 发病存在相关性。我国项坤三亦曾报道 3243bp 突变的 NIDDM 家系，而张丽珊、周晓雷亦报道过 3316bp 处点突变。

与糖尿病有关的 mtDNA 突变有多种类型，除了 10.4kb 片段缺失以外，还有 7.7kb 和 7.6kb 缺失突变，以及 8kb 重复突变类型。点突变类型中，前面提到的 A3243G 是最多见的，另外还有 C3256T、T3264C 和 G3316A 等 tRNALeu（UUR）突变形式。mtDNA 突变可通过多种机制诱导糖尿病：①胰细胞突变后，导致氧化磷酸化功能障碍，影响到 ATP 的产生，通过调节 K^+ 离子通道而影响 Ca^{2+} 通道，引起细胞的血糖反馈调节的胰岛素分泌下降。②诱发自身免疫介导的胰细胞自身损伤。③由于氧化磷酸化受阻而增加糖原异生。④脂肪细胞对于胰岛素的反应减弱，糖耐量减退（糖耐量是指机体处理葡萄糖的能力），出现高血糖。

3. 衰老（aging）（MIM502000） 随着机体年龄的增加，mtDNA 突变积累，组织细胞内线粒体的功能逐渐退化。在正常生理状态下，机体存在自由基清除系统，如超氧化物歧化酶、过氧化氢酶、过氧化物酶、维生素 C 等，可及时清除能量代谢过程中产生的氧自由基。随着个体衰老，抗氧化能力减弱，线粒体内自由基的积累导致线粒体的氧化性损伤，包括生物膜损伤、改变巯基酶活性、破坏核苷酸类辅酶以及引起 mtDNA 损伤等。大量的研究证实，衰老与线粒体氧化磷酸化酶活性降低有关，这主要与处于高度分化的神经和肌肉组织细胞中突变 mtDNA 逐渐积累密切相关。mtDNA 突变类型包括缺失、点突变、插入、重复和 D 环区域出现小片段重叠。尽管这 5 种突变中的任何一种很少达到 1%，但在衰老组织中多种突变类型的同时存在，大大增加了突变型 mtDNA 所占比例。在大脑中，与衰老有关的突变的积累主要集中在黑质区和脊髓灰质区，小脑中相对较少，表明 mtDNA 突变优先集中在神经元，而不是神经胶质细胞。Simonetti 等 1992 年用定量 PCR 检测特异的 mtDNA 位点缺失，结果表明，在人的一生中，随着年龄的增加，肌肉中 mtDNA 缺失比例将增加 10000 倍，导致老年人肌肉中含有的缺失比例最高达 0.1% 左右。

随着年龄的增加，自由基导致的 mtDNA 氧化损伤增加。许多研究表明，衰老时组织中 8 - OH - dG 含量增多。小于 55 岁个体的膈肌中，8 - OH - dG 含量低于 0.02%；65 岁以上的个体中，8 - OH - dG 以每 10 年 0.25% 的比率增加，在 85 岁时达到 0.51%；同时 mtDNA 的缺失率也随之增加，表明与衰老有关的氧化损伤促进 mtDNA 突变。分裂旺盛的细胞中 mtDNA 的快速复制可稀释 8 - OH - dG，而肌肉和神经等分裂终末细胞中 8 - OH - dG 逐渐累积，促进 mtDNA 缺失，进一步说明氧化损伤导致的 mtDNA 突变积累与衰老有关。

与衰老有关的 mtDNA 突变类型主要是缺失，如常见的 4977bp 缺失在 60 岁以下正常人群的皮肤细胞中几乎找不到，而在 61 ~ 70 岁、71 ~ 80 岁、81 ~ 90 岁的人群中则分别以 20%、46.7% 和 83.4% 的比例递增。另外，70 岁以上的人群肌肉细胞中还经常能找到 D 环区的 200bp 的重复。对电子传递链的几个酶复合物的分析表明，细胞色素 C 氧化酶的活性随年龄的增加下降最快，NADH - 细胞色素 C 还原酶次之，而 nDNA 编码的琥珀酸 - 细胞色素 C 还原酶则几乎不表现出年龄差异。以上事实说明，衰老与细胞中 mtDNA 的突变及相应的功能改变量密切相关。

4. 肿瘤 肿瘤细胞具有异常快速的分裂增殖能力，能量需求很高。各种肿瘤和肿瘤细胞系中发现了体细胞 mtDNA 突变，这些突变能通过改变细胞能量生成体系、增加线粒体氧化压力和（或）调节凋亡而导致肿瘤。

有些因素的作用可使 mtDNA 游离出线粒体膜外（如细胞内线粒体受损伤崩解），而细胞内核酸降解酶活性下降，不能有效地清除游离于胞质中的 mtDNA 分子，mtDNA 有可能像致瘤病毒那样通过核膜，随机整合到 nDNA 中，激活原癌基因或抑制抗癌基因，使细胞增殖分化失控，导致癌变。

mtDNA 是致癌物作用的重要靶点。众多研究结果显示，化学致癌物与 mtDNA 的结合比 nDNA 更充分，预示 mtDNA 对一些化学因素更敏感。

5. 冠心病 线粒体氧化磷酸化过程中产生大量的氧自由基，引起 mtDNA 损伤而发生突变，使线粒体呼吸链的电子传递受阻，电子直接泄漏于线粒体基质内，增加超氧阴离子的产生，导致线粒体内的氧应激水平提高，氧化应激能加剧线粒体的损伤，又反过来加剧氧化磷酸化障碍，形成恶性循环。在冠状动脉狭窄、心肌细胞缺血和反复出现低血氧时，mtDNA的损伤加剧，心肌细胞氧化功能出现障碍，因此，心肌缺血与mtDNA突变互为因果关系。

冠心病患者mtDNA 5.0kb片段的缺失是正常人的7～220倍，7.4kb片段和10.4kb片段的缺失率也比正常人高。

6. 氨基糖甙诱发耳聋（arminoglycoside antibiotics induced deafness，AAID）（MIM 561000） 链霉素、庆大霉素、卡那霉素、托普霉素和新霉素等氨基糖甙类抗生素能致聋早已是常识，但其分子机制一直不清楚。1993年，Prezant等通过三个母系遗传的氨基糖甙抗生素诱导耳聋（AAID）家系的研究，首次报道了mtDNA 12SrRNA基因1555bp A→G的突变，同年Ghodsian和Prezant等人在散发患者中也发现1555bp的突变。我国张丽珊、严明等人对AAID家系的66个成员和104个AAID散发患者进行了mtDNA的检测，亦发现有1555bp的突变，先证者的父亲、外公、姨父mtDNA正常，而其母亲、姨妈及妹妹虽然表型正常，但携带有mtDNA的1555bp位突变。而在133位正常个体中未发现此突变，可见mtDNA1555bp突变是氨基糖甙类抗生素致耳聋的重要诱因，呈现母系遗传。一些学者推测，耳蜗核糖体最可能是氨基糖甙耳毒性的靶组织，而且有人认为mtDNA1555bp的突变多存在于亚洲人种，而白种人中这种突变极少发生。这些结果为研究AAID的遗传学病因提供了可靠的依据，为高风险人群的疾病预防，提供了理论指导和诊断方法。

四、核DNA突变引起的线粒体遗传病

（一）编码线粒体蛋白的核基因缺陷

已定性的由于编码线粒体蛋白的核基因缺陷所引起的疾病并不多，如丙酮酸脱氢酶复合体缺陷、肉碱棕榈酮转移酶缺陷等。主要从以下方面寻找线索：如有无孟德尔遗传的家族史；生化方面有无可检测的特定酶缺陷；组织化学方面的研究，如一些呼吸链蛋白亚基是否由核基因编码；也可利用rho°细胞［rho°细胞，线粒体DNA缺失的细胞，mitochondrial DNA（mtDNA）－depleted cells］进行互补实验研究，如一个Leigh综合征与COX缺陷患者的成纤维细胞与HeLa细胞融合后恢复了正常的COX活性，由此推测其相关的酶或蛋白质是由HeLa细胞的核基因编码的。

（二）线粒体蛋白质转运的缺陷

nDNA编码的线粒体蛋白质在胞质内合成并转送入线粒体的不同部位，转运的过程有较复杂的机制。胞质内合成的前体蛋白比成熟蛋白要大一些，原因是成熟蛋白多了一个**前导肽**（leader peptide）。前导肽作为一个识别信号与位于线粒体外膜上的受体蛋白相结合，并通过联系内外膜的一个通道进入线粒体基质，这个转运过程是耗能过程，进入基质后前体蛋白的导肽被线粒体蛋白酶水解。协助蛋白转运的其他因子还包括胞质和基质内的热休克蛋白（heat－shock proteins），它可使转运的蛋白保持非折叠状态。

两种基因突变会引起蛋白转运的线粒体疾病，一是前导肽上的突变，这种突变将损害指

导蛋白转运的信号，使蛋白转运受阻；二是蛋白转运因子的改变，如前导肽受体、抗折叠蛋白酶等。

（三）基因组间交流的缺损

如上所述，线粒体基因组依赖于核基因组，nDNA 编码的一些因子参与 mtDNA 的复制、转录和翻译。现发现有两类疾病的 mtDNA 有质或量上的改变，但它们均呈孟德尔遗传，因此 mtDNA 的改变只是第二次突变。

1. 多重 mtDNA 缺失　这类患者不像 KSS 等疾病表现单一的缺失，而是表现 mtDNA 的多重缺失，且呈孟德尔遗传方式，可能 nDNA 上的基因存在缺陷。比较典型的如常染色体显性遗传的慢性进行性外眼肌麻痹（autosomal dominantly inherited chronic progressive external ophthalmoplegia，AD－CPEO）。

2. mtDNA 耗竭　这类患者主要为 mtDNA 完全缺损，也就是 mtDNA 量的异常而不是质的异常，患者往往病情较重，早年夭折。根据临床症状主要分为 3 类：①致命的婴儿肝病；②先天性婴儿肌病；③婴儿或儿童肌病。这些疾病均呈常染色体隐性遗传，可能是控制 mtDNA 复制的核基因发生突变所致。

一般认为绝大多数线粒体病是由 mtDNA 突变引起的，但随着对线粒体病分子机制的逐步了解，发现 nDNA 突变引起的线粒体疾病已日益增多。

第十一章 肿瘤与遗传

肿瘤（tumor）泛指一群生长失去正常调控的细胞形成的新生物。肿瘤细胞是积累了不同染色体水平和基因水平的异常改变的体细胞，这些异常改变共同导致了细胞增殖的失控，形成了大量细胞的集合。肿瘤是一类严重危害人类健康的常见病和多发病，其发病率和死亡率有逐年增高的趋势。WHO 在 2001 年的统计表明，世界恶性肿瘤的发病率和死亡率比 1990 年上升了 22%，并预计在今后的 20 年还将上升大约 50%。根据我国 2003 年卫生事业发展情况统计公报，城市居民和农村居民的恶性肿瘤死亡率分别为 134/10 万和 95/10 万，均居死因第一位。

已有的研究资料表明，肿瘤的发生既与环境中各种物理的、化学的或生物的致癌因素密切相关，又离不开遗传因素的参与。近年来的研究发现，肿瘤的遗传基础是十分复杂的，一方面，不同类型的肿瘤中基因的突变谱千差万别，其中一些基因的突变具有普遍性，而另外一些基因突变只限于某种特定的细胞类型；另一方面，基因的不同突变谱的组合又可以引发相同类型的肿瘤。肿瘤发生机制的研究已成为当今分子遗传学中最令人感兴趣的领域之一。

在医学遗传学领域，对各种肿瘤的发生、发展和转移的遗传基础研究已形成了一个专门的学科—— 肿瘤遗传学，也称为癌遗传学。它是细胞遗传学和分子遗传学与肿瘤学相融合所形成的一门研究肿瘤发生与遗传因素之间关系的学科。作为医学遗传学的一个重要分支，**肿瘤遗传学**（cancer genetics）是研究肿瘤发生的遗传基础，染色体和基因水平的异常改变与肿瘤的发生和发展关系规律的一门科学，为临床肿瘤诊断、治疗和预防提供理论基础。肿瘤遗传学又形成了肿瘤细胞遗传学（cancer cytogenetics）和肿瘤分子遗传学（cancer molecular genetics）两个最重要的领域。

近几十年来，肿瘤遗传学研究取得了很大的进展，特别是某些肿瘤标记染色体以及癌基因、抑癌基因、肿瘤转移基因和肿瘤转移抑制基因等肿瘤相关基因的发现，使人们对肿瘤的发生、转化、转移等基本生物学问题的认识产生了飞跃。

第一节　肿瘤发生中的遗传现象

一、单基因遗传的肿瘤（遗传性肿瘤）

人们发现，少数肿瘤可以按常染色体显性方式遗传给下一代，它们是符合孟德尔遗传规律的单基因肿瘤，通常来源于神经或胚胎组织，称为**遗传性肿瘤**（hereditary tumor）。这类肿瘤虽然发病率较低，但在肿瘤的病因学研究方面具有重要意义。它们通常具有以下共同特点：①可分为遗传型（有家族史）和非遗传型（散发型）两型；②遗传型均呈显性遗传；③遗传型的发病年龄早于非遗传型；④遗传型多为双侧性或多发性。

1. 视网膜母细胞瘤 视网膜母细胞瘤（retinoblastoma，RB）为儿童期常见的恶性肿瘤之一，发病率为1∶15000～28000，70%的患者在2岁前就诊。该肿瘤恶性程度较高，可蔓延至脑部或随血液转移至全身而致死。

该病的遗传型约占全部病例的20%～25%，多为双侧发病，遗传方式符合常染色体显性遗传，发病年龄大多在1.5岁以内；而非遗传型则多为单侧发病，且大多在2岁以后，约占全部病例的75%～80%。细胞遗传学分析表明，该病部分患者（主要是伴发全身其他畸形与智力低下者）体细胞中可见第13号染色体长臂缺失，缺失的片段均包括13q14。

关于视网膜母细胞瘤的发生机制，Knudson提出了肿瘤发生的二次突变学说（two mutation theory）。分子水平的研究证明，视网膜母细胞瘤基因（RB）是一种抑癌基因。正常人为显性基因的纯合子（RBRB），经生殖细胞突变后，形成杂合子（RBrb），由于突变基因（rb）是隐性的，杂合子（RBrb）仍有抑癌功能，所以为携带者；一旦再发生一次遗传事件，导致杂合性丢失（loss of heterozygosity，LOH），形成纯合子（rbrb）或半合子（rb），才失去抑癌的功能而导致恶性转化（malignant transformation）。而RB基因的抑癌机制主要在于其去磷酸化后，能与细胞转录因子E_2F结合而抑制细胞周期由G_1期向S期的进展，从而抑制细胞的增殖。

2. 神经母细胞瘤 神经母细胞瘤（neuroblastoma，NB）也是一种多见于儿童的遗传性肿瘤，其发病率约为1∶10000。该肿瘤起源于神经嵴，常位于肾上腺髓质或腹、胸、盆腔和颈部的交感神经节上。本病恶性程度较高、易致死，但1岁前发病者有较高的治愈率。遗传型神经母细胞瘤约占20%，遗传方式为常染色体显性遗传，发病较早，常见多发病灶，致病基因定位于1p36.2～p36.1。该基因的第一次突变可能只干扰神经嵴的正常发育，第二次突变才导致恶性肿瘤的发生。而非遗传型则发病较晚且常为单发。

3. Wilms瘤 Wilms瘤又称为肾母细胞瘤，是一种多见于婴幼儿的恶性胚胎肿瘤，发病率约为1∶10000。其中遗传型约占全部病例的38%，发病较早且为双侧；非遗传型则约占62%，发病较晚且多为单侧。该病患者常伴发无虹膜、假两性和单侧肥大等畸形。

Wilms瘤基因（WT）是一种抑癌基因，定位于11p13，全长345kb，含有10个外显子，其mRNA长3.0kb，产物为一种有锌指结构的转录因子，可与早期生长反应基因EGR_1的DNA结合区（CGCCCCCGC）相结合而抑制其转录活性，从而抑制细胞的增殖。患者的肿瘤组织中有WT的纯合缺失，其正常组织中则为杂合子，其发生机制可能与神经母细胞瘤相似。

除了上述遗传性肿瘤外，还有一类**癌前疾病**（precancerous disease）的遗传也符合孟德尔的遗传规律，而且大多按常染色体显性方式遗传。如家族性结肠息肉综合征（familial polyposis coli syndrome）、基底细胞痣综合征（basal cell nevus syndrome）和多发性内分泌腺肿瘤综合征（multiple endocrine tumor syndrome）等。这类疾病易转变为恶性肿瘤，且常伴发其他病变，故称为**遗传性肿瘤综合征**（hereditary tumor syndrome）。它与遗传性肿瘤的区别在于肿瘤仅是综合征的一部分。

二、多基因遗传的肿瘤

多基因遗传的肿瘤大多是一些常见的恶性肿瘤，这些肿瘤的发生是遗传因素和环境因素共同作用的结果。如结肠癌、乳腺癌、胃癌、肺癌、前列腺癌、子宫颈癌等，患者一级亲属的患病率显著高于群体患病率。例如结肠癌就是一种家族性癌，因为12% ~25%的结肠癌患者有结肠癌的家族病史。另外，患有乳腺癌、胃癌、肺癌、肝癌、食道癌和子宫内膜癌等常见肿瘤的个体，其一级亲属患同种癌的几率比一般人群高3 ~5倍，这说明上述癌症都具有家族集聚倾向，可以看作家族性癌。家族性癌是人类较常见的恶性肿瘤，它们的遗传一般不符合孟德尔规律，而往往呈现出多基因遗传的特点。

三、某些遗传性疾病与肿瘤

有一些遗传性缺陷或疾病的患者具有不同程度的易发生肿瘤的倾向性，这种倾向性是由遗传因素决定的，故常称为肿瘤的遗传易感性。肿瘤有时成为这些遗传性缺陷或疾病的一部分。它包括染色体不稳定综合征、染色体病和免疫缺陷三类。

1. 染色体不稳定综合征　人类一些综合征由于DNA修复缺陷而导致染色体不稳定，常以体细胞染色体断裂或重排为主要表现并具有常染色体隐性、常染色体显性和X连锁隐性遗传特性，统称为染色体不稳定综合征，这些疾病的患者具有不同程度的易患肿瘤的倾向。

这类疾病的共同特点是患者的染色体容易发生断裂、重排或对紫外线特别敏感（DNA修复缺陷）。染色体不稳定综合征主要包括共济失调性毛细血管扩张症、先天性全血细胞减少症、Bloom综合征和着色性干皮病。它们均以常染色体隐性方式遗传。

（1）共济失调性毛细血管扩张症　**共济失调性毛细血管扩张症**（atakia telangietasia, AT）为一种多见于儿童的常染色体隐性遗传病。父母一般不发病，同辈发病且男女受累的机会相等。大多数患者的父母为非近亲婚配，但亦有少数近亲婚配者。患者1岁左右即可发生小脑共济失调，6岁后眼和面部等处出现瘤样毛细血管扩张，并伴有体液和细胞免疫缺陷（患者胸腺萎缩、淋巴系统发育不全），故常较早死于肺炎等感染性疾病。本病患者易患各种肿瘤，特别是网状内皮系统的肿瘤，如淋巴细胞性白血病、淋巴瘤和网状细胞肉瘤等。

AT是一种染色体不稳定综合征，具有自发性染色体断裂和重排的特征，常见有t（14;14），即同源14号染色体易位，也有14号染色体与7、8号或X染色体易位的现象。染色体断裂点多见于14q11 ~q12、7p13 ~p15和7q32 ~q35。

1995年以色列遗传学家Shilon确定AT为单基因遗传病，指出它是由于AT基因突变所致，并将此致病基因命名为ATM（ataxia telangiectasia mutated），同年，Savitsky等克隆并报道了ATM基因的全部序列和基因结构。ATM基因定位于11q22.3，全长150kb，编码序列12kb，共有66个外显子，外显子长度243 ~634bp不等。其中1a和1b为选择性剪切位点，在不同的转录中起作用，第4外显子为第一个编码外显子；该基因的5′和3′端各有1个非翻译区（UTR），表现为高度的可变性；该基因开放阅读框（ORF）有9168个核苷酸，编码一个有 3056 个氨基酸残基，分子量为 350kD 的蛋白质。

基因突变位点可见于整个 ATM 基因，无突变热点。迄今为止，约有 270 余种突变被发现，其中大多数突变是缺失突变或剪切突变（43%），其他还可见插入突变、框内缺失等。40% ~50% 的突变能产生剪切异常。某些错义突变可见于 T 淋巴细胞白血病患者。ATM 基因是迄今为止发现的外显子最多的人类基因之一，也是最重要的基因之一，它被视为管家基因（housekeeping gene）。ATM 基因编码的蛋白产物类似磷脂酰肌醇 - 3 - 肌酶，含有蛋白激酶结构域（domain）。野生型 ATM 基因有下列功能：①与 DNA 损伤修复有关；②对细胞周期有调控作用；③可控制免疫细胞对抗原的反应；④可介导细胞对胰岛素的反应；⑤可能与性成熟有关。

（2）先天性全血细胞减少症 **先天性全血细胞减少症**（congenital pancytopenia）又称 Fanconi 贫血（Fanconi anemia，FA），是一种儿童期的骨髓疾病，呈常染色体隐性遗传，表现为进行性红细胞、白细胞和血小板减少，故常出现贫血、易感染、易出血等症状，患者还往往伴有先天畸形（如大拇指、桡骨发育不良）以及皮肤色素过多等症。该病患者死于急性白血病的几率比正常人群高 20 倍左右，多为粒细胞性白血病。此外，患者肛门、阴唇和口唇等处也可发生鳞状上皮癌。

FA 患者染色体自发性断裂较多，特别是单体断裂、裂隙等畸变较多，染色体发生核内复制的情况亦较常见。FA 细胞主要对一些化合物（如丝裂霉素 C、双环氧丁烷、顺氯氨铂）反应敏感，并由此导致在一个 DNA 链内或两条互补链之间的两个核苷酸之间形成交联。近年来的研究将 FA 分为 8 个互补组。目前 FA 互补组的命名还没有统一标准，但 FA - A 经常表示 FA 互补组 A，FA - B 经常表示 FA 互补组 B，依此类推。一些 FA 互补组的基因已经被定位于染色体上的特定位点，例如，通过传统的连锁分析和纯合定位法将 FA - A 互补组的 FAA 基因定位于 16q24. 3；应用 FA - C cDNA 作为探针从基因组文库中分离出了 FAC 基因，并将其定位于 9q13。现在已经证明，FAC 基因与 XRCC9 基因具有高度同源性，而后者在 DNA 修复上起重要作用，并且可能参与细胞周期的调节（图 11 - 1）。

（3）Bloom 综合征 **Bloom 综合征**（Bloom′syndrome，BS）是一种多发于欧洲犹太人的罕见的常染色体隐性遗传病。患者表现为身材矮小，并伴有面部毛细血管扩张和红斑性皮疹，对日光敏感，凡身体暴露的部位均可出现红斑皮疹。另外，患者的免疫功能比正常人低，并易伴发白血病和其他恶性肿瘤。

细胞遗传学研究发现，该病患者染色体的最突出的特征是可出现许多对称的四射体（多见于 1 号染色体），它往往是由于在着丝粒处发生了染色单体交换所致。患者的姐妹染色单体互换率高出正常人约 10 倍。

近年来的研究已将 Bloom 综合征的编码基因（BLM 基因）准确定位于 15q26. 1。BLM 基因转录后生成约 4. 5kb 的 mRNA，其中 4251 个核苷酸残基构成它的有效阅读框，编码分子量为 159kD、由 1417 个氨基酸残基组成的蛋白质，具有 DNA 依赖性三磷酸腺苷酶和 DNA 解链酶的活性。

2. 染色体异常导致肿瘤易感性 染色体异常包括染色体数目异常和染色体结构异常。这里讨论的是染色体数目异常疾病与恶性肿瘤的关系。许多资料表明，先天性染色体数目异常疾病容易并发恶性肿瘤，如21三体综合征（Down综合征）病人易患白血病，其急性白血病的发病率比正常的同龄儿童高10～20倍，发病年龄也比一般白血病患者提早2～3年；再如18三体综合征病人易患肾母细胞瘤；Turner综合征患者常并发卵巢癌；Klinefelter综合征患者常并发乳腺癌等。

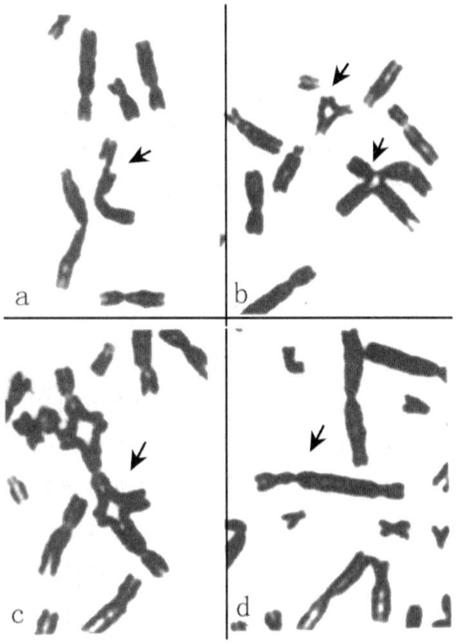

图11－1　来自Fanconi贫血病人的染色体

a. 染色单体断裂。b. 非同源染色体参与的两个染色单体交换。

c. 六角形（hexgonal）交换图，这当中有三条染色体参与。

d. 三着丝粒染色体。（Dr. T. M. Schroeder－Kurth）

3. 原发性免疫缺陷病导致肿瘤易感性　原发性免疫缺陷病（primary immunodeficency disease）患者恶性肿瘤的易感性较高，与一般人群相比，其恶性肿瘤的发病率高出1000倍。目前，对某些有肿瘤倾向的免疫缺陷病研究得较为深入，发现机体的免疫功能缺陷与肿瘤发生之间有着密切关系，几乎每一种原发性免疫缺陷病都伴发恶性肿瘤。例如Bruton型婴儿丙种球蛋白缺乏症（infantile X－linked agammaglobulinemia Bruton type），此病为X连锁遗传，由Bruton在1952年首次报道。该病患者不能产生抗体，免疫球蛋白水平极为低下，缺乏体液免疫功能，极易遭受细菌感染，易并发淋巴系统恶性肿瘤和白血病等癌症。再如严重混合型免疫缺陷症（severe combined immunodificiency）患者体液免疫和细胞免疫功能均有缺陷，故极易遭受各种感染，大多死于1岁以内。经骨髓移植疗法存活下来的患儿中已发现有急性淋巴细胞白血病、淋巴肉瘤和何杰金瘤等癌症的伴发。

第二节　染色体异常与肿瘤

大量的资料显示，恶性肿瘤与染色体异常有很密切的关系，几乎所有的肿瘤细胞都伴随着染色体数目或结构的异常。人们已把染色体畸变看做是癌细胞的特征之一。自 1960 年在慢性粒细胞白血病患者细胞中发现 Ph 染色体后，这方面的研究日趋活跃，在医学遗传学领域中已形成了一个新的分支学科——**肿瘤细胞遗传学**（cancer cytogenetics）。其主要任务是阐明染色体畸变与恶性肿瘤之间的关系，探讨肿瘤染色体变化的临床意义，从而辅助肿瘤的诊断、鉴别及指导治疗等。

一、肿瘤染色体的数目畸变

由于恶性肿瘤往往由一个突变细胞分裂增殖而来，所以，同一肿瘤的细胞，其染色体常常有共同的异常改变。然而，癌细胞群体又会受到内外环境的影响而产生变异，故同一肿瘤的不同细胞的核型，特别是染色体的数目会出现差异。研究发现，恶性肿瘤生长到一定阶段往往产生出一个或几个较突出的细胞系。每一细胞系内所有细胞的染色体数目和形态都基本相同。在一个肿瘤内，如果某一细胞系的生长占优势，或者说这种细胞系细胞的数目在整个肿瘤细胞中所占的比例最大，那么这种细胞系就称为该肿瘤的**干系**（stem line）。干系的概念是由 Makino 在 1957 年提出的。肿瘤的生长主要是干系增长的结果。干系中每一细胞的染色体数目，或者说该肿瘤最常见的染色体数目，称为**众数**（model number）。除干系外，肿瘤中具有其他核型且生长处于劣势的细胞系称为**旁系**（side line）。实际上，如果肿瘤生长的环境改变了，旁系也可发展为干系。

在正常的人体细胞中，干系就是以 46 为众数的细胞系，具有众数（46 条染色体）的细胞在全部人体细胞中所占比例一般可达 98% ~100%。但在恶性肿瘤中，众数既可以是 46（多为假二倍体），也可以是其他数目。另外，有的恶性肿瘤具有两个或两个以上的干系，在此情况下，这些干系的众数细胞在整个肿瘤细胞中所占的比例较低，一般仅在 20% ~30% 左右；如果某一肿瘤的众数细胞所占的比例小于 10%，则这种肿瘤常被看作没有干系，如癌性腹水。

大量资料表明，肿瘤细胞的染色体数目往往出现异常，大多数恶性肿瘤细胞为非整倍体（aneuploid），即异倍体（heteroploid），而且在同一肿瘤内，不同细胞染色体数目差异的幅度也非常大。实体性恶性肿瘤（实体瘤）细胞的染色体数目在二倍体到四倍体之间，其中二倍体数目左右和三倍体到四倍体之间的情况多见。核型分析还发现，恶性肿瘤细胞染色体数目的增减可发生于 A ~G 各组。另外，众数为 46 的恶性肿瘤大多为假二倍体。所谓假二倍体是指细胞中染色体的数目虽为 46，但它是在某号或某些号染色体数目减少而另外某号或某些号染色体数目增加的基础之上形成的一种异常核型。与实体瘤相比，癌性积液中恶性细胞的染色体数目波动幅度更大，例如，Goodlin1963 年报告了 49 例癌性腹水的染色体数目，其波动范围在 25 ~250 之间。Sandberg1963 年发现一例来自乙状结肠癌的癌性腹水中有 50%

的细胞染色体数目高达600条，有些细胞的染色体超过1000条，其中有一个细胞甚至超过2000条（图11-2）。

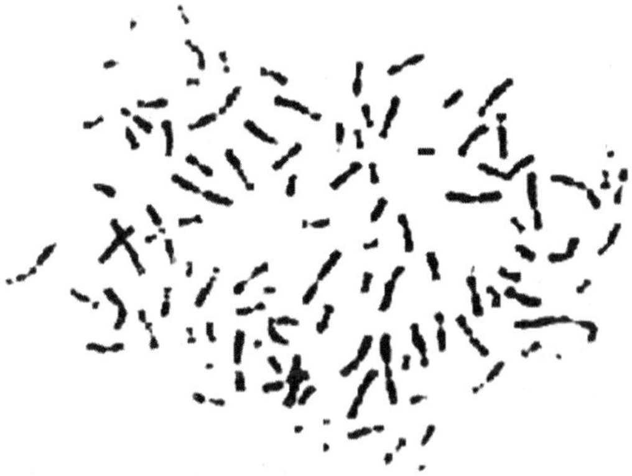

图11-2　一个癌细胞的染色体（共104条，包括许多异常染色体）

二、肿瘤染色体的结构畸变

恶性肿瘤细胞不仅发生染色体数目的畸变，而且常常可见染色体的结构畸变。畸变的类型有多种，常见的有染色体裂隙、断裂、缺失、各种易位、环状染色体、双微体、巨A染色体、巨大近端着丝粒标记染色体、内复制、染色体粉碎化和双着丝粒染色体等。如果某一肿瘤的大多数细胞中都具有某种特定类型的畸变染色体，则这种畸变染色体称为**标记染色体**（marker chromosome）。在肿瘤的一个干系内往往具有相同的标记染色体。标记染色体是癌细胞的特征之一，它又可分为特异性标记染色体和非特异性标记染色体两种类型。

1. 特异性标记染色体　指某一类型的肿瘤所特有的标记染色体，它经常出现于某一种肿瘤的细胞内。其中最主要的标记染色体有慢性粒细胞白血病（chronic myelogenous leukemia，CML）患者体内的Ph染色体和Burkitt淋巴瘤患者体内的t（8；14）染色体等。

（1）Ph染色体（费城染色体）　这是最早描述的标记染色体，它首先由Nowell和Hungerford在美国费城（Philadelphia）从CML患者的外周血细胞中发现，故命名为Ph染色体。这是一种比G组染色体还小的近端着丝粒染色体。1971年，O'Riordan利用荧光显带法确认Ph染色体实际上是第22号染色体长臂缺失大段后剩余的部分。1973年Rowley发现，缺失下来的那部分通常易位到9号染色体长臂的末端，形成t（9；22）（q34；q11）。1982年，De Klein等在Ph染色体上首次发现了原来位于9号染色体长臂末端（9q34.1）的癌基因abl，这说明Ph染色体带有来自9号染色体长臂末端的片段，是22号染色体与9号染色体相互易位的产物。显带分析表明，在Ph染色体形成中所涉及的9号和22号染色体发生断裂的部位分别是9q34和22q11，即22号在q11处断裂后形成的断片易位于9q34；9号染色体在q34处断裂形成的断片易位于22q11（图11-3，图11-4）。

大约95%的CML中，可检出Ph染色体，所以Ph染色体是CML的特异性标记染色体。大量的资料表明，约有95%慢性粒细胞白血病患者为Ph阳性，即Ph染色体对CML是特异性的，所以，它可作为确诊CML的主要依据。根据Ph的有无，还可以鉴别与CML临床表现相似的血液病，如骨髓纤维化（Ph 阴性）；另外，Ph 染色体可在发病前 5 年多就出现在患者的骨髓细胞中，故有早期诊断价值。还有报告指出，Ph 出现率可随病情的转变而变化，病情严重、Ph 出现率高，如果病情好转、Ph 出现率下降甚至消失，故 Ph 可作为衡量治疗效果的指标之一。总之，Ph 染色体具有重要的临床意义。

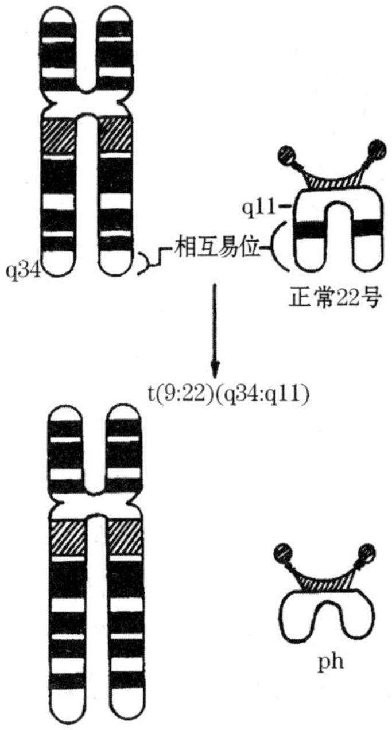

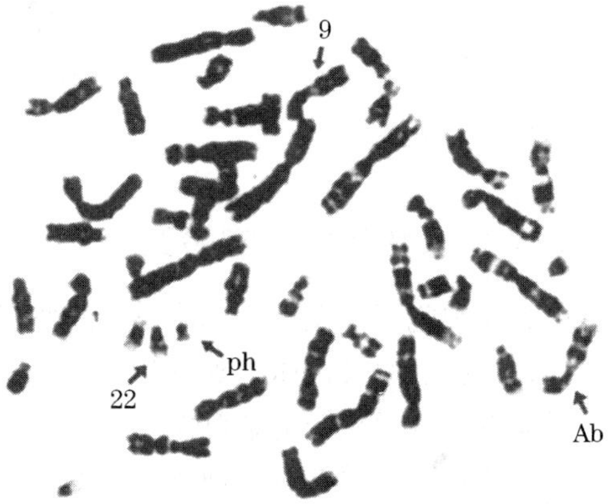

图 11－3　Ph 染色体的形成机制　　图 11－4　慢性粒细胞白血病病人的 Ph 染色体

（2）Burkitt 淋巴瘤的染色体易位　Burkitt 淋巴瘤是一种常见于非洲儿童的恶性淋巴瘤。据统计，约有 75% 的 Burkitt 淋巴瘤患者细胞中存在染色体易位。t（8；14）（q24；q32），8 号染色体长臂在 q24 处断裂，断片易位于 14 号染色体长臂 q32 处，14 号染色体的断片易位于 8 号染色体的长臂。结果形成 $8q^-$ 和 $14q^+$ 两条染色体，后者就成为该病的特异性标记染色体。

此外，**视网膜母细胞瘤**（retinoblastoma，Rb）患者的细胞中常有 $13q^-$ 染色体（缺失了长臂 1 区 2～4 带的 13 号染色体）；Wilms 瘤患者常伴有 $11p^-$ 染色体（缺失了短臂 1 区 3 带的 11 号染色体）等。

2. 非特异性的标记染色体　非特异性标记染色体是指那些可以出现在多种肿瘤细胞中的标记染色体，它们并不为某种肿瘤所特有。常见的有双微体、巨 A 染色体、巨大近端着丝粒标记染色体等，现分别介绍如下。

（1）双微体　**双微体**（double minute bodies，DMB）又称双微小染色体，多见于神经源肿瘤和小儿肿瘤。DMB 是肿瘤细胞中成对出现的两个直径约 0.5μm 的球状染色体，电镜下发现 DMB 由折叠成团的染色质丝组成，两个球形小体大小相似，以染色质丝相互连接。在一个细胞中 DMB 的数目可由 1 对到 50 对不等，可以复制，但它的复制和分离是在缺少着丝粒的情况下进行的，这是一个很奇特的现象。关于 DMB 的起源问题有多种说法，但较新的研究结果证明，DMB 是癌基因扩增的细胞学表现。近年来的研究还发现，DMB 可以与肿瘤细胞的一种特异性的染色体畸变——均匀染色区（homogeneously staining region，HSR）之间相互转变。这方面的研究已日益引起肿瘤细胞遗传学家们的兴趣。

（2）巨 A 染色体　巨 A 染色体又称巨大亚**中央着丝粒标记染色体**（large submetacentric marker chromosome）。60 年代以来，各国的研究者分别在精原细胞瘤、乳腺癌、鼻咽癌等肿瘤细胞中发现了这种标记染色体。夏家辉等通过 G 带技术证明巨 A 染色体由 1 号染色体的长臂与 3 号染色体的短臂易位而成，即 t（1；3）（q44；p11）。

（3）巨大近端着丝粒标记染色体　**巨大近端着丝粒染色体**（large acrocentric marker，LAM）比正常细胞中最大的近端着丝粒染色体（13 号染色体）还要大。已在多种肿瘤细胞中发现过 LAM，如胃癌、结肠癌、鼻咽癌、肺癌、喉癌、宫颈癌等。LAM 的产生机制还有待于研究。

3. 染色体脆性部位　所谓**脆性部位**（fragile site）是指人类染色体在一定条件下，易于表现裂隙（gap）或断裂（break）的特异性位点。脆性部位的定义首先由 Sutherland 提出，他认为脆性部位应具有以下特征：①具有宽度不等的非染裂隙，通常涉及两条染色单体。②恒定地出现于受检个体染色体上的特定位点。③以孟德尔的共显性遗传方式传递。④具有相当的脆性，即在体外适当的培养条件下，染色体易形成无着丝粒断片、缺失、三射体等畸变。在第八届国际人类基因制图会议（HGM8）上，脆性部位的概念被扩展为：当染色体暴露于某种化学制剂或组织培养基时所显示的非随机性裂隙或断裂的染色体位点。自从 1965 年 Dekaban 发现第一个脆性部位以来，人们对其进行了较深入的研究，发现某些脆性部位与特定的恶性肿瘤具有一定的相关性。

三、染色体畸变在临床肿瘤学中的意义

由于肿瘤染色体与正常组织的染色体有明显差异，所以，检查染色体的畸变情况，有助于鉴别癌组织与非癌组织；又由于不同肿瘤细胞的染色体畸变类型和部位可有不同，故检查染色体的情况还可以帮助区分不同类型的肿瘤。研究还发现，肿瘤的染色体畸变常与其恶性程度相关，例如，Lub1963 年报道结肠腺瘤样息肉（良性）的染色体数目为 48，绒毛状息肉（癌前）为 47～56；局限性癌为 46～48，中晚期腺癌为 92，晚期腺癌伴有转移者为 77。另外，染色体畸变与肿瘤的浸润、转移和预后有一定关系，如前列腺癌、膀胱癌、宫体癌、宫颈癌、乳腺癌等。多种恶性肿瘤发生浸润和转移时多见异倍体。Tarares 研究了 35 例不同核型的前列腺癌与治疗效果的关系，发现二倍体和四倍体的前列腺癌对激素治疗的反应较好，平均生存期 7.4 年，而三倍体和六倍体的前列腺癌对激素治疗不起反应，平均生存期仅为 3.3 年。有人发现当慢性粒细胞白血病急变时 17 号染色体会畸变成等臂染色体，而且几乎所有的慢性粒细胞白血病患者体内出现这个等臂染色体后不久即会死亡。还有人发现同一种恶性肿瘤对放射线的敏感程度可随细胞中染色体数目的不同而有不同，这些研究结果对于肿瘤的临床治疗有一定的参考价值。

第三节　肿瘤相关基因

基因的异常改变是肿瘤起源与发展的分子基础。目前研究的结果表明，肿瘤是细胞中多种基因突变累积的结果，这些突变主要发生在三类基因，即癌基因、肿瘤抑制基因和 DNA 修复基因。其中绝大多数肿瘤的基因变异都是体细胞突变，包括点突变、扩增、重排、缺失或甲基化状态的改变。

一、癌基因

癌基因的发现是肿瘤分子遗传学研究的重大突破，它与肿瘤发生关系的研究已成为当今分子遗传学和分子肿瘤学领域中最热门的课题，有关的报道日新月异。

1. 癌基因的概念　癌基因（oncogene）是正常人体和动物细胞内以及致癌病毒体内所固有的能引起细胞恶性转化的核苷酸序列。癌基因可分为两大类，一类是存在于病毒基因组内的癌基因，称为**病毒癌基因**（viral oncogene，v－onc）；另一类是存在于正常人体和动物细胞基因组内的癌基因，称为**细胞癌基因**或**原癌基因**。最早发现的逆转录病毒是 Rous 鸡肉瘤病毒（RSV），由 Rous 在 1910 年描述。1971 年，Temin 又在 RSV 中发现了逆向转录酶，这种酶是逆转录病毒致瘤的关键，它可以使逆转录病毒以含有病毒癌基因的 RNA 为模板逆向转录合成 DNA，然后再整合到宿主正常细胞的 DNA 组中，从而使细胞癌变。迄今为止，已在逆转录病毒中发现了 20 多种不同的病毒癌基因，如 Rous 鸡肉瘤病毒的 v－src、小鼠 Moboney 肉瘤病毒的 v－sis 等。一般将已发现的癌基因根据其功能的不同分为生长因子家族、跨膜酪氨酸激酶、膜相关酪氨酸激酶、丝氨酸－苏氨酸激酶、RAS 家族和核蛋白几类。近年的研究发现，ras 癌基因与人类肿瘤的发生关系极为密切。

2. 细胞癌基因的定位与分类　细胞癌基因（cellular oncogene，c－onc）或称**原癌基因**（proto－oncogene）是指脊椎动物和人类的正常细胞中所具有的与病毒癌基因同源的 DNA 顺序。目前已知的原癌基因已近 100 种，其中许多已定位不同的染色体区带。这些基因与细胞的生长、增殖等基本功能有关。它们可编码生长因子、生长因子受体和蛋白激酶而在生长信号的传递和细胞分裂中发挥作用；或者编码 DNA 结合蛋白而参与基因的表达或复制的调控。因此，细胞癌基因按照其功能不同可以分为 4 大类：①蛋白激酶（protein kinase）类；②信号转导蛋白（signal transduction protein）类；③生长因子（growth factor）类；④核内转录因子（transcription factor）类（表 11－1，图 11－5）。

3. 细胞癌基因的激活　在正常生理情况下，细胞癌基因一般很少表达，并不致癌，只有当它们被激活成转化基因后，才会大量表达，转录出带有致癌信息的 mRNA 并合成超量的癌蛋白，最终使细胞癌变。那么，细胞癌基因是怎样被激活从而使正常细胞癌变的呢？这是肿瘤遗传学研究的核心问题。到目前为止，已发现细胞癌基因可能的激活方式有下列几种。

表 11－1　　细胞癌基因的分类及作用

癌基因的类别	癌基因	同源的细胞基因
1. 蛋白激酶类		
（1）跨膜生长因子受体	$ERBB_1$	EGF 受体
	NEU（$ERBB_2$－HER－2）	EGF 受体相似物
	FMS	M－CSF 受体
	ROS、KIT、RET、SEA	
（2）与膜结合的酪氨酸蛋白激酶	SRC 族（SRC、FGR、YES、LCK、NCK、FYM、FES、FPS、LYM、TKL）ABL	
（3）可溶性酪氨酸蛋白激酶受体	MET、TRK	
（4）胞质丝氨酸－苏氨酸蛋白激酶	RAF（MIL、MHT）、MOS、COT、PI－1	
（5）非蛋白激酶受体	MAS	血管紧张素受体
	ERBA	甲状腺激素受体
2. 信号转导蛋白类与膜结合的 GTP 结合蛋白	H－RAS、K－RAS、N－RAS	
3. 生长因子类	SIS	PDGF－2
4. 核内转录因子	INT－2	FGF 同类物
	C－MYB、N－MYC、L－MYC、MYB、LYL－1	转录因子
	FOS、JUN	转录因子 Ap－1
	TCR	T 细胞抗原受体的 β 链
	REL	NF－κB 相关的蛋白
	MET、BCL－1、BCL－2、MAM、ETS、SKI、B－LYM、AKT	

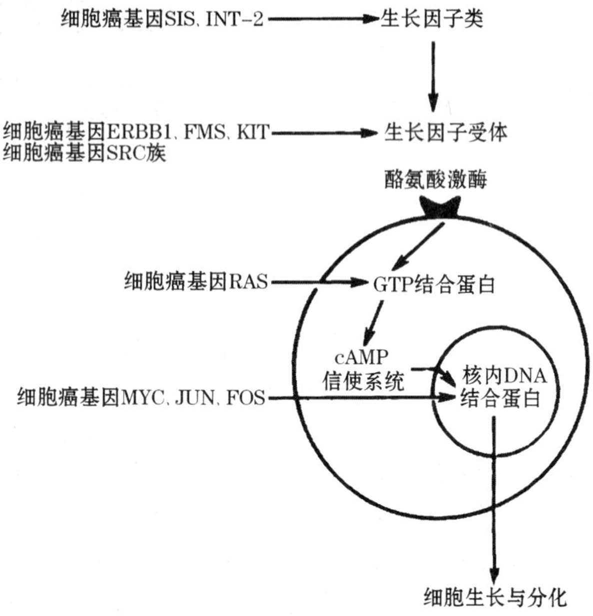

图 11－5　细胞癌基因的作用

（1）点突变　正常细胞中的某些细胞癌基因可以在某种因素的影响下发生点突变而被激活成为有活性的癌基因，最终使细胞癌变。例如 1982 年 Weinberg、Barbacid 和 Wigler 等人分别在各自的实验室证明了人膀胱癌 T 24 和 EJ 细胞株的 H ras 癌基因是由其细胞癌基因突变所致。他们发现 H ras 癌基因与细胞癌基因 c－ras 仅有一个碱基差异，即细胞癌基因 c－ras 的第 12 个密码子 GGC（甘）突变为 GTC（缬）后就变成了癌基因 H－ras。这样分别由 c－ras 和 H－ras 所编码的蛋白质 P21（一种分子量为 21000 的膜蛋白）也就仅相差一个氨基酸，而这种微小的差别对蛋白质的空间结构有深刻影响。近年来的研究表明，P21 蛋白的结构改变可能导致细胞的癌变。

（2）染色体易位（基因重排）　有些细胞癌基因是通过染色体易位使 DNA 上的基因顺序发生重排而被激活的。染色体易位与细胞癌基因激活关系的研究积累了很多资料。易位既可影响细胞癌基因结构的变化，也可影响细胞癌基因的表达。易位激活现象的发生往往是由于细胞癌基因转位到某些非常活跃的基因附近的结果。例如，Burkitt 淋巴瘤常有 8/14、8/2 和 8/22 易位，已发现在 8 号染色体的易位断点 8q24 处有 c－myc 癌基因，而与易位相关的 14 号、2 号和 22 号染色体上的易位断点分别是 14q32、2p12 和 22q11，而这三个位点正好分别是免疫球蛋白重链、κ 轻链和 λ 轻链基因所在的位点，它们都是人类非常活跃的基因（图 11－6）。这样当带有 c－myc 癌基因的 8q24 片段易位到 14q32 等部位时，c－myc 就被激活，从而过度表达，导致 Burkitt 淋巴瘤。在人基因组中，可由基因重排而激活的细胞癌基因还有 c－mos、c－abl、c－myb 等。

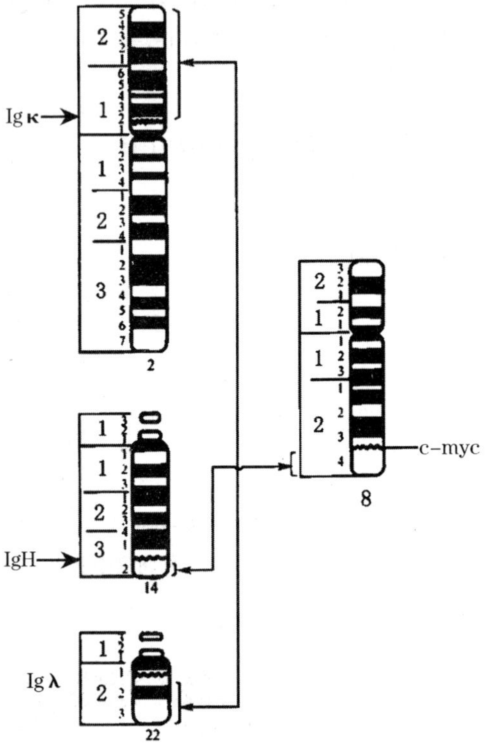

图 11－6　Burkitt 淋巴瘤的 8/14，8/2 和 8/22 易位与基因重排

（3）癌基因扩增　某些癌基因的激活可以由癌基因扩增导致。在正常细胞中，一般的细胞癌基因都只有单个拷贝（copy），转录的产物有限，所以不会使细胞癌变。如果受某种因素的影响，细胞癌基因可大量复制拷贝，其数目可成十成百倍地增加，这种现象称为癌基因扩增（oncogene amplification）。显然，癌基因的数量增多后，其转录产物以及新编码的癌蛋白也会随之大量增加，从而导致细胞癌变。如人神经母细胞瘤的 c－myc 能扩增到正常人的 140 倍；亚型小细胞肺癌的 c－myc 能扩增到正常时的 76 倍等。有人提出，基因扩增的数量可以作为癌症治疗效果或预后好坏的预测指标。癌基因扩增在细胞学水平上常表现为染色体上可见的均匀染色区（HSR）（图 11－7）或成对出现的无着丝粒的小染色体——双微体（DM）（图 11－8）。HSR 是经胰蛋白酶 Giemsa 处理后染色体所呈现出的均匀着色、且比任何一条带都宽的区域。HSR 与 DM 关系密切，DM 可以整合到染色体上，参与 HSR 的形成。

（4）*启动子插入*　这是癌基因激活的另一种可能的方式。如果某个非常活跃基因的启动子通过某种机制插入到正常细胞细胞癌基因的附近（也可以是细胞癌基因易位到某些非常活跃基因的启动子附近）往往会导致细胞癌基因的激活，从而产生过量的癌蛋白使细胞癌变。例如，鸟类白细胞增生病毒（avian leukosis virus，ALV）基因组两端含有强转录启动子的长末端重复序列（long terminal repeat，LTR）可以整合到鸡细胞的细胞癌基因 c－myc 附近，激活 c－myc，使其表达水平高于正常细胞的 30～100 倍，最终诱发 B 细胞淋巴瘤。

（5）*癌基因耦联*　1983 年 Weinberg 等人提出细胞癌变是两种以上的癌基因协同作用的结果。他们发现，仅用人的 c－ras 基因转染大鼠胚胎的成纤维细胞，不会使之癌变；但如果再有第二种癌基因（v－myc 或 c－myc）的诱导，成纤维细胞就会癌变，这种不同的癌基因之间进行合作而使细胞癌变的过程称为癌基因耦联或癌基因协同。进一步的研究证明，进行合作的癌基因分别具有不同的生理功能，ras 类可诱导生长因子的产生，而 myc 类则是增强细胞对生长因子的反应。总之，细胞癌变的癌基因耦联假说认为，细胞癌变过程的不同阶段需要不同癌基因的激活，癌细胞表型的最终形成需要被激活癌基因的共同表达。

不同的癌基因有不同的激活方式，一种癌基因也可有几种激活方式。例如 c－myc 的激活就有基因扩增和基因重排两种方式，很少见 c－myc 的突变；而 ras 的激活方式则主要是突变，1985 年 Slamon 检测了 20 种 54 例人类肿瘤中的 15 种癌基因，发现所有肿瘤都不止一种癌基因发生改变。细胞转化实验也证明，各种癌基因之间存在协同作用。事实表明，肿瘤的发生是多步骤、多因素的，不同的癌基因作用于肿瘤发生的不同阶段。不仅癌基因之间有协同作用，癌基因与抑癌基因之间也存在协同作用。

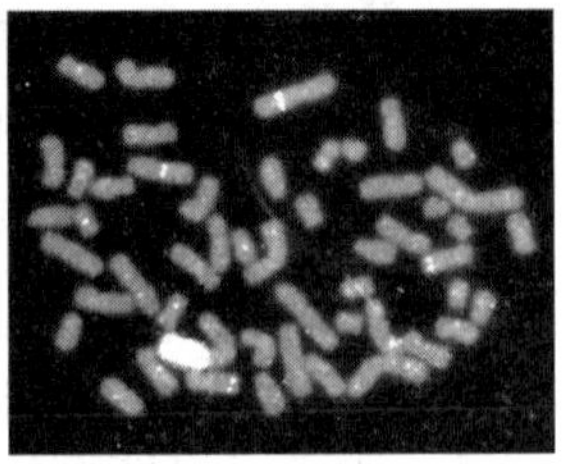

图 11－7　染色体上的均匀染色区（HSR）

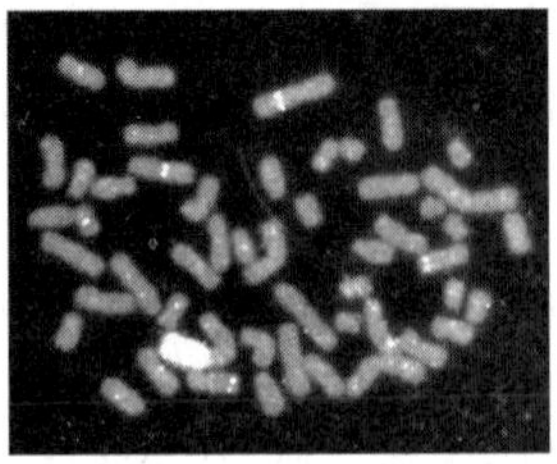

图 11－8　扩增激活细胞癌基因形成的双微体（如图中小亮点所示）

二、肿瘤抑制基因

肿瘤抑制基因（tumor suppressor gene）又称为抑癌基因或**抗癌基因**（anti－oncogenes）、**隐性癌基因**（recessive oncogene）。肿瘤抑制基因的概念最初是 20 世纪 60 年代在肿瘤细胞与正常细胞杂交研究的基础上提出的。正常细胞与肿瘤细胞融合形成的杂种细胞不具备肿瘤细胞表型，此外，正常细胞的染色体可以逆转肿瘤细胞表型。因此，人们提出了正常细胞中可能存在抑制肿瘤发生的基因，称为**肿瘤抑制基因**（tumor suppressor gene）。它们的功能是抑制细胞的生长和促进细胞的分化。当两个等位基因都因突变或缺失而丧失功能，即处于纯合失活状态时，细胞就会因正常抑制的解除而恶性转化。自从 1986 年在人类恶性肿瘤中首次发现肿瘤抑制基因 Rb 以来，迄今为止已经发现并确认了十几种肿瘤抑制基因（表 11 - 2）。许多人类遗传性肿瘤综合征常常伴有肿瘤抑制基因的缺失或失活。

表 11 - 2　　肿瘤抑制基因及其产物

肿瘤抑制基因	染色体定位	功能	基因异常引起的肿瘤	
			遗传型	散发型
Rb	13q14	细胞周期调节	视网膜母细胞瘤	小细胞肺癌等
WT1	11p13	转录调节	Wilms 瘤	肺癌等
p53	17p13. 1	调节细胞周期和凋亡	Li - Fraumeni 综合征	脑肿瘤、肉瘤、白血病、乳腺癌等
NF1	17q11. 2	激活 GTP 酶活性	神经纤维病，Ⅰ型	-
DCC	18q21	参与细胞表面作用	未知	结、直肠癌
APC	5q21	细胞核至黏附因子信号转导	家族性腺瘤性息肉	结、直肠癌

1. Rb 基因　视网膜母细胞瘤（retinoblastoma，Rb）基因是随着对一种少见的儿童肿瘤——视网膜母细胞瘤的研究而最早发现的一种肿瘤抑制基因。Rb 基因的纯合子性的丢失见于所有的视网膜母细胞瘤及部分骨肉瘤、乳腺癌和小细胞肺癌等。遗传型视网膜母细胞瘤患者出生时 Rb 基因的一个等位基因由于生殖细胞突变而丧失功能，出生后如视网膜母细胞中另一个等位基因发生了体细胞突变，这个细胞就会转化为肿瘤细胞。

Rb 基因定位于染色体 13q14. 1，全长约 200kb，有 27 个外显子，基因编码 928 个氨基酸残基组成的 105 ~ 110kD 的一种核内磷酸化蛋白 Rb。Rb 的磷酸化状态为 Rb 基因调节细胞生长分化的主要形式。在细胞周期的不同阶段，Rb 的状态不同，随着细胞周期以活化的去磷酸化和失活的磷酸化形式调节。去磷酸化后活化的 Rb 蛋白，与细胞转录因子 E_2F 相结合，使细胞停止转录，细胞不能越过 G_1 期控制点，所以不能进入 S 期，不能进行增殖。Rb 蛋白被磷酸化失活时，它就与 E_2F 分离，E_2F 就促进细胞的转录，促使细胞由 G_1 期越过控制点而进入 S 期，细胞进行增殖。当细胞分裂成两个子细胞时，失活的（磷酸化的）Rb 蛋白通过去磷酸化再生使子细胞处于 G_1 期或 G_0 的静止状态。如果由于点突变或 13q14. 1 部位有缺失而使 Rb 基因失活，则 Rb 蛋白的表达就会出现异常，细胞就可能持续地处于增殖期，并可能由此恶变。

肿瘤抑制基因 Rb 被认为是胞外信号与核内信号相互作用的界面，受多种胞内外因子的调控。例如，细胞生长抑制因子 TGF - β 能使 Rb 基因处于低磷酸化状态而导致 E_2F 不能释放，细胞发生 G_1 期阻滞；而 DNA 肿瘤病毒、SV40、腺病毒、多瘤病毒及人乳头瘤病毒等病毒蛋白可通过转染进入细胞并与低磷酸化的 RB 基因结合，使 E_2F 释放出来，从而促进细胞的增殖。这可能是病毒致癌的作用机制之一。

2. p53 基因　p53 基因是基因研究最为广泛深入的肿瘤基因之一。人类肿瘤中 50% 以上与 p53 基因变化有关，p53 基因定位于染色体 17p13. 1，由 11 个外显子组成，编码 393 个氨基酸组成的 53kD 的核内磷酸化蛋白。现已明确 p53 基因是细胞生长周期中负调节因子，与细胞周期的调控、DNA 修复、细胞分化、细胞凋亡等重要的生物学功能有关。正常的 p53

基因主要作为一种肿瘤抑制基因发挥作用，其基因表达产物为 p53 蛋白，它作为转录因子可与特定的 DNA 序列结合，调节一些在细胞增殖周期调控过程中起关键作用的基因，如 p53 蛋白可上调 WAF1 基因表达产物 p21 蛋白的生成，从而抑制 DNA 复制，并阻止细胞周期从 G_1 到 S 期。

p53 突变是人类恶性肿瘤中常见的现象。人类各种癌症中，60% 左右存在 p53 基因突变，其中约 85.6% 为错义突变，正常 p53 基因功能由此丧失，从而解除了对细胞生长的正常抑制，使突变细胞获得生长优势。p53 功能的丧失也使细胞逃脱凋亡。突变型 p53 基因具有癌基因的作用，促进细胞恶性转化。如在部分结肠癌、肺癌、乳腺癌和胰腺癌等均发现有 p53 基因的点突变或丢失，从而引起异常的 p53 蛋白表达，而丧失其生长抑制功能，从而导致细胞增生和恶变。p53 基因突变在癌基因家族的研究领域也取得重要进展。遗传性 Li－Fraumeni 综合征（LFS）即为典型的例子，LFS 家族成员中见有种系细胞中的 p53 突变。患者年轻时就可发生骨肉瘤，其亲属可发生肾上腺皮质癌、乳腺癌及脑肿瘤等许多类型的恶性肿瘤。

由于 p53 基因在肿瘤发生发展以及诊断治疗中的重要作用，目前研究者正致力于寻找和发现其相关基因以及将其应用于基因治疗的有效方法。

三、肿瘤转移相关基因

恶性肿瘤的浸润转移是一个复杂而有序的过程，包括瘤细胞由原发肿瘤脱落，进入细胞外基质和血管或淋巴管，并在远处适宜的组织中生长。近 10 年来的研究表明，与肿瘤发生一样，肿瘤转移不仅有促转移基因的激活，也伴有转移抑制基因的失活。迄今为止，人们已经确认了多种直接与肿瘤转移相关及与转移抑制相关的基因。

1. 肿瘤转移相关基因　肿瘤转移相关基因是指与肿瘤的转移呈正相关的基因，即其改变和表达能够促进或导致肿瘤转移的基因，包括以下几类基因：①编码基因：如 CD44 基因及其变异体基因；②癌基因：如 ras 基因和 myc 基因等；③突变的肿瘤抑制基因：如突变型 p53 基因和突变型 DCC 基因等；④特异的肿瘤转移基因：如 Mts－1 和 Tiam－1 等。

2. 肿瘤转移抑制相关基因　对肿瘤转移起负调控作用（即抑制肿瘤转移发生、形成）的基因为肿瘤转移抑制相关基因，不同的肿瘤转移抑制相关基因在肿瘤转移的不同阶段有不同的作用，例如：主要组织相容性复合物系统的 H－2k 基因的作用是增强肿瘤细胞在宿主体内的免疫原性；金属蛋白组织抑制因子基因（TIMP 基因）编码一种糖蛋白，能与肿瘤转移密切相关的胶原酶结合，降低肿瘤细胞的侵袭和转移能力。其中最引人注目的就是 nm23 基因。

nm23 基因是 1988 年美国国立癌症研究所的 Steeg 等应用差示克隆杂交技术从 7 个转移潜能不同的 K－1735 鼠的黑色素瘤细胞株中分离得到的。体外实验发现，nm23 基因在低转移细胞株中的表达强度是高转移细胞株内的 10 倍，表明 nm23 基因很可能是一个肿瘤转移抑制基因。nm23 基因定位于人类染色体 17q21.3－q22，在人基因组中存在着两种类型，即 nm23－H1 和 nm23－H2。研究表明，nm23－H1、nm23－H2 不仅为两个完全不同的基因，分别受两个独立的调控系统所调节，而且在肿瘤转移中具有完全不同的作用，其中 nm23－

H1 与肿瘤细胞转移关系更密切。人的 nm23 – H1 和 nm23 – H2 基因都编码由 152 个氨基酸所组成的 17KD 蛋白，nm23 蛋白与核苷二磷酸激酶（NDDK）的氨基酸序列高度同源。目前研究认为 nm23 可通过促进微管的聚合、介导细胞间的信息传递、干预某些基因的调节（如对 ras、Ela 等基因起负调节作用）等来参与肿瘤转移的负调控。由于 nm23 在肿瘤转移中的重要调控功能，研究恶性肿瘤中 nm23 的表达，对诊断转移和估计预后有着重要作用。

第四节　肿瘤发生的遗传机制

一、肿瘤的单克隆起源假说

肿瘤的单克隆起源假说的主要论点是：致癌因子引起体细胞基因突变，使正常体细胞转化为前癌细胞，然后在一些促癌因素作用下，发展成为癌细胞。按照这个学说的观点，肿瘤细胞是由单个突变细胞增殖而成的，也就是说肿瘤是突变细胞的单克隆增殖细胞群，这称为肿瘤的克隆起源。肿瘤生物学研究证实，虽然肿瘤细胞的染色体异常十分复杂和多样化，但原发型肿瘤的所有细胞都的确具有该类型特有的染色体畸变、遗传标记和同工酶，这是肿瘤发生的单克隆学说的证据。

二、二次突变学说

这是 Knudson 在研究了视网膜母细胞瘤发生过程后于 1971 年提出的一个学说，二次突变学说认为恶性肿瘤必须经过二次或两次以上的突变后才会发生。对于遗传型的肿瘤来说，第一次突变发生于生殖细胞，所以该个体所有体细胞实质上都是潜在的前癌细胞，任何体细胞如果再发生第二次突变就会转化为癌细胞，因此这种肿瘤发生就具有家族性、多发性、双侧性和早发性的特点。而非遗传型的肿瘤，由于第一次突变发生在某个成体的体细胞中，只影响到这个体细胞增殖的细胞克隆，成为前癌细胞，如果在这个体细胞及其克隆再发生第二次突变也可能形成肿瘤。因此非遗传性肿瘤发病迟，并具有散发性、单发性和单侧性等特点。遗传型视网膜母细胞和非遗传型视网膜母细胞瘤的发生过程可用二次突变学说来解释（图 11 – 9）。

三、肿瘤的多步骤损伤学说

肿瘤的发生是一个长期的、多因素造成的分阶段的过程，这已由流行病学、遗传学和化学致癌的动物模式所证明。研究表明，肿瘤的发生是多步骤的，涉及到多种相关基因，包括癌基因和抑癌基因的变异。一种肿瘤会有多种基因的变化，而同一种基因的改变也会在不同种类肿瘤的发生中起作用，大多数肿瘤的发生与癌基因的活化和（或）抑癌基因的失活有关。美国麻省理工学院的 Land 等人在 1983 年发现，若只用 EJ – HRAS 癌基因转染，仅能诱导体外培养的大鼠胚胎成纤维细胞发生过量增殖，但并未出现癌变。然而若将 RAS 癌基因与 v – myc 病毒癌基因共同转染，则能使这些细胞转化为癌细胞。所以他们认为，细胞癌变

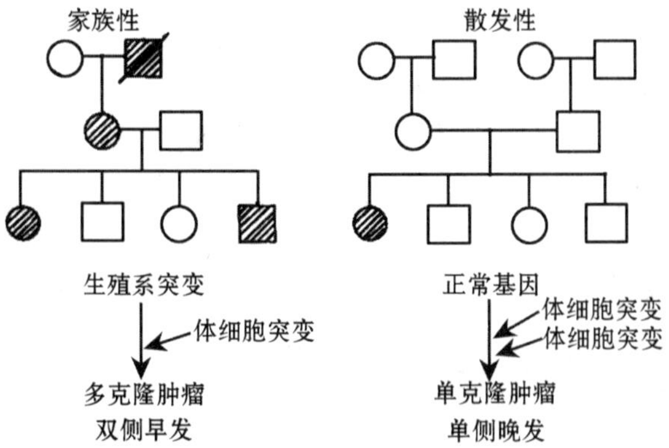

图 11－9　遗传性肿瘤与散发性肿瘤的比较及二次突变假说的解释

至少需要两种致癌基因的耦联合作，每一种只完成其中的一个步骤，才能最终完成整个癌变过程。随后，他们的这个观点得到了许多实验结果的进一步证实，并逐渐发展形成了被人们普遍认同的**多步骤致癌学说**（multistep lesion theory）。目前认为，细胞癌变往往需要多个肿瘤相关基因的协同作用，要经过多阶段的演变，其中不同阶段涉及不同的肿瘤相关基因的激活与失活。也就是说，这些基因的激活与失活在时间上有先后顺序，在空间位置上也有一定的配合，所以肿瘤细胞表型的最终形成是这些被激活与失活的相关基因共同作用的结果。有人认为，在各种原癌基因激活的方式中，逆转录病毒的插入和原癌基因的点突变这两种激活方式可能表现在肿瘤发生的起始阶段，而染色体重排、基因重组和基因扩增等激活方式的出现则意味着恶性肿瘤进入发展阶段。不同肿瘤发生中的癌基因活化途径并不相同，但其变化的形式可概括为两个方面：一是转录水平的改变，通常表现为活性增高，产生过量的与肿瘤发生有关的蛋白质，而导致细胞恶性转化。这类癌基因激活中只有数量的变化而没有质的改变，主要包括强启动子插入和DNA片断的扩增等激活方式；二是转录产物的结构变化，产生结构异常的癌蛋白或者摆脱了调控基因的控制，出现异常的表达而导致细胞恶性转化。这类癌基因激活中涉及了质变，主要包括基因点突变和基因重组等激活方式。总而言之，正是由于各种原癌基因发生了量变和质变，导致表达异常，造成细胞分裂与分化失控，通过多阶段演变而转化为肿瘤细胞，这就是多步骤致癌学说的基本观点。多步骤致癌除包括原癌基因的激活外，还包括病毒癌基因的整合、肿瘤抑制基因的突变或缺失等，这些都是多步骤致癌过程的重要环节。

以结肠癌的发生为例，在从结肠上皮过度增生到结肠癌的演进过程中，关键性的步骤是癌基因以及肿瘤抑制基因的丧失或突变。这些阶段性积累起来的不同基因分子水平的改变，可以在形态学的改变上反映出来（图 11－10）。

综上所述，肿瘤的发生发展是一个复杂的生物学过程，它是细胞遗传物质异常的结果，同时也涉及机体的内环境中的各种因素，包括机体的免疫力、各种生长因子和生物活性物质，而它们都是基因表达的结果，其中癌基因与肿瘤抑制基因的异常起着关键的作用。

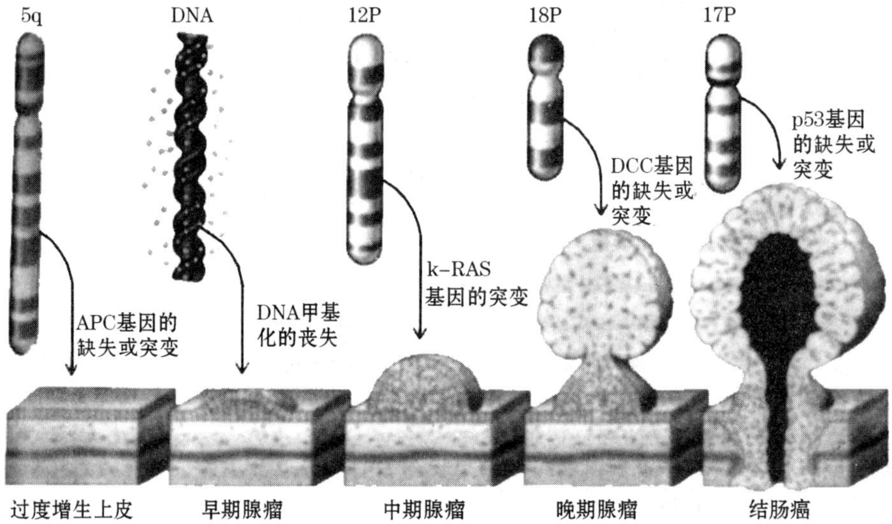

图 11－10　结肠癌发生的各个阶段和肿瘤相关基因的异常

第五节　肿瘤基因组解剖计划

肿瘤基因组解剖计划（cancer genome anatomy project，CGAP）是美国国家卫生研究院（NIH）在上个世纪 90 年代制定的一项有关肿瘤研究的宏伟计划，其基本目标是揭示那些与肿瘤发生密切相关的基因的信息，协助研究者将这些基因应用于肿瘤的诊断、治疗、预防和流行病学等各个方面。为方便研究者共享相关的研究信息，已建立了的专门的 CGAP 数据库。

肿瘤基因组解剖计划的基本目标是利用全新的技术，彻底阐明肿瘤发生发展的分子生物学机制，并以此为基础确定与肿瘤相关的所有基因以及这些基因的改变。这些基因的发现及其变异研究将有助于确认肿瘤的分子特征，这不但可以用于对肿瘤易感性的风险预测，而且可用于确认肿瘤患者中发生的特异性分子改变以及是否存在可行的预防和治疗策略。CGAP 的最终目标是提供一种建立在患者和相关肿瘤分子特征基础之上的治疗方法。为了实现这个目标，CGAP 负责向全社会提供信息（数据和分析工具）、资源（克隆与文库）和各种研究技术和方法。CGAP 被分为几个相对独立的部分，各部分都具有相应的研究目的、工具和资源。肿瘤基因索引包括人类肿瘤基因索引和小鼠肿瘤基因索引两部分，以分别阐明这两个重要物种在肿瘤发生过程中的基因表达情况；肿瘤染色体畸变计划将全面揭示与癌肿转移相关的染色体改变；遗传破译启动计划的目标是搞清在肿瘤的发生和发展中发挥重要作用的基因的遗传变异（肿瘤相关基因的多态性）。

一、肿瘤基因索引

建立**肿瘤基因索引**（tumor gene index ，TGI）是对肿瘤细胞进行全面的基因分析的重要步骤之一，其目的在于建立肿瘤表达基因数据库，使各研究者能够获取相关数据用于肿瘤的基因分析。肿瘤基因索引是在以表达序列标签（expressed sequence tags，EST）为标记发现新基因和基因注释的基础之上建立的。在实际工作中，要利用来源于各种组织的 cDNA 文库和许多特殊的文库制备技术，以确保发现全部的基因。并从文库信息、组织来源、肿瘤各发展阶段和表达特异性等方面注释各种基因。该数据库的管理者每周要对所获得的资料或信息进行分类，并将数据更新一次。其中最重要的任务是确定在正常细胞、肿瘤发生发展各中间阶段细胞中表达的基因。

人类肿瘤基因索引（the human tumor gene index ，hTGI）的建立有两个主要目的，其一是了解在人类肿瘤发生过程中的基因表达规律，其二是发现新的人类基因 ；而小鼠肿瘤基因索引（the mouse tumor gene index ，mTGI）则用于阐明小鼠肿瘤发生的有关途径中有哪些关键基因参与，通过对比分析，可望获得更多鼠的癌肿模型与人类相应肿瘤之间的相关信息。

建立肿瘤基因索引的主要手段是 EST 方法。cDNA 文库中的所有克隆从 3’ 末端进行测序分析，所获得的数据立即发送到美国国家生物技术信息中心（NCBI）的 Genbank 中（www. ncbi. nlm. nih. gov）。在基因分类方面，NCBI 建立了 UniGene 系统，将相似的序列集中在一起，每一相似序列家族代表一种具有表达特异性的人类基因。由于存在多样性的转录加工过程，这些 UniGene 簇可能代表来自同一基因的不同表达产物。人类基因组序列和全长转录序列的测定将有助于确认与转录标记相一致的基因。

肿瘤基因索引为研究者提供了一个综合性的资源，它首次在分子解剖与肿瘤病理之间建立了广泛的联系。CGAP 网站的建立使肿瘤研究者可以快速获取与肿瘤基因组解剖计划有关的各种信息，如 DNA 序列、cDNA 文库、基因表达分析、肿瘤基因研究的技术与方法等。另外，通过该网站，可以方便地与相关的学术机构进行交流。

二、遗传破译启动计划

遗传破译启动计划（genetic annotation initiative，GAI）是一项探索肿瘤相关基因的遗传变异的研究项目。其基本内容是建立和应用各种分析技术以识别和鉴定在肿瘤发生发展中起重要作用的基因的变异情况，并利用这些变异，追踪基因信息的传递或识别同一种基因的不同表达形式。

GAI 的最主要的任务是确定目标基因，了解这些基因的改变情况，并开发出相应的实验室检测方法，用扩展的遗传学手段来理解常见的肿瘤和与其相关的表型。GAI 使用数据挖掘手段可从公共的 DNA 序列数据库中全面搜索肿瘤相关基因的变化来确定候选的遗传学变化。并可通过公共的服务器来获得遗传学变化预测工具。

遗传破译启动计划的第二个重点是对肿瘤相关基因的测序。通过比较不同个体的相同基因的测序结果，很容易发现它们之间存在的变异。收集并分析相关的资料是识别基因变异的另一方法。目前，人类的 EST 数据库含有 150 万种以上的 EST，它们可以形成 87000 个不同的 UniGene。因而，对于上万种基因来说。每一种特定的基因都有大量重复的序列信息，由于这些序列来源于不同个体的 cDNA 文库，所以，很可能存在多态现象，在分析这些信息时应注意排除测序误差对真正的多态信息的干扰。相关的分析软件（SNP pipeline，可从 CGAP 网站上的 GAI 中获得）已开发出来并在该研究领域得到了应用。为了更好地应用这些多态资料研究人类遗传群体中的遗传变异型，构建了遗传和物理 SNPs 图，定位了 6485 个 SNPs。

利用 SNP pipeline 所识别的 SNPs 可通过对不同个体的基因测序或基因型分析而得以证实，其中超过 75% 的 SNPs 仅通过 8 个个体的分析就可确证。在 CGAP－GAI 网站上可获得 SNPs 图、确证的 SNPs 遗传制图分析总图、列举位于每个遗传图间距的 SNPs 总页、SNPs 视窗。此外，利用 CGAP－GAI 站点的搜索引擎，可通过关键词、Genbank 号或 UniGene 号获得 SNPs 资料。

三、肿瘤染色体畸变计划

肿瘤染色体畸变计划（The Cancer Chromosome Aberration Project ，CCAP）的目标是将人类基因组的细胞学（在整个染色体上定义的）和物理的（结构）图谱进行整合，产生一个在遗传学和物理图上都已定位的克隆库，可供随时测序的 BAC 克隆。这些克隆在人类基因组中的分辨率大约为 1～2Mb。同时建立一个全部克隆信息的数据库，为研究者和临床医生提供详尽的肿瘤相关染色体异常的信息。

对于肿瘤的临床治疗来说，了解肿瘤的染色体异常是有意义的。我们可以根据某些肿瘤的特定的遗传“指纹”（染色体畸变）来进行诊断、分类和治疗。随着肿瘤染色体异常的信息的激增，很有必要建立一个包含全部有关信息的公共数据库。此外，CCAP 正在努力建立一个精炼的染色体异常的命名规则，用于描述肿瘤细胞的染色体核型的异常（包括插入、扩增、缺失和移位），以补充传统的基于带型特征的染色体描述。增补的内容主要来自染色体带型分析（SKY）、比较基因组杂交（CGH）和荧光原位杂交（FISH）等三种现代分子细胞遗传学方法对肿瘤染色体研究而获得的相关数据。

目前，CGAP 相关研究的进展顺利，不久便可建立综合的肿瘤基因表达目录。展望未来，开发用于分析不同数据库之间错综复杂关系的软件是 CGAP 面临的最大挑战。如果要查询肿瘤发展不同时期相关基因表达图谱的变化，将会有转录数据库、蛋白数据库和多态性数据库等不同的数据库可供利用。但如何在这些数据库之间建立一种有机的联系是肿瘤遗传学将要解决的重要问题，而生物信息学的快速发展为此奠定了基础。

下篇

医学遗传学若干分支

第十二章　免疫遗传学

免疫遗传学（immunogenetics）是研究免疫反应的遗传基础与遗传控制的科学。它从分子水平阐明人类免疫现象的遗传和变异规律，以及与遗传有关的免疫性疾病的遗传背景，为临床疾病的预防、诊断、治疗及预后判断提供帮助。

第一节　红细胞抗原遗传

1900 年，Landsteiner 首次发现了人类的 ABO 血型，它属于红细胞抗原系统。迄今为止，在人类中已经发现了 23 个红细胞抗原系统。表 12－1 列出了这 23 个血型抗原系统的简况。

表 12－1　23 个红细胞血型系统

编码	系统命名	系统符号	抗原数	基因命名	染色体定位
001	ABO	ABO	4	ABO	9q34.1－q34.2
002	MNS	MNS	40	GYPA，GYPB，GYPE	4q28－q31
003	P	P1	1	P1	22q11.2－qter
004	Rh	Rh	45	RHD，RHCE	1p36.2－p34
005	Lutheran	LU	18	LU	19q12－q13
006	Kell	KEL	22	KEL	7q23
007	Lewis	LE	3	FUT3	19p13.3
008	Duffy	FY	6	FY	lq22－a23
009	Kidd	JK	3	JK	18qll－q12
010	Diego	DI	9	AEI	17q12－q21
011	Yt	YT	2	ACHE	7q22
012	Xg	XG	1	XG	Xp22.32

（续表）

编码	系统命名	系统符号	抗原数	基因命名	染色体定位
013	Scianna	SC	3	SC	1p36.2 - p22.1
014	Dombrock	DO	5	DO	（未知）
015	Colton	CO	3	AQPl	7p14
016	Landsteiner - Wiener	LW	3	LW	19p13.2 - cen
017	Chido/Rodgers	CH/RG	9	G4A，C4B	6p21.3
018	Hh	H	1	FUTl	19q13
019	Kx	KX	1	KX	Xp21.1
020	Gerbich	GE	7	GYPC	2q14 - q21
021	Cromer	CROM	10	DAF	1q32
022	Knops	KN	5	CRl	1q32
023	lndian	IN	2	CD44	11p13

血型系统的抗原物质可以使用血清学方法予以检测。这些抗原由一个或数个紧密连锁的基因位点所编码。与临床关系最紧密的红细胞血型系统是 ABO 和 Rh 系统。

一、ABO 血型系统

ABO 血型系统是正常人血清中已知唯一存在天然抗体的血型系统。除红细胞外，许多其他组织细胞中（如淋巴细胞、血小板、内皮细胞和上皮细胞等）也存在该系统的抗原，因此红细胞外的 ABO 系统又称为**组织血型**（histo - blood group）抗原，它是输血和器官移植中重要的血型系统。

此外，80% 的汉族个体的体液中（脑脊液除外）也存在 ABO 抗原物质，为分泌型 ABO 抗原。血清中的 ABO 天然抗体是如何产生的，目前还不清楚。

ABO 抗原物质由三组基因（$I^A - I^B - i$、H - h 和 Se - se）所编码；这三组基因各有自己的座位，其中 $I^A - I^B - i$ 位于 9q34.1 - q34.2，与胸苷激酶连锁；H - h 与 Se - se 紧密连锁，位于 19 号染色体上。

I^A基因的编码产物为 N - 乙酰半乳糖胺转移酶，该酶的作用是将 N - 乙酰半乳糖胺转移到 H 抗原上形成 A 抗原；I^B基因的编码产物为 D - 半乳糖转移酶，该酶的作用是将 D - 半乳糖转移到 H 抗原上形成 B 抗原。I^A、I^B均为显性基因，而 i 基因则为隐性基因（无编码产物）。I^A/I^B基因型的个体表现出共显性，既有 A 抗原，也有 B 抗原，形成 AB 型血型。i/i 基因型的个体既无 A 抗原，也无 B 抗原，形成 O 型血型。I^A/I^A和 I^A/i 形成 A 型血型；I^B/I^B和 I^B/i 形成 B 型血型。

常规 ABO 血型的检测主要应用血清学方法，即利用已知抗体检测抗原或已知抗原检测抗体。近年来利用分子生物学技术进行 ABO 精细分型已经在一些实验室中开展，取得了良好的效果。

二、Rh 血型系统

1940 年 Landsteiner 和 Wiener 发现，以恒河猴（macaque）红细胞免疫家兔，家兔的抗血清能够凝集约85%的白种人红细胞。由此可将人群划分为Rh阳性（凝集者）和Rh阴性（不凝集者）两大类。与此相关的血型系统称为Rh血型系统。Rh阳性者红细胞表面含有Rh抗原；Rh阴性者红细胞表面不含有Rh抗原，但体内也不含Rh天然抗体。Rh阴性个体经Rh阳性红细胞致敏后可产生抗体。我国Rh阴性者比例不到1%。

Rh血型遗传机制曾有不同学说，直到20世纪80年代随着分子生物学技术的应用才统一起来。编码Rh抗原的基因位于1p36.2－p34，由两个相关的结构基因RHD和RHCE组成。RHD编码D/d抗原，RHCE编码C/c和E/e抗原，两个基因紧密连锁，单倍型排列有8种形式，即Dce、dce、DCe、dCe、DcE、deE、DCE和dCE，均为共显性基因。理论上在人群中应该有6种抗原，但d抗原始终未被发现。有研究报道，d基因实际上是D基因的突变或缺失，为无效基因。在发现的5种抗原中，D的抗原性最强，其次为E、C、c、e。Rh阳性个体既有RHD基因、也有RHCE基因，而Rh阴性个体仅有RHCE基因。从结构上来说，C、c、E、e都是一条跨膜12次的肽链，由于某些位点氨基酸的变化而表达出不同的抗原表位（但不含D抗原表位），因而可被不同的抗体所识别，这些抗原均由RHCE基因编码。D抗原也是一条跨膜12次的肽链，也有抗原表位变化（但不含C、c、E、e抗原表位），由RHD基因编码。

三、新生儿溶血症

新生儿溶血症（hemolytic disease of the newborn）也称胎儿有核细胞增多症（erythroblastosis fetalis），系由胎母红细胞抗原不相容所致。在妊娠2个月时，5%～10%的孕妇外周血中可以找到胎儿红细胞；妊娠7～9个月时，有10%～20%的胎儿血液进入母体循环，其数量在0.1～30ml不等。进入母体的胎儿细胞有可能作为异物引起免疫应答反应，使母体产生免疫性不完全抗体IgM，并可通过胎盘屏障进入胎儿循环，导致对胎儿红细胞的大量破坏，引起胎儿或新生儿的免疫性溶血。新生儿溶血症的症状大多数比较轻；出生时无明显贫血，几天后出现贫血和黄疸，少数病例可导致死胎、流产或早产；或出生后即表现出贫血、水肿、肝脾肿大、腹水、心脏扩大，死亡率较高，幸存者常有神经系统发育障碍和运动能力障碍。

在所有红细胞血型系统中，ABO血型不和所导致的新生儿溶血症最为常见，约占85%；其次为Rh血型系统，约占14.5%，其他血型系统则极少。

1. ABO血型不相容溶血症　理论上，任何母婴ABO血型不和均可引起溶血；但实际上，ABO溶血病好发于O型母亲所生的A型婴儿，B型婴儿次之。之所以好发于A型婴儿是由于A抗原的抗原性大于B抗原。虽然母体中抗A和抗B抗体均为IgM，一般不能通过胎盘屏障进入胎儿体内，但也有人能够产生IgG型抗A和抗B抗体，它们能够进入胎儿体内。具有IgG型抗A和抗B抗体的O型母亲比A型或B型母亲明显为多，而且抗体平均效价也较高，所以O型母亲好发。胎儿体内的血清和组织中A抗原和B抗原对进入体内的抗体有一定的吸收作用，在一定程度上降低了溶血病的发生。

2. Rh血型不相容溶血症　Rh溶血病好发于母亲是Rh阴性而新生儿是Rh阳性的新生儿中，由于我国Rh阴性个体很少，所以发病比例并不高，但症状较ABO新生儿溶血症重。

Rh 溶血症很少发生于第一胎，因为进入母体的胎儿细胞数量少，产生的抗体也少，不至于引起胎儿或新生儿溶血。在第一次分娩时（或自然流产、人工流产、剖腹产等），由于胎盘损伤、渗血，可有一定数量的胎儿细胞进入母体，使其致敏。当再次妊娠时，再次进入母体的胎儿细胞虽然数量不多，但由于是“再次免疫”，几天之内就可以产生足够的抗体，并且是容易穿透胎盘的 IgG 型抗体，因而造成胎儿溶血。

如果母亲在妊娠第一胎前接受 Rh 阳性血液的输血，或当年母亲本人出生时，有其母亲 Rh 阳性血液进入，使其已经致敏，这种情况就有可能导致第一胎胎儿溶血。生过 Rh 溶血病患儿母亲，再次妊娠时是否会再发，取决于胎儿父亲是否为 Rh 阳性纯合子，如是纯合子则以后每胎都不能幸免；如是杂合子则有 1/2 再发风险。

Rh 溶血病的病症较重，常导致胎儿宫内死亡或新生儿黄疸。为了防止 Rh 溶血病的发生，可在第一胎出生后 72 小时内，给予母亲抗 D 血清制剂注射，以破坏母体内的胎儿细胞，再次妊娠到 29 周时，再次注射抗 D 血清制剂，可有效地防止 Rh 溶血病。对 Rh 阴性个体的各种原因流产、宫外孕以及输过 Rh 阳性血液者，也应该注射抗 D 血清制剂。

第二节　人类白细胞抗原与医学

组织相容性抗原是一个复杂的抗原系统，其中能引起强烈而迅速的排斥反应的抗原称为主要组织相容性抗原，在移植排斥反应中起决定作用。编码主要组织相容性抗原的基因群称为**主要组织相容性复合体**（major histocompatibility complex，MHC），这些基因彼此紧密连锁在某一染色体上，具有控制免疫应答、免疫调节及同种移植排斥反应等复杂功能。人的主要组织相容性抗原称为**人类白细胞抗原**（human leucocyte antigen，HLA），人的 MHC 称为 HLA 复合体。目前所知 MHC 的主要功能是：以其产物提呈抗原肽，激活 T 细胞，形成 T 细胞对抗原和 MHC 分子的双重识别，在启动特异性免疫应答中起重要作用。

一、HLA 复合体的结构

HLA 复合体位于第 6 号染色体短臂一个窄小的区域内（6p21.31），全长约为 3600kb，共有 224 个基因座位，其中能表达蛋白质分子的功能性基因为 128 个，另外 96 个为假基因。根据其在染色体上的分布以及其所编码 HLA 分子的功能特点，可将众多 HLA 基因座位分为Ⅰ类、Ⅱ类和Ⅲ类基因，其中Ⅰ类和Ⅱ类基因又分为经典的 HLA 基因和非经典的 HLA 基因（图 12－1）。所谓经典的 HLA 基因是指其编码的产物直接参与抗原呈递，并决定个体组织相容性的基因。

1. HLA－Ⅰ类基因　位于远离着丝点的一端，由数十个基因座位组成。其中经典的 HLA－Ⅰ类基因包括 HLA－B、HLA－C 和 HLA－A 三个基因座位，编码 HLA－Ⅰ类分子的重链。非经典的 HLA－Ⅰ类基因含有 HLA－E、HLA－F、HLA－G 等基因座位，其编码产物的功能尚不完全清楚。

2. HLA－Ⅱ类基因　位于靠近着丝点一侧。经典的 HLA－Ⅱ类基因包括 HLA－DP、

HLA－DQ 和 HLA－DR 三个亚区，每个亚区又包含两个或两个以上的功能性基因座位和一些假基因，功能性基因分别编码 HLA－Ⅱ类分子的 e 链和 p 链，形成双肽链分子。

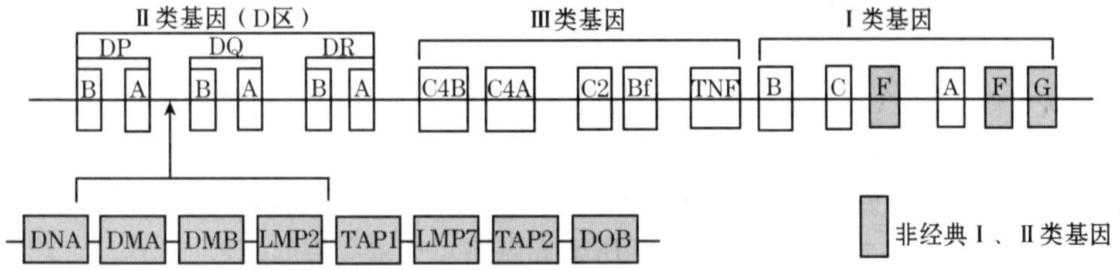

图 12－1　人类 HLA 复合体结构示意图

非经典的 HLA－Ⅱ类基因包括 HLA－DM 基因、HLA－DO 基因、低分子量多肽（low molecular weight polypeptide，LMP）基因、抗原加工相关转运体（transporter associated with antigen processing，TAP）基因和 TAP 相关蛋白（TAP－associated protein）基因等。HLA－DM 基因包括 DMA 和 DMB 两个基因座位，其编码的产物参与抗原呈递细胞对外源性抗原的加工呈递；HLA－DO 基因包括 DOA 和 DOB 两个基因座位，其编码的 DO 分子参与对 DM 功能的负向调节；低分子量多肽基因包括 LMP2 和 LMP7 两个基因座位，其编码的产物在抗原呈递细胞中参与对内源性抗原的酶解；抗原加工相关转运体基因编码的 TAP 分子参与对内源性抗原肽由胞质溶胶向内质网腔转运；TAP 相关蛋白基因编码的 TAP 相关蛋白对Ⅰ类分子在内质网腔的装配发挥作用，参与内源性抗原的加工和呈递。

3. HLA－Ⅲ类基因　位于 HLA－Ⅰ类和Ⅱ类基因之间，含有很多基因座位，其编码产物的功能尚不完全清楚，但大多数与先天免疫和炎症有关，包括编码补体 C4b、C4a、C2 和 Bf 的基因，编码肿瘤坏死因子（TNF、LTA、LTB）的基因以及编码热休克蛋白 70（heat shock protein 70，HSP70）的基因等。近期还发现了另一些炎症相关基因，如转录调节（I－κB）基因/转录因子基因家族等。

此外，在 HLA 复合体中，还有一些与免疫无关的基因，如位于Ⅲ类基因区的 21－羟化酶（CYP21）基因，位于 HLA－Ⅰ类基因区的 HLA－H 基因（与铁代谢有关）等。

二、HLA 复合体的功能

MHC 作为代表个体特异性的主要组织抗原，在同种异体移植时 MHCⅠ类和 MHCⅡ类抗原在排斥反应中起关键作用。多年来，MHC 始终是免疫学领域的研究热点，目前对其分子生物学功能有了较深入的认识。MHC 分子有如下功能：

1. 参与抗原加工和提呈　在免疫应答中，两类 MHC 分子可以看做是抗原多肽的载体，分别提呈外源性抗原和内源性抗原。内源性抗原，如被病毒感染细胞所合成的病毒蛋白抗原，在细胞中被分解成免疫原性多肽后，与内质网中新合成的 MHCI 类分子结合，形成多肽－MHCI 类分子复合物，转运至靶细胞表面，供 $CD8^+$ T 细胞的抗原受体（TCR）识别，并使 T 细胞活化。外源性抗原，在抗原提呈细胞（APC）内被降解成免疫原性多肽，与 MHCⅡ类分子结合，形成多肽－MHCⅡ类分子复合物，运送至抗原提呈细胞表面，供 $CD4^+$ T 细胞的 TCR 识别，并使之活化。由此，Ⅱ类分子参与 $CD4^+$ TH 细胞识别抗原，而Ⅰ类分子参与 $CD8^+$ CTL 细胞识别抗原，这也是 MHCI 类分子与Ⅱ类分子在提呈抗原肽中的主要差异。

2. 参与免疫应答的遗传控制 机体对特定抗原物质是否产生应答以及应答的强弱是受遗传控制的。控制免疫应答的基因称为 h 基因。小鼠的 h 基因位于小鼠 H－2I 区内。人类 h 基因一般认为位于 HLAⅡ类基因区。目前已基本明确了 h 基因控制机体免疫应答的分子机制：MHC 具有高度多态性，群体中不同个体携带的 MHC 型别不同，MHC 分子的抗原凹槽的结构、凹槽与抗原肽锚着残基的亲和力不同，由此决定 APC 对特定抗原的提呈能力以及机体的免疫应答效应的差异，从而实现了所谓 h 基因对免疫应答的遗传控制。

3. 约束免疫细胞间相互作用 早期研究发现，在细胞毒性 T 细胞（CTL）杀伤靶细胞的过程中，T 细胞表面的抗原识别受体（TCR）在识别靶细胞表面抗原决定簇的同时，还须识别靶细胞表面的 MHCⅠ类分子，这一现象称 MHC 限制性（MHC restriction）。以后证实，不仅在 CTL－靶细胞间，在 M 中－TH、Tu－B 间，相互作用也受到 MHC 分子限制。MHC 限制性现象使人们认识到，MHC 分子与抗原肽的相互作用是 T 细胞特异性识别抗原的基础。

4. 参与免疫细胞的分化 MHC 抗原参与早期 T 细胞在胸腺的分化过程，T 细胞必须与表达自身 MHCⅠ类、MHCⅡ类抗原的胸腺上皮细胞接触，才能分化发育成为具有免疫活性的 T 细胞。

三、HLA 抗原与器官移植

器官移植术后，移植物存活率的高低主要取决于供体与受体 HLA 相容的程度。通常移植物存活率由高到低的顺序是：同卵双胞胎 > 同胞 > 亲属 > 无亲缘关系者。

在肾移植中，各 HLA 座位配合的重要性依次为 HLA－DR、HLA－B、HLA－A。在骨髓移植中，为预防移植物抗宿主病，一般选择 HLA 全相同者作为供者。基于 HLA 型别在选择移植供者和防治移植排斥反应中的重要性，精确、快速的 HLA 分型技术和无亲缘关系个体骨髓库及脐血库的建立，有力地推进了 HLA 相匹配的供受者的选择，提高了准确性和有效率。

四、HLA 与疾病的相关性

HLA 是与疾病有明确关联的遗传系统。已发现 HLA 与 500 多种疾病有关，大部分为自身免疫疾病（表 12－2）。最典型的例子是 90% 以上强直性脊柱炎患者带有 HIA－B27 抗原，有 HLA－DR4 者易患类风湿性关节炎等。

表 12－2　与 HLA 呈现强关联的一些自身免疫病

疾病	HLA 抗原	相对风险（%）
强直性脊柱炎	B27	89.8
急性前葡萄膜炎	B27	10.0
肾小球肾炎咯血综合征	DR2	15.9
多发性硬化症	DR2	4.8
乳糜泻	DR3	10.8

（续表）

疾病	HLA 抗原	相对风险（%）
突眼性甲状腺肿	DR3	3.7
重症肌无力	DR3	2.5
系统性红斑狼疮	DR3	5.8
胰岛素依赖型糖尿病	DR3/DR4	25.0
类风湿性关节炎	DR4	4.2
寻常天疱疮	DR4	14.4
淋巴瘤性甲状腺肿	DR5	3.2

第三节　遗传性免疫缺陷病

免疫缺陷病（immunodeficiency disease，IDD）是免疫系统先天发育障碍或后天损伤导致免疫功能障碍所引起的一组临床综合征，可因免疫细胞、免疫分子或信号转导的异常所致。由于遗传因素导致的免疫缺陷病称为遗传性免疫缺陷病。IDD 的共同特点主要有：①对病原体的易感性增加，患者可出现反复、持续、严重的感染，往往是造成死亡的主要原因。感染的性质和严重程度主要取决于免疫缺陷的成分及其程度，如体液免疫缺陷、吞噬细胞缺陷及补体缺陷常导致化脓性细菌（如葡萄球菌、链球菌和肺炎双球菌等）感染。细胞免疫缺陷导致的感染主要由病毒、真菌、胞内寄生菌和原虫等引起。②易发生恶性肿瘤和自身免疫性疾病，尤其是 T 细胞免疫缺陷和联合免疫缺陷者，患者易发生恶性肿瘤和伴发自身免疫病。③临床症状及病理损伤复杂多样。由于免疫系统受损的组分不同，故临床症状各异，可同时累及多系统和多器官，并出现复杂的功能障碍和症状。IDD 按其发病原因可分为两大类，即原发性（先天性）免疫缺陷病和继发性（获得性）免疫缺陷病；根据主要累及的免疫成分不同可分为五类，即抗体免疫缺陷病、T 细胞免疫缺陷病、联合免疫缺陷病、吞噬细胞缺陷病和补体缺陷病。

一、原发性 B 细胞缺陷

1. X 连锁无丙种球蛋白血症（X－linked agammaglobulinemia，X－LA）　又称先天性无丙种球蛋白血症，首先由 Breton 报道，故又称 Breton 病，为最常见的先天性 B 细胞免疫缺陷病。患儿血液循环中 B 细胞及各类 Ig 均减少或缺乏，临床上以反复化脓性细菌感染为特征，有些患儿伴有自身免疫病。X－LA 发病机制为位于 X 染色体上的酪氨酸激酶基因缺陷，而酪氨酸激酶为一种信号分子，参与细胞内活化信号的传递，并可使前 B 细胞发育为成熟 B 细胞。患儿前 B 细胞因酪氨酸激酶缺陷，不能转导信号，而使 B 细胞发育停滞于前 B 细胞阶段，导致血清中各类 Ig 均降低或缺乏。

2. 选择性 IgA 缺陷（selective IgA deficiency）　是较常见的一种免疫缺陷病，为常染色体显性遗传或隐性遗传。患者血清型和分泌型 IgA 含量同时降低，可表现为呼吸道、消化道、泌尿道反复感染，少数患者可出现严重感染，并伴有自身免疫病和超敏反应性疾病。该病确切的缺陷基因仍不清楚。

3. X连锁高IgM综合征（X－linked hyperimmunoglobulin M syndrome） 患者多为男性，其特点为B细胞应答能力正常，但仅能产生IgM类抗体（增高或正常），其他免疫球蛋白低下或缺乏，常伴有中性粒细胞减少。临床主要表现为反复细胞外细菌感染和某些机会感染（如卡氏肺囊虫）。本病的发病机制是X染色体上CD40L基因突变所致Ig类别转换障碍。

二、原发性T细胞缺陷

1. 先天性胸腺发育不良综合征 本病又称DiGeorge综合征，是由于妊娠早期第Ⅲ、Ⅳ咽囊管发育障碍，导致胸腺等多种脏器发育不全。胸腺上皮细胞发育不全，导致T细胞发育障碍，细胞免疫和T细胞依赖的抗体产生缺陷，易发生细胞内寄生菌、病毒和真菌感染，主要临床特征有心脏和大血管畸形，接种牛痘、麻疹、BCG等减毒活疫苗可致全身感染甚至死亡。

2. T细胞活化及功能缺陷 本病与T细胞表面某些受体及膜蛋白表达异常或缺失有关。如CD37链缺陷引起TCR－CD3复合物表达水平降低，导致T细胞应答缺陷。

三、严重联合免疫缺陷病

联合免疫缺陷病是指T细胞及B细胞均缺乏或功能紊乱导致的体液免疫和细胞免疫联合缺陷，可由于原发性淋巴细胞发育异常，或伴随其他先天性疾病而发生。它包括多种不同的疾病，其病因各异，但具有共同的临床特征。患者表现为严重和持续的病毒、真菌、胞内寄生菌及机会性感染，严重者接种麻疹、牛痘、BCG等减毒活疫苗可引起全身弥散性感染而致死亡。一般免疫疗法效果不佳。

1. 重症联合免疫缺陷病（severe combined immunodeficiency disease，SCID） 本病是一组胸腺、淋巴组织发育不全及免疫球蛋白缺乏的遗传性疾病，机体不能产生体液免疫和细胞免疫应答。

（1）X连锁重症联合免疫缺陷病（X－SCID） 本病为性染色体遗传缺陷，约占SCID的50%～60%。患儿外周血T细胞和NK细胞数量减少，B细胞数量正常但功能异常，血清免疫球蛋白水平低下及类别转换障碍。X－SCID的发病机制是由于位于X染色体Xq13的IL－2受体丁链基因发生了突变，使T细胞、B细胞出现成熟障碍。患儿易发生反复感染。

（2）腺苷脱氨酶（ADA）和嘌呤核苷磷酸化酶（PNP）缺陷引起的SCID 大多数常染色体遗传的SCID由ADA和PNP基因缺陷所致。ADA或PNP缺陷导致T细胞和B细胞功能缺陷，可反复出现病毒、细菌和真菌感染。

（3）MHC I类分子/MHC Ⅱ类分子缺陷的SCID ①MHCI类分子缺陷：淋巴细胞内MHC I类分子的合成正常，但由于TAP基因突变，抗原肽不能转运至内质网，未结合抗原肽的MHC I类分子难于表达在淋巴细胞表面，导致$CD8^+$T细胞功能缺陷，患者常表现为慢性呼吸道病毒感染。②MHC Ⅱ类分子缺陷：是一种极罕见的SCID，为常染色体隐性遗传，又称为Ⅱ型裸淋巴细胞综合征（BLS），由于调节MHC Ⅱ类分子表达的基因发生缺陷所致。患者外周血T细胞数目正常，但细胞免疫功能严重受损，抗体合成和血清免疫球蛋白水平降低，可引起迟发型超敏反应对 TD－Ag 的抗体应答缺失，对病毒的易感性增高。

2. 血小板减少的免疫缺陷病（Wiskott－Aldrich syndrome，WAS）　本病为性连锁隐性遗传缺陷病，以湿疹、血小板减少和极易感染荚膜化脓性细菌三联征为其特点，常伴发自身免疫病及恶性肿瘤。

3. 毛细血管扩张性共济失调综合征　本病为常染色体隐性遗传，体内神经、血管、内分泌和免疫多个系统均被累及。其发病机制可能为 DNA 修复缺陷，同时伴有信号转导相关基因异常。临床表现为进行性小脑共济失调、毛细血管扩张及反复呼吸道感染，可并发恶性肿瘤和自身免疫病。

四、原发性吞噬细胞缺陷病

吞噬细胞在清除病原体抗原中具有非常重要的作用，吞噬细胞功能缺陷将导致机体对病原微生物的易感性增高，引发临床感染。吞噬细胞缺陷包括吞噬细胞的数目、移动和黏附功能以及杀菌活性等的异常。主要有慢性肉芽肿病、白细胞黏附缺陷、Chediak－Higashi 综合征。

1. 慢性肉芽肿病（chronic granulomatous disease，CGD）　约有 2/3 为性连锁隐性遗传，其余为常染色体隐性遗传。该病发生机制是由于吞噬细胞活化缺陷，持续的感染刺激 $CD4^+$ T 细胞而形成肉芽肿。临床表现为淋巴结、皮肤、肝、肺、骨髓等有慢性化脓性肉芽肿和肝脾肿大。

2. 白细胞黏附缺陷（leukocyte adhesion deficiency，LAD）　本病为常染色体隐性遗传，主要由于 CD18 基因突变，使整合素分子表达缺陷，依赖于黏附作用的白细胞功能发生障碍，使中性粒细胞不能与内皮细胞黏附、移行并穿过血管壁到达感染部位。患者表现为化脓性细菌感染和真菌感染反复发生，伤口难愈。

3. Chediak－Higashi 综合征　本病为常染色体隐性遗传，临床表现为反复化脓性细菌感染、眼和皮肤白化病，由于中性粒细胞、单核细胞和淋巴细胞杀菌功能受损所致。

五、原发性补体细胞缺陷病

补体系统中几乎所有的成分（包括补体固有成分、补体调节因子和补体受体）都可能发生缺陷。大多数补体缺陷属常染色体隐性遗传，少数为常染色体显性遗传，其临床表现为反复化脓性细菌感染及自身免疫病。

1. 补体固有成分缺陷　C3 缺陷可导致严重的化脓性细菌感染，C2 和 C4 缺陷使补体经典途径激活受阻，导致免疫复合物病的发生。旁路途径的 D 因子和 P 因子缺陷使补体激活受阻，易引起感染。

2. 补体调节分子缺陷　补体调节分子中以 C11NH 缺陷最常见，属常染色体显性遗传病。C11NH 缺陷可引起遗传性血管神经性水肿，患者表现为皮下和黏膜下组织反复水肿，当水肿累及喉头时可导致窒息死亡。

3. 补体受体缺陷　红细胞表面 CR1 缺陷，循环免疫复合物清除发生障碍，可导致某些自身免疫病（如 SLE）。CR4、CR3 缺陷可发生白细胞黏附缺陷。

第四节　自身免疫性疾病

自身免疫（autoimmunity）是指机体免疫系统对自身成分发生免疫应答并产生自身抗体和（或）自身应答性T细胞的现象。**自身免疫性疾病**（autoimmunedisease，AID）是指因机体免疫系统对自身成分发生免疫应答导致自身正常组织结构损伤并引起相应临床症状的疾病。

一、自身免疫性疾病的分类

自身免疫性疾病的基本特征：①多数AID病因不明，属“自发”性免疫性疾病。②AID外周血中可测到高效价的自身抗体和（或）自身应答性T细胞。③AID常有明显的性别差异，发病率随年龄而增高，并有遗传倾向。④疾病往往有重叠现象，即一个病人可同时患一种以上AID。⑤疾病反复发作和慢性迁延。自身免疫性疾病分为：

1. 器官特异性自身免疫性疾病　器官特异性自身免疫性疾病其病变常局限于某一特定的器官，是由对器官特异性抗原的免疫应答引起。典型的疾病有：胰岛素依赖型糖尿病、慢性淋巴细胞性甲状腺炎和重症肌无力等。

2. 非器官特异性自身免疫性疾病　非器官特异性自身免疫性疾病又称全身性或系统性自身免疫性疾病，患者的病变可见于多种器官及结缔组织，故这类疾病又称结缔组织病或胶原性疾病。典型的疾病有系统性红斑狼疮、类风湿性关节炎和硬皮病等（表12－3）。

表12－3　　常见自身免疫性疾病分类

类　别	病　名	自身抗原
非器官特异性	系统性红斑狼疮	细胞核成分（DNA，DNP，RNP，Sm）
	类风湿性关节炎	变性IgG，类风湿相关的核抗原
	干燥综合征	细胞核（SS－A，SS－B），微粒体，红细胞，血小板
	混合性结缔组织病	细胞核（RNP）
	桥本甲状腺炎	甲状腺球蛋白、微粒体
器官特异性	Graves病	甲状腺细胞表面THS受体
	Addison病	肾上腺皮质细胞
	幼年型糖尿病	胰岛细胞
	萎缩性胃炎	胃壁细胞
	溃疡性结肠炎	结肠上皮细胞
	原发性胆汁性肝硬化	胆小管细胞、线粒体
	重症肌无力	乙酰胆碱受体
	自身免疫性溶血性贫血	红细胞
	特发性血小板减少性紫癜	血小板

二、自身免疫性疾病的遗传基础

1. 自身免疫性疾病　是由自身抗体和（或）自身应答性T淋巴细胞介导的对自身抗原

产生免疫应答所致，其发病遗传机制多属Ⅱ、Ⅲ、Ⅳ型超敏反应。

(1) 自身抗体的作用 体内针对自身细胞表面或细胞外基质抗原物质产生的自身抗体，可造成自身组织损伤和功能障碍。

(2) 免疫复合物的作用 当自身抗体所针对的自身抗原是可溶性的时候，所形成的循环免疫复合物可沉积于某些组织部位，可激活补体，造成组织细胞的损伤，如肾小球肾炎。

(3) T细胞的作用 T细胞对自身抗原发生免疫应答，可引起自身免疫性疾病。$CD8^+$ Tc和Thl细胞都可造成组织损伤，引起自身免疫性疾病。$CD8^+$ Tc可直接攻击相应靶组织，THl细胞可辅助Tc或通过释放细胞毒性淋巴因子直接或间接造成组织损伤。

(4) 巨噬细胞、NK细胞的作用 巨噬细胞被淋巴因子激活或通过释放溶酶体酶及细胞毒性CK造成自身组织损伤。NK细胞可通过ADCC等作用造成靶组织损伤。

2. 多种自身免疫性疾病的发生和个体的MHC基因型有关 如携带DR3的个体与胰岛素依赖型糖尿病、重症肌无力和系统性红斑狼疮等发病有关；DR4与类风湿性关节炎、胰岛素依赖型糖尿病有关；B27与强直性脊柱炎有关；DR5与桥本甲状腺炎有关。

MHC连锁基因的缺陷也与自身免疫性疾病的发生有关，如补体成分C1、C4或C2基因缺陷的纯合子个体和Fas/FasL基因缺陷的个体，均易患系统性红斑狼疮。

3. 与自身抗原的产生有关

(1) 隐蔽抗原的释放 体内某些器官或组织（如脑、眼晶状体、睾丸、精子等）成分，在解剖位置上与免疫系统隔绝，称为隐蔽抗原。按照Burnet的克隆排除学说，由于这些抗原在胚胎期未曾与免疫系统接触，其相对应的淋巴细胞克隆依然存在并具有免疫活性。在手术、外伤或感染等情况下，隐蔽抗原释放入血或淋巴系统，激活相应自身反应性淋巴细胞，导致针对隐蔽抗原的自身免疫性疾病。如眼外伤释放的眼内容物（晶状体）可激发机体产生针对晶状体的抗体或激活特异性淋巴细胞，引起健侧眼球发生交感性眼炎。

(2) 自身组织成分的改变 一系列物理、化学、生物及药物等因素都可影响自身组织抗原的性质，从而引起自身免疫性疾病。如肺炎支原体感染可改变红细胞表面的抗原性，刺激机体产生抗红细胞抗体，此抗体结合红细胞后引起红细胞的破坏。又如受到感染，机体产生变性的自身IgC，可刺激机体产生抗自身变性IgC的抗体（IgM或IgC），这类抗IgG的抗体称为类风湿因子（RF）。RF和自身变性IgC形成的免疫复合物可造成包括关节炎在内的多种疾病。此外，多种药物都可改变血细胞或其他组织细胞的抗原性，引起自身免疫性疾病。

(3) 交叉免疫反应 某些外来抗原（病毒、细菌等）与正常宿主细胞或细胞外成分有相类似的抗原决定簇，这些抗原激发人体所产生的抗体，可与自身组织抗原发生交叉免疫反应，引起自身免疫性疾病，此种现象又称为分子模拟（molecular mimicry）。如乙型溶血性链球菌菌体多种抗原蛋白与人体肾小球基底膜和心肌内膜有交叉抗原，感染链球菌可引发急性肾小球肾炎和风湿性心脏病。

4. 机体自身因素

(1) 免疫调节异常 正常机体具有一套非常精密和严格控制的免疫调节系统，因此，体内虽存在针对自身成分的T细胞和B细胞，但并不引起组织损伤及发生AID。若免疫调控系统功能发生紊乱，使自身免疫的发生、持续与强度失控，则可能发生 AID。

①淋巴细胞旁路活化：在正常情况下，机体存在针对自身抗原的 T/B 细胞克隆，由于 Tu 细胞易产生免疫耐受，因此不出现自身免疫应答。某些外来抗原进入机体可激活相应 TH 细胞，绕过原已产生耐受的 TH 细胞，使由于缺乏 TH 细胞辅助信号而处于静止状态的自身反应性 B 细胞克隆激活，产生自身免疫应答。②MHC Ⅱ类抗原表达异常：正常情况下，大多数组织器官仅表达 MHC Ⅰ类抗原，而不表达 MHC Ⅱ类抗原。在某些因素（如 IFN－γ）作用下，组织细胞表面可异常表达 MHC Ⅱ类抗原，可将自身抗原提呈给 TH 细胞，引发自身免疫性疾病。③CK 产生失调：CK 可能通过诱导 MHC Ⅱ类抗原异常表达而诱导黏附分子表达增加，使 APC 与 T 细胞的亲和力增强，促进自身免疫应答的发生，引起自身免疫性疾病。④Th1 和 Th2 细胞功能失衡：Th1 和 Th2 细胞通过其分泌产物相互调节对方的生长分化，从而保持机体的细胞免疫与体液免疫的动态平衡，当平衡受到破坏，就会出现病理状态或发生疾病。研究提示，Th1 细胞功能亢进可促进某些器官特异性自身免疫病的发展，如胰岛素依赖型糖尿病和多发性硬化症。Th2 细胞的功能过高，可促进抗体介导的全身性自身免疫性疾病如系统性红斑狼疮的发展。

（2）Fas/FasL 表达异常　在 Fas（CD95）/FasL（CD95 配体）基因缺陷的患者，因为激活诱导的自身应答性淋巴细胞的凋亡机制受损，易发生多种自身免疫性疾病。凋亡调节蛋白的过度表达，也与自身免疫性疾病的发生有关。Fas/FasL 表达异常与胰岛素依赖型糖尿病、多发性硬化症、桥本甲状腺炎等多种自身免疫性疾病的发生有关。

三、几种常见的自身免疫性疾病

1. 红斑狼疮　红斑狼疮（lupus erythematosus）是一种自身免疫性结缔组织病，侵犯身体各器官，表现多种形式，分为盘状红斑狼疮、亚急性皮肤红斑狼疮及系统性红斑狼疮。病因病机非常复杂，与多因素有关。本病发病机制不清，可能为在遗传的基础上，一些外因使免疫活性细胞发生突变，机体对自身组织产生免疫反应，产生自身抗体。其中抗自身抑制性 T 细胞的抗体，使抑制性 T 细胞数量减少，进一步导致 B 细胞功能亢进，产生更多的自身抗体，各种自身抗体通过Ⅰ型、Ⅱ型、Ⅳ型变态反应而发生系统性、各器官的损害。

（1）盘状红斑狼疮　**盘状红斑狼疮**（discoid lupus erythematosus）又称**慢性皮肤型红斑狼疮**（chroniccutaneous　lupus erythematosus），皮肤损伤局限，慢性发作，多见于中年人，有 5% 的人继续发展为系统性红斑狼疮。

① 临床表现：皮肤损伤好发于面、耳、颈和头皮。也可发生于前臂伸侧、躯干上半部及掌跖面。黏膜损害见于 15% 的病例。皮损为圆形、微隆起、边缘清楚、红色或紫红色斑块，大小自数毫米至数厘米不等。表面粘连紧密鳞屑，其下为刺状毛囊角栓。痊愈后遗留中央凹陷性瘢痕，伴色素脱失和毛细血管扩张，周边为色素沉着。黏膜损害以下唇多见，有灰褐色鳞屑，常发生糜烂和萎缩。一般无主观症状，少数病人有不适感、关节痛、胸痛和雷诺征。

临床变型有红斑狼疮脂膜炎（深在性红斑狼疮），表现为深在、坚实、边缘清楚的结节和斑块。好发于臀部、大腿及头部。结节表面可有或无红斑狼疮样损害。

②组织病理和免疫病理：皮损为表皮角化过度、表皮萎缩、毛囊角栓、基底细胞液化。有时基底膜增厚，可用过碘雷夫法染色。真皮皮肤附件和血管周围性淋巴细胞浸润。直接免疫荧光检查皮损处真皮与表皮交界处有IgG和IgM及C3颗粒状带状沉积。非皮损非阳光照射处多呈阴性。

③ 实验室检查：免疫抗核抗体为阴性，约30%为弱阳性。

④ 诊断及鉴别诊断：根据皮损特点，组织学和免疫病理诊断可确诊。应与扁平苔藓、多形红斑、银屑病区别。

⑤ 治疗：本病预后一般较好，应避免日光，外用防光霜，定期医生随访诊治，局部皮损可外用高中效含氟皮质激素，但不宜超过2周。局部皮损内可注射肾上腺皮质激素如去炎舒松A。皮损广泛可内服氯喹或羟氯喹，需定期查眼底。中药制剂雷公藤有较好疗效，近年来发现氨苯砜、酞咪哌啶酮（反应停）、氯苯酚嗪均有一定疗效。角化过度者可用13－顺维甲酸及依曲替酯。系统用皮质类固醇激素及免疫抑制剂用于其他方法治疗无效病例，不作首选。狼疮性脂膜炎可用氯喹及硫酸羟氯喹，皮损内注射去炎舒松A有良好效果。

（2） 亚急性皮肤型红斑狼疮 **亚急性皮肤型红斑狼疮**（subacute cutaneous lupus erythematosus）特征是皮肤损害为环状红斑或红斑鳞屑性损害，伴关节痛、发烧等全身症状。病情温和，预后好。

① 临床表现：皮肤损害分为环状红斑型与红斑鳞屑型两型。A. 环状红斑型：初起为浮肿性丘疹，后离心性扩大，边缘隆起而呈环形或多环形。皮损表面平滑或有少许鳞屑。痊愈后不遗留瘢痕萎缩，但有色素脱失、色素沉着及毛细血管扩张。B. 红斑鳞屑型（银屑病型）：丘疹扩大呈斑块，表面覆鳞屑，似银屑病样。皮损好发于面、颈、肩、躯干上半部和上臂。几乎所有病人有全身不适、发烧、关节痛、肌痛及光敏感。大部患者有一定程度的系统损害。几乎50%患者符合美国风湿病学会SLE的诊断标准。病人预后良好，仅极少数发展成肾病或严重的神经损害。

② 组织病理及免疫病理：同盘状红斑狼疮，免疫病理检查因各个时期而不同。真皮和表皮交界处沉积免疫球蛋白及补体C3的阳性率约50%。

③ 实验室检查：抗核抗体阳性率约60%，抗La、Ro抗体约47%。少数呈抗dsDNA，抗nRNA和抗Sm抗体阳性。有贫血、白细胞减少、血小板减少和血沉加快。

④ 诊断与鉴别诊断：根据皮损及全身症状可以初步诊断，病理、免疫病理、抗核抗体、抗La、Ro抗体等可助确诊及鉴别银屑病等红斑鳞屑性皮肤病以及多形红斑、环状红斑等环状红斑性皮肤病。

⑤ 治疗：基本同盘状红斑狼疮。抗疟药除消退皮损，还可缓解关节痛、肌痛等全身症状。氨苯砜对大多数病人有效。皮质类固醇中等剂量即可。免疫抑制剂常用的有硫唑嘌呤、环磷酰胺及甲氨蝶呤。酞咪哌啶酮（反应停）及中药雷公藤均有很好的疗效。对皮质类固醇激素及免疫抑制剂无效患者，可用维甲酸、13－顺维甲酸，数天即可使皮疹消退。

（3） 系统性红斑狼疮 **系统性红斑狼疮**（systemic lupus erythematosus）是一多系统的侵犯全身结缔组织的炎症性自身免疫病，发作与缓解交替，好发于青年和中年妇女。

① 临床表现：本病表现多样，常先侵犯一器官，后渐累及其他。全身症状可有乏力、

体弱、发烧、厌食、体重下降等。

A. 皮疹：出现皮损者占 70% ~85%，典型的为分布于鼻背、颧突的蝶形红斑，鲜红或紫红色，表面光滑或少数鳞屑，另外约 15% ~25% 患者可为盘状损害。也可见甲下毛细血管扩张及出血点。大小鱼际毛细血管扩张性红斑、指尖部红斑及多形性红斑样发疹。此外，尚有麻疹样发疹、紫癜、出血性大疱、溃疡和坏疽以及荨麻疹样损害。额前部或弥漫性发稀疏、秃发。大部分病人有光敏感表现。

B. 关节表现：95% 患者有关节症状，好发于四肢关节，类似风湿性或类风湿性表现。不引起关节损坏，少数患者发生缺血性骨坏死。

C. 肾脏损害：约 50%。分系膜增殖性、局灶性、膜性、弥漫增殖性等。病情轻重不一，严重者可引起肾功能衰竭。

D. 心脏病变：心包炎多见，心肌炎也常见。严重者可导致心力衰竭。

E. 呼吸系统：间质性肺炎和干性或渗出性胸膜炎多见。

F. 消化系统：食欲不振、恶心、呕吐、腹痛、腹泻等。多因胃肠道血管炎和血管栓塞所致。也可发生蛋白丢失性肠病。

G. 神经系统：精神系统的改变有抑郁、痴呆等精神变化，神经系统有癫痫发作、脑脊髓膜炎、蛛网膜下腔出血等。也可发生多发性神经炎。

② 组织病理和免疫病理：组织病理基本和盘状红斑狼疮相似，除表皮改变外，有真皮上部水肿、红细胞外渗、结缔组织和毛细血管壁的纤维素样坏死。皮损以及光照和非光照正常皮肤均显示真皮、表皮交界处有 IgG、IgM、IgA 及 C_3的沉积。有助于区别盘状红斑狼疮，后者非曝光正常皮肤为阴性。

③ 实验室检查：抗核抗体阳性见于 80% ~90% 活动性系统性红斑狼疮。滴度大于1：80时诊断意义较大。周边型、均质型与活动有关，缓解期常见斑点型。抗 dsDNA 的特异性高，阳性率可达 100%，发病活动性与滴度一致。20% ~25% 患者可测到 SM 抗体，具有特异性，与病情无平行关系。持续梅毒血清学假阳性有诊断参考意义。血清免疫复合物及血清补体的测定对病情活动有参考价值。活动时免疫复合物大量形成，而总补体及各种分补体均下降。血常规、血沉、尿分析等均可帮助分析病情。

④ 诊断与鉴别诊断：根据美国风湿病学会诊断 SLE 的标准为：A. 蝶形红斑；B. 盘状红斑狼疮；C. 光敏；D. 口腔溃疡；E. 关节炎；F. 浆膜炎；G. 肾损害；H. 神经系统改变；I. 血液改变：溶血性贫血或白细胞减少或血小板减少；J. 免疫学异常：LE 细胞阳性或抗 dsDNA 抗体滴度异常或抗 SM 抗体阳性或梅毒血清学反应持续假阳性；K. 抗核抗体阳性：11 项中同时或相继出现任何 4 项的即可以诊断。本病需和皮肌炎、硬皮病、风湿热等区别。

⑤ 治疗：轻症病人常用氯喹、羟氯喹等抗疟药物，同时合用非激素类抗炎药如消炎痛等，也可合用小到中量皮质类固醇激素。

2. 皮肌炎 皮肌炎（dermatomyositis）是一系统性的炎性疾病，累及皮肤和肌肉。皮肤未受累者称多发性肌炎。可发生于任何年龄，40 ~60 岁者占多数。女性发病为男性的 2 倍。

病因病机不清，多数认为系自身免疫病。患者血清中有多种自身抗体，如抗核抗体、类风湿因子、抗 Pm －1 抗体、抗 Jo －1 抗体和抗 M_1抗体。受损的皮肤和肌肉血管壁有 IgG、

IgM 和补体的沉积。细胞免疫方面，皮肌炎患者的淋巴细胞与肌细胞一起培养，可见肌细胞被破坏，从肌细胞游离出的 CPK 增加。将肌肉匀浆或其不同成分作为抗原与 Freund 佐剂混合，注入实验动物，可诱发产生炎性肌病。后者分离出的淋巴细胞对骨骼肌有细胞毒作用。这些改变均说明皮肌炎的发生与自体免疫有关。部分患者，发病前后有内脏恶性肿瘤。并发恶性肿瘤的患者自身瘤体浸出液作皮试阳性，被动转移试验也阳性，故认为肿瘤组织可作为自身抗原，与肌纤维、血管等有交叉抗原性，与产生的抗体发生交叉抗原－抗体反应而致病。

（1）临床表现　主要表现为皮肤和肌肉的病变，皮肤损害为双侧眼睑及眶周皮肤出现浮肿性紫红色斑。损害可发展到上胸部和前额，为特征性改变。皮损尚可为毛细血管扩张、光敏感性皮炎、钙化和皮肤异色症。

（2）组织病理　皮损处可见表皮基底层细胞液化变性。真皮上层血管扩张充血、管周有稀疏到中等密度的以淋巴细胞为主的浸润。肌肉可见肌肉束肿胀、失去横纹、肌浆红染、呈玻璃样变、肌束间有散在的淋巴细胞浸润。

（3）实验室检查　血清肌酶升高，如肌酸磷酸激酶（CPK）、醛缩酶（ALD）、乳酸脱氢酶（LDH）、肌酸激酶同工酶（CK－MB）、乳酸脱氢酶（LDH）同工酶等，其中 CPK 与 ALD 的改变与症状活动平行。

（4）诊断与鉴别诊断　根据皮损和肌肉症状，诊断不难。有时需作肌酶、肌电图、肌活检。本病需和日光性皮炎、皮肤异色症、红斑狼疮、硬皮病等区别。

（5）治疗　本病早期应卧床休息，晚期物理治疗。急性期需用皮质类固醇激素控制病情。控制后，根据肌酶及全身症状逐步减药。严重病例可用甲基强的松龙冲击疗法。

3. 硬皮病　硬皮病（scleroderma）是一种皮肤纤维硬化，最后发生萎缩的结缔组织病。分局限性和系统性两型。局限性只限于皮肤，系统性还可侵及消化道、肺、心、肾等各脏器。男女发病之比约 1∶3，20～50 岁多见。

（1）病因及发病机制　发病机制主要与遗传因素有关。硬皮病患者皮肤纤维母细胞在培养中比正常纤维母细胞合成更多胶原。发病早期可见真皮深层的幼稚胶原纤维增多。系统性硬皮病的皮肤中发现原胶原脯氨酰羟化酶增加。恶性类癌综合征患者可发生硬皮病样变化，化合物如氯乙烯、硅、环氧树脂、烃、博莱霉素、镇痛新等均可诱发硬皮病样改变。患者血清中常存在多种自身抗体，如 Scl－70、着丝点抗体、抗核抗体、抗 SSDNA 抗体等。系统性硬皮病患者伴间质性纤维化时，血中可有抗重型胶原纤维抗体。本病常合并 SLE、皮肌炎、类风湿性关节炎等自身免疫病，说明本病发病与纤维异常及自身免疫有关。

（2）临床表现

① 局限性硬皮病（localized scleroderma）

A. 点滴状硬斑病：多发性、淡黄色或象牙色、扁平或微凹陷的小斑块，周围有紫红色晕，斑块柔软似羊皮纸。好发于胸、颈、肩和上臂。

B. 斑块状硬斑病：多见。初起为圆形、椭圆形或不规则形淡红色水肿斑，逐渐扩大且硬化，此时呈象牙色或淡黄色，表面平滑，周围紫红色。数年后萎缩且色素脱失。

C. 泛发性硬斑病：浸润性斑块，轻度色素脱失，泛发全身，但面部很少累及，可并发肌肉萎缩。

D. 线状硬皮病：可发生于一侧上下肢体，也可发生于前额正中，刀砍样向头皮延伸，常合并进行性面部偏侧萎缩、癫痫、突眼和秃发；下肢发病者常合并脊柱裂、肢体发育不良、偏侧萎缩或屈侧挛缩，也可出现肢骨纹状肥大。

②系统性硬皮病：本病又称系统性硬化症（progressive systemic sclerosis），可分为肢端硬化（acrasderosis）型和弥漫性硬皮病（diffuse sclerosis）。前者较多见，后者发展较快且内脏受损严重。

本病可侵及很多脏器。食道损害为张力降低、咽下困难、反流性食道炎。胃肠道功能下降、食欲不振、恶心、腹胀、腹痛、吸收不良。肺部损害导致肺纤维化、肺活量减少、呼吸短促、支气管扩张等。心脏发生心肌炎、心包炎、心内膜炎、心肌硬化、传导阻滞。肾脏发生硬化性肾小球肾炎、高血压、氮质血症。死亡常由于心、肾衰竭所致。

（3）组织病理　早期腺体和血管周围淋巴细胞浸润，真皮中、下层胶原纤维肿胀和均质化。血管壁内膜增生、管壁增厚、管腔变窄闭塞，继则浸润减轻，毛囊、皮脂腺、汗腺减少或消失，真皮胶原纤维增生和硬化。

（4）实验室检查　血清学检查，系统性硬皮病，抗核抗体阳性率50%～96%；常呈细斑点核型，抗Sc1－70抗体为系统性硬皮病的标志抗体，抗着丝点抗体为CREST的标志抗体。另外可见类风湿因子阳性，血清免疫球蛋白增高。因各不同脏器受损而可有食道、胸部、骨关节X线、尿蛋白、肾功能、心电图等的相应改变。

（5）诊断与鉴别诊断　根据皮损可诊断及分型。系统性硬皮病应与硬肿病鉴别。

（6）治疗　疗效不理想，但有的患者可自行缓解。一般原则为保暖，勿吸烟，高热量、高蛋白饮食，避免外伤和感染，锻炼及按摩。

4. 混合结缔组织病　混合结缔组织病（mixed connective tissue disease，MCTD）系1972年Sharp氏把它作为一独立疾病提出。此病重叠硬皮病、系统性红斑狼疮和皮肌炎。报告的25例中，21例为女性，有严重的关节痛、手肿胀、手指端变细、雷诺征、异常的食道活动、肺纤维化、肌肉疼痛和压痛且伴肌无力。一些病例出现高球蛋白血症和淋巴腺瘤。抗核抗体是一重要的诊断手段，呈斑点型。荧光滴度的改变可用作病情的估计。皮肤直接免疫荧光检查，表皮细胞核有斑点状IgG沉着。有高的抗核糖蛋白抗体（RNP）。强的松每日1mg/kg，可使病情明显好转。免疫抑制剂如环磷酰胺、硫唑嘌呤可改善病情、减少皮质激素的用量。秋水仙素对肢体动脉痉挛及皮肤硬化有一定疗效。非激素类抗炎剂可缓解病情。D青霉胺可改善皮肤硬化，但副作用较大。

5. 干燥综合征　干燥综合征（Sicca syndrome）系1933年Sjogren氏描写，故又名Sjogren综合征。描写了干燥性角膜结膜炎、口干和类风湿性关节炎的三联症。本病常合并其他结缔组织病如硬皮病、混合结缔组织病、结节性动脉周围炎、皮肌炎或系统性红斑狼疮。

本病分原发性与继发性两类，原发性者有干燥性角膜结膜炎和口腔干燥，继发性者伴其他结缔组织病。患者血清中有高滴度的IgG、IgA、IgM、C反应蛋白阳性，并可出现冷球蛋白血症。Coombs试验阳性。血清和唾液中β2微球蛋白增高，浓度可观察病情活动。原发性干燥综合征中抗 Ro/SSA 抗体 5% ~50% 阳性，抗 La/SSB 抗体 48% ~60% 阳性。合并类风湿性关节炎者抗 SS－C 抗体阳性，类风湿因子阳性。家族同时发病者 50% 具有 HLA－B8。

四、自身免疫性疾病的治疗原则

（一）预防和控制病原体的感染

多种病原体的感染可通过抗原分子模拟的方式诱发自身免疫性疾病，可采用疫苗和抗生素进行治疗和预防。

（二）使用免疫抑制剂

环孢菌素 A 和 FK506 对多种自身免疫性疾病有明显的临床疗效，可通过抑制 IL－2 基因的信号转导通路而使 IL－2 的表达受阻，进而抑制 T 细胞的分化和增殖。

（三）抗炎疗法

应用皮质激素可有效地抑制某些重症自身免疫性疾病所致的炎性反应。此外，水杨酸制剂、前列腺素抑制剂及补体拮抗剂等均可抑制炎症反应，改善自身免疫性疾病的症状。

（四）恢复免疫耐受

1. CK 治疗与调节　采用 CK 调节 Th1 和 Th2 细胞功能的平衡，可望成为治疗自身免疫性疾病的新方法。

2. 特异性抗体治疗　某些特异性抗体（如抗 TNF－e 抗体、抗 MHCⅡ类抗原抗体）可对某些自身免疫性疾病（如类风湿性关节炎、系统性红斑狼疮）起到一定的治疗作用。

第十三章 药物反应的遗传基础

临床医学显示，人类的药物反应存在明显的个体差异。如普通催眠剂量的巴比妥类药物，对大多数人起催眠作用，却使个别人烦躁不安。这种现象称为个体对药物的特应性。特应性（idiosyncracy）受环境因素如食物、其他药物等的影响，但主要由遗传因素决定。

1957 年 A. G. Motulsky 首先提出某些异常药物反应与遗传缺陷有关。随后 Vogel 于 1959 年正式提出“药物遗传学”的概念。1962 年 Kalow 发表了《药物遗传学》专著。1975 年联合国世界卫生组织发表了“药物遗传学”专题学术报告。药物遗传学的诞生，对指导临床医师根据病人的遗传特点，正确掌握用药的个体化原则，合理提高药效，减免遗传缺陷而引起的不良药物反应，具有重要意义。

20 世纪 90 年代，随着人类基因组计划的提出和不断实施，一大批人类基因相继被发现，人们对药物与遗传之间关系的研究也在不断的深化。目前人们已初步认识到，药物在人体内的代谢是一个十分复杂的过程，与遗传之间的关系也非常复杂。传统单个基因的方法来进行药物遗传学研究，已显得无能为力，而应当把单个基因的功能研究放在基因组这个整体背景之中加以考虑。因此，药物基因组学这个概念在 1997 年应运而生。**药物基因组学**（pharmacogenomics）以药物效应安全性为目标，研究各种基因突变与药效及安全性之间的关系，利用基因组学的知识，根据不同人群及不同个体的遗传特征来设计和制造药物，最终达到个体化治疗的目标。

尽管药物遗传学和药物基因组学这两个词通常可以互换，但这两个学科间却有着显著的差异。药物遗传学主要研究人体药代动力学（药物代谢与药物反应）的遗传基础和生化本质，尤其是遗传因素所引起的异常药物反应。药物基因组学是利用整个基因组的信息，鉴定和描述病人对药物治疗的遗传学基础和遗传学影响，鉴定个体对疾病的易感性；从分子水平证明和阐述药物疗效以及药物作用的靶位、作用模式和毒副作用。因此，药物基因组学的范畴要更广泛，研究手段更先进。

第一节　药物遗传学

药物遗传学（pharmacogenetics）也称药理遗传学，是药理学和遗传学相结合发展起来的边缘学科，它是研究遗传学多态性对药物反应（包括药物吸收、分布、代谢和排泄，药物安全性和耐受性，药物有效性）的影响的一门科学。主要研究内容包括：人和实验动物的遗传变异对药物反应的影响；基因控制药物在体内代谢过程的分子生物学基础；预测对药物反应的异常个体并进行有效的预防；遗传病的药物防治方法等。从学术源流角度来看，药物遗传学是生化遗传学的一个分支学科。但与生化遗传学不同的是，药物遗传学更强调遗传基础与药物作用的相互关系，属于基因与环境相互关系的研究范畴。

一、药物代谢的遗传研究

临床医生在使用某些药物时，必须遵循因人而异的用药原则。因为在群体中，不同个体的遗传背景不同，对某一药物可能产生不同的反应，甚至可能出现严重的毒副作用。这种特应性现象产生的原因，相当部分取决于个体的遗传背景。遗传基因组成的差异，使个体对药物的代谢和反应性有所差异，构成了人与人之间不同的**药理学个体性**（pharmacogenetic individuality）。药物遗传学就是研究遗传因素对药物代谢及其反应的控制机制，以及发生异常药物反应的分子基础，以期正确合理地应用药物。

（一）遗传因素对药物代谢的控制

药物摄入机体后，经过吸收、分布，与细胞（受体）的相互作用发生药效（药物→受体→cAMP→放大效应），经过生物转化（解毒）或水解以后排出体外。按照药物的代谢过程，遗传因素对药物代谢的控制主要包括以下几个方面：

1. 药物的吸收和分布　在机体内，大多数药物需要借助于细胞膜蛋白的转运才能被吸收到血液里，并且还要借助血浆细胞的运输来完成其在机体内的分布。如果相应基因发生突变，使膜转运蛋白或血浆蛋白出现结构、功能的异常甚至缺失，便会影响药物的吸收和运输。如少年型贫血，主要由于胃黏膜缺乏内因子（黏蛋白），导致维生素 B_{12} 不能吸收，影响维生素 B_{12} 的疗效。又如肝豆状核变性（Wilson 病）患者血清铜蓝蛋白合成减少，致铜代谢障碍并沉积于肝、肾等器官而致病。

2. 药物对靶细胞的作用　药物是通过与靶细胞受体结合而产生效应的，受体异常或缺如都会使药物不能发挥正常的作用。如华法林耐受。又如睾丸女性化综合征，患者虽具有46，XY 核型，但外观呈女性化表型，这是由于雄激素受体基因突变使该受体功能缺陷，导致雄激素不能发挥作用所致。

3. 药物的降解与转化　**药物解毒**（detoxication）作用主要在肝脏进行，药物的降解和生物转化往往需要经过多步酶促反应，基因突变导致酶的异常会影响到药物的生物转化。酶活性降低，药物或中间产物贮积，会损害正常的生物功能，如异烟肼灭活缓慢。酶活性升高，药物降解速度过快，使药物在体内达不到有效浓度，会影响药物的疗效，如拟胆碱酯酶活性高。酶分子性质的异常，改变其对药物作用的部位，而出现异常的产物，引起中毒，如非那西汀脱乙基障碍。

4. 药物的排泄　被吸收的药物和其代谢产物最后都要被排出体外，这个过程称药物的排泄。机体排泄药物的主要途径是通过肾脏由尿排出，有些通过肝脏由胆汁随粪便排出，有些被彻底氧化为二氧化碳后呼出，另外汗腺、乳腺、唾液腺和胃肠道也可以排泄某些药物。遗传基础不同的人，其药物排出的速度也可不同，故对相同剂量的药物就会有不同的反应和疗效。

许多药物通过种种生化反应提高了溶解度，使之易于排出。其中一个重要的生化反应是与葡萄糖醛酸（glucuronic acid）结合，如吗啡（morphine）及可待因（codeine）等吗啡衍生物的排出全依靠这一结合作用。异烟肼（isoniazid）在被乙酰化（acetylation）后排出，磺胺类药物也被乙酰化后排出。这种药物代谢的各个环节都与特异的或非特异的酶和受体的作用有关。酶和受体都是蛋白质，而蛋白质的合成又受遗传物质的控制。所以，机体内的药物代谢过程，同样也是受遗传控制的。如果基因发生突变，则影响了有关蛋白质（酶）的合成，进而影响药物代谢的某个环节，出现异常的药物反应。

（二）不同遗传基础的药物反应方式

造成药物代谢动力学个体差异的主要因素除环境外，起决定作用的是遗传因素。对双生子所进行的药物代谢研究结果证明了这一结论。有人测定安替比林和双香豆素在同卵双生子和异卵双生子体内的半衰期，发现同卵双生子对这两种药物的半衰期相差很小，而异卵双生子之间则相差几倍。对于由遗传决定的药物反应差异，按其遗传基础可分为两类，一类是多基因所决定的，目前还难以分析其遗传机制；另一类是单基因控制的，其遗传机制目前已有较多的研究。

研究一种药物的代谢及其效应，通常是给予一份标准剂量，经适当时间间隔后测定血液中药物水平或其他表示药物代谢速率的参数。药物反应的个体变异可以是连续的，或是不连续的。如取一大样本进行测定，将受试者的反应分类后作图，连续变异者可得到一条钟形曲线，呈单众数分布；在不连续的变异，其频数分布曲线将呈双众数，有时为三众数分布。单众数分布意味着该药物代谢受控于多基因（图 13－1A）。双众数或三众数分布意味着该药物代谢受单基因控制。如某一药物的正常代谢受显性基因 R 控制，有些人因为是隐性基因纯合 rr 而对该药物无代谢能力，这时就有三种基因型：RR，Rr，rr。如果纯合子 RR 和杂合子 Rr 的表现型不能区分，即它们对该药物有同样反应，将为双众数分布（图 13－1B）。如果纯合子 RR 和杂合子 Rr 的表现型可以区分，即它们对该药物的反应略有不同，将为三众数分布，每个峰或每个众数代表一种表现型（图 13－1C）。

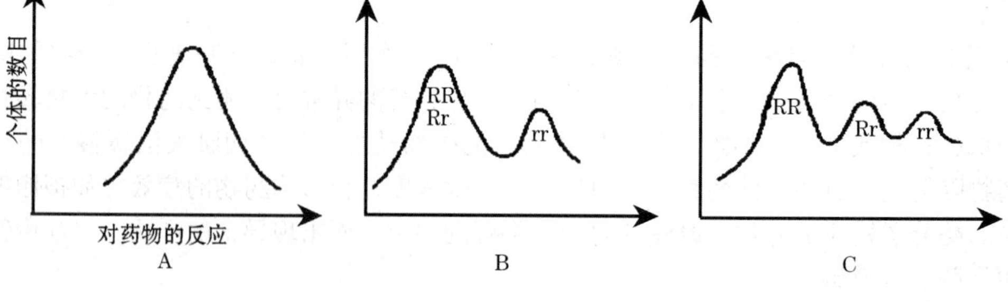

图 13－1　群体中药物反应变异的分布图

A. 连续变异的药物代谢受多基因控制

B. 双峰的不连续变异受完全显性的单基因控制

C. 三峰的不连续变异受不完全显性的单基因控制

有些药物反应差异并非由遗传决定，如青年人和老年人对吗啡及其衍生物比较敏感；肝病患者也对吗啡及其衍生物较为敏感。药物遗传学研究由遗传决定的药物反应差异（表13-1）。

表13-1　有异常药物反应的遗传性状

性状或缺乏的酶	受累系统	药物或作用因素	性状频率	临床影响
无过氧化氢酶	各种组织	过氧化氢	日本人群高	对过氧化氢无反应
α-1-抗胰蛋白酶	血浆	吸烟	比较稀有	肺气肿
乙酰转移酶	肝	异烟肼	常见	多发性神经炎
血清胆碱酯酶缺乏	血浆	琥珀酰胆碱	比较稀有	呼吸暂停
G-6-PD缺乏	红细胞	蚕豆、伯氨喹啉等	地中海、黑人、华南多见	药物性溶血
双羟香豆素抗性	凝血	双羟香豆素	稀有	抗凝作用降低
卟啉症	肝	巴比妥酸盐、磺胺类药等	多变	急性发作
青光眼	眼	糖皮质激素	常见	眼压升高
周期性麻痹	？细胞膜	胰岛素、肾上腺素	稀有	麻痹
高铁血红蛋白还原酶缺乏	红细胞	氨苯砜、伯氨喹啉等	多变	先天性高铁血红蛋白血症
不稳定血红蛋白	红细胞	磺胺类、氧化剂	稀有	溶血
恶性高热	？肌肉神经	麻醉剂	稀有	寒战高热
Parkinson综合征	脑	左旋多巴	稀有	舞蹈样动作

二、药物代谢异常揭示的遗传变异

对药物遗传学的研究，已揭示了许多药物异常反应的遗传基础和生化本质，这对于指导临床医生正确掌握用药的个体化原则，防止各种与遗传有关的药物反应，都具有指导价值。

（一）单基因控制的药物遗传性状

1. 葡萄糖-6-磷酸脱氢酶缺乏症　葡萄糖-6-磷酸脱氢酶（glucose-6-phosphate dehydrogenase，G-6-PD）缺乏症是一种糖代谢（红细胞戊糖通路代谢）异常导致的遗传性酶病，患者平常可无症状，但吃了蚕豆或一些药物（伯氨喹啉类、解热镇痛类、磺胺类、砜类等，见表13-2）后，出现血红蛋白尿、黄疸、贫血等急性溶血反应，俗称“蚕豆病”。1950年美国侵朝士兵服用抗疟药伯氨喹啉，结果导致11%的黑人士兵溶血、0.12%白人溶血，后证实是G-6-PD缺乏所致。

表13-2　G-6-PD缺乏者禁用或慎用的药物及食物

1. 解热镇痛药	阿司匹林、非那西汀、乙酰苯胺、氨基比林、对乙酰氨基酚
2. 抗疟药	伯氨喹啉、扑疟喹啉、戊氨喹啉、氯喹、奎宁
3. 磺胺类药物	磺胺、乙酰磺胺、磺胺吡啶、磺胺异噁唑、磺胺嘧啶、磺胺胍
4. 呋喃类药物	呋喃坦啶、呋喃西林、呋喃唑酮
5. 砜类药物	氨苯砜、硫氧二砜
6. 其他	蚕豆、氯霉素、对氨水杨酸、萘、苯肼、维生素K、硝唑咪、二巯基丙醇等

研究表明，红细胞中糖代谢主要是通过无氧糖酵解进行，但也有10%通过戊糖代谢旁路（图13－2）代谢。G－6－PD在红细胞戊糖通路代谢中有重要作用。

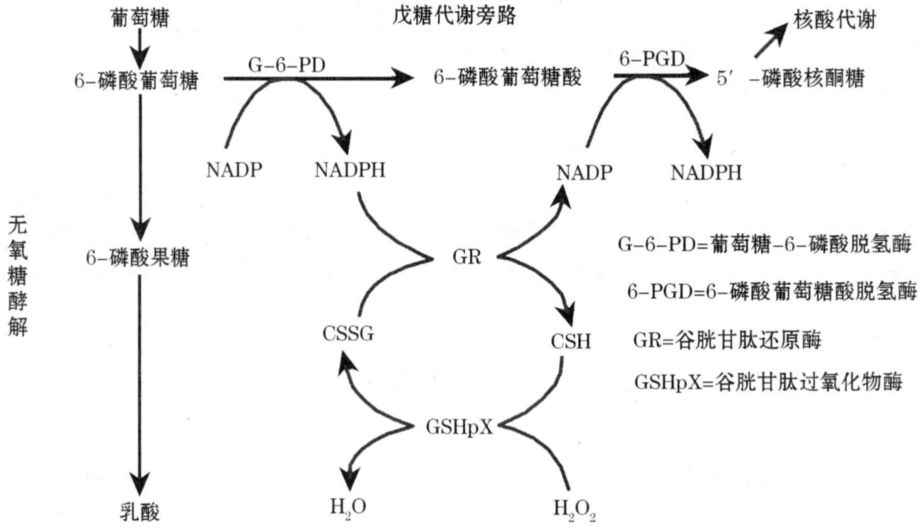

图13－2　戊糖旁路代谢

正常情况下，G－6－PD可使葡萄糖－6－磷酸（G－6－P）脱氢，经辅酶Ⅱ（NADP）传递给氧化型谷胱甘肽（GSSG）使其还原成还原型谷胱甘肽（GSH）。GSH有保护红细胞膜上SH基、保护血红蛋白（Hb）免受氧化作用。所以当G－6－PD减少，GSH也减少，破坏细胞膜，使Hb变成高铁Hb导致溶血（血红蛋白尿）。

G－6－PD缺乏时，NADPH生成减少，进而导致GSH的不足，服用伯氨喹啉、磺胺药、抗疟药、解热镇痛药等有氧化作用的药物后，产生的H_2O_2会积累，迅速破坏GSH。过多的H_2O_2氧化血红蛋白表面β链上的半胱氨酸巯基（SH），使Hb的4条肽链接触不稳而解聚，Hb内部巯基暴露并被氧化，导致Hb变性，形成珠蛋白小体（Heinz小体），同时，H_2O_2还氧化红细胞膜上的蛋白，使红细胞变形性降低而脆性增加。当这些红细胞随血流通过狭窄的毛细血管及肝、脾窦时，易挤压破裂，引发急性溶血反应。

G－6－PD缺乏症属X连锁不完全显性遗传。G－6－PD基因定位于Xq28，由13个外显子和12个内含子组成，全长18kb，编码531个氨基酸。已知G－6－PD基因突变所产生的G－6－PD生化变异型达400多种，大多为点突变所引起。根据临床表现可分为二类：①酶活性严重缺乏（酶活性测不出）伴有非代偿性慢性溶血（属非球形溶血性贫血）；②酶活性重度缺乏（活性＜10%）或中度缺乏（10%～60%），仅在有诱因作用后才溶血，中国人中已发现30多种，多为后一类。也有酶活性轻度降低、正常（60%～150%）或升高（＞150%）的变异型，一般无溶血现象。群体中女性G－6－PD缺乏症患者多于男性患者。女性患者病情往往较轻，程度各异，女性杂合子有两群体细胞，是Lyon假说在人体最早的证据之一（图13－3）。男性一旦发病，病情较为严重。

G－6－PD缺乏症呈世界性分布，但较多集中在非洲、地中海沿岸、中东及东南亚、美洲黑人，以及中美洲及南美洲某些印第安人，是热带、亚热带常见的一种遗传病。我国主要分布在黄河流域以南各省，尤以广东、广西、贵州、云南、四川等省发生率较高，为4%～20%。我国的南方地区发病率较高，估计全球患者高达2亿人。

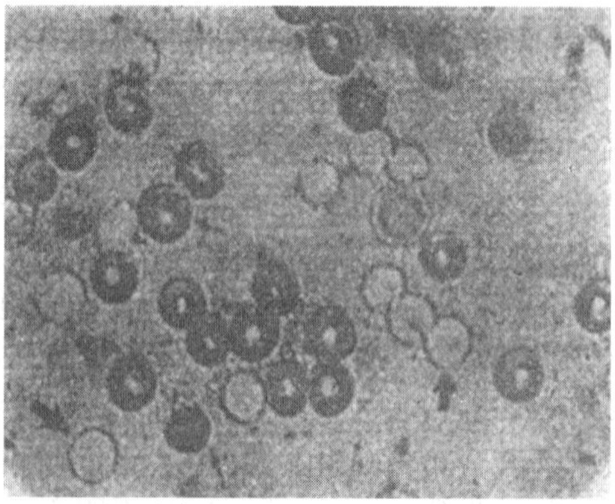

图13－3　G－6－PD缺乏症女性杂合子的外周血片

细箭头示正常红细胞；粗箭头示G－6－PD缺乏红细胞

2. 异烟肼灭活缓慢　异烟肼（isoniazid，INA）又称雷米封，是一种常用的抗结核药物。其在体内积累会导致多发性神经炎。异烟肼在体内的代谢过程是在N－乙酰基转移酶（N－acetyltrasferase，简称乙酰化酶）的催化下，与乙酰辅酶A提供的乙酰基结合为乙酰化异烟肼而灭活，失去药效，经肾排出（图13－4）。

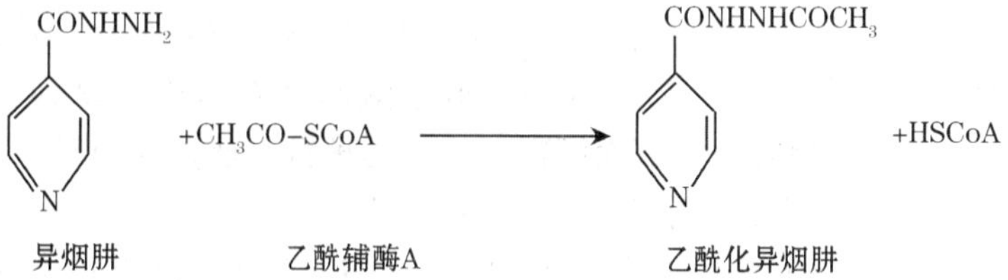

图13－4　异烟肼灭活示意图

异烟肼灭活缓慢为常染色体隐性遗传（AR）。人群中RR基因型的个体（野生型纯合体），此酶的活性很高，为**异烟肼快灭活者**（rapid inactivator），异烟肼在体内的半衰期约45～110分钟；rr型个体（突变型纯合体）缺乏该酶，是慢灭活者，他们体内异烟肼的半衰期约2～4.5小时；Rr型个体具有中等的乙酰化速度。

异烟肼灭活（乙酰化）速度的个体差异，会影响其抗结核疗效。如果每天服药，快、慢灭活者疗效一致；若每周服药1～2次，则快灭活者疗效较差。

从毒性作用考虑，长期服用此药，慢灭活者易积累异烟肼而引起多发性神经炎（80%），而快灭活者则较少产生这种副作用（20%）。异烟肼引起神经炎是因为此药可灭活维生素B_6，而导致维生素B_6缺乏性神经损害。因此，用异烟肼治疗时应加服维生素B_6，以消减上述副作用。另外，异烟肼能抑制苯妥英钠氢化酶的活性，减慢其失活速度而致苯妥英钠积蓄中毒。另一方面，快灭活者由于乙酰化快，乙酰化异烟肼在肝中水解为异烟酸和乙酰肼，后者可损害肝脏，故有86%的乙酰肼肝炎患者为快灭活者。

体内进行乙酰化的药物除异烟肼外，还有磺胺二甲嘧啶、甲基硫氧嘧啶、苯乙肼、普鲁卡因酰胺、硝基安定、胺苯砜等，这些药物亦分灭活快慢两型。不同人种慢乙酰基化发生率不同，白种人、黑种人约50% ~60%属于慢灭活者，黄种人10% ~20%属于慢灭活者。

3. 过氧化氢酶缺乏症 过氧化氢（H_2O_2）是外科常用的创面消毒药，它在组织中过氧化氢酶的作用下迅速分解，释放出游离的氧，创面呈鲜红色，常有泡沫产生，起抗菌除臭作用。1964年日本耳鼻喉科医生高原（Takahara）首次报道，在给一名口腔坏疽女孩消毒创面后发现这个女孩创面变成棕黑色，且无泡沫形成，当时称之为“黑血病”。

这类患者在不用H_2O_2时情况正常，但是半数的人易出现齿槽溃疡、齿龈萎缩和牙齿脱落等症状。这可能与过氧化氢酶缺乏有关，该酶缺乏时，不能将口腔中细菌产生的过氧化氢分解成氧，不利于口腔和牙齿的净化。

过氧化氢酶缺乏症（acatalasia）产生的原因是有关基因突变，导致红细胞不能产生过氧化氢酶或产生的酶活性过低，不能分解过氧化氢，而使血红蛋白（Hb）氧化变性成为高铁血红蛋白。本症属常染色体隐性遗传（AR），也有家系调查报道为常染色体显性遗传（AD），致病基因座位位于11p13.5 ~13.6。据报道，该病在日本某些地区发病率高达1%，我国东北为0.65%，华中0.55%，华南0.23%。

4. 琥珀酰胆碱敏感症 **琥珀酰胆碱**（succinylcholine，suxamethonium）是一种肌肉松弛剂，早期作为外科麻醉剂使用，一般人在静脉滴注琥珀酰胆碱后，很快达到并维持有效水平，骨骼肌松弛，呼吸肌麻痹而致呼吸暂停。停止静脉滴注几分钟即恢复正常。有些患者拟胆碱酯酶有遗传缺陷时，酶的活性低，不能及时水解此药，致使肌肉松弛，呼吸停止时间延长，呼吸停止可持续十几分钟至数小时之久，如不及时抢救可导致死亡。抢救时可输血、输入纯制的拟胆碱酯酶以维持呼吸。后来知道，琥珀酰胆碱在血中可被血浆中拟胆碱酯酶（pseudocholinesterase，简称酯酶）水解而解毒，故作用短暂。琥珀酰胆碱敏感者，血浆酯酶活性缺乏或缺如，使琥珀酰胆碱作用时间延长，以致中毒。

现知琥珀酰胆碱敏感性属常染色体隐性遗传（AR），控制拟胆碱酯酶基因座位位于3q26.1 ~26.2。基因为E1和E2。已发现的变异型有5种，构成一复等位基因系统。这些基因可组合成群体中不同的基因型，其拟胆碱酯酶的活性各不相同。

5. 苯妥英钠慢羟化 **苯妥英钠**（phenytoin）是抗癫痫药物，由消化道吸收后，主要在肝脏内代谢，即在苯妥英钠羟化酶的作用下生成5－苯基－5－对羟基地伦丁（HPPH）。HPPH和葡萄糖醛酸结合后由尿排出体外，2%未经代谢的原药物由胆汁排出体外。正常人服用常规剂量（300 ~400mg）后，能有效地控制癫痫发作而不出现毒性反应。少数患者服用常规剂量出现不同程度的毒性反应（眼球震颤、运动失调、精神错乱等），降低药物剂量或停药后可缓解。经检查证明，该病患者肝细胞中缺乏苯妥英钠羟化酶，致药物代谢速率减慢，引起蓄积中毒。本病呈常染色体显性遗传。

6. 非那西汀脱乙基障碍 正常人，非那西汀在肝脏中99%经脱乙基酶的作用去乙基，生成对乙酰氨基酚（扑热息痛），与葡萄糖醛酸结合而灭活，并经肾排出。非那西汀脱乙基障碍患者，由于缺乏脱乙基酶而进行羟基化，非那西汀在羟化酶的作用下生成大量有毒代谢产物2－羟基非那西汀，导致Hb变为高铁Hb和溶血。本病呈AR遗传。若给患者服用苯巴比妥后再服用非那西汀，则患者溶血和高铁 Hb 不良反应加重。这是因为苯巴比妥可诱生肝微粒体的羟化酶，加强羟基化，产生更多的 2-羧基非那西汀。

除上述药物遗传性状外，还有一些符合孟德尔遗传的单基因遗传性状，此处不再详述。

（二）多基因控制的药物遗传性状

多基因遗传受遗传因素和环境因素双重影响，而遗传因素是稳定的，环境因素是经常发生变化的，故分析药物遗传性状比较困难。但是，遗传因素直接影响对药物反应的个体差异，所以，在同样摄取标准剂量的药物之后，有的个体药物代谢快，血浆中的药物浓度过低，疗效不佳；多数个体药物代谢正常，血浆中药物达到有效浓度，而有显著药效；也有些人由于药物代谢慢，血浆中药物浓度过高，可能出现中毒症状（图 13-5）。

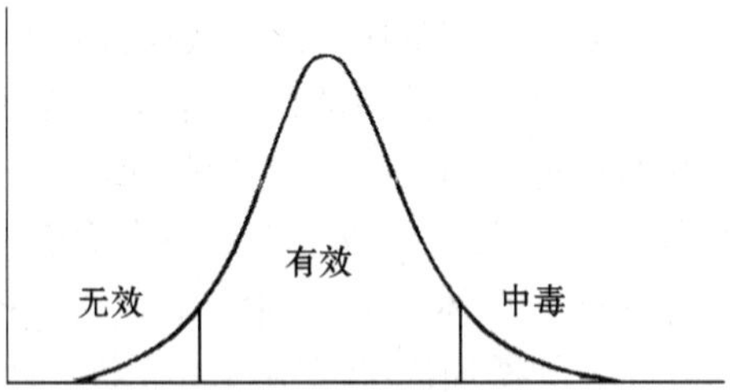

图 13-5　血浆中药物浓度

根据对双生子和对家族调查证明，血浆内药物浓度在许多情况下是受遗传因素决定的，而且许多药物的疗效与血浆内的浓度直接有关。例如，洋地黄毒甙、地高辛、利多卡因、去甲替林、保泰松、普鲁卡因酰胺、心得安、奎尼丁、水杨酸盐的代谢，都属于多基因遗传控制。

总之，药物在体内吸收分布、代谢和排泄是一个动态过程，这个过程和一系列酶和蛋白质有关，它们对药物作用和毒性有很大影响。决定药物代谢的个体差异虽有内外环境和遗传等多种因素，但起决定作用的是遗传因素。同时，某些药物还可以诱发或加剧一些遗传性疾病。因此，掌握药物遗传学的基本规律，研究基因控制药物代谢和药物反应的机制，探索预测药物异常反应的方法，掌握用药的个体化原则，根据不同患者的遗传特点用药，对提高药效、减少药物不良反应的发生都具有重要意义。

三、生态遗传学

生态遗传学（ecogenetics）是从药物遗传学发展深化而形成的一门分支学科。药物仅仅是人类接触的环境化学因子中的一小部分，环境中还存在许多其他的潜在毒性物质和只对某些具有一定遗传素质的人发生损害的物质。生态遗传学研究群体中不同基因型对各种环境因子的特殊反应方式和适应特点。

研究证明，不同种族、不同的遗传基础对环境因子的敏感度不同。例如，许多亚洲人成年型乳糖酶缺乏活性，“不耐受乳食”；某些白种人在接触了用作味精的谷氨酸钠时发生“中国餐馆综合征”——颈后紧张、眼后压迫感、头痛、面部潮红、恶心等；吸烟可以引起某些人发生肺病，这可能是由于遗传所决定的高度易感性。下面用三个例子加以说明。

1. 成年人低乳糖酶症 本症在20世纪60年代引起人们的注意。自从1963年Aumchio报道牛奶不耐受症的成人有肠上皮黏膜乳糖分解酶的缺陷以来，牛奶不耐受症与孤立性乳糖酶缺陷症的关系，在成人和年长儿中引起了注意。因为在所有的婴儿都具有高活性的小肠上皮黏膜乳糖分解酶，后者能够将乳汁中的乳糖水解成葡萄糖和半乳糖，被小肠吸收。随着婴幼儿断奶后，酶的活性大大降低，失去水解作用。成年人或年长儿进食牛奶或乳制品后，由于乳糖酶失去活性，乳糖不能被水解而潴留在肠内并移行于大肠。这时，由于未分解的乳糖的渗透作用使肠液被水分稀释，肠液增加，加快了在肠内的移动速度而造成腹泻。未被水解的乳糖在大肠内受到肠内细菌的发酵作用被分解为乳酸、氢和二氧化碳，致使患者出现肠内充气、肠鸣、腹胀和发酵性泡沫状、酸臭味腹泻等症状。

据调查，成人低乳糖酶症在某些亚洲人群出现频率很高，占60% ~100%，在欧美及澳大利亚的白人中占1% ~16%。因为在多数中欧和北欧人群及亚洲以牧业为主的人群中，存在一种突变型，到成年期仍能继续保持乳糖酶活性，这可能是由于这些以牧业为主的社会中经常食用乳品，使有关突变基因经过长期选择形成优势的结果。

2. 酒精中毒 有些人可饮酒很多而不致醉，有些人饮的很少就耐受不了而醉倒。究其原因，人们对酒精的耐受性有种族和个体差异。对酒精敏感者摄入0.3~0.5ml/kg酒精后，即可表现为面红耳赤、皮温升高、脉搏加快等酒精过量症状，严重者可致酒精中毒。酒精耐受者则不发生这些反应。黄种人中80%为敏感者，白种人中仅5%为敏感者。

酒精摄入人体后，在胃及小肠上部迅速吸收，90% ~98%进入肝脏代谢，2% ~10%随尿及呼气排出。在肝脏代谢过程主要分为两步反应：第一步是乙醇在肝细胞乙醇脱氢酶（alcohol dehydrogenase，ADH）作用下形成乙醛，乙醛可刺激肾上腺素、去甲肾上腺素分泌，引起面部潮红、皮温升高、心率加快等症状；第二步是乙醛在乙醛脱氢酶（aldehyde dehydrogenase，ALDH）的作用下进一步形成乙酸（图13－6）。

$$C_2H_5OH + NAD^+ \xrightarrow{ADH} CH_3CHO + NADH + H^+$$

$$CH_3CHO + NAD^+ \xrightarrow{ALDH} CH_3COOH + NADH + H^+$$

图13－6 体内酒精代谢过程

ADH为二聚体，由α、β、γ三种亚单位组成。α、β、γ三种肽链分别由ADH_1、ADH_2、ADH_3三基因编码。编码ADH三种同工酶的基因簇位于4q22，在不同组织和不同发育时期表达各异。ADH_1编码的α链，主要在胎儿早期肝内有活性；ADH_2编码的β链，在胎儿及成人肺和肝内有活性；ADH_3编码的γ链，在胎儿和新生儿肠和肾内有活性。

ADH_2具有多态性，大多数白种人ADH_2由$\beta_1\beta_1$组成，而90%的黄种人的ADH_2由β_1变异型肽链β_2（47位胱氨酸→组氨酸）组成（$\beta_2\beta_2$）。$\beta_2\beta_2$的酶活性约为$\beta_1\beta_1$的100倍，故大多数白种人在饮酒后产生乙醛较慢，而黄种人产生乙醛较快，易出现酒精中毒症状。

ALDH主要有$ALDH_1$和$ALDH_2$两种同工酶，两者均由四聚体组成。$ALDH_1$基因座位位于9q，$ALDH_2$基因座位位于12q远侧部分。$ALDH_2$比$ALDH_1$活性高。白种人几乎全部为$ALDH_1$和$ALDH_2$；黄种人中约50%仅有$ALDH_1$而无$ALDH_2$，因此氧化乙醛的速度比较慢。

从上述ADH和ALDH两种酶的活性可以看出，黄种人较白种人易产生酒精中毒的原因是由遗传因素决定的。大多数黄种人因为饮酒后产生乙醛速度较快，而氧化乙醛为乙酸的速度较慢，故易产生乙醛积蓄中毒；大多数白人则与此相反，而不易发生酒精中毒。

3. 吸烟与肺癌　国内外大量流行病学调查研究显示，吸烟者易患肺癌，但并非所有吸烟者均患肺癌，也并非不吸烟者不患肺癌。研究表明，吸烟者或被动吸烟者患肺癌与个体的遗传基础有关。

烟草中含有致癌的环状芳香碳氢化合物，诸如3－甲基胆蒽、3，4－苯并芘和尼古丁等，但致癌性较弱。上述致癌物吸烟时进入人体后，通过细胞微粒体中芳香烃羟化酶（aryl hydrocarbon hydroxylase，AHH）的诱导作用，诱导转变为具有较高致癌活性的环氧化物，后者导致癌的发生。此外，环状芳香碳氢化合物亦有诱导AHH活性的作用。其诱导作用的高低，因人而异，受个体遗传因素决定。美国的一项研究中报告，在培养的淋巴细胞中引入3－甲基胆蒽24小时后，测定AHH诱导活性，揭示人群中低诱导占45%、中诱导占46%、高诱导占9%。对肺癌患者的检测发现，绝大部分为高诱导。所以那些吸烟者和被动吸烟者是高诱导者，则易患肺癌；那些长期吸烟而不患肺癌者，可能是低诱导者。因此，在公共场所禁止吸烟具有一定的现实意义，即吸烟者虽然是低诱导者，但周围人群若有高诱导者，将因被动吸烟而患癌。

由此可见，生态遗传学是从遗传角度研究环境中物理的、化学的和生物的各种有害因素同群体中各种遗传差异之间的关系。检验各种职业中的特殊风险，以及对有特殊易感性和抵抗力的人产生特定效应的各种环境因素及其代谢途径，可鉴定易受环境中致突变剂和致癌剂影响的个体。某些常见病的易患性可能也反映出遗传决定的、对环境因素反应的差异。所以生态遗传学不仅在理论上，而且在实践中也有重要意义。

第二节　药物基因组学

药物基因组学（pharmacogenomics）是20世纪90年代末在药物遗传学的基础上发展起来的，基于**功能基因组学**（functional genomics）与分子药理学的一门新兴交叉科学。药物基因组学从基因组水平研究基因序列的多态性与药物效应多样性之间的关系，阐明药物效应作用的靶点、反应模式和毒副作用，并由此开发新的药物和用药方法。

目前，在临床药物治疗中，常能见到同一种药物对相同病症的不同病人出现不同的反应，有的甚至血药浓度相同，但是疗效大相径庭。统计表明，几类常见病临床药物治疗的有效率约在24%～80%之间。哮喘、糖尿病、心率失常、抑郁症等在60%左右，丙型肝炎、骨质疏松、风湿性关节炎等药物治疗有效率不足50%，肿瘤药物治疗的有效率低至24%。据世界卫生组织（WHO）调查，住院病人因用药不当引起的不良反应发生率为10%～20%，其中5%造成死亡。全世界约1/3死亡病例的死因不是疾病本身，而是不合理用药。我国老年病人药物不良反应发生率高达27%。这里所说的药物不良反应，许多是对药物的个体差异造成的，这是一直困扰临床医疗和制药业的一大问题。

同一种药物对患有相同疾病的不同患者疗效不同。以往的观点认为是药物代谢动力学的差异所造成。与药物遗传学“某一时刻单基因”的研究方式不同，随着人类基因组计划的顺利实施和遗传学的发展，人们认识到人体的许多基因都参与了体内药物的反应过程，某个药物在体内的反应和代谢也涉及多个基因的相互作用。而近年来大规模、高效精确的基因分型技术的出现，SNP 的检测与发现技术的进步，为从基因组水平研究药物反应的个体差异奠定了基础。1997 年 6 月 28 日金赛特（Genset）和科伯特（Abbott）宣布成立世界上第一个独特的基因与制药公司，药物基因组学随之产生。1998 年 6 月，美国国立医学科学研究所（National Institute General Medical Science，NIGMS）召开会议，建议启动药物基因组计划。

药物基因组学的基础是遗传多态性。药物遗传多态性可表现为药物代谢酶的多态性、药物转运蛋白的多态性以及药物作用受体或靶位的多态性等。这些多态性可能是导致个体间药效差异与毒副作用差异的物质基础。药物基因组学的研究的侧重点不同于普通基因组学研究，不是以发现新的基因、探明疾病的发生机制为目的，而是研究遗传因素对药物效应的影响、确定药物作用的靶点、研究从表型到基因型的药物反应的个体多样性。药物基因组学将基因的多态性与药物效应个体多样性紧密联系在一起；因此，在临床合理用药方面，药物效应相关基因的研究比疾病相关基因的研究意义更大。合理用药的核心是个体化用药，药物基因组学通过对特定患者的基因组之特征群扫描，可望检出对特定药物具敏感性或抵抗性的患病人群，指导临床开出适合每个个体的“基因处方”，使患者既能获得最佳治疗效果，又能避免药物不良反应，真正达到“用药个体化”的目的。

一、遗传多态性与药物代谢、分布

随着分子生物学、分子遗传学与分子药理学等学科的发展，人们逐渐认识到不同个体对同一药物反应的不同，大多源于个体基因的差异，主要是由于药物代谢酶、药物转运蛋白、药物作用靶点（如受体）等药物相关基因的遗传多态性造成。**遗传多态性**（genetic polymorphism）又称基因多态性或 DNA 多态性，指同一群体中两种或两种以上变异类型并存的现象，即某一基因位点至少有两种或两种以上等位基因，是人群在 DNA 序列相同的位点或位置上发生了稳定变异。基因多态性在人群中广泛存在，基因多态性又包括多种类型，大致可分为 DNA 序列结构多态性和 DNA 序列长度多态性两大类。在各种 DNA 多态性中最多见的是 DNA 结构多态性中的单核苷酸多态性（single nucleotide polymorphism，SNP）。

人类个体间的基因组有大约 99.9% 是相同的，但在大约 0.1% 的变异中可能含有近 1000 万个 SNP。人类基因组中的许多多态性并没有作用，但另外一些可以影响蛋白的表达和功能，从而导致出现特殊遗传性疾病的表型或改变药物反应的表型。据估计，不到 10% 的多态性具有某种功能，鉴定这些多态性和弄清它们如何影响药物反应和遗传疾病倾向是药物基因组学研究的关键。SNP 主要从以下两个方面导致人类个体的多样性：

（1）编码区 SNP（coding region SNP，cSNP） cSNP 可以改变基因的编码，使得基因表达的蛋白质中某些氨基酸发生变化，而影响其功能。这可以看作基因“质”上的变化。

（2）调节区 SNP（regulatory SNP，rSNP） 这些 rSNP 往往会影响基因的表达和调控，使基因的表达量产生变化。这些“量”上的变化可能与复杂性状和数量性状的形成有关。

药物基因组学根据患有某种疾病人群中某一个体的具体 DNA 多态性基因型特点，确定药物的治疗靶点、预测药物的反应性和毒性，以实现药物的个体化应用，从而提高新药开发和老药新用研究的效率，节约成本，真正实现临床合理用药。

一般说来，药物在体内要经历下列过程：吸收，经血液运输如与血浆蛋白结合分布，与受体在靶组织相互作用产生药效，经代谢酶等作用发生生物转化，由肾等排泄。这一过程涉及了一系列的酶、受体、转运蛋白等。这些基因上任何改变蛋白质“质”或“量”的 SNP 都有可能影响药效的发挥。这些过程可分为药代动力学和药效学两个方面的差异。

（一）基因多态性与药代动力学差异

药物在体内的吸收、分布、代谢、排泄过程中，药物代谢酶活性的高低是决定药物代谢强弱久暂的主要因素。

药物生物转化分为两期，第一期主要是对药物分子进行氧化、还原、水解等，引入极性基团，使多数药物灭活。催化大部分药物第一期反应的是药物代谢酶，主要是细胞色素 P－450 酶系（CYP－450）。到目前为止，发现至少有 53 个 CYP 基因和 24 个假基因。其中有显著意义的遗传多态性的酶有 CYP3A4、CYP2D6、CYP2C19、CYP1A2、CYP2E。第二期为极性基团与体内内源性成分结合，生成极性强、水溶极性强、药理惰性的化合物。催化该反应的酶主要为硫嘌呤甲基转移酶（TPMT）、N－乙酰转移酶（NAT）、谷胱甘肽转移酶（GST）等药物结合酶。每个个体都有不同的多态性的酶的组合，影响治疗试剂的生物转化和消除。

1. CYP3A4 CYP3A4 是代谢药物最多的一种代谢酶，代谢目前市场上 55% 的常用药物，包括对乙酰氨基酚、卡马西平、洛伐他汀、硝苯地平和长春碱。到目前为止，发现突变体种类近 20 种，但导致个体对药物反应改变的突变体不多。1998 年，在研究硝苯地平的药物反应时，发现其 5′－启动子区的多态性 CYP3A4－V。这种等位基因在高加索人中占 9%，在非裔美洲人中占 53%，但未在台湾人中发现。在一项化疗研究中发现，带有 CYP3A4－V 等位基因的白血病患者的发病率比未携带者高。

2. CYP2D6 CYP2D6 是代谢药物种类仅次于 CYP3A4 的代谢酶。CYP2D6 代谢异喹胍、丙咪嗪、氯氮平、可待因等常用药物，是目前研究最为深入的药物代谢酶之一。超过 70 种 CYP2D6 突变体已被发现，其中 15 种 SNP 导致无功能的产物，但在某些个体中 CYP2D6 由于基因拷贝数增加等原因引起酶活力增加。CYP2D6 酶缺失在高加索人中发生率为 7% ~10%，在亚洲人中发生率为 1% ~2%。CYP2D6 缺失即为慢代谢型（PM），这种人体内药物浓度高，易中毒；PM 的发生率因不同种族而异。如果该酶活性过高，即为快代谢型（EM），这种人对药物可能有对抗性。此外，CYP2D6 的基因多态性还影响到 β－受体阻滞剂、抗抑郁药、抗精神病药、镇咳药等许多药物的代谢。

3. CYP2C19 与 CYP2D6 不同，CYP2C19 多态性引起的药物代谢障碍在亚洲人中所占的比例为 18% ~23%，明显高于白人（2% ~5%）。CYP2C19 所代谢药物种类虽少，但临床较为常用，如奥美拉唑、安定、环己巴比妥、普萘洛尔等。目前至少已确定 6 种有缺陷的等位基因，其中 CYP2C19 *2（681G→A）和 CYP2C19 *3（636G→A）分别造成错误的剪切位点和过早的终止密码子，是两种最常见的缺陷型等位基因。

4. TPMT 硫嘌呤甲基转移酶（thropurine S－methyltransferase，TPMT）转移甲基到底物

的巯基上，灭活底物，在抗白血病、抗超敏反应的药物（巯基嘌呤、硫鸟嘌呤、硫唑嘌呤）代谢中起重要作用。例如，治疗儿童急性淋巴细胞白血病（ALL）的6-巯基嘌呤（6-MP）在体内的代谢主要是由TPMT决定的。TPMT的多态性决定该药物的生物活性和生血细胞毒性，细胞内总的TPMT酶活力降低，易于出现生血细胞毒性。群体遗传学研究表明，人群中存在三种表现型：89%为高TPMT活力，11%为中等活力，而0.33%个体TPMT活力极低或缺乏。

5. NAT_2 Blum等（1990年）利用兔N-乙酰基转移酶cDNA克隆出人白细胞DNA的三个N-乙酰基转移酶基因：NAT_1、NAT_2、$NAT_{盘}$（假基因），并将此基因簇定位于8pter-q11。NAT_1和NAT_2各有870bp的开放读框，编码的蛋白分子量分别为33 kD和31kD。NAT_1负责某些芳香胺药物的N-乙酰化，无遗传变异型。NAT_2有基因多态性，负责异烟肼、普鲁卡因胺、肼屈嗪、磺胺类等药物的乙酰化。NAT_2基因的错义突变使其基因产物——肝脏N-乙酰基转移酶不稳定而降低活性。目前，至少有17种NAT_2多态性得到确认。NAT_2的多态性在不同的种族中有较大的差别，如慢乙酰化型T341C的比例在高加索人中所占的比例为50%，而在日本人中仅占10%。利用NAT_2的基因多态性，可解释慢乙酰化基因型患者常见的一些不良反应，如异烟肼引起神经毒性、肼苯哒嗪诱发狼疮、磺胺类引起过敏反应等。

（二）基因多态性与药效学差异

药效学方面的差异相对来说更为复杂，因为它和每种药物作用的特异的靶相关，目前市场上销售的药物所作用的靶大约为450种，主要由G蛋白耦联受体、离子通道、核激素受体和蛋白酶等组成，其中G蛋白耦联受体约占60%。这些靶存在基因多样性，会对特定药物产生不同的亲和力，导致药物疗效不同。

1. G蛋白耦联受体 G蛋白耦联受体种类很多，β_2-肾上腺素受体为其中研究较多的一类，它有三种多态性可改变受体功能：Arg16Gly、Gln27Glu、Thr164Ile。β_2-肾上腺素受体的基因多态性与哮喘病人对β_2-受体激动剂的不同敏感性有关。具有16Gly多态性的哮喘症患者比具有16Arg的患者对沙丁醇胺（支气管扩张药）介导的受体下调脱敏感增加。与纯合的16Gly相比，纯合的16Arg和杂合的16Arg对沙丁醇胺的反应分别高5倍和2倍。表达水平的不同也与某些哮喘症状有较大相关性。夜晚哮喘症患者具有Arg16Gly多态性，易在晚上表达水平下调。具有Gln27Glu多态性的患者不易发生支气管过度兴奋。对Thr164Ile的研究尚不多，但有报道显示它与充血性心力衰竭患者的发病率和死亡率增加有关。

2. 细胞内受体 维生素D受体（VDR）是一种配体依赖的核转录因子，在维持机体钙、磷代谢、调节细胞增殖、分化等方面起重要作用。VDR基因多态性与骨质疏松症、骨关节炎及前列腺癌等疾病的发生有关。维生素D受体基因根据其有无限制性内切酶BsmⅠ位点可分为B（BsmⅠ-）和b（BsmⅠ+）两种类型。在高加索人群中BB基因型骨密度明显低于bb型，且绝经后骨量的丢失高于其他基因型。用维生素D和安慰剂作对比实验时，BB基因型受试者骨密度增加4.4%，Bb基因型增加4.2%，而bb基因型反而减少0.3%。

3. 蛋白酶 血管紧张素转换酶基因的两种变异取决于其287位的碱基对是插入状态（I-form）、还是消除状态（D-form）。美国白人中该基因各型的分布率分别为Ⅰ/I（23%），

I/D（49%），D/D（28%）。具D/D基因型的个体ACE表达水平比I/I基因型高25%～200%，心肌梗死的发生率比I/I和I/DI基因型低23%。这可能是由于与D基因型相关的大动脉硬化增加和动脉壁增厚。在蛋白尿性肾小球疾病病人中应用ACE抑制剂依那普利后，带有缺失基因型的病人蛋白尿和血压无改善，但在插入基因型的病人中两者显著降低。

4. 转运蛋白　细胞除了通过被动转运摄入某些药物或代谢产物，更多的药物是通过细胞膜上转运蛋白的主动转运进入细胞的。P－糖蛋白是由MDR－1基因编码的ATP依赖的跨膜外流泵。它从细胞内向外泵药物或其代谢物，这些药物包括抗肿瘤药物、地高辛和环孢素A等。有报道MDR－1基因的第26个外显子的多态性（C3435T）和MDR－1的表达水平是显著相关的，MDR－1纯合体的表达率最低。在德国人群中，纯合子比例高达24%。纯合子病人在口服地高辛后，细胞质内地高辛浓度上升4倍或更高。因而，在监测药物的潜在毒性方面，药物转运蛋白的多态性及其与药物的相互作用，可能是另一个有效的途径。

除上述两个方面外，基因多态性与个体抗药性、疾病的人种或种族差异间的关系，也是药物基因组学的研究内容。

二、药物基因组学的研究技术及应用

目前，药物基因组学的理论与方法学研究都处于迅猛发展阶段。其基本研究步骤为：①构建基因组基因多态性图谱；②发现各种疾病和药物反应表现型差异与基因多态性的关联；③根据基因多态性对人群或患者进行疾病易感性和药物反应分类，开发诊断试剂盒；针对易感人群进行疾病防治，对不同药物反应的患者进行个体化治疗。

（一）药物基因组学的研究方法和技术

药物基因组学诞生与发展得益于高效、快速的检测序列多态性方法的发展。基因芯片技术现已成为研究药物基因组学的重要工具。高通量筛选系统及生物信息学的发展，为药物基因组学研究提供了高效的手段和思路。药物基因组学主要涉及的方法和技术有：

1. 表型和基因型分析　药物代谢表型可通过测定其代谢情况或临床结果获得。基因型分析涉及到PCR－RFLP、多重PCR、等位基因特异性扩增、寡核苷酸连接分析、高密度芯片分析、质谱分析等一系列技术。

2. 连锁分析和关联分析　连锁分析用微卫星DNA标记对家系定型，根据家系遗传信息中基因间的重组率计算出两基因间的染色体图距，根据疾病有无合适的遗传模式进行参数分析和非参数分析。关联分析则在不相关人群中寻找与性状（疾病或药物反应）相关的染色体区域。在常见的复杂性疾病中，由于每个效应基因的贡献度较小，应用关联分析往往比连锁分析更有效。

3. 药物效应图谱　利用患者微量DNA来预测他们对某种药物的效应。该法目前用于研究药物引起少数患者出现罕见不良反应，以及协助医生确定患者是否对罕见而严重的药物不良反应具有易感性。

4. 单核苷酸多态性（SNP）　SNP的检测分析多基于PCR技术，通常有运用质谱仪确定特异寡核苷酸微小的质量变化来验证SNP和以荧光探针为检测标记两种研究平台。SNP

具有高密度、高信息量、便于自动化操作的特点，既可作为一种高效的多态标记用于复杂性疾病的关联分析，也可作为个体遗传特征的有效标记用于构建 SNP 图谱，对疾病进行准确的基因诊断。

5. 芯片技术 主要指 DNA 芯片和蛋白质芯片。芯片技术为 DNA 序列变异体建立“标签”，利用这些标签可根据疾病易感性和药物反应的遗传学亚型将患者分类，优化临床药物治疗，并有助于药物筛选和研制新药。

（二）药物基因组学的应用

1. 在合理用药中的应用 合理用药的核心是个体化给药。目前主要的方法是测定药物的体液浓度，以药代动力学原理计算药代动力学参数，设计个体化给药方案，这对于血药浓度与药效相统一的药物是可行的。但是，对于血药浓度与药效不一致的药物如何达到个体化给药，药物基因组学弥补了依据血药浓度个体化给药的不足，为以前无法解释的药效学现象找到了答案，为临床个体化给药开辟了新的途径。

药物效应基因所编码的酶、受体、离子通道及基因本身作为药物作用靶标，是药物基因组学研究的关键，也是确定药物疗效、疾病亚型分类的依据及毒副作用的基础。药物基因组学可提供一系列全新的药物效应基因，揭示出患者对某些药物的反应性与基因多态性的关系，有助于预测患者属于何种反应人群，并为患者选择疗效最佳的药物和剂量，从而达到提高疗效、缩短病程、减少毒副反应、降低医疗成本的要求。

现已有研究将药物基因组学知识用于高血压、高血脂、内分泌、哮喘、肿瘤等的药物治疗。例如目前抗高血压药物有六大类，但疗效不一，许多药物在某些人群中疗效较差，而在另外一些人群中疗效较好，不良反应也较多。研究发现，原发性高血压涉及的相关基因超过 70 个，不同的基因导致药物疗效的个体差异。Feffan 发现细胞骨架蛋白（cytoskeleton protein）、内收蛋白（adducin）的基因多态性与高血压的发病、对钠敏感性以及对利尿剂的降压效果相关。故在抗高血压治疗需用利尿剂时，可根据此基因的多态性进行选择。

2. 在新药开发中的应用 药物基因组学是研制高效、特效药物的重要途径，为患者或特定人群寻找合适的药物，不仅帮助病人战胜疾病，同时也给制药业带来潜在商机。

①加速新药发现。药物基因组学根据不同的药物效应对基因进行分型。由于基因组学规模大、手段新、系统性强，可大大加速新药的发现。通过基因组学研究，发现并克隆得到新的基因；通过转基因和动物基因敲除模型进行表达分析，获得新基因的功能；借助疾病模型，研究基因和疾病的关系，确定有效靶点，优化药物设计，进行临床前以及临床有效性和安全性研究，从而达到针对性用药的目的。因为该策略是利用基因组数据库，经生物信息学分析、高通量基因表达筛选、高通量功能筛选等现代生物技术，进行药物开发的新手段，因此具有快速、高效的优点。髓样造血细胞抑制因子 -1（MPIF -1）是世界上第一个基因组药物。

②增加新药的通过率，重新评价通过药检的新药。对于每一个药物来说，大约都有 10% ~40% 的人没有疗效，有百分之几的或更多的人有副作用。如果制药公司利用药物基因组学理论可以事先预见结果或筛选试验人群的话，它们的成功率就会高得多。同时，还可提

高疗效或毒副作用个体差异大的“问题药物”的实用价值。如抗精神病药氯氮平，约1%的病人用药后有严重的粒细胞缺乏症，因而极大地限制了其使用。如能检测出粒细胞缺乏症的药物效应基因，则该药对于99%的病人来说仍是一线治疗药物。

③降低新药开发的经费和时间。数据表明，一个新化学药物从发现到进入市场需花费5～7亿美元和10～12年的时间，Ⅲ期临床试验是新药临床试验过程中花销最大的阶段，上千人的临床试验，如果能事先知道他们可能对药物反应的话，如代谢酶的基因型，试验的时间表就可以大大缩短。药物基因组学在新药临床试验中的应用，对药物有效或毒性变异的预测试验中，用以筛选病人。经过药物效应基因突变筛选的受试者，可以加强临床试验的统计学意义，可以用更少的病例数达到所需的统计学意义。减少参试人群数量，设计临床试验时可以筛选代表性人群，甚至改变现有的临床试验模式，这样可以大大节约时间和费用。

④寻找新药靶。从疾病基因出发，通过基因分型及借助药物筛选芯片，可获得新药靶，据估计可鉴定出5000～10000个新的潜在药靶。而目前药靶的数量大约为450个。新药靶的大量发现，无疑会对医学和制药业产生重大影响。

3. 在药物经济学中的应用　药物经济学是目前新兴的一门学科，它不仅注重药物治疗的成本，同时也关注药物治疗的结果。而药物基因组学在这门新兴的学科中具有重要的意义。与其他的药物相比，药物基因组学的产品具有许多优点，如节省医疗费用、增加首剂处方的有效性、减少病人就诊次数、减少无效处方的可能性、避免毒副反应等。在医疗保险制度下，节省经费可以明显提高其在药品市场中的潜力和竞争力。

总之，随着人类基因组计划的完成，药物基因组学在药物设计、制造和应用方面正酝酿着一场根本性的革命。将目前依据患病人群共性的药物治疗转向今后根据不同人群及不同个体遗传特征来设计和制造药物，从而最终达到个体化治疗（individualized therapy）的水平，为人类认识自我、保持健康、延长寿命作出贡献。

第十四章 群体遗传学

群体遗传学（population genetics）研究群体的遗传组成，以及决定并引起群体遗传组成发生变化的动力。决定群体的遗传组成及其随时间和空间的变化规律的问题都属于群体遗传学的研究范畴。群体遗传学面临的核心问题是：群体的基因频率为何变化，决定因素有哪些，这些因素是怎样作用于群体并导致群体基因频率变化的。

群体遗传学是研究人群中遗传结构及其变化规律的科学。**群体**（population）是物种的结构单位，是指同一个物种生活在某一地区内，并能相互杂交的个体群。这样的群体也称为**孟德尔式群体**（Mendelian population）。群体遗传的变化主要表现在基因频率和基因型频率的变化。人类群体遗传学是人类遗传学的一个分支，它研究的对象为人类群体。研究人类致病基因在群体中的变化，可以阐明遗传病在群体中的发生、流行规律。

第一节 遗传平衡定律

英国数学家 Hardy 于 1908 年和德国医生 Weinberg 于 1909 年分别证明，如果一个群体无限大，群体内的个体随机婚配，没有突变发生，没有任何形式的自然选择，没有大规模的个体迁移所致的基因流，则群体中的基因频率和基因型频率可以世代保持不变，这就是**遗传平衡定律**（law of genetic equilibrium）或 Hardy – Weinberg 定律。如果一个群体达到了这种状态，就是一个遗传平衡的群体；未达到这种状态就是一个遗传不平衡的群体。

1. 一对等位基因的传递 假定一个基因座上有一对等位基因 A 和 a，基因 A 的频率为 p，基因 a 的频率为 q，$p+q=1$。根据数学原理，$(p+q)^2=1$。将二项式展开：

$$p^2+2pq+q^2=1$$

亲代配子随机结合产生合子。

表 14 – 1　　一对等位基因配子随机结合，得出三种基因型的频率

	卵	子
	A（p）	a（q）
精 A（p）	AA（p^2）	Aa（pq）
子 a（q）	Aa（pq）	aa（q^2）

由此表可见子代基因型的组成，是达到遗传平衡的群体。

$$p^2+2pq+q^2=1$$

这里基因型AA的频率为p^2，基因型aa的频率为q^2，基因型为Aa的频率为2pq（表14－1）。

$$AA:Aa:aa=p^2:2pq:q^2$$

子代将向下一代提供的配子中两种基因的频率分别是：

$$A=p^2+\frac{1}{2}(2pq)=p^2+pq=p(p+q)=p$$

$$a=q^2+\frac{1}{2}(2pq)=q^2+pq=q(p+q)=q$$

由此可见，子代基因A的频率仍然是p，基因a的频率仍然是q，而且将以这种频率在所有世代传递下去，这就是遗传平衡。

2. 复等位基因的传递　同样地，假如一个基因座上有3个等位基因（A_1，A_2和A_3），频率分别是p、q、r，则有6种不同的基因型：A_1A_1、A_2A_2、A_3A_3、A_1A_2、A_1A_3、A_2A_3。

$$(p+q+r)^2=p^2+q^2+r^2+2pq+2pr+2qr$$

所有等位基因频率之和等于1，所有基因型频率之和也等于1。所以，

$$p+q+r=1,$$

$$(p+q+r)^2=1。$$

下一代6种不同的基因型频率：

$$A_1A_1:A_2A_2:A_3A_3:A_1A_2:A_1A_3:A_2A_3=p^2:q^2:r^2:2pq:2pr:2qr$$

子代将向下一代提供的配子中3种基因的频率分别是：

$$A_1=p^2+\frac{1}{2}(2pq+2pr)=p^2+pq+pr=p(p+q+r)=p$$

$$A_2=q^2+\frac{1}{2}(2pq+2qr)=q^2+pq+qr=q(p+q+r)=q$$

$$A_3=r^2+\frac{1}{2}(2pr+2qr)=r^2+pr+qr=r(p+q+r)=r$$

同理，复等位基因向后代的传递，基因频率和基因型频率也可以是稳定的。

第二节　遗传平衡定律的应用

Hardy－Weinberg平衡定律是群体遗传学的最基本的规律。对于遗传平衡的群体，可根据遗传平衡定律的数学表达式计算等位基因的频率。人类大多数遗传性状都处于遗传平衡状态，据此也可以计算致病基因频率和杂合子频率。这也是遗传平衡定律的主要用途。

基因频率（gene frequency）是指群体中某一基因占该基因座位上全部等位基因的比率。基因频率是一个相对值，反映了该基因在群体中的数量。一个群体中全部个体所具有的全部基因称为**基因库**（gene pool）。基因型频率是指某一基因型的所有个体在所研究的群体中所占的比例。一个人的基因型只代表基因库的一小部分。杂合子频率是指同一基因座上带有不

同等位基因的个体在人群中出现的频率，特别是在计算隐性遗传病携带者在人群中的频率时更具有重要意义。

一、常染色体基因频率和杂合子频率的估计

（一）共显性遗传等位基因的基因频率估计

基因频率是通过表现型频率来推算的。共显性遗传可通过表现型直接推算基因型，例如，人类红细胞上 MN 血型系统是共显性遗传的，M 血型、N 血型、MN 血型的基因型可分别表示为 L^ML^M、L^NL^N、L^ML^N。在一个人群中随机采集 6129 人的血样作分析，其中 L^ML^M 1787 人，L^ML^N3039 人，L^NL^N1303 人。

L^M等位基因频率为：$p_M = (1787 \times 2 + 3039) / (2 \times 6129) = 0.5395$

L^N等位基因频率为：$p_N = (3039 + 1303 \times 2) / (2 \times 6129)$ 或

$p_N = 1 - 0.5395 = 0.4605$

这是从调查分析中实际计算出的数值。实际的基因型频率是：

$$L^ML^M = 1787/6129 = 0.292$$

$$L^ML^N = 3039/6129 = 0.496$$

$$L^NL^N = 1303/6129 = 0.212$$

根据 Hardy - Weinberg 定律计算得出预期平衡时的基因型频率为：

$$L^ML^M = (0.5395)^2 = 0.291$$

$$L^ML^N = 2 \times (0.5395)(0.4605) = 0.496$$

$$L^NL^N = (0.4605)^2 = 0.213$$

预期值同实际值是十分接近的，所以调查得到此 MN 血型的群体是符合 Hardy - Weinberg 平衡定律的。

（二）显、隐性等位基因的基因频率和杂合子频率的估计

如果一对等位基因有显性和隐性之分，杂合子的表现型与显性纯合子相同，这时基因频率和杂合子频率的估计值也可利用 Hardy - Weinberg 平衡的数学公式得出。

设某一基因座上有等位基因 A 和 a，某种隐性遗传病的患者基因型是 aa。现在要问人群中一个个体得该种遗传病的机会是多少。设 A 和 a 的基因频率分别为 p 和 q。在随机婚配情况下，每一个个体都从父亲得到一个等位基因 A 或 a，从母亲得到一个等位基因 A 或 a，因此他可能是 AA、Aa、aa 这三种基因型中的一种。他从父母处都得到 a，以致为纯合隐性基因型 aa 而得病的机会是多少呢？这决定于 a 的基因频率 q，他从父亲处得到 a 的机会是 q，从母亲处得到 a 的机会也是 q，因此他得到两个 a 的机会是 q^2。上述推论可直接由 Hardy - Weinberg 定律得出，纯合基因型的频率是基因频率自乘，即 $q^2 = x$，x 即发病率。由此得出一条重要结论，在平衡群体中常染色体隐性基因所致的遗传病发病率是该隐性基因频率自乘。反过来我们可以知道，隐性基因频率是隐性纯合子频率的平方根，即：

$$q^2 = x$$

$$q = \sqrt{x}$$

由于 $p + q = 1$，$p = 1 - q$，因此显性基因频率是：

$$p = 1 - \sqrt{x}$$

以人类的白化病（AR）为例。如用 A 表示色素正常的等位基因，a 表示白化等位基因；白化个体的基因型为 aa，色素正常个体的基因型是 AA 和 Aa，人群中白化个体的频率是 1/10000。根据 Hardy - Weinberg 定律，aa 的频率是 $q^2 = 1/10\,000$，$q = \sqrt{0.0001} = 0.01$。这样，色素正常基因 A 的频率 $p = 1 - 0.01 = 0.99$，基因型 AA 的频率为 $p^2 = (0.99)^2 = 0.98$，杂合子 Aa 的频率 $2pq = 2 \times 0.99 \times 0.01 = 0.02$。

Hardy - Weinberg 定律表明，群体中罕见的等位基因大多数存在于杂合基因型中，而不是在纯合子中。以上面提到的白化性状为例，白化个体（aa）的频率为 0.0001，人群中白化病携带者频率是患者频率的 200 倍。此外，一个等位基因的频率越低，该等位基因存在于杂合子中的比例越大。尿黑酸尿症隐性基因的频率仅为 0.001，尿黑酸尿症患者的频率为 $q^2 = (0.001)^2 = 0.000\,001$，即百万分之一，杂合子的频率 $2pq = 2 \times (1 - 0.001) \times 0.001 = 0.002$。即每 1000 人中有 2 人带有这种隐性基因。尿黑酸尿症杂合子频率是患者频率的 2000 倍。

二、X 连锁基因频率估计

X 连锁基因频率的分布也符合 Hardy - Weinberg 平衡定律。女性中的基因频率和基因型频率分布与常染色体上基因相同，计算方法也相同。因为男性为半合子，男性患病率即等于突变基因频率（q）。由于群体中男女性别比例基本是 1∶1，所以 X 染色体上的基因有 2/3 在女性中，1/3 在男性中。

对于一种 X 连锁隐性遗传病，如红绿色盲，在男性中的发病率为 7%，依此得出 X^b 的基因频率 $q = 0.07$，其正常等位基因 X^B 的频率 $p = 1 - 0.07 = 0.93$。而女性色盲患者（X^bX^b）的频率为 $(0.07)^2 = 0.0049$，杂合体 X^BX^b 的频率为 $2 \times 0.93 \times 0.07 = 0.13$。在 X 连锁隐性遗传病中，由于 $q < 1$，q（男）$> q^2$（女），男性发病率显著高于女性发病率，男女患者之比为 $q/q^2 = 1/q$。

相反，对于 X 连锁显性遗传病，由于女性两条 X 染色体任何一条上带有致病基因均可患病，男性的一条 X 染色体上带有致病基因也将患病，所以男女患病之比是：

$p/(p^2 + 2pq) = 1/(p + 2q) = 1/[p + 2(1 - p)] = 1/(2 - p)$

当 p 很小时，$1/(2 - p) \approx 1/2$，男性患病率是女性患病率的 1/2。

第三节　影响遗传平衡的因素

Hardy - Weinberg 平衡的群体是一个理想群体，这个群体为无选择、无突变、无迁移、无限大的随机婚配群体，对人类某些基因如血型基因、酶变异型基因等能够达到这些条件；但是，对于单基因遗传病，一些因素就可以影响基因分布或改变基因频率，从而破坏 Hardy

– Weinberg 平衡，这些因素包括：非随机婚配、突变、选择、遗传漂变、基因流。

一、突变

Hardy – Weinberg 平衡是基于无突变的假设条件，如果某基因座具有较高的突变率，将使群体中的突变基因比例稳定增加。事实上，几乎所有基因座都可能以不同突变率发生突变，突变会涉及到每种遗传性状，每个基因都有一定的**突变率**（mutation rate）。一般用每代中每一百万个基因中发生突变的数来表示，即 $n \times 10^{-6}$/基因/代。突变对遗传平衡的影响有正负两个方向。

如一对等位基因 A（显性）和 a（隐性），设 A 的基因频率为 p，a 的基因频率为 q，由显性基因 A 突变为隐性基因 a 的过程，称为**正向突变**（forward mutation），其突变率为 u；由隐性基因 a 突变为显性基因 A 的过程，称为**负向突变**（reverse mutation），其突变率为 v。这样，每一代中就有 pu 或（1 – q）u 的 A 突变为 a，也有 qv 的 a 回复突变为 A。如果 $(1-q)u > qv$，则基因 a 的频率将增加，如果 $(1-q)u < qv$，则基因 A 的频率将增加。

在一个群体中，基因突变而致 q 的频率变化为 Δq，p 的频率变化为 Δp，如果 $\Delta p = \Delta q$，则这个群体处于遗传平衡状态，即：

$$\Delta p = \Delta q$$

$$qv = (1-q)u$$

$$qv = u - qu$$

$$u = qu + qv$$

$$q = u/(u+v)$$

$$p = v/(u+v)$$

大多数可检测的突变是有害的，因此就会面临选择。突变有时导致一个基因功能的丧失或变化。但是，有时突变对机体的功能无显著影响，表现为选择中性，即产生所谓的中性突变。**中性突变**（neutral mutation）是指基因突变后，对机体既未产生特殊益处，也未产生明显的害处，选择性不显著。在没有选择的情况下，基因频率可能完全由 u 和 v 的大小来决定。例如，人类对苯硫脲（PTC）的尝味能力决定于 5p15 上的基因 T，T 突变为 t 以后，失去了对 PTC 的尝味能力，这种突变对人类既无明显的益处、也无明显的害处，所以是中性突变。不同人群中等位基因 T 和 t 的频率的差异可能就来源于突变率的差异。如果某群体 $u = 0.6 \times 10^{-6}$/基因/代，$v = 0.4 \times 10^{-6}$/基因/代，基因 t 的频率 $q = u/(u+v) = 0.6/(0.6+0.4) = 0.60$。西欧的白人人群就是这样，他们中间纯合体（tt）味盲的频率约 36%。如果 $u = 0.9 \times 10^{-6}$/基因/代，$v = 2.1 \times 10^{-6}$/基因/代，基因 t 的频率 $q = u/(u+v) = 0.9/(0.9+2.1) = 0.30$，我国汉族人群即是这样，纯合体（tt）味盲的频率约为 9%。

一些基因分子结构的改变也表现为中性突变，所以，可以以一定频率保存于群体中，形成 DNA 分子的限制性片段长度多态性（RFLP）。RFLP 是指不同个体的 DNA 分子中，由于碱基替代的点突变所形成的碱基顺序的差异，经一定的限制性内切核酸酶切割后，由于切割点的数量不同而形成长短不同的 DNA 片段。这种差异总的来看没有什么表型效应，所以均可保存于群体中而形成多态。

二、选择

（一）适合度和选择系数

影响遗传平衡的另一个重要因素是**选择**（selection）。选择即自然选择，其作用在于增加或降低个体的适合度。**适合度**（fitness）是指个体在一定环境条件下，能生存并把他的基因传给下一代的能力。可用相同环境下不同个体间的**相对生育率**（relative fertility）来衡量，记作 f。生育率高的个体可以留下更多的后代，这样，群体中该个体的基因型和有关基因的频率就会增加；反之，则减少。因此，如果选择作用发生在个体育龄期之前或育龄期间，则会影响基因型或基因的频率；如果选择作用发生在育龄期以后，则对基因型和基因在群体中的频率变化没有多大影响。

例如，根据丹麦的一项调查，108 名软骨发育不全的侏儒共生育了 27 个子女，而这些患者的 457 个正常同胞共生育了 582 个子女。如以正常人的生育率为 1，侏儒患者的相对生育率可以表示为：

$$f=\frac{27/108}{582/457}=0.20$$

这就表明在软骨发育不全患者中的适合度降低了，同时也说明相对生育率即代表适合度。用类似的方法，也可以计算出另一些遗传病的适合度（见表 14-2）。

选择系数（压力）（selection coefficient or pressure）是与适合度有关的概念，并以此来表示选择的作用，一般用 s 来表示。s 是测量某一基因型在群体中不利于生存的程度的数值，也就是选择作用所降低的适合度，适合度可用相对生育率 f 来表示，所以 $s=1-f$。例如，软骨发育不全患者的生育率 $f=0.20$，则 $s=1-0.20=0.80$。这意味着，当一个正常个体留下一个后代时，患者只留下了 0.2 个子代。

在自然界中，还存在着突变所构成的**突变压力**（mutation pressure）。在一个遗传平衡的群体中，选择压力与突变压力基本上维持着平衡。

表 14-2　几种遗传病患者的适合度

遗传病	适合度
黑朦性痴呆（Tay-Sachs 病）	0
视网膜母细胞瘤	0
软骨发育不全	0.20
甲型血友病	0.29
多发性神经纤维瘤	男 0.41，女 0.75
遗传性舞蹈症	男 0.82，女 1.25
镰形红细胞性贫血症	0
镰形红细胞性状（携带者）	1.26（疟疾区）

（二）选择对隐性基因的作用

一对等位基因 A，a 的基因型可以有三种：AA，Aa 和 aa。如果显性完全，AA 和 Aa 的表型相同，均不受选择的作用，只有 aa 才面临选择。由于隐性基因大都可以以杂合状态在群体中维持很多世代，因此，选择的作用对隐性基因频率的降低很慢。

例如，基因型 AA 和 Aa 个体的频率分别为 p^2 和 2pq，其表型正常，f = 1，s = 0；基因型 aa 个体的频率为 q^2，表型异常，适合度为 1 - s；经过一代选择后，基因 a 的频率的改变为：

$$\triangle q = \frac{-sq\ (1-q)}{1-sq^2} \approx -sq^2\ (1-q)$$

如果 q 值原来很大，经过几代选择后其数值将迅速降低。但在人类社会中 q 值往往很低，此时每代基因 a 频率的降低大致等于 $sq^2\ (1-q)$，因为分母 $1-sq^2$ 接近于 1，可以忽略不计。在这种情况下，即使 s = 1，即选择作用十分严酷不使个体留下后代，基因频率 a 每代只减少 $(1-q)\ q^2$，即如果 q = 0.01，每代也只减少 $(1-q)\ q^2 = 0.99\ (0.01)\ 2 = 0.0001$；换句话说，只减少 0.0001/0.01 = 0.01（即 1%）。如果 s < 1，则基因 a 的频率降低得更加缓慢（表 14 - 3）。

表 14 - 3　　显性完全，选择对隐性纯合子不利时，基因频率 q 的改变

	AA	Aa	aa	合计
原来频率	p^2	2pq	q^2	1
适合度	1	1	1 - s	
选择后	p^2	2pq	$q^2\ (1-s)$	$1-sq^2$
相对频率	$\frac{p^2}{1-sq^2}$	$\frac{2pq}{1-sq^2}$	$\frac{q^2\ (1-s)}{1-sq^2}$1	
基因 a 频率原来为 q				
选择后为	$\frac{q\ (1-s)}{1-sq^2} = \frac{pq+q^2\ (1-s)}{1-sq^2}$			
基因 a 频率的改变	$\triangle q = \frac{q\ (1-s)}{1-sq^2} - q = \frac{-sq^2\ (1-q)}{1-sq^2} \approx -Sq^2\ (1-q)$			

相对而言，选择对罕见的隐性个体的作用更弱。例如 q = 0.01 时，$q^2 = 0.0001$，而 2pq 接近于 0.02，两者之比为 1∶100，即在 10000 个人中只有 1 人表现为隐性性状，带有 2 个隐性基因，但却有 200 人各带 1 个隐性基因，他们的表型正常，不受自然选择的作用。所以，某一隐性基因在群体中出现的频率越低，存在于杂合子中的概率也就相对越高。

选择对隐性基因不利时，尽管隐性基因的频率减少得很缓慢，但终究应该从群体中消失。实际上群体中隐性基因频率仍大致保持稳定，因而推测一定有某种或某些机制在起作用，每代新产生的突变的补偿逐代消失的基因，也许是其中的机制之一。另一种情况则是选择对杂合子的生存有利。例如，非洲的镰形红细胞性贫血患者是隐性基因纯合子，往往死于这种疾病；可是携带隐性基因的杂合子表型正常，非但不患镰形红细胞性贫血，而且对非洲流行的疟疾表现出相当高的抗性，这样就使隐性基因在群体中保留下来。

（三）选择对显性基因的作用

在一个遗传平衡群体中，选择对显性基因的作用较为明显，因为有显性基因的个体

（AA 和 Aa）都可能受到选择的作用。当选择对显性基因 A 不利时，纯合子 AA 和杂合子 Aa 都会被淘汰。它们的 f 为 1 - s，经过一代选择后，显性基因 A 的频率降低，p 降到 $\frac{p-sp}{1-sp(2-p)}$。每一代显性基因 A 频率的改变是：

$$\Delta p=\frac{-sp(1-p)^2}{1-sp(2-p)}$$

在人群中显性有害基因的频率很低，分母 1 - sp（2 - p）接近于 1；所以基因频率的改变，实际上可视为 $-sp(1-p)^2$，即每代减少 $sp(1-p)^2$。s 大时，淘汰的基因 A 多；s 小时，淘汰的基因 A 少；但由于 AA 和 Aa 个体都受到选择作用，所以基因 A 最终会从群体中被淘汰，而且一般以较快的速度淘汰（表 14 - 4）。

表 14 - 4　　显性完全，选择对显性个体不利时基因频率 p 的改变

	基因型			合计
	AA	Aa	aa	
原来频率	p^2	2pq	q^2	1
适合度	1 - s	1 - s	1	
选择后	$p^2(1-s)$	$2pq(1-s)$	q^2	1 - sp（2 - p）
相对频率	$\frac{p^2(1-s)}{1-sp(2-p)}$	$\frac{2pq(1-s)}{1-sp(2-p)}$	$\frac{q^2}{1-sp(2-p)}$	
基因 A 频率原来为 p	选择后为 $\frac{p-sp}{1-sp(2-p)}$			
基因 A 频率的改变	$\Delta p=\frac{p-sp}{1-sp(2-p)}-p=-\frac{sp(1-p)^2}{1-sp(2-p)}\approx-sp(1-p)^2$			

如果显性基因是致死的，AA 和 Aa 个体都死亡，则在一代之内显性基因的频率就等于 0，这时，要达到遗传平衡，就要靠基因 a 突变为基因 A 来补偿。

假设选择系数为 s，突变率为 v，在选择的作用下，每一代中基因频率的改变将为 sp。由于患者基本上都是杂合子（H），其频率 2pq，由于 p 值很小，q≈1，2pq = 2p。所以，

$$H=2p$$

$$p=H/2$$

这样，每一代中选择的效应将为 sp 或 s × H/2，即每一代都将淘汰一些显性致病基因 A。然而，在一个遗传平衡的群体中，被淘汰的基因 A 必将由突变率 v 来补偿，以维持平衡。即：

$$v=sp=s\times H/2$$

用这个公式即可求出显性基因的突变率。

例如，软骨发育不全侏儒症（AD），其外显率近于 100%。在丹麦哥本哈根市医院出生的 94 075 个新生儿中，患该病的有 10 人，所以其发病率为 10/94 075。又已知本病患者的适合度为 0.20，选择系数 S = 0.80。代入公式，该基因的突变率为：

$$v=s\times\frac{H}{2}=0.80\times\frac{10/94075}{2}=42.5\times10^{-6}/\text{基因}/\text{代}$$

如果 $s=1$，$v=H/2$，即突变率等于发病率的一半。

（四）选择对 X 连锁等位基因的作用

对于 X 连锁隐性基因所决定的性状，一般只在男性中显示出来，受到选择的作用，其致病基因频率 q 也就是男性发病率。女性杂合子携带者则表型正常，不受选择的影响，其频率近于致病基因频率的 2 倍。女性纯合体由于数量过少，常可忽略。因此，从整个群体来看，男性致病基因频率只占全部致病基因数量的 1/3。如果选择系数为 s，每一代将有 sq/3 个致病基因被淘汰。为了保持群体的遗传平衡，必将有同等数量的显性基因突变为隐性基因来补偿。因此，正常基因突变为致病基因的频率为：

$$u=\frac{sq}{3}$$

据有关资料的记载，甲型血友病男性患者的发病率仅为 8/100000，这也就是甲型血友病基因的频率（0.00008）。其适合度 $f=0.25$，选择系数 $s=0.75$，代入公式：

突变率 $u=\frac{1}{3}\times0.75\times0.00008=0.00002=20\times10^{-6}$/基因/代

（五）选择压力改变对群体遗传结构的影响

因为维持遗传平衡受选择和突变及其压力之间平衡的制约，所以选择压力的变化会影响群体的遗传结构。选择压力的增加或者降低可影响群体中某一表型的适合度，使表型相应的等位基因的频率也发生改变。

1. 选择压力增加 选择压力增加，说明适合度下降，选择系数提高，致病基因频率会降低。对于常染色体完全显性遗传病来说，杂合子患者（Aa）的适合度为 0，$s=1$，则群体中致病基因（A）的频率（p）在一代中即可降为 0，下一代中的致病基因频率（p）将靠突变率（v）来维持，因上一代的致病基因已全部被淘汰。因此，致病基因（A）的频率降低迅速。

对于常染色体隐性遗传病来说，即使选择压力增强，隐性纯合子（aa）患者的适合度为 0，$s=1$，群体中致病基因（a）频率（q）的变化也很缓慢。此时，致病基因（a）只存在于杂合子（Aa）中。计算 AR 致病基因频率降低所需的世代数可用下列公式：

$$n=\frac{1}{q_n}-\frac{1}{q}\text{（n 表示世代）}$$

例如，白化病（AR）基因（a）在群体中的频率为 0.01，如果选择压力增加，使该病患者（aa）均不能生育，要经过多少世代才能使群体中其基因频率降低为 0.005 呢？这里 $q=0.01=1/100$，$q_n=0.005=1/200$，代入公式：

$$n=\frac{1}{q_n}-\frac{1}{q}=\frac{1}{1/200}-\frac{1}{1-100}=100\text{ 代}$$

如果每一世代按 25 年计算，要经过大约 2500 年才能使致病基因（a）频率降低一半。因此，选择压力改变对常染色体隐性致病基因频率的变化是很缓慢的。

如前所述，对于 X 连锁隐性遗传病来说，只有半合子（X^rY）才面临选择，如果选择压力增加，使其适合度降为0，s=1，则群体中致病基因（X^r）的频率（q）在一代中即可降低1/3。对于X连锁显性遗传病来说，女性杂合子（X^RX）和男性半合子（X^RY）均将面临选择，如果选择压力增加，使其适合度降为0，基因X^R（p）的频率在一代中即可降为0，下一代中的致病基因频率（p）将与突变率（v）相同，而不会从上一代传来致病基因。

2. 选择压力放松　选择压力降低会使致病基因频率增高，从而导致遗传病发病率增高。随着医学发展，许多遗传病可以治疗或改善症状，延长患者生命，如果他们结婚生育，会不会增加群体中遗传病的发病率呢？

对于常染色体显性遗传病来说，如果是致死的，其发病率完全取决于突变率（v）。如果患者治愈后能和正常人一样，结婚生育，经过一代以后，群体发病率将增高1倍。以后各代仍以同样比例增高。例如从视网膜母细胞瘤中就能看到这种变化趋势。

对于常染色体隐性遗传病来说，如果是致死的，其群体发病率在选择压力完全放松下，呈缓慢上升趋势。例如，苯丙酮尿症（AR）的群体发病率假设为1/10000，基因频率为0.01，突变率为50×10^{-6}/代。该病是一种遗传致死性疾病，患者（aa）基本上不能生育，即f=0，s=1。但是，可以早期给低苯丙氨酸饮食来治疗，治愈的患者生育率与正常人相同，即f =1，s=0。致病基因频率要经过200世代才会增高1倍，即：

$$n=0.02/(0.01+50\times10^{-6})=200\text{代}$$

这时的群体发病率（q^2）为4/10000，将增高4倍，这种状态要经过200代，即5000年，因此，基因频率（q）变化是很缓慢的。

对于X连锁隐性遗传病来说，群体中只有男性（X^rY）患者才面临选择，其基因频率为1/3q，如果该病是致死的，在完全放松选择的情况下，即f=1、s=0时，男性患者得以存活并生育后代，要经过3个世代，群体中的致病基因频率（q）可增高1倍，即男性发病率增高1倍。

X连锁显性遗传病情况与常染色体显性遗传病类似，杂合子（X^RX^r）和半合子（X^rY）都将面临选择，如果是致死性疾病，完全放松选择后，即f=1、s=0时，只要经过一代，群体发病率就会增高一倍，并会出现疾病的家族聚集现象。

（六）选择与群体的平衡多态现象

群体中的多态现象是指群体中同一基因座上有两个或两个以上的等位基因同时存在，并且其中最低的等位基因频率也远远高于仅靠突变所能维持的基因频率，比如ABO血型、MN血型、HLA等。如果可以维持很多代不变，就称之为平衡多态性（balanced polymorphism）。平衡多态性产生的原因很多，有些至今也未有定论。本文在此处只谈选择的作用，它是突变基因由于杂合子的适合度比两种纯合子都高，产生选择优势而形成的。

最著名的例子是镰形红细胞性状。有镰形红细胞性状的杂合子（HbAHbS）个体对恶性疟原虫的抵抗能力较强。在赤道非洲的某些黑人群体中，镰形红细胞性贫血症患者（HbSHbS）高达4%，群体中HbS和HbA的基因频率分别为0.2和0.8，而该病患者一般都在成年前死亡，基本没有后代，不会将HbS基因传给后代。然而由于杂合子的血红蛋白结构特点，决定其具有抗疟性，适合度略高于正常人（HbAHbA）。这样，就可以通过选择优势来补偿因患者死亡而失去的隐性基因（HbS），以维持平衡多态。

三、遗传漂变

Hardy－Weinberg 平衡律是基于一个无限大的群体，不同基因型的个体婚配，生育的子代数目虽有波动，但不会明显影响基因频率。可是，在小的隔离群体里，这种波动会对基因频率产生相当大的影响，会使不受选择影响的中性的基因固定或消失，有时也可使不利的基因或者有利的基因在一个群体中固定或消失，从而改变了群体的遗传结构；这种由于群体较小和偶然事件所造成的基因频率的随机波动称为**随机遗传漂变**（random genetic drift）。这种漂变与群体大小有关，群体越小，漂变速度越快，常常在少数几代中就可导致基因的固定和消失；而大群体漂变则慢，可随机达到平衡。

有人用电子计算机计算一个 25 人的小群体中，当基因 A 和基因 a 的频率各为 0.5 时，经过 42 代的随机婚配，基因 A 即可固定下来，而等位基因 a 则消失（图 14－1）。如果是在一个 250 人的群体中，当基因 A 和基因 a 的频率各为 0.5 时，即使经 100 代的随机婚配，基因 A 和基因 a 都不会固定，也不会消失。如果在一个 2500 人的群体中，基因 A 和基因 a 的频率各为 0.5 时，在每一代中的波动都很小，等位基因 A 和 a 都永远不会固定或消失。

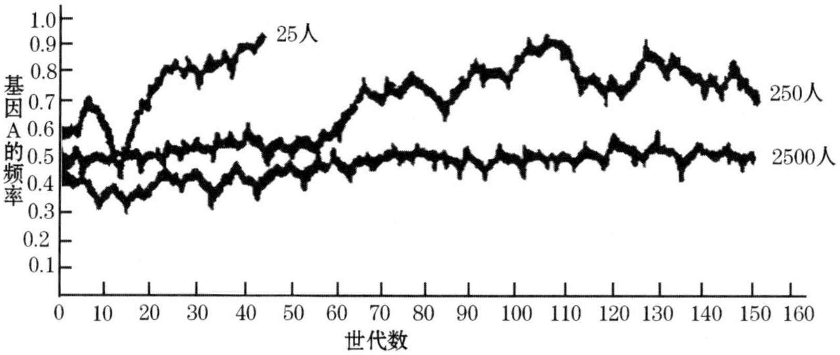

图 14－1　小群体中的随机遗传漂变图解

例如，北美印第安人群体中，ABO 血型系统的 I^A 基因频率为 0.018，I^B 基因频率为 0.009，i 基因频率为 0.973，O 型血者占 94.6%，A 型血者占 3.6%，B 型血者占 1.8%，AB 型血者占 0。但是，在一个称作 Blackfeet 的印第安人小群体中，基因 I^A 的频率高达 0.5，远高于其他印第安人群体。这可能是由于在小群体中的随机遗传漂变所致。

小群体可以是由于政治、宗教或地理原因从一个大群体中分离出来，可能由于某种偶然因素该群体有某些隐性突变基因携带者，在逐代传递中该基因的频率高于原来的整个群体；也可能出于偶然，某等位基因不可传递而消失，仅有另一等位基因，这种机制称为**奠基者效应**（founder effect）。一个典型的例子是先天性色盲，在东卡罗林群岛的 Pingelap 人中有相当高的发病率，高达 5%。在 1780～1790 年间，由于台风袭击该岛造成大批人员死亡，只剩下 30 人。推测其中 1 人可能是先天性色盲基因的杂合子。由这 30 人形成了现在的 1600 人的群体。依照 Hardy－Weinberg 平衡定律，该群体中，bb＝q2＝0.05；b＝q＝0.22；B＝p＝1－q＝0.78；Bb＝2pq＝0.34。然而在 30 个奠基者中，突变基因 b＝1/60＝0.0016，经若干世代的隔离繁殖，q 值很快上升，这就是奠基者效应。

四、迁移

迁移（migration）是指具有某一基因频率群体的一部分，因某种原因移至基因频率不同的另一群体，并杂交定居，从而改变了群体的基因频率，这种影响也称**迁移压力**（migration pressure）。迁移压力的增加可使某些基因从一个群体有效地散布到另一个群体，形成**基因流**（gene flow），使群体间的基因差异逐渐消失。

例如，人类对苯硫脲（PTC）的尝味能力是一种常染色体隐性遗传性状。在欧洲和西亚白人中，PTC 味盲（tt）者频率为36%，味盲基因频率（t）＝0.60。我国汉族人群中，PTC 味盲者（tt）的频率＝9%，味盲基因频率（t）＝0.30。而我国宁夏甘肃一带回族聚居的人群中，味盲者（tt）的频率＝20%，味盲基因频率（t）＝0.45，处于两者之间。这可能是在唐代、欧洲和西亚的人，尤其是西亚波斯人沿丝绸之路到长安进行贸易，以后又在附近定居，与汉族通婚，逐渐形成的一个群体。

五、非随机婚配

随机婚配指无须考虑配偶的表型和基因型选择配偶；而非随机婚配比较常见的类型有两种，一种**是选型婚配**（assortative mating），即根据肤色、身高、生活习性、智力状况等因素的相似程度来选择配偶；另一种是**近亲婚配**（consanguineous marriage，inbreeding）；这两种方式会增加纯合子的频率。

第四节　近亲婚配及其危害

一个理想的 Hardy－Weinberg 平衡群体应该无限大，其婚配应该是随机的。但由于人类活动范围受到限制，婚配往往受到地域、民族、习俗、宗教等因素影响，所以群体中各个体之间的婚配常难达到随机性，而且常因群体较小或其他某些原因，使有亲缘关系的人相互婚配机会增多，显然这种近亲婚配往往使隐性致病基因的纯合子增多，对于发病率低的隐性遗传病表现更为明显。

一、近亲婚配和近婚系数

近亲是指在3～4代以内，即在曾（或外曾）祖父母以下有共同祖先的人。如果他们之间进行婚配就称为近亲婚配（consanguineous marriage）。在这种情况下，由于夫妇双方都可能把来自共同祖先的一个基因传给他们的子女，这样同一基因纯合概率会增加，所以近亲婚配可以导致常染色体隐性遗传病在后代中发病率增高的有害效应。这种近亲婚配使子女中得到这样一对相同基因的概率，成为近婚系数（inbreeding coefficient）。它是指一个个体从他的某一祖先那里获得一对纯合的、等同的，即在遗传上完全相同的基因的概率，用 F 表示（表14－5）。

表 14－5 不同亲属级别的亲缘系数与近婚系数

亲属	级别	亲缘系数	近婚系数
父母－子女	一级亲属	1/2	1/4
同胞兄妹	一级亲属	1/2	1/4
舅甥女（姑侄）	二级亲属	1/4	1/8
表/堂兄妹	三级亲属	1/8	1/16
二级表兄妹	五级亲属	1/32	1/64

二、近婚系数的计算

（一）常染色体基因的近婚系数

1. 同胞兄妹（一级亲属）间的近婚系数 设一对同胞兄妹的父亲的某个基因座上的一对等位基因是 A_1A_2，母亲的两个相应等位基因是 A_3A_4（图 14－2）。他们的子女的基因型应该是 1/4 A_1A_3，1/4 A_1A_4，1/4 A_2A_3和 1/4 A_2A_4。这样的一对同胞兄妹所生子女中具有共同祖先的某一特定等位基因的两份拷贝即 A_1A_1、A_2A_2、A_3A_3和 A_4A_4的概率相加，即遗传上等同的概率，这就是同胞兄妹所生子女的近婚系数。从图可见，同胞兄妹 B_1和 B_2所生子女 S 是 A_1A_1的机会可以这样计算：P_1把 A_1基因传给 B_1的机会是 1/2，B_1得到这个基因后再传递给 S 的机会也是 1/2；P_1也可以把 A_1传递给 B_2，机会是 1/2；B_2得到这个基因后再传给 S 的机会也是 1/2。所以，如果 S 的基因型是 A_1A_1，则 P_1的 A_1等位基因一共是通过 4 步传递，即每一个亲本方各传递 2 步。每传递一步的概率是 1/2，所以通过所有 4 步传递的几率应是 $(1/2)^4$。S 是 A_2A_2、A_3A_3和 A_4A_4的概率也各是 $(1/2)^4$。因此，S 形成纯合子 A_1A_1、A_2A_2、A_3A_3、A_4A_4的总概率是 $4\times(1/2)^4=1/4$。也就是说，一级亲属间的近婚系数 F＝1/4。

2. 舅甥女或姑侄（二级亲属）间的近婚系数 如图 14－3 所示，P_1的等位基因 A_1经 B_1传递给 S，需要传递 2 步；A_1经 B_2和 C_1传递给 S，需要传递 3 步。所以，S 的基因型为 A_1A_1共需 5 步，概率为 $(1/2)^5$。同理 P_1的等位基因 A_2和 P_2的等位基因 A_3和 A_4都要经过 5 步传递，才能使 S 的基因型为 A_2A_2、A_3A_3和 A_4A_4。因此，S 形成纯合子 A_1A_1、A_2A_2、A_3A_3、A_4A_4的总概率为 $4\times(1/2)^5=1/8$，即二级亲属近婚系数 F＝1/8。

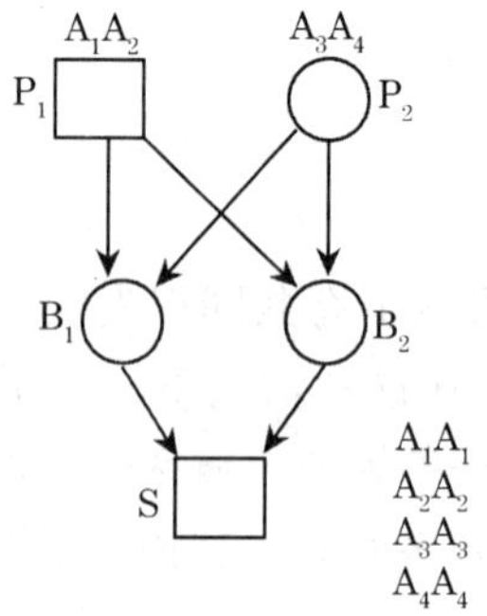

图 14－2 同胞兄妹间基因传递图解

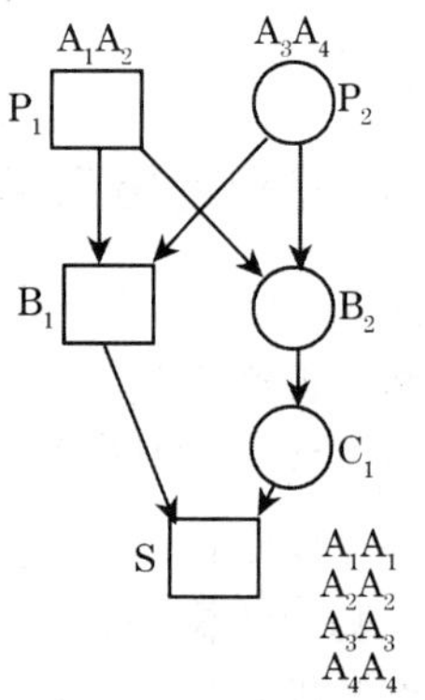

图 14－3 舅甥女间基因传递图解

3. 表兄妹（三级亲属）间的近婚系数　如图14－4所示，此种情况较舅甥女婚配多了1步，其近婚系数是4×（1/2）^{6}＝1/16。

4. 二级表兄妹（五级亲属）间的近婚系数　如图14－5所示，此种情况较表兄妹婚配又多了2步，其近婚系数是4×（1/2）^{8}＝1/64。

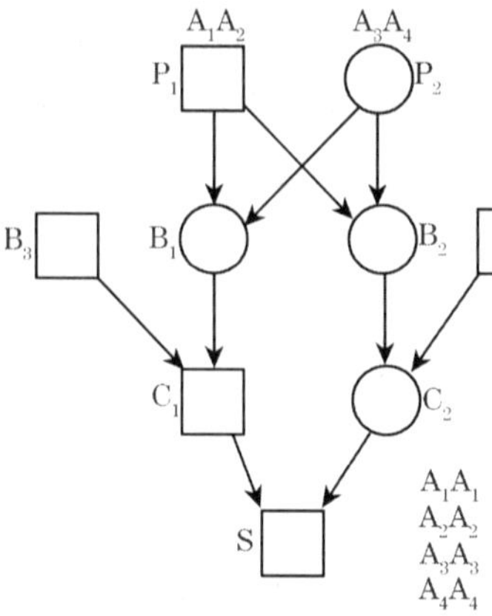

图14－4　表兄妹间基因传递图解

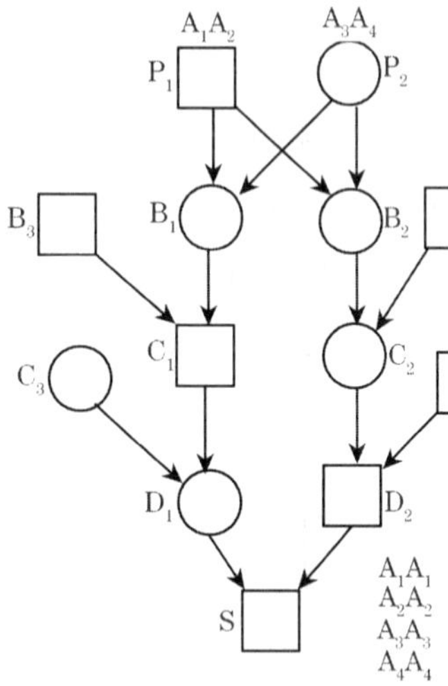

图14－5　二级表兄妹间基因传递图解

（二）X连锁基因的近婚系数

X染色体上的基因，男性只有一个等位基因，女性则有两个。当父母是近亲结婚时，生下的儿子是半合子，没有纯合性，也没有遗传上等同的问题，所以没有影响。因此，在计算X连锁基因的近婚系数时，是计算女儿的F值。此外，由于交叉遗传的特点，男性X连锁基因只能传给他的女儿，概率为1。因此，在追溯X染色体上基因传递的步数时，可以不计算男性，只需计算女性方面的基因传递步数。

此外，在传递路线上有两个男性相连接时，连续传递即中断。这是因为后代男性的X染色体基因型是由其母亲所决定，与其父亲无关。

1. 姨表兄妹的近婚系数　如图14－6（a）所示，P_1的基因为X_1Y，因为可以不计算男性，所以X_1经B_1传递给S只需一步，经B_2传递给S则为2步，二者合计3步。这样S为X_1X_1的概率是（1/2）^{3}。P_2的基因型为X_2X_3时，X_2经B_1传给S为2步，经B_2传给S则为3步，共计5步。此时，S为X_2X_2的概率是（1/2）^{5}，为X_3X_3的概率同样也是（1/2）^{5}。因此，姨表兄妹的近婚系数为（1/2）^{3}＋2×（1/2）^{5}＝3/16。

2. 舅表兄妹的近婚系数　如图14－6（b）所示，基因X_1从P_1传至B_2时中断，不能形成X_1X_1。基因X_2从P_2经B_1、C_1向S传递，计为2步；基因X_2从P_2经B_2、C_2向S传递，也只计为2步；所以S为X_2X_2的概率为（1/2）^{4}；同理S为X_3X_3的概率也是（1/2）^{4}。因此，舅表兄妹婚配的近婚系数为2×（1/2）^{4}＝1/8。

3. 姑表兄妹的近婚系数　如图14－6（c）所示，基因X_1由P_1传至B_1时中断，基因X_2

和 X_3 由 P_2 经 B_1 传至 C_1 时，传递中断；所以，不能形成纯合子 X_1X_1、X_2X_2 和 X_3X_3，其近婚系数 F =0。

4. 堂表兄妹的近婚系数 如图 14 -6（d）所示，基因 X_1 由 P_1 传至 B_1 时中断，基因 X_2 和 X_3 由 P_2 经 B_1 传至 C_1 时，传递中断；所以，也不能形成纯合子 X_1X_1、X_2X_2 和 X_3X_3，其近婚系数 F =0。

从常染色体基因的情况来看，上面提到的四种表（堂）亲结婚家系的近婚系数相同，F 值都是 1/16。但 X 染色体连锁的基因则情况就不同了。姨表兄妹和舅表兄妹结婚所生女儿的近婚系数高于堂兄妹和姑表兄妹结婚所生女儿的近婚系数，危害更大。

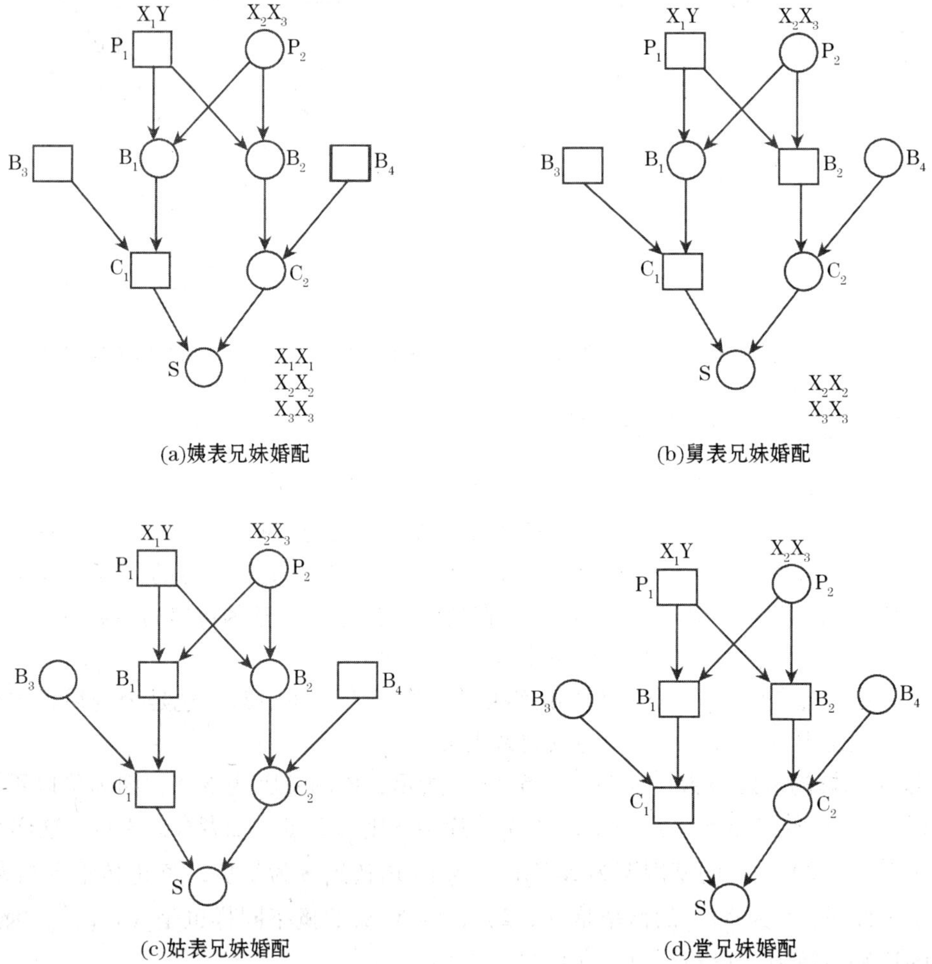

(a)姨表兄妹婚配 (b)舅表兄妹婚配 (c)姑表兄妹婚配 (d)堂兄妹婚配

图 14 -6　表兄妹婚配中，X 连锁基因的传递

三、平均近婚系数

在一个群体中，近亲婚配数占总婚配数的百分率称为近婚百分率。但这个数值只能粗略反映近婚的概况，而没有考虑所生下代的 F 值。**平均近婚系数**（average inbreeding coefficient，a）可衡量群体中血缘关系程度或近婚的流行程度。a 值可按下列公式计算：

$$a = (\sum Mi. Fi) / N$$

这里，Mi 为某型近亲婚配数，Fi 为某型婚配的近婚系数，N 为总婚配数。

这样，既反映了近亲婚配率，又注意到 F 值的大小，能更正确地反映近亲婚配的概况。例如，在一次群体普查中，在一个群体中共看到 1000 例婚配，其中兄妹婚 1 例，姑侄婚 1 例，舅甥女婚 1 例，表兄妹婚 45 例，二级表兄妹婚 18 例，二级半表兄妹婚 6 例，三级表兄妹婚 3 例，其余均为非近亲婚配。这个群体的平均近婚系数 a 可按 a =（∑Mi. Fi）N 计算：

$a = 1/1000 \times 1/4 + 1/1000 \times 1/8 + 1/1000 \times 1/8 + 45/1000 \times 1/16 + 18/1000 \times 1/64 + 6/1000 \times 1/128 + 3/1000 \times 1/256 = 0.003315$

知道 a 值就能比较不同群体中近亲婚配的严重程度。一般来说，a 值如达到 0.01 左右已相当高。近亲结婚率高的群体，大多是人数较少的一些隔离群体，与外界通婚机会很少，平均近婚系数还与习俗以及子女数目的多少有关。随着交通发展和科学知识的普及，群体的平均近婚系数将会逐步降低。表 14－6 是一些国家或地区的人群中近亲结婚率和 a 值的比较。

表 14－6　不同国家或地区的人群中近亲结婚率和 a 值的比较

国家或地区	调查年代	调查婚姻数	近亲婚率	平均近婚系数（a）
美国	1958	133228	0.11%	0.00008
德国	1946～1951	119899	0.59%	0.00019
法国	1956～1958	530000	0.67%	0.00023
意大利	1956～1960	1646612	1.90%	0.00070
日本	1950	213148	8.16%	0.004
南印度	1950	26042	39.37%	0.2835
北京、湖北（汉）	1980～1981	7729	1.4%	0.000665
甘肃（回）	1980～1981	1376	9.70%	0.005
四川（彝）	1980～1981	2054	14.16%	0.00913
黑龙江（鄂伦春）	1980～1981	183	1.6%	0.000256

四、近亲婚配的危害

近亲婚配的危害主要表现在隐性纯合子患者的频率增高。以表兄妹婚配为例（图 14－4），他们所生的子女是隐性纯合子（aa）有两种原因：

（1）近亲婚配，从共同祖先传递而形成纯合体 aa 的概率为：近婚系数 F 与隐性致病基因的频率 q 的乘积 Fq。由于近亲婚配（C1 和 C2），从共同祖先（P1 和 P2）得到基因 a，在这种情况下，F 值为 1/16，如果基因 a 的频率为 q，S 为 aa 的总概率为（1/16）q。

（2）由不同祖先分别传来而形成纯合体的概率为（1－F）q^2。由两个不同祖先分别传来基因 a，其概率是 1－1/16＝15/16。也就是还有 15/16 的机会，S 的两个 a 基因为不同来源的和非等同的，但 S 也是 aa 纯合子。这里所说的不同来源包括来自同一曾祖（P_1 或 P_2）的不同基因座，来自不同曾祖（P_1 或 P_2），来自 4 位祖辈（B_1，B_2，B_3 和 B_4）中的任何两位。来源不同的两个 a 基因在 S 中相遇的概率由群体中基因 a 的频率而定，s 成为 aa 纯合子的概率为（15/16）q^2。

（1）、（2）两种情况合计，近亲婚配产生隐性纯合体的概率为：

$$Fq + (1-F)q^2 = Fq + q^2 - Fq^2 = q^2 + Fq(1-q) = q^2 + Fpq$$

因此，表兄妹结婚所生子女是隐性纯合子 aa 的总概率是

$$(1/16)q + (15/16)q^2 = q^2 + pq/16$$

然而，在随机婚配中，所生子女的纯合子频率为 q^2。

二者之比为：$(q^2 + pq/16) / q^2$

由此表明，表兄妹婚配的子女中隐性纯合子频率增高 pq/16。这种有害效应的大小与隐性基因频率（q）有关。如表 14－7 所示，当 $q=0.10$ 时，随机婚配出生的隐性纯合子频率 $q^2=0.01$，表亲婚配出生隐性纯合子子女频率 $q^2+pq/16=0.015625$，比随机婚配出生隐性纯合子频率高 0.005625，二者之比为 1.56。这里，大约 3/5 的纯合子来自表亲婚配，2/5 的纯合子来自随机婚配。当 $q=0.01$ 时，$q^2=0.0001$，$q^2+pq/16=0.000719$，二者之比为 7.19，表明大约 7/8 的纯合子来自表亲婚配。当 $q=0.001$ 时，$q^2=0.000001$，$q^2+pq/16=0.0000635$，二者之比为 63.5。更显示了大约 98.5% 的纯合子来自表亲婚配。群体中隐性致病基因的基因频率愈低，近亲婚配导致该病发病的危险也愈小。但从另一个角度说，自然群体由于近亲婚配导致隐性纯合的概率，与随机婚配导致隐性纯合概率的比值却增大。

表 14－7　　表亲婚配和随机婚配生出隐性纯合子的概率

基因频率 (q)	随机婚配出生的隐性纯合子 (q^2)	表亲婚配出生的隐性纯合子 ($q^2+pq/16$)	增高 ($pq/16$)	两者之比 [$(q^2+pq/16)/q^2$]
0.20	0.04	0.05	0.01	1.25
0.10	0.01	0.015625	0.005625	1.56
0.04	0.0016	0.004	0.0024	2.50
0.02	0.0004	0.001625	0.001225	4.06
0.01	0.0001	0.000719	0.000619	7.19
0.001	0.000001	0.0000635	0.0000625	63.5

近亲结婚不仅使单个隐性基因纯合子比例增加，而且由于纯合度的提高和基因的累加效应，也会使多基因病的发病率增高。

第五节　遗传负荷

遗传负荷（genetic load）由群体中导致适合度下降的所有致死基因或有害基因构成。遗传负荷主要有突变负荷和分离负荷，受近亲婚配和环境因素的影响。一个群体遗传负荷的大小，一般以平均每个人携带有害基因的数量来表示，据估计每个人携带 6 个致死或半致死隐性突变基因。致死基因是由突变产生的将引起个体死亡的突变基因。它包括显性致死突变与隐性致死突变，它的存在使群体的平均适合度降低。

一般遗传负荷用群体中每个个体平均带有的致死或有害基因的数量来衡量。

遗传负荷有两种比较重要的类型，一种为**突变负荷**（mutation load），是遗传负荷的主要部分，是由于基因的有害或致死突变而降低适合度，给群体带来的负荷。突变负荷的大小取决于突变率（u）和突变基因的选择系数（S）。显性致死突变发生后，由于选择的作用，致死基因随突变个体的死亡而消失，群体的遗传负荷不会增高。如果显性基因是半致死突变，突变基因使携带者适合度下降50%，只有50%的机会将半致死基因传递下去，造成下一代死亡的机会是（50%×50%）=25%，有75%机会再将半致死基因传到下一代；由此类推，半致死基因在一代代传递中仍可造成一定的遗传死亡，但遗传负荷不断增加。隐性致死基因经突变形成后，突变基因以杂合状态在群体中保留许多世代，因此群体的遗传负荷也会相应增高。

另一种为**分离负荷**（segregation load），是指正常性状的杂合子（Aa）由于基因的分离而产生有害性状的纯合子（aa），从而降低群体的平均适合度，造成遗传负荷的增高。由于隐性基因是有害基因，杂合子（Aa）和杂合子（Aa）之间的婚配，后代中有1/4为纯合子（aa），其适合度降低，因而导致群体适合度的降低，造成遗传负荷增加；纯合子（aa）的选择系数愈大，适合度降低愈明显，群体遗传负荷的增加愈显著。

无论是突变负荷、还是分离负荷，其在群体中所起的相对作用的大小，通常很难估计。选择可以降低遗传负荷。一个有害基因的寿命与其选择系数（S）成反比，即为1/S。一个人群中，遗传负荷的大小一般以平均每个人携带的有害基因的数量来表示。据估计，平均每个人携带5~6个有害基因。

另外，近亲婚配和环境污染都可以使群体的遗传负荷增高。

第十五章 遗传流行病学

第一节 概 述

20 世纪 70 年代，**遗传流行病学**（genetic epidemiology）由医学遗传学、流行病学和数理统计学相互渗透而产生，着重于研究遗传因素以及遗传和环境因素的相互作用对人类疾病发生产生的影响，从群体的角度研究遗传病的病因。随着对疾病病因研究的深入，人们越来越清楚地认识到遗传因素在疾病中的重要作用，几乎所有人类疾病都与遗传因素有关。新发现的遗传病病种逐年增加。虽然绝大部分单基因病发病率很低，但因其种类数目巨大，因而人群中这类遗传病的总发病率并不低。通过逐步的研究发现，常见病和多发病都是具有遗传因素的多因子病，这些疾病以及正常人所携带的致病基因而造成的遗传负荷，对人类的生命健康构成巨大的威胁。因而无论在病因研究中或是在疾病的预防和控制中，遗传流行病学都起着越来越重要的作用。

一、遗传流行病学的定义

在遗传流行病学的产生和发展过程中，不同的研究者从不同的角度对这一门新兴学科的定义作了不同的描述，较有代表意义的有以下几种：

Morton 和 Chung 于 1982 年提出的概念在国内外杂志及教科书中引用最多，他们认为遗传流行病学“是一门研究亲属中疾病的病因、分布和控制以及人群中疾病的遗传原因的学科”。这一定义目前已被多数学者所普遍接受。按照这一定义，疾病的家族和种族的聚集性，以及群体中各种疾病的遗传学病因都是遗传流行病学的研究内容。后来又有许多人对遗传流行病学的定义作了不同方面的补充。

King（1984 年）认为遗传流行病学研究疾病的家族或种族中聚集，侧重于在确定家族或种族中聚集性的前提下，分析聚集性的原因，包括共同的环境因素、教养因素和疾病的易感性，并进一步探讨易感性基因涉及的基因的遗传方式。

Rao（1985 年）在他主编的第一期《遗传流行病学》（Genetic Epidemiology）杂志中谈到了这门学科的特征，他认为：“……遗传流行病学因侧重于遗传因素及家庭相似性而不同于流行病学；因侧重于人类疾病而区别于群体遗传学；因为强调群体而区别于医学遗传学。”

后来，遗传学家 Neel 进一步提出了四点补充意见：

（1）在 DNA 的功能研究不能仅求助于经典孟德尔遗传学，更需借助流行病学方法。

（2）在一个古老人群中，疾病的发生既有遗传因素先天作用，又有环境因素的后天作用。

（3）环境因子中的各种致突变因子导致新的致病基因发生。

（4）可以为筛检致病因素提供技术指导。

综合以上所述，Thomas 于 2000 年给出如下总结意见：

遗传流行病学从人类群体水平，利用疾病数学模型，研究遗传和环境对于疾病的联合作用。

二、遗传流行病学的产生和发展

任何一门学科的产生和发展都有其历史渊源，遗传流行病学也不例外。它是人类在与疾病斗争过程中流行病学和遗传学二个学科经过长期互相渗透交叉而形成的一门边缘学科。1954 年 Neel 和 Schull 第一次提出了“流行病遗传学”的概念，同时提出在流行病学的病因研究中，为确定遗传因素的作用可采用下列四个标准：①患者有血缘关系的亲属中发病率较高；②亲属间疾病并不传播，不同于传染病；③在无已知诱因的情况下疾病在某一特定年龄发病；④同卵双生子发病一致性高于异卵双生子。这些概念是早期遗传学概念引入流行病学领域的尝试。

20 世纪 80 年代和 90 年代国外进行了大量有关遗传标志与疾病关联的研究。例如血型、人类白细胞抗原与不同疾病间的关联。由于统计分析方法的发展和计算机的广泛应用，使得在医学遗传学多发病和常见病的研究中越来越多地采用一些复杂的数学模型，例如对冠心病的研究。当从群体角度研究致病基因的复杂作用时，遗传学家和流行病学家走到了一起，讨论共同感兴趣的问题。

流行病学家早已认识到遗传因素在流行病学研究中的重要作用，1970 年 MacMahon 就曾说过：“基因是疾病频率的一个重要决定因素，在做出任何流行病学假设时都是必须考虑的”。还说：“遗传学和流行病学有许多共同之处”。Lilienfield（1961 年）也曾指出：“对于遗传学家和流行病学家来说，家系调查同样都是研究疾病中遗传 - 环境相互作用的最好的方法之一”。两门学科都需要从人群中收集资料，采用相似的数学和统计方法，而且采用的某些调查方法亦完全一致，例如双生子调查、家系调查。因而两门学科的交叉融合势在必行，也是医学历史发展的必然。自 20 世纪 80 年代开始，遗传流行病学完全从医学遗传学和流行病学中独立出来。

随着分子遗传学技术、电子计算机软件和生物统计方法的不断发展以及这些学科的相互渗透，遗传流行病学的研究内容、对象、方法和目的不断地得到充实和扩展。遗传流行病学已不是仅仅从群体水平宏观地对遗传性疾病进行研究，而是深入到基因的分子水平，例如通过关联分析等手段确定多个位点或基因在染色体上的线性排列关系。

国际上，已经召开了 11 次遗传分析专题讨论会（Genetic Analysis Workshop，GAW），对遗传流行病学领域的研究进展作了专题讨论。GAW 是由 Morton 等人在 1981 年倡导发起的，侧重遗传流行病学研究方法。GAW Ⅰ主要讨论数量性状模型和性状分离的分析方法，用POINTER、PAP（Pedigree analysis package）等软件处理一批模拟的数据。GAW Ⅱ确定了概率修正的方法，以及疾病与标记基因的相关性和连锁分析。GAW Ⅲ注意到多位点连锁分析的重要性。GAW Ⅳ讨论乳腺癌资料中的连锁和分离分析、11p多位点连锁分析、Huntington舞蹈病的连锁分析和HLA与疾病相关研究。从GAW Ⅳ开始把分离分析与连锁分析方法结合起来构建复杂疾病的遗传学模型。GAW Ⅴ可以认为是对当时遗传流行病学的方法学的一次大检阅，其中主要为Logistic回归模型（regressive logistic model）的应用，连锁分析方法的探讨，并结合分离分析及相关分析对胰岛素依赖型糖尿病、情感性精神病的遗传因素进行了研究。GAW Ⅵ的全部内容均为连锁分析，包括多位点和**患者家系成员**（affected pedigree member，APM）连锁分析法，试图借助分子遗传学实验技术，在没有解决遗传学模型问题之前，寻找构成复杂性疾病易感性的主基因。其后几次GAW都讨论了有关复杂性疾病的相关分析、**连锁不平衡及连锁分析**（linkage disequilibrium and linkage analysis）。至GAW Ⅵ（1999年），介绍了**全基因组扫描**（whole genome scanning）技术，其次发展了同胞对（sib pair）法、单倍体相对危险度（haplotype relative risk，HRR）法、传递/不平衡检验（transmission disequilibrium test，TDT）法和**组合的连锁不平衡及连锁分析**（combined linkage disequilibrium and linkage analysis）法。在计算机软件方面特意讨论了GENEHUNTER及GENEHUNTER PLUS软件。

因此，遗传流行病学是随着医学遗传学和群体遗传学及流行病学的发展而产生的一门边缘学科；现在已经发展成为借助分子遗传学和群体遗传学方法，从流行病学的角度，探讨疾病的复杂病因和群体水平的控制措施的一门学问，而且已经开始具有自己的独特的研究方法。

第二节　患病率分析及家族或种族聚集性分析

一、患病率分析

群体中遗传性疾病的频率通常采用**发病率**（incidence）和**患病率**（prevalence）来估计。发病率是指每单位群体中新发生的病例个数，例如先天愚型的发病率为1.4/1000活新生儿，约为700活新生儿中有1个先天愚型患者。患病率是指单位群体中所有病例个数。可分为某时期患病率（period prevalence rate）和某时点患病率（point prevalence rate）。柳介丘等（1980年）调查上海市徐汇区居民的精神病患病率，在1978年全区居民的年平均人口数为495231，到1978年12月31日止，年初患病数为2807，年内增加患病数649，则全区1978年1月1日至1978年12月31日的时期患病率=（2807+649）/495231=6.98‰。又调查到1978年12月31日人口数为503544，年末患病数为3385，则全区1978年12月31日的时点患病率=3385/503544=6.72‰。

（1）患病率在时间上的动态表现　一些主要受环境因子所致的疾病会随时间的变迁而

相应地发生患病率的改变；相反，那些主要受遗传因素作用的疾病，则不会发生这种改变。

(2) 不同胎次发病率的表现　以环境因子为主导病因的疾病在发生时间上较集中，表现在患者近胎次同胞的发病率高，而远胎次的患病率较低。反之，主要受遗传因素控制的疾病在不同胎次的发病率则比较接近。

(3) 季节和年代及年龄的影响　遗传病常发生在近似年龄，不同的遗传病在致病基因的作用下，在特定的年龄发病，而不受年代和季节的影响。环境因素导致的疾病，如病毒性感冒，与患者的年龄关系不大，而往往和季节呈现明显的相关性。而有些传染病发生在特定的年代。

(4) 移民的患病率　若移民后代中患病率或死亡率与原国籍人不同而接近迁居地居民，则这种疾病受环境的影响大。反之，若移民的某患病率与原国籍人相同，而和迁居地居民的患病率存在明显差异，则该病受遗传因素的作用大。对移民患病率的分析，尤其应注意移民人群在移居地出生的后代的患病率同原居住地人群患病率的差异。

二、家族或种族聚集性分析

疾病的家族聚集通常是由病人或他们的临床医生首先想到。但证实这种家族聚集性确实存在，不能仅仅从少数家族的个别数据推测，需要利用生物统计学或流行病学方法，对患者发病情况在人群中的表现进行科学的分析。他们通常采用的方法有：①比较患者亲属与普通人群的患病率或发病率，若前者的患病率或发病率显著大于后者，则提示有家族的聚集性；②比较患者亲属与对照亲属的患病率或发病率，若前者大于后者也提示有家族的聚集性；③患者亲属的患病率或发病率如随亲属级数的增加而逐渐降低，如Ⅰ级亲属 > Ⅱ级亲属 > Ⅲ级亲属，表明有家族聚集性；④证实有家族史患者亲属的发病风险高于从群体中随机抽取患者亲属的发病风险，也说明有家族聚集性的存在；⑤对某些数量性状，如血压水平等，患者的亲属对之间的相关性大于非亲属对之间的，则提示该性状有家族聚集性。

对于一种疾病在家族中的聚集现象，通常有三种原因：①患者家族中有致病基因的遗传；②由于教养传递，致病的行为、生活方式等危险因素通过学习或模仿在家庭中由上代延续到下一代；③由于共同的环境因素，即家庭中各成员暴露在含同一危险因素的环境之中。为了确定家族聚集性的原因，通常采用如下的研究设计或分析方法：双生子分析法、半同胞分析法、养子分析法。

双生子分析通过比较在相似或不同环境中成长起来的同卵双生子及异卵双生子的疾病发生的情况，来判断遗传与环境因素的相对作用，确定疾病的家族聚集性。双生子可分为两类，包括**单卵（同卵）双生子**（monozygotic twin，identical twin，MZ）和**双卵双生子**（dizygotic twin，DZ）。单卵双生子是由同一个受精卵分裂发育而来，所带基因基本相同，表型特征也极相似。双卵双生子是两个受精卵同时发育而成的，遗传基础只有部分相同，在遗传特点方面，与两次不同妊娠的同胞一样，性别和其他表型特征可有较大差异。通过单卵双生子可以研究不同环境因素对表型的影响；而通过双卵双生子在相似环境中生长发育，可以研究不同基因型的表型效应。前者的基因型相同，表型差异主要是由环境造成的；后者的基因只有50%相同，表型差异则主要是由遗传决定的。

要确定遗传和环境因素对疾病的影响程度的相对大小，双生子的研究愈来愈重要。分析研究单卵双生子对与异卵双生子对的发病一致率的差异，即可明确该病是否与遗传有关。

从表 15－1 的资料可见，地方性甲状腺肿的同卵双生子与异卵双生子的发病一致率无明显差异，表明该病与遗传无关。精神分裂症、先天性幽门狭窄、糖尿病、十二指肠溃疡、高血压、多发性硬化症及冠状动脉硬化性心脏病等，同卵双生子的发病一致率比异卵双生子明显增高，说明这些疾病与遗传有不同程度的关系。此外，Price 等通过比较分析证明，先天性马蹄内翻足、部分佝偻病、小儿麻痹症、结核等也与遗传有关。其中小儿麻痹症、结核等都属于传染病，但至今已有不少证据说明结核等传染病是与遗传有关的，这为深入查明某些传染病的病因，具有一定的意义，值得深入探讨。

表 15－1　同卵双生子与异卵双生子发病一致率比较

疾病类型	发病一致率（%）	
	同卵双生子	异卵双生子
地方性甲状腺肿	71	70
精神分裂症	69	10
先天性（肥大性）幽门狭窄	67	3
糖尿病	65	18
十二指肠溃疡	50	4
高血压	34	19
多发性硬化症	29	13
冠状动脉硬化性心脏病	21	9

Vogel 等人推荐了 4 个计算遗传度 h^2 的公式来分析同一批资料。如果这 4 个公式计算的结果一致，则表明结果可靠，即可认为所研究疾病或性状显著受到遗传因素的影响。下面列举了计算遗传度的 4 个公式，

$$h_1^2=\frac{V_P^W(DZ)-V_P^W(MZ)}{V_P^W(DZ)} \quad (1)$$

$$h_2^2=\frac{V_P^W(CP)-V_P^W(MZ)}{V_P^W(DZ)} \quad (2)$$

$$h_3^2=2(r_{P,MZ}-r_{P,DZ}) \quad (3)$$

$$h_4^2=\frac{r}{R}，而\ r=\frac{DQ_P^B-DQ_P^W(MZ)}{DQ_P^B+DQ_P^W} \quad (4)$$

（4）式中 R 为亲缘系数。（1）和（2）式中，V_P^W 为同卵双生子（MZ）、异卵双生子（DZ）或对照组（按照双生子的年龄和性别随机地从人群中挑选配对构成的对照对子，CP）表型的组内表型方差，可表示为：

$$V_P^W=\frac{1}{2n}\sum_{i=1}^{n}(p_i1-p_i2)^2 \quad (5)$$

（5）式中 n 为双生子对子数，i 表示不同的双生子对（i＝1，2，……n）。P_i1、P_i2 分别为各不同双生子（或对照组）对中两成员的数量指标。

$$r_P = \frac{V_P^B}{V_P^B + V_P^W} \tag{6}$$

（6）式中 r_p 为组内表型相关系数；V_P^B 为双生子组间表型的方差，可表示为：

$$V_P^B = (DQ_P^B - DQ_P^W)/2 \tag{7}$$

（7）式中，如同（4）式中，DQ_P^W 为双生子组内均方，$DQ_P^W = V_P^W$；DQ_P^B 为双生子组间均方：

$$DQ_P^B = \frac{1}{2(n-1)}\left[\sum_{i=1}^{n} Y_i^2 - \frac{1}{n}(\sum_{i=1}^{n} Y_i)^2\right] \tag{8}$$

其中 $Y_i = P_i1 + P_i2$（i＝1，2，……n）。

举例：有一批资料调查了8对MZ、8对DZ和8对CP的身高，利用上面的公式计算出不同的遗传度 h^2。资料如下（表15－2、表15－3和表15－4）。

表15－2　　8对MZ的身高及其计算表

MZ对子编号	p_i1（cm）	p_i2（cm）	$(p_i1+p_i2)^2$	$(pi1-p_i2)^2$
1	87	85	29 584	4
2	88	86	30 276	4
3	89	95	33 856	36
4	84	89	29 929	25
5	100	105	42 025	25
6	79	88	27 889	81
7	87	91	31 634	16
8	96	100	38 416	16
$\sum_1^8$	710	739	263 659	207

$$V_P^W = \frac{1}{2n}\sum_{i=1}^{n}(p_i1 - p_i2)^2 = 207/16 = 12.94$$

$$DQ_P^B = \frac{1}{2(n-1)}\left[\sum_{i=1}^{n} Y_i^2 - \frac{1}{n}(\sum_{i=1}^{n} Y_i)^2\right] = (263659 - 1449^2/8)/14 = 86.4$$

式中　$\sum Y_i^2 = \sum(P_iP + P_i2)^2$，$(\sum Y_i)^2 = [\sum(P_i1 + P_i2)]^2$

$$V_P^B = (DQ_P^B - DQ_P^W)/2 = (86.4 - 12.94)/2 = 36.7$$

$$r_{P,MZ} = \frac{V_P^B}{V_P^B + V_P^W} = \frac{36.7}{36.7 + 12.94} = 0.74$$

或

$$r_{MZ} = \frac{DQ_P^B - DQ_P^W}{DQ_P^B + DQ_P^W} = \frac{86.4 - 12.9}{86.4 + 12.9} = 0.74$$

$$h_4^2(MZ) = \frac{r}{R} = 0.74/1 = 0.74$$，（R为亲缘系数）

表 15－3　　8 对 DZ 的身高及其计算表

DZ 对子的编号	p_i1（cm）	p_i2（cm）	$(p_i1+p_i2)^2$	$(p_i1-p_i2)^2$
1	86	98	33 856	144
2	109	99	43 264	100
3	89	90	32 041	1
4	75	90	27 225	225
5	105	96	40 401	81
6	90	81	29 241	31
7	103	92	38 025	121
8	94	84	31 684	100
$\sum_1^8$	751	730	275 737	853

$$V_P^W=\frac{853}{16}=53.3$$

$$DQ_P^B=\frac{275737-1481^2/8}{14}=111.9$$

$$V_P^B=\frac{111.9-53.3}{111.9+53.3}=0.355$$

$$h_4^2\ (DZ)\ =\frac{r}{R}=\frac{0.355}{1/2}=0.71$$

则 h_1^2 和 h_3^2 计算如下：

$$h_1^2=\frac{V_P^W\ (DZ)\ -V_P^W\ (MZ)}{V_P^W\ (DZ)}=\frac{53.3-12.94}{53.3}=0.757$$

$$h_3^2=2\ (r_{P,MZ}-r_{P,DZ})\ =2\ (0.74-0.36)\ =0.76$$

h_4^2 已分别按 MZ 及 DZ 计算结果如上。由于 DZ 和 MZ 各“组内方差”之差所估计的遗传方差混有双生子间共有的相同环境因素，所以有过高估计遗传度的可能性。是否过高估计尚需找一些对照对子来检验。对照对子同 MZ 对子间的“组内方差”之差如果同 MZ 与 DZ 间之差相近，则说明未过高估计，否则就可能有共同环境的混杂。因此，还需用 MZ 和 CP 来计算，以资比较。下面即对 CP 进行计算（表 15－4）。

表 15－4　　8 对 CP 的身高及其计算表

CP 对子的编号	p_i1	p_i2	$(p_i1+p_i2)^2$	$(p_i1-p_i2)^2$
1	82	80	26 244	4
2	89	88	31 329	1
3	105	114	47 961	81
4	114	110	50 176	16
5	96	104	40000	64
6	97	113	44100	256
7	104	86	36100	324
8	108	95	41 209	169
$\sum_1^8$	795	790	317119	915

$$V_P^W=\frac{915}{16}=57.2$$

$$h_2^2=\frac{V_P^W(CP)-V_P^W(MZ)}{V_P^W(CP)}=\frac{57.2-12.94}{57.2}=0.774$$

这样，$h_1^2=0.757$，$h_2^2=0.774$，$h_3^2=0.76$，$h_4^2(MZ)=0.74$，$h_4^2(DZ)=0.71$。以上五项h^2都十分接近，说明对身高遗传度的估计可信。

上述结果还可进行F检验：将MZ、DZ中较大的组内方差或组间方差被较小的组内方差或组间方差除，除得的值为F值，按分子分母的自由度查F值表，即得P值。

本例将DZ的组内方差被MZ的组内方差除：F：53.3/12.9=4.13，查F值表得：$F_{(0.05,8,8)}=3.44$，$F_{(0.01,8,8)}=6.03$，故本例遗传度的P值为：$0.05>P>0.01$，有统计学意义。

第三节　单基因遗传病患病率分析

单基因遗传病主要依靠系谱分析的方法来确定遗传方式，来分析具体的某个家族中的患者亲属的发病风险。有关的内容在单基因遗传病部分已经讨论。但是，当利用多个家系的资料，在群体中利用统计学的方法分析同胞的患病率的时候，就属于遗传流行病的范畴。患病率分析有时又称分离比分析，计算子代同胞的分离比，也就是子代同胞中患者与非患者的数量比，和子代同胞的患病率分析的效果是一样的，只是患病率指的是患者占所有同胞的比率，所有同胞即为患病和正常的同胞之和。因此，所谓分离比分析，和患病率的分析用途是一致的。

一、显性性状或疾病的患病率分析

在群体中，许多常染色体显性遗传病表现很复杂，假若我们通过人群中的患病性状的统计学分析，可以确证遗传病的类型。对于父母两人中仅一方为患者，其婚配型为Aa×aa（其中A为显性的致病基因，a则为正常的隐性基因）的情况，子女中分离比约为0.5。通过计算理论值同实际值之差的X^2，以求证本症是否符合常染色体显性遗传病。

例如，有学者对疑为常染色体显性遗传的乳光牙质（opalescent dentine）的调查发现，父母一方患病而配偶无此病的家庭共有子女112人，其中52人患病（观察值）。根据常染色体显性遗传的特点，子女发病的概率应为0.5，预期应有56人发病（理论值）。作X^2检验如表15－5，未见显著性差异，表明该病符合常染色体显性遗传。如果显著性检验结果为观察值与理论值差异显著，则应查明原因，如遗传方式的假设是否有错误，是否存在偏倚，以及是否存在遗传异质性等。

$X^2=0.572$　　df＝1　　$P>0.05$

上面的分离分析的基础是假设患者均为杂合体，但是如果群体中显性基因频率较高，则患者有可能是纯合体发病，此时若用以上方法分析可造成较大偏倚。在这样的情况下，可用Smith校正法来检验常染色体显性遗传假设。该方法是按不同的婚配方式根据分离率和基因频率推算得正常子代理论值和方差，并进行 X^2 检验，然后将各 X^2 值相加，求得总的 X^2 值来检验显性遗传假设是否正确。

表 15－5　　X^2 检验整理表

子女	正常	患病	合计
观察值（O）	60	52	112
理论值（E）	56	56	112
$(O-E)^2$	16	16	－
$\frac{(O-E)^2}{E}$	0.286	0.286	0.572

二、隐性性状或疾病的简单分离分析

对于前面讲述的常染色体显性遗传病，通常情况下，只要含有致病基因就表现为发病，这样在群体中调查这类疾病时，不会遗漏含有致病基因的家系。但若针对的为隐性遗传病，通常父母亲都是携带者的话，后代有 1/4 的理论概率发病。由于隐性遗传病的致病基因携带者通常表型正常，不容易和正常的隐性基因纯合的正常类型区分开，这样就不宜把父母病例作为指示病例来进行调查，只能收集人群中的病例来计算分离比。人群中的患者作为调查研究对象，势必漏掉一大批其双亲是该病的携带者而子代同胞中无病例的小家系。用这样的方法计算获得的患病率肯定偏高，因而称这种调查法为完全截尾确定法。截尾的意思是把那些家中无病例的家系漏掉了，结果虽然把病例完全确定了或选出来了，但是截掉了一大批无病的同胞组。如收集病例的效果比较低，人群发病率又很低，那么被确定为先证者的病例是不完全的。这时所采用的调查方法称为不完全确定法。对于所获取的患病率数据，存在明显的偏倚，需要进行校正。常用的校正方法有两种，一种先验法（Hogben 1931，1946），即先假定一个理论分离比，即有病子女占同胞总数的 1/4，然后按公式估算期望值，使之与实际值相比，最后用统计方法证明实际值是否符合原初的理论假定值；另一种是单病例法。下面以单病例法为例谈一下具体的计算方法。

单病例法（Li－Mantel－Gart 法）比较精确，和前面描述的先证者法相比，更接近于利用最大似然法（maximum likelihood，ML）获得的估计值。而且这种计算方法比较简单，通过确定单病例的同胞组并计算其数目，故本法称单病例法，用于完全确认。其计算公式如下：

$$P=\frac{R-J}{T-J} \qquad (9)$$

式中：P 是待校正的估计分离比；

R 是患儿总数；

T 是同胞总数；

J 是家庭内同胞中只有一例患者的家庭数。

$$标准误=\sqrt{\frac{(R-J)\ (T-R)}{(T-J)^3}} \qquad (10)$$

软骨外皮发育不良综合征（Ellis－Van Creveld syndrome）为一常染色体隐性遗传病，在人群中发病率较低。对于这种单基因遗传病的假设我们可用患儿及其同胞组的调查资料作先验的求证。即假定它在同胞组中的分离比约为 3∶1，即同胞患病率为 0.25，然后用实际资料来对假设进行验证。但获得的实际资料存在偏倚，故需要进行校正。下面通过表 15－6 列举的调查资料的处理，来看一下 Li－Mantel－Gart 校正法的应用。

表 15－6　　Ellis－Van Creveld 综合征调查资料

家庭同胞组大小	家庭数	同胞数	患儿数	家庭同胞组中仅发生 1 例患儿的家庭数
2	2	4	2	1
3	3	9	6	1
4	6	24	7	5
6	4	24	5	3
7	2	14	6	0
8	2	16	4	1
9	1	9	3	0
11	1	11	2	0
12	1	12	2	0
14	1	14	1	1
合计	23（N）	137（T）	39（R）	12（J）

按完全确定的单病例法 $P=\frac{R-J}{T-J}=\frac{39-12}{137-12}=0.216$

$$s.e._p=\sqrt{\frac{(R-J)(T-R)}{(T-J)^3}}=\sqrt{\frac{27\times 98}{125^3}}=\sqrt{0.0015527}=0.0390$$

$$P=0.216\pm 2s.e._p=0.1372\sim 0.2948$$

估计的 P 值包括 0.25，可初步认为本病为一常染色体隐性遗传病。

第四节　多基因病的遗传分析

多基因病受到多个基因的控制，不同于由主基因决定的疾病，这类疾病容易受到环境因素的影响，因而在多基因病的研究中，环境因素的作用得到特别的重视。因此，现在提及多基因病时，多称为多因子病，即同时包括了复杂的环境因子的作用，有时又称为复杂病。多基因遗传病的最为主要的特征是环境影响作用显著。因此，多基因病的研究方法是利用统计学的方法分析群体的患病率。环境因素是多种多样的，可以给出不同的归类，可以分成非随机环境因素（家庭内可测的环境因素和可观察、描述的教养性传递因素）和随机环境因素。

控制多因子病的基因的效应容易受到环境因子的作用；另外，各个基因之间往往存在相互作用，这样使得多基因病的致病基因的分析十分复杂。人类多因子病的病因的统计学分析，可以通过遗传度估计方法、通径分析方法以及“病例－对照”研究的关联分析或连锁不平衡分析等方法进行。

有关多基因模型中遗传度的计算方法在本书相关章节中已有详细描述，包括 Falconer 法和双生子法。前者的理论依据是多因子遗传病的易患性阈值模型，在实际流行病学研究工作中较常应用。后者根据同卵双生和异卵双生的患病情况的差异进行估算，这里不再赘述。下面简单谈谈有关复杂疾病研究方法的新趋势。

对于复杂疾病的研究，目前主要有两种通用的方法：一种是候选基因方法，另一种是全基因组筛选及定位克隆。

一、候选基因法

将可能与某个多基因遗传病相关的一组已知基因作为候选基因，通过家系调查和连锁分析，找出易感基因。其基本策略和步骤为：首先确定待研究的**候选基因**（candidate gene）。比如，原发性高血压的候选基因可选择参与血压调节机制的基因，如血管紧张素原基因、血管紧张素转化酶基因、内皮素基因等；已知与单基因遗传有关的高（低）血压致病基因，如醛固酮合成酶基因、11β－羟化酶基因等；动物研究中发现的有关基因，如 SA 基因。第二步将候选基因座位的遗传标记与某个多基因遗传病进行连锁分析，确定该候选基因座位是否与某个多基因遗传病相连锁。第三步筛查出与某个多基因遗传病存在连锁关系的候选基因，比较该候选基因在疾病人群与正常人群之间的频率差异，最终确定相关基因。

候选基因法或可用具有高多态、高信息量的连锁分析方法，或可用关联分析方法。关联分析方法最常用的是“病例－对照”研究。如病例和对照人群间，其易感候选基因或标记基因的频率有显著差异，即表明候选基因同所研究疾病的易感性有关。当然，也可进行基因型频率的关联研究。

如果在一项关联分析的观察研究中发现某等位基因同所研究的某疾病表型性状间的关联有统计学意义，那么它有以下三点可能的涵义：①该结果可能是假阳性，是人为造成的，样本混杂或选择偏倚所致；②该等位基因同另一位点上的某直接影响疾病表型表达的等位基因存在连锁不平衡，显著超过两对等位基因之间的随机组合；③该等位基因本身即能在功能上直接影响该疾病表型的表达。

连锁不平衡现象即是在人群中某些特定位点紧密连锁，导致相应的多对等位基因发生**共分离现象**（cosegregation），从而使不同的基因位点的某些基因组合类型在人群中的出现频率升高，显著高于这些基因组合类型中各等位基因随机组合的频率。连锁不平衡现象的发生可能同以下几点有关：①同人口“瓶颈现象”有关的新的突变；②不同人群的混合；③自然选择；④遗传漂变等。

Pisch 和 Meikangas 认为，连锁不平衡的关联分析法可能会成为将来探寻复杂疾病遗传决定因子的十分有用的方法。他们认为如果基因组内被认知和鉴定的**单核苷酸多态性**（single nucleotide polymorphism，SNPs）数量不断增长，到一定数量后可进行全基因组范围的关联分析，以确定在疾病易感基因周围的连锁不平衡区域。SNP 是指单个核苷酸变异引起的 DNA 序列多态性，包括单个碱基的转换、颠换、插入或缺失等。SNP 几乎遍及整个基因组，人类基因组大约平均每 300～500bp 就会出现一个 SNP 位点，因而是目前受到高度重视的全新一代遗传标志，将构成今后基因组学研究的一大主要工具。

研究候选基因和标记基因关联时应注意以下一些问题：

（1）研究的疾病存在很强的异质性，所收集的病例的致病原因是多种多样的；或所包含的遗传模式十分复杂，都会降低疾病关联性检出的有效力性。

（2）当所比较的疾病或标记基因具有多等位基因，则在采用统计分析的显著性水平上应作**多项比较**（multiple comparison）校正以缩小假阳性的可能；校正的方法目前尚无满意的手段，一般沿用 Bonferroni 的方法。

（3）以群体为基础的复杂疾病，“病例－对照”研究中比较最有可能出现的问题是“人群分层偏倚”或“人群分层混杂”。即由于病例和对照分属不同种族、祖先来源、孤立或隔离人群，病例或对照人群中最近混入一些不同来源的人群而组成新的亚人群以至出现了一种假的疾病同标记基因间的联系。这实际上是一种人群分层不同所带来的混杂现象。对此现象的解决办法，一是将所选病例或对照人群的分层均衡起来。其次，是在病例和对照人群中寻找一些同疾病候选位点无连锁关系的多态标记作为阴性对照。标记基因在病例组中的频率显著地高于对照组中的结果揭示标记基因同潜在的疾病基因存在连锁不平衡。若所研究复杂疾病同这些多态标记无任何关联，即它们在病例组和对照组中的分布一样，那么所得出的阳性结果不是假阳性。第三种办法即是家系内关联分析，即 **TDT 法**（transmission disequilibrium test，TDT）或传递不平衡检验法。

“病例－对照”研究的遗传关联分析法符合以下条件者可算是合格的关联分析：

（1）所选的欲研究的候选基因是否具有生物学合理性，即该候选基因是否已知在某一染色体区域同所研究疾病相连锁，或该病已有动物模型，比如系统性红斑狼疮的**同类系**（congenic）动物鼠模型，该动物模型受一已知特定基因或受一同线染色体区域的影响，那么这一候选基因是值得考虑的。连锁不平衡的病例对照研究往往可缩小寻找致病基因位点的搜索范围。

（2）病例及对照的选取应十分谨慎。首先是严格科学的诊断标准。对照虽然没有相应症状，但它是否处于外显的疾病前期，或有着前期的一些亚临床征候，需仪器或化验诊断才能发现其表型。对照者曾否接触过同该病病因有关的环境因子，病例和对照在一些人口及环境因子方面是否均衡，在种族、祖籍来源等分层方面是否均衡，是否考虑到前述的阴性对照等。

（3）对所得标本应作 Hardy－Weinberg 遗传平衡定律检验，主要是对照组的人群，如果 H. W. 平衡定律的拟合优度检验优良，即说明该对照人群处于平衡状态，该样本人群具有良好代表性，且可以从基因频率来估计基因型频率。若拟合优度不佳，至少说明对照人群处于不平衡状态，该样本人群代表性差，其原因可追索之；或是确定基因的实验操作有误，或是近婚、遗传漂变、有严重的突变或人群的分层差异等。如果对病例人群也作 H. W. 平衡定律检验，很可能也是平衡的。或者病例人群中有关候选基因或标记基因的纯合子及杂合子频率出现大的偏倚，那很可能是所研究基因同疾病关联所致。

（4）最后，对关联分析的病例对照研究的结果进行评价时应注意进行多项比较校正，以纠正假阳性结果。

候选基因法针对性强、方法较简单，但也存在着一些不足，如未知功能的相关基因就不可能被选为某一多基因遗传病的候选基因；即使得到了某一候选基因与多基因遗传病之间存在连锁关系的证据，也不能排除由于某一疾病相关基因在该候选基因附近而导致这种结果的可能性；候选基因法在选择人群中的调查对象时也存在着盲目性，可能导致分层偏倚。

二、全基因组扫描

人类基因组中存在着大量可变数量的高度串联重复顺序，如**微卫星 DNA 多态性**（microsatellite DNA polymorphisms，MS）和**单核苷酸多态性**（SNP）。它们具有种类多、分布广、呈高度多态性和易用 PCR 技术进行扩增检测等特点，已成为全基因组扫描（whole genome scanning）和定位中最常用的遗传标记。目前，多色荧光标记的微卫星 DNA 引物已经商品化，采用这些引物进行 PCR 扩增，将扩增产物在 DNA 自动测序仪上电泳，再用基因组扫描和分型软件，对电泳结果进行图像及数据处理，计算出各个微卫星位点的等位基因的大小和频率。一般用 300 多对覆盖整个基因组的微卫星引物，选择数个大家系或由 300 多个患者同胞对组成的样本进行连锁分析，就有可能将某一多基因遗传病的易感基因定位到染色体的区带上，分辨率可达 10 厘摩（cM）。进一步用该区域内的 DNA 遗传标记进行精细定位，就有可能将范围缩小到 1 厘摩以内，以便直接进行大规模的 DNA 测序，分离并克隆出某种多基因遗传病的易感基因。

全基因组扫描的应用，为多基因遗传病的基因定位带来了希望。一些常见的多基因病，如 2 型糖尿病、哮喘、精神分裂症、原发性高血压等都采用该法获得了一些易感基因。当然，最终确定致病基因及找到主基因尚有许多细致的工作要做。另外，该法也存在着工作量大、费用昂贵等问题，改进技术也是必须考虑的问题。

第五节　生态遗传学分析

生态学研究的内容包括环境因素对于生物群体的各种影响和生物群体对于环境的适应，但是环境对生物机体影响产生的相应效应因不同的机体而异；这是因为个体对于环境因素，包括物理、化学和生物学因素，存在不同的遗传易感性。研究环境因素和机体的遗传因素的关系，则形成了生态遗传学。在研究人类疾病时，生态学方法用于疾病病因的分析，导致人类生态遗传学的出现。

单基因病，包括单基因突变等导致的生理代谢障碍和机体形态结构异常，主要由单一的主基因作用决定，而环境起的作用很小。因而，在经典的单基因病研究中，环境因素的影响没有受到重视。随着医学遗传学的发展，人们逐渐认识到，环境因素可能导致单基因病的基因出现不同的外显率或表现度。不同个体对环境中的物理、化学或生物因素存在不同的遗传易感性，因此需要从生态学的角度，研究主基因和其他的基因以及各种环境因子的关系。

多基因病的一个明显特征就是，它容易受到环境的影响，这也是它称为多因子病的原因。多基因病的研究，显然更离不开生态学的理论和方法。对一些同胞发病率为 2% ~5% 的先天畸形或慢性疾病，如唇腭裂、神经管畸形等，通常用多基因的阈值模型来解释。但是，要分析这些疾病的复杂病因，还需要从生态的角度，利用统计学方法，定量分析各种基因的相关性，以及和环境的复杂作用，从而定量描述各种错综复杂的病因网络。

基因型和环境因素的相互作用的定量描述是十分困难的，这是由于基因型和环境因素的作用形成复杂的网络，很难构建数学模型；而且因不同的疾病或家系都存在差异，所以至今为止还没有理想的数学模型可以推广。通常多基因模型中不考虑环境因子的作用，而通径分析和分离分析则假设遗传因素和环境因素是相互独立的，即忽略了彼此的相互作用。基因型和环境因素的作用复杂性近来受到重视，二者的关系可以笼统的概括为五种典型的类型。

（1）基因型和环境因素两者单独都不能直接导致疾病的发生，只有两者共同起作用才致病。

（2）基因型增加环境因素的致病作用，而环境因素是直接的致病因子。

（3）和类型 2 的情况相反，基因型是直接的致病因子，环境因素升高基因型的危险度。

（4）环境因素和基因型两者皆能单独致病，当它们同时出现时发病的危险性可升高。

（5）基因型减弱环境因素对机体的致病作用。

以上是基因型和环境因素的复杂作用的简单概括，当然二者的作用是十分复杂的，应该具体问题具体分析。

第六节　连锁分析

根据基因的重组率计算两基因之间的染色体图距称为**连锁分析**（linkage analysis）。它是绘制染色体基因图的最重要的基因定位法之一。截至 1982 年，利用连锁分析定位的基因已有 81 个（Mckusick，1982 年）。

连锁分析除了可以用于基因的染色体定位，还是证实性状或疾病遗传方式的最有效、最准确的方法之一。连锁分析的原理是：在疾病家系中，位于同一染色体上的两个位点（比如致病基因与遗传标志）在减数分裂的过程中会发生交换与重组。重组率越高，两个位点在一起遗传给后代的机会就越小。基因在染色体上是呈线形排列的，致病或决定某种性状的主基因存在于某一对染色体上的特定位置，可以通过染色体上已知位点的基因，即**标记基因**（marker gene）与该**易感主基因**（major susceptibility gene）或**目的基因**（target gene）的连锁关系分析其在染色体上的位置，从而确定其在染色体上的定位。到目前，已知的连锁分析实质上均属于相关分析，是统计学相关分析在遗传学领域的应用；之所以取名为连锁分析是考虑到标记基因与目的基因共同存在于同一条染色体上，导致了二者的关联。

如果分离分析的结果提示疾病的遗传易感性是主基因控制遗传的，那么假设的主基因和标记基因的连锁关系就可以用统计学方法加以度量；如用研究基因和标记基因的关联和随机遗传的两个位点的关联存在显著的差异，则说明目的基因和标记基因之间存在显著的连锁。连锁分析如同分离分析，也经历了经典连锁分析和非参数连锁分析方法两个阶段。

一、经典连锁分析

经典连锁分析涉及的标记基因和目的基因均符合经典的 Mendel 遗传方式。假如有 A 和

B 两个座位，A 座位上有等位基因 A 和 a，B 座位上有等位基因 B 和 b，当形成生殖细胞时，A、a、B、b 两对等位基因的组合取决于 A 和 B 两个座位的连锁关系。一种情况是 A 和 B 座位在同一条染色体上，并紧密连锁。如亲本为 AB/ab，连锁的情况下子代从这一亲本获得的基因组成为 AB 或 ab；若发生交换，则传给子代的基因组成为 Ab 或 aB。另一种情况是 A 和 B 座位不在同一条染色体上，呈非连锁关系。假若亲本的基因型为 AaBb，那么子代可获得的基因为 A B、A b、a B 和 a b 四种组合类型，各种类型的几率均为 1/4。而对于单个座位来说，子代得到 A 或 a、B 或 b 的机会均等，几率均是 0.5。

个体经过减数分裂形成生殖细胞的过程中，同源染色体间发生交换的频率称为重组率（recombination rate）。重组率定义为双杂合子产生重组型配子的比例，即重组型配子所占的百分比，常以 θ 表示。显然，重组率的大小与同一条染色体上两个基因座位的距离有关，一般说距离远时发生交换机会多、重组率高，若重组率超过 50%，表明这两个座位不在同一条染色体上。因此，依据两个基因座位之间发生重组率的高低，就可估计它们在染色体上的距离。通常把具有 1% 重组率（θ = 0.01）的两个座位的相对距离称为一个**图距**（map unit）或称一个**厘摩**（centimorgan，cM）。必须注意是仅当两个座位相距很近（一般小于 25cM）时，图距近似等于重组率 θ，也就是图距和 θ 之间近似呈线性关系。1944 年 Kosambi 根据上述原理提出一个适合于常染色体和 X 染色体的图距（D）和重组率（θ）之间的换算公式：

$$D = 25\ ln\left(\frac{1+2\theta}{1-2\theta}\right) \qquad (11)$$

其中，D 为基因图距，单位为厘摩；θ 为重组率。如果对数 10 为底，则：

$$D = 57.57\ lg\left(\frac{1+2\theta}{1-2\theta}\right) \qquad (12)$$

［实例计算］　Skinner 等（1974 年）报道 Becker 型肌营养不良症与色盲之间的连锁分析，结果表明 θ = 0.25，支持这两个座位间呈连锁，它们之间图距为；

$$\begin{aligned} D &= 25\ ln\left(\frac{1+2\theta}{1-2\theta}\right) \\ &= 25\ ln\left(\frac{1+2\times 0.25}{1-2\times 0.25}\right) \\ &= 27.47\ (\text{cM}) \end{aligned}$$

在实际情况中，重组率可以通过性状遗传的连锁分析获得，举例如下：

在三代系谱中较容易确定子代是否发生基因重组，可直接计算重组率。如图 15 - 1，黑色表示患一种显性的**肌强直功能不全**（mytonic dystrophy），显性致病基因表示为 G，正常的等位基因为 g；标志性状为唾液分泌类型，由显性基因 Se 控制，Se 表示相应的等位基因。I - 1 个体患有肌强直功能不全症并伴有唾液分泌型的特性，I - 2 不患此病并为非分泌型，其生育的女儿（Ⅱ - 1）也为肌强直功能不全症并伴有唾液分泌型，所以她（Ⅱ - 1）的疾病和分泌型性状的两个基因来自父亲，说明疾病基因和 Se 基因在一条染色体上，她的基因型为 GSe/gse，双杂合体。第三代的性状开始分离，有的为分泌型伴疾病，有的不伴疾病。在 6 个子代中，Ⅲ - 1 个体为健康者并为分泌型特性，说明原来疾病基因 G 和唾液分泌型基因 Se 连锁的染色体与其同源染色体间发生交换，该个体为重组体。而Ⅲ - 2 ~ Ⅲ - 6 个体中出现性状表明同源染色体之间没有发生交换，均是非重组体。因此，重组率（θ）是1/6。

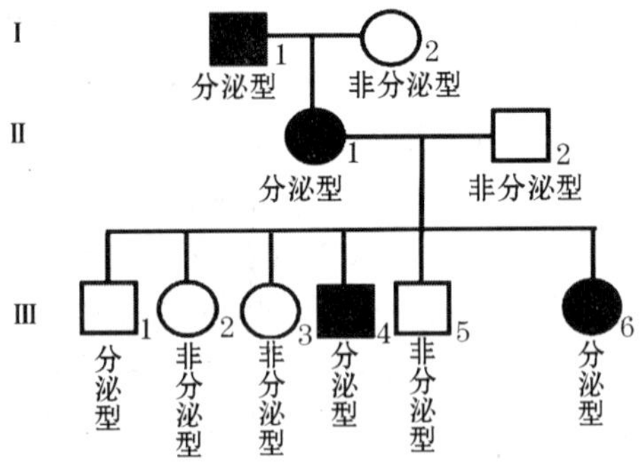

图15－1 肌强直功能不全和唾液分泌类型发生分离的家庭

然而，要判断致病基因和标志基因是否连锁，需要汇总多个家系的资料，才能得出可靠的结果。经典的连锁分析方法包括：直接法或家系分析法、Bernstein 统计法、Fisher u 统计法和最大似然法等。其中以最大似然法最为常用。

最大似然法可用公式描述为：Zi（θ）＝lg［pi（θ）/pi（0.5）］。其中 Zi 是第 i 个家系，重组率为θ的优势对数值；pi（θ）和 pi（0.5）分别为θ和0.5（不连锁）的该家系的概率。当 Zi（θ）＞3 时，肯定连锁；当 Zi（θ）≥2 时，可能连锁；当 Zi（θ）＜－2 时为不连锁；当－2＜Zi（θ）＜2 时，尚需更多的家系资料，不能判别是否连锁。

在进行参数连锁分析时需要预知研究性状的遗传数据，如基因频率、外显率等，因而也就称为参数型的原因，一般用于单性状/疾病的分析。目前对于其在多基因性状/疾病分析中的应用，正在发展研究之中。以往的连锁分析，一般先确定家系的婚配类型再查表进行分析，而且对于家系的选择要求高。现在，随着计算方法的改进和计算机使用的扩展，目前已推出许多实现连锁分析的软件，例如 LIPEO、LINKAGE、GENEHUNTER、SAGE、VITESSE 等。

二、非参数连锁分析

复杂疾病的遗传学参数，包括基因型频率、外显率等难以确定，因此难以根据分离比等参数来进行连锁分析。通过统计学方法，分析目的基因控制的性状或疾病和遗传标记之间的关联，需要非参数连锁分析方法。不过，现在已经报道非参数连锁分析方法多半建立在假定的遗传模型基础上，因而实际上是一种参数或半参数的分析方法。一般情况下，这种对遗传模型的估计只影响参数的估计，而不影响检验连锁的有效性。

根据研究设计思路、观察指标，以及采用的统计学方法不同，非参数分析方法大致可以分为以下几类：①要对目的性状的基因进行染色体定位，需要确定标记位点。按标记位点数量不同可分为单位点、多点位分析方法。②针对研究性状在群体中表现为连续的数量性状或是存在明显的质的差异，分别采用定量性状（如 SAGE－SIBPAL－HE[1]）和定性性状（如：MAPMAKER－SIB）的分析方法。③对于不同的个体的相同座位上的相同基因，在不知道遗传方式时，应该确定其是否来源于共同的亲代。如果相同的基因来自同一个亲代的同一基因，称为**血缘一致性**（identical by descent，IBD），反之则称为**状态一致**（identical by state，IBS）。这样对于不同遗传资料可应用血缘一致（如 SAGE - SIBPAL - ASP）和状态一致性（如 APM）两类不同的分析方法。但对于一些资料，确定是 IBD 还是 IBS 相当困难。④不同的实验设计，研究的对象不一样，可采用不同的方法，如受累同胞对（SAGE - SIBPAL）、受累亲属对（GENEHUNT - ER - NPL）和寻找差异大的同胞对等不同分析法。⑤根据获取的数据特点，可采用不同的统计学方法，如 t 检验、最大似然比检验和卡方检验等分析法。

通过连锁分析，近几年已经完成一些表达产物不明的基因的染色体定位；但一些常见的慢性疾病如肿瘤、糖尿病等的易感基因定位却遇到了极大的困难。这是由于这些常见慢性病的遗传病因极为复杂，如外显率低、病因具遗传异质性，而且常常是由多个基因控制，以及存在表型模拟等。

第十六章　临床遗传学

临床遗传学（clinical genetics）运用医学遗传学理论知识，通过家系调查和各项临床检查来诊断、治疗和预防遗传病。临床遗传学是医学遗传学与遗传医学的交叉领域。近年来，随着人类基因组计划的实施与工作框架图的完成，人类遗传性疾病按目前统计，单基因病约6000多种，据Mckusick报告（Nathans Institute of Genetic Medicine）：疾病和性状或基因座截至2002年3月21日已达13436种，其中常染色体遗传12580种，X连锁757种，Y连锁40种，线粒体遗传59种，多基因几十种，染色体疾病与异常600多种。医学研究已显示除了营养不良与外伤以外，几乎所有的疾病发生都与遗传因素有关。在搞清疾病的发生机制后，进一步的基因治疗在临床的应用也就为期不远了。所有这些工作都在临床遗传学的研究范围内进行，因此该学科近10年来发展迅速。

临床遗传学的组成包括：①遗传咨询门诊：由专科医生和遗传咨询员对遗传病人进行临床诊断、治疗或提出相应的医学建议和预防措施；②细胞遗传学实验室诊断：对遗传病患者进行染色体水平的诊断，项目内容可涉及儿科、妇产科、肿瘤科、血液科以及出生缺陷患者等；③生化遗传学实验室诊断：对遗传病患者进行生化、酶水平的诊断；④分子遗传学实验室诊断：随着人类基因组计划的开展，对遗传病的基因基础了解越来越多，通过DNA分析突变或连锁标记直接或间接地对遗传病进行诊断。由于在遗传病病因鉴别方面的显著进展，其诊断、治疗正在进入临床医学的主流。

第一节　遗传病的诊断

遗传病诊断（diagnosis of hereditary disease）是一项复杂工作，需要多学科密切配合，是开展遗传咨询和防治工作的基础。遗传病的诊断方法既有普遍性，又有特殊性。开始遗传病诊断与一般疾病诊断方法相同，都是通过对病史、症状、体征、实验室检查和其他诊断技术所获得的资料进行归纳分析，然后确立诊断。但由于遗传病特殊的病因分子基础，以及不同的遗传病存在许多相似的症状和体征，还需辅以遗传学的特殊诊断手段，进行家系调查、系谱分析、生化遗传学、细胞遗传学、分子遗传学等遗传分析，从而进一步确定该病可能的遗传方式。

一、遗传病诊断按时间分类

目前，临床上的遗传病诊断按诊断的时期可分为以下四种情况：①临床水平（现症病人）的诊断；②症状前诊断；③产前诊断；④着床（种植）前诊断。其中以产前诊断和症状前诊断最为重要，可以在胚胎早期进行和选择性流产，减少或杜绝患者的出生，并可以早发现、早治疗，获得更佳疗效。着床前诊断又称植入前诊断，是生物技术和生殖医学发展的结果。

（一）临床水平（现症病人）的诊断

遗传病临床水平诊断是当病人出现了一系列临床症状之后对其进行诊断，是针对现症病人的诊断；要从病史入手，通过患者叙述的症状、并对各种临床表现进行分析，对患者所患疾病是否为遗传病作出初步判断，并进一步确定疾病的遗传方式并发现携带者。

由于遗传病种类多，症状和体征特异性不高，发病率较低，临床医生接触这类疾病的机会少，因此遗传病的诊断较为困难；除遵循普遍性诊断原则，如同一般疾病诊断的询问病史、观察症状和体征以及实验室检查等方法外，还必须采取遗传病的特殊诊断方法，如：系谱分析、皮纹分析、细胞水平的染色体和性染色质检查、生化水平的酶和蛋白质的分析以及分子水平的基因检测等，要求医生不但要具有临床知识和技术，还必须了解遗传病的发病原因、发病规律，并且能和遗传实验技术相配合，才能有效判断。

（二）症状前诊断

症状前诊断就是在症状出现之前就确认是否患有遗传病。

传统的遗传病诊断方法都是以疾病的表型病变为依据。而表型易受外界环境的影响，在一定程度上影响了诊断的准确性和可靠性。以分子生物学为基础的基因诊断则是在作为生命的遗传基础物质——DNA 水平上对遗传疾病进行诊断，可揭示发病的遗传本质，不但可鉴定表现症状的有害基因纯合的个体，也可鉴定出没有异常表型的有害基因的携带者，尤其适于早期诊断，具有比传统遗传病诊断方法更准确、可靠且诊断时间早的特点。

风险亲属的检测是遗传病最理想的预防手段，例如肝豆状核变性病患者的同胞有 25% 机会是受累者，遗传性息肉病患者的同胞有 50% 的机会可能患病，息肉有恶性转化的风险。这些可治疗或预防的遗传病应尽力去检查亲属，发现症状前患者。在检出潜在的患者后，给予适当治疗，可以救人一命。有的病例也可做到早期检出疾病，如多囊肾，使这些患者作出合适的生育决定，选择适当的生活方式与职业，以及为最后肾移植或透析做好准备，或者对自己采取严格的医学监测。再如常染色体显性遗传的乳腺癌症状前患者，可定期进行乳腺的体检，早期发现肿瘤、早期根治。对于存在患病风险的个体，都可以通过检测确定是否为症状前患者。不过，多数遗传病相对罕见，普遍的症状前诊断是不可行的，除非有家族史。而且，根据无害于对象的原则，对于那些在技术上可以在症状前检查出来的疾病，如果没有治疗的办法，原则上不应该提供诊断服务。症状前筛查或诊断也应该遵循知情选择的原则。晚发性常染色体显性遗传病，例如 Huntington 病、脊髓小脑性共济失调等，症状前诊断对患者没有任何帮助，只能给受检者一个有期死刑，一个残酷的未来。但症状前诊断可以使个体明确自身的状况，确定生育选择，患者可选择对其妊娠施行产前诊断。如若进行这种检测，必须严格遵循本人知情选择的原则。

症状前诊断的诊断方式可分为直接检测和间接检测两种。

1. 直接检测　对于导致遗传疾病的有害基因的发病分子学机制已研究得很清楚，而且如果遗传病症是由于一个或有限的几个已探明的基因突变造成，则可依据分子生物学技术，设计检验方法，对突变位点直接进行检测。

2. 间接检测　在实际情况中，由于致病基因产生的突变多样化，或由于致病基因属于微效多基因，尚未确定和测序，因而无法用直接方法诊断。这种情况下可行的方法是通过对与之有连锁关系的DNA序列的多态性的检测，如**限制性片段长度多态性**（restriction fragment length polymorphism，RFLP）和微卫星DNA（microsatellite DNA）序列检测来达到基因诊断的目的。这些与致病基因相连锁的具有多态性的DNA序列就被称为遗传标记。由于遗传标记和致病基因紧密连锁，在向后代传递遗传物质时，染色体DNA物质发生交换而相互分离的概率极小，而位于致病基因内部的遗传标记则是致病基因的组成部分。因而遗传标记和其连锁的致病基因被认为是共同遗传给下一代的。这样通过检测遗传标记的多态性，即可间接鉴定遗传疾病基因。随着人类基因组测序工作的完成，单核苷酸多态性（single nucleotide polymorphism SNP）也逐渐成为一种很有应用价值的遗传标记。SNP的研究将为揭示人类个体之间的遗传差异发挥重要作用。在运用遗传标记进行诊断时，为了增加基因诊断的信息量和可靠性，往往在待测基因的内部或两端侧翼序列中选择几个遗传标记，这样可使间接诊断更加准确可靠。与遗传疾病连锁的遗传标记的筛选和确定不但是一项繁重的实验室工作，而且也需要耐心细致的统计分析，这样才能保证遗传标记的准确性。

（三）产前诊断

产前诊断（prenatal or antenatal diagnosis）又称**宫内诊断**（intrauterine diagnosis），即在婴儿出生前确定是否患有某种遗传病或先天畸形，以便较早地发现遗传患者或携带者，使医生可以在胚胎早期进行选择性流产并有效地预防遗传病的发生，降低遗传病的发病率。产前诊断是保证母婴健康的重要优生措施。一些研究显示，大约8%的妊娠需要作产前诊断，其中约1/4（总数的2%）在用现代产前诊断后被认为是有问题的。但产前诊断的目的并不仅仅是检测异常胎儿、随后进行人工流产而终止妊娠，还有另外一些目的，如：使一些蒙上遗传病阴影的夫妇能排除异常胎儿的可能而重获希望，或是为了在宫内或在患儿出生后进行治疗。

目前能进行产前诊断的遗传病包括：①染色体病。②一些特定的酶缺陷所致的先天性代谢病。③可利用基因诊断方法诊断的遗传病。④多基因遗传的神经管缺陷（NTD）。⑤有明显形态改变的先天畸形。

进行产前诊断的指征包括：①夫妇一方有染色体异常者。②曾生育过染色体病患儿的孕妇。③夫妇一方为单基因病患者。④曾生育过单基因病患儿的孕妇。⑤有不明原因的习惯性流产史、畸胎史、死产或新生儿死亡史的孕妇。⑥羊水过多的孕妇。⑦夫妇一方曾接触致畸因素者。⑧年龄大于35岁的孕妇。⑨有遗传病家族史的近亲婚配夫妇。

在现有条件下，产前诊断技术大致可分为四类，即直接观察胎儿的表型改变、染色体检查、生化检查及基因诊断。

1. 直接观察胎儿的表型改变

主要通过以下方法：

（1）*超声波检查*　超声图像分析是一种对母体、胎儿都无痛、无损伤地评估胎儿质量及检测形态缺陷的重要方法，其中以B型超声法应用最广，可以较准确地测定出胎儿的胎龄、多次妊娠、胎儿的活力、胎儿的性别以及胎儿畸形。在胎儿畸形方面，现在已能准确诊断无脑儿、脊柱裂、先天性心脏病、多囊肾、内脏外翻等。此外，超声图像分析也被用来进行胎盘定位、选择羊膜穿刺部位及监视绒毛和脐血采集。一般认为超声强度在20 mW/cm^2以下，持续时间不超过30分钟，对孕早期3个月以内的胎儿也是安全的。彩色多普勒超声仪可显示胎儿心脏情况，用于检查胎儿先天性心脏病，还可用于胎儿血流的检查。

（2）*磁共振检查*　妊娠16周后，胎儿四肢长骨、短骨和肋骨已经骨化，可通过磁共振显像。磁共振检查效果显著优于X线检查，并且X线对胎儿有一定危害性，故目前已不用X线对胎儿进行产前诊断。磁共振检查主要用于了解胎儿有无先天性畸形，如无脑儿、脑积水、骨骼畸形、侏儒、多指、短指或缺肢、脊柱裂及胸廓畸形等。

2. 产前诊断的取材时间与采样方法　染色体检查、生化检查和基因诊断都需要通过绒毛取样和羊膜腔穿刺取得样本后再进一步进行（表16－1）。

表16－1　产前诊断胎儿采样的方法和时间（妊娠周的计算，从末次月经的第一天起算）

方法	早期	中期
绒毛活检	<15周（8～11周）	15～20周
羊膜腔穿刺		15～20周
脐血取样	12周可获得（风险高）	>18周
胎儿组织取样		17～20周

（1）*绒毛膜绒毛活检*（chorionic villus sampling）　早期采集绒毛应该是首选的，理由是从绒毛提取的DNA量多质优，分析成功率高，可较早诊断（妊娠首三月）；万一取材或分析不成功，还可待一段时间采集羊水补救。采集绒毛组织一般以妊娠8～11周为宜，这时绒毛细胞比较容易培养。具体操作时一般在B超的指示下进行，用特制的吸引器吸取胚囊周围的绒毛，既可提高取材和体外培养的成功率，又可降低流产率。抽取的绒毛需进行挑选，剔除蜕膜。绒毛可直接或经培养后进行类似羊水细胞取材的各项分析。有出血倾向、盆腔或宫腔感染、稽留流产或先兆流产者不宜施行绒毛采样。

（2）羊膜腔穿刺（amniocentesis）　羊膜腔穿刺是在妊娠的第三个月获取胎儿羊水、羊水细胞，进行宫内诊断。羊膜腔穿刺最合适的时间是妊娠15～17周，此时羊水比较多，一次成功率高（98%以上），羊水中活细胞的比例较大（20%），因此相对安全，同时也有利于细胞培养和染色体分析，提取的DNA质量也好。羊水作为一种比较直接地反映胎儿各项功能的介质，随着种种技术的发展，目前已能为临床提供相当多的信息。应用羊水分析各种酶、蛋白和代谢产物，可诊断代谢性疾病、神经管畸形。应用羊水细胞可进行染色体分析、酶学分析和基因分析，诊断各种疾病。羊膜腔穿刺应在B超监视下进行，以确定胎盘的位置。另外穿刺过程中可出现子宫收缩、腹部疼痛、阴道出血、感染或胎儿损伤等并发症，一般不会引起早产、流产或畸形。血性羊水不宜直接用于DNA分析，通过羊水细胞培养可除去母亲血细胞的污染。对有出血倾向、盆腔或宫腔感染、稽留流产或先兆流产者不宜施行羊膜腔穿刺。

(3) *脐带穿刺术*（cordocentesis） 经母腹抽取胎儿静脉血，可在B超引导下于孕中期、孕晚期（17～32周）进行。这项技术在我国已远较国外普及，成功率高，也较安全。脐血可作染色体或血液学各种检查，亦可用于因羊水细胞培养失败，DNA分析无法诊断而能用胎儿血浆或血细胞进行生化检测的疾病，或在错过绒毛和羊水取样时进行，可代替基因分析。例如，α－地中海贫血可直接测定Hb Barts，血友病可直接测定凝血因子Ⅷ。

(4) *孕妇外周血中胎儿细胞的富集* 一个多世纪前人们就发现孕妇外周血中存在胎儿细胞，并且不同类型的胎儿细胞在母体中存活的时间长短不一，最长可达20多年，只有有核红细胞存活的时间最短，因此不受上次妊娠（包括流产）的干扰。在妊娠6～8周即可从孕妇外周血中分离获得。

应用密度梯度离心、抗体磁珠法富集有核红细胞，进行间期核FISH或基因分析。用抗胎儿血红蛋白抗体显示和显微切割挑取单个有核红细胞，单细胞引物延伸（PEP）扩增单细胞基因组DNA，取PEP产物进行个体识别，以确定细胞为胎儿来源，抛弃母源细胞，然后用明确身份的胎儿细胞进行相关基因分析，进行产前基因诊断。此方法正在完善中。

(5) *孕妇外周血中胎儿游离DNA的分离与检测* 孕妇外周血中含有胎儿来源DNA，通过富集，可以检测父源等位基因，这对于父亲为常染色体显性遗传病者尤其有应用价值，若检测出胎儿获得父源突变等位基因后再进行常规产前诊断，对于获得父源正常等位基因的胎儿，可以避免产前取材的伤害。

（四）着床（种植）前诊断

试管婴儿技术使许多不育夫妇获得亲生骨肉。为了避免种植有遗传缺陷的胚胎，随着生物技术和生殖医学的迅速发展，产前诊断又形成了一个新的分支——**着床（植入）前诊断**（preimplantation diagnosis）。种植前诊断是利用微操作技术和DNA扩增技术对胚泡植入前进行检测。获得植入前胚胎的主要措施是：子宫冲洗和体外授精。种植前诊断的基本技术包括：①卵裂球的微活检：即从2～8个细胞期的胚胎细胞中分离出单个细胞进行检测；在分裂球中采集单个细胞FISH技术诊断染色体数目异常或PCR技术诊断单基因疾病。因为只能分析一个细胞，该技术的准确性较低，漏检事件不可避免，可能产生误诊。②胚胎的冻存：如果微活检技术快速，无需冻存即可送回子宫。③卵裂球的培养：其目的在于得到更多的细胞，有利于诊断。目前已有用酶超微量分析测定HGPRT诊断Leach－Nyhan综合征；用PCR技术作镰形细胞贫血、甲型血友病、性别检定、DMD、β－地中海贫血等单基因的产前诊断，应用第一极体也可以进行种植前诊断母源基因的检测，如果第一极体存在母源突变，则受精卵的母源基因为正常。种植前诊断可以避免以后流产患病胎儿，但它价格昂贵、技术复杂，目前只是为试管婴儿保驾护航，不是单基因病预防的出路。

生物素、地高辛等标记DNA探针，原位杂交后，用荧光生物素和蛋白的抗体进行免疫检测和放大杂交信号，使探针杂交区域发出荧光，这种原位杂交称为荧光原位杂交（FISH）。不同的荧光染料在不同的激光下显示不同的颜色，例如：DAPI、喹吖因、PI使染色体显红色，AMCA、FITC、Bidopy标记探针显示绿色，罗丹明、Texas red标记探针显示红色，双色FISH、多色FISH以及染色体涂染方法的应用，提高了异常染色体的检出率和准确性，通过计算机图像处理，可获得生动的彩色染色体图像。

目前一般认为需要进行核型分析的适应证如下：①有明显的智力发育不全、生长迟缓或伴有其他先天畸形者；②夫妇之一有染色体异常，如平衡结构重排、嵌合体等；身材高大、性情粗暴的男性及恶性血液病患者；③家族中已有染色体或先天畸形的个体；④多发性流产妇女及其丈夫；⑤原发性闭经和女性不育症；⑥无精子症男子和男性不育症；⑦两性内外生殖器畸形者；⑧疑为先天愚型的患儿及其父母；⑨原因不明的智力低下伴有大耳、大睾丸和（或）多动症者；⑩35岁以上的高龄孕妇（产前诊断）。

染色体检查标本的来源，主要取自皮肤、外周血、绒毛、羊水中胎儿脱落细胞和脐血等各种组织。可以断定，随着技术改进和新的染色体病的发现，需要进行染色体检查的适应证将日益增多。

2. 性染色质检查 优点是方法简单，主要用于疑为两性畸形或性染色体数目异常的疾病诊断或产前诊断，有筛查价值。性染色体检查材料来自发根鞘细胞、皮肤或口腔上皮细胞、女性阴道的上皮细胞，也可取自绒毛和羊水的胎儿脱落细胞涂片等。

（四）生化检查

基因突变引起的疾病多为单基因遗传病，遗传方式以常染色体隐性遗传居多，少数为X连锁隐性遗传。其发病机制是由于基因突变，导致某种蛋白质或酶在质或量上发生异常，而影响了正常的代谢活动；因此，酶和蛋白质的定量、定性分析是诊断单基因病或先天代谢病的主要方法。用于生化检测的材料主要有血液、活检组织、尿、粪、阴道分泌物、脱落细胞和培养细胞等。

1. 检测酶缺陷（直接法） 即对酶或某种蛋白质的含量或活性进行测定来诊断遗传代谢病。酶和蛋白质的来源主要是血液，但由于许多酶不存在于血浆及血细胞中，有时必须自活体的肝、肾、皮肤、肌肉等其他组织取样。随着生化技术的不断发展，可以对蛋白质的含量和酶活性直接检测，还能通过电泳技术、氨基酸序列分析技术、免疫技术等对酶或蛋白质的变异型作出鉴定，为遗传性酶病的诊断和亚型分类提供有效手段（表16－2）。

表16－2　一些通过直接法可以确诊的遗传性酶病

病名	缺陷的酶	取材
半乳糖血症	半乳糖－1－磷酸尿苷转移酶	红细胞
糖原贮积症Ⅰ型	葡萄糖－6－磷酸酶	肠黏膜
白化病	酪氨酸酶	毛囊
黑朦性痴呆	氨基己糖酶	白细胞
苯丙酮尿症	苯丙氨酸羟化酶	肝
进行性肌营养不良	肌酸磷酸激酶	血清
组氨酸血症	组氨酸酶	指（趾）甲屑

2. 检测代谢产物（间接法）　由于大部分遗传病的基因产物尚不明确，对这部分遗传病目前还无法通过酶和蛋白质的检测进行诊断，只能通过其中间代谢产物、底物、终产物或旁路代谢产物的检测来了解代谢情况，从而间接地反映酶的变化，以确定疾病的类型。如疑为黏多糖贮积症可测定尿中硫酸皮肤素、硫酸乙酰肝素、硫酸角质素的含量等；苯丙酮尿症患者可检测患者尿中苯丙酮酸、苯乙酸的浓度（表16－3）。

表16－3　用间接法（血清、尿液中的代谢物检测）可确诊的遗传性酶病

病名	血清	尿液
苯丙酮尿症	苯丙氨酸	苯丙酮酸
酪氨酸血症	酪氨酸	酪氨酸、苯丙氨酸衍生物
组氨酸症	组氨酸	组氨酸
胱氨酸	胱氨酸	胱氨酸、其他氨基酸
胱硫醚尿症		胱硫酸
低磷酸血症		磷酸乙醇胺

（五）基因诊断

1978年，简悦威（Y. W. Kan）等利用限制性片段长度多态性（RFLP）成功地对镰形细胞贫血症进行了产前诊断，从而建立了遗传病的基因诊断技术。**基因诊断**（gene diagnosis）就是利用DNA重组技术直接从DNA水平上检测人类遗传病的基因缺陷，它和传统的诊断方法主要差别在于，不是通过表型而是直接从基因型推断表型。到目前为止，确定的遗传病的种类已达8000余种，而有明显染色体异常的只是其中一小部分，能采用生化分析技术进行诊断的遗传病种类更少。但采用基因诊断的方法，可以不必对基因代谢产物或代谢异常机制了解清楚，即可以越过基因产物直接检测基因结构而做出诊断。由于基因诊断直接对基因进行检测，机体各种组织的有核细胞都可以作为分析的材料，且不受个体发育阶段和组织特异性的限制，因而具有针对性强、特异性高、灵敏度高、诊断范围广、诊断材料（目的基因）来源广，无组织和发育特异性等特点。如PKU患者缺乏苯丙氨酸羟化酶，而此酶只在肝脏中合成。如果用生化方法诊断时，或者取患者肝组织测定此酶，或者用患者的血、尿查苯丙氨酸、苯丙酮酸的含量，前者必然造成对患者的损伤，后者则只能进行间接诊断。而采用基因诊断方法，患者所有组织中除红细胞以外的任何细胞都可用来进行苯丙氨酸羟化酶基因的检查，甚至在胎儿出生以前也可采集胎儿的羊水细胞、绒毛细胞、脐带血或从孕妇血中分离出的胎儿细胞进行检查。

1. 基因诊断的原理　核酸分子杂交是基因诊断的最基本的方法之一。它的基本原理是：互补的DNA单链能够在一定条件下结合成双链，即能够进行杂交。这种结合是特异的，即严格按照碱基互补的原则进行，它不仅能在DNA和DNA之间进行，也能在DNA和RNA之间进行。因此，当用一段已知基因的核酸序列作出探针，与变性后的单链基因组DNA接触时，如果两者的碱基完全配对，它们即互补地结合成双链，从而表明被测基因组DNA中含有已知的基因序列。由此可见，进行基因检测有两个必要条件，一是必需的特异的DNA探针；二是必需的基因组DNA。当两者都变性呈单链状态时，就能进行分子杂交。

2. 基因诊断的方法 基因诊断的方法主要包括：分子杂交、DNA 体外扩增（PCR）、DNA 单链构象多态分析法（SSCP）、DNA 芯片（chip）或称 DNA 微阵（microarray）技术等。

（1）分子杂交 DNA 分子杂交实质上是双链 DNA 的变性和具有同源序列的两条单链的复性过程。DNA 是双螺旋分子结构，在一定条件下（强酸、强碱、高温、变性剂等），双螺旋结构可以解旋而成为单链分子，称为 DNA 分子变性；而在适当的条件下，单链的 DNA 分子可以重新组成双螺旋结构，这一过程称为复性。但如果环境中存在着与此 DNA 分子碱基互补的另一 DNA 分子的单链或 RNA 分子，它们也可与此 DNA 单链结合成为一新的分子，此过程则称为 DNA 的分子杂交。如果后一 DNA 单链或 RNA 分子带有标记物，则可在分子杂交后，通过寻找标记物而判断与其互补的那一 DNA 分子是否存在，以及量的多少。

1）分子杂交的常用工具

①探针：所谓**探针**（probe）即用放射性核素或非放射性核素标记的一段特定的核苷酸序列，它可以是基因本身或基因的一部分，能专一地与被检测基因互补结合。一段 DNA 或 RNA 分子被用作探针必须具备以下两个条件：①能与被检基因特异地结合；②带有标记物，能显示是否已与被检测基因结合。曾经有人形象地将探针比喻为一块磁铁，可以从一团乱麻中特异地吸出一根针，也即从总 DNA 中特异地结合出目的基因，可见基因诊断的特异性是很高的。

②限制性核酸内切酶：简称**限制性内切酶**（restriction endonuclease）。内切酶主要来源于原核生物，是一类具有严格识别位点的酶类。它可以特异地识别和切割特异的核苷酸序列，将双链 DNA 切成较小的片段。每种内切酶能识别和切割的通常为 4～6 个核苷酸序列，此序列称为**限制性位点**（restriction sites）或切点。不同的限制性内切酶的限制性位点不同，所以内切酶选择的是否准确，或者说酶解的好坏直接决定了基因诊断的准确与否。双链 DNA 被限制性内切酶切割后会产生两种末端。第一种是粘性末端，两条链的切点为交错切割，不在同一水平，很容易互补连接，故常以此将人的 DNA 与其他种 DNA 连接起来。实际上这就完成了 DNA 的重组过程。第二种为平整切割，两条链的切点在同一水平，称为平齐末端，其互补连接的能力较差。

2）分子杂交最主要的方法：有斑点杂交法、Southern 印迹杂交法、DNA 多态性分析、寡核苷酸探针直接分析法（ASO）等。

①斑点杂交法：将待检标本点样吸附于硝酸纤维膜上，变性处理后与探针直接杂交，或变性后再点样、杂交，然后显色或作放射自显影观察杂交情况。这种方法既可对样本进行定性分析，也可通过液闪计数测定基因的拷贝数以进行定量分析，较适于临床应用。由于操作过程简便，在实际工作中常常用于对样本的初步筛查。待检的样本可以是 DNA、RNA，也可以是细胞或病毒，甚至培养的菌落、菌斑也可直接吸附在膜上，变性后与探针杂交。

②Southern 印迹杂交法：Southern 印迹杂交是重要的分子遗传学技术，也是最经典的基因分析方法，由 Southern 于 1975 年发明的一种转移 DNA 装置，称为 Southern 印迹，以后又将分子杂交和放射自显影包括在内，统称为 Southern 印迹法。Southern 印迹法是从细胞中提取出基因组 DNA 后，首先要用限制性内切酶将其切割成许多长度不等的 DNA 片段。混杂在

一起的这些长度不等的DNA片段要靠凝胶电泳分离。电泳分离后，将已按片段的大小顺序分离的总DNA经过DNA变性处理，覆以硝酸纤维膜尼龙滤膜，此类膜对单链DNA的吸附能力很强，再于其上方压上多层干燥的吸水纸，借助它对深盐溶液的上吸作用，凝胶上的单链DNA将转移到滤膜上。转移是原位的，即DNA片段的位置保持不变。转移结束后，经过80℃烘烤的DNA，将原位地转移并固定到膜上，再与探针进行杂交。杂交后要洗去膜上未结合的探针。最后，检测杂交信号。如果采用放射性核素标记的探针，需在暗盒中曝光，进行放射自显影；若是非放射性标记，则直接在膜上显色。结合了探针的那段DNA片段所处的位置上将出现一条杂交带。

③DNA多态性分析：一个人的两套单倍体DNA是不完全相同的，一般每100～500个碱基对就有一个是不相同的。换言之，如果把两套基因组DNA（各3.2×10^9bp）排列起来，那么平均有1000万处不同，它们多位于内含子序列中。实际上，除单卵双生子外，人群中没有两个个体的基因组DNA是完全相同的，称为多态性。DNA的多态性虽可通过DNA测序检出，但用限制酶消化却是最常用的检测方法，主要有DNA限制性片段长度多态性（RFLP）分析法、重复序列多态性法（VNTR、STR）、单核苷酸多态（SNP）等方法。

RFLP连锁分析法：点突变可能导致酶切点的消失或新的切点出现，从而引起不同个体在用同一限制酶切时，DNA片段长度出现差异，这种由于内切酶切点变化所导致的DNA片段长度的差异称为限制性片段长度多态性（RFLP）。RFLP可用Southem印迹杂交法检出。根据限制性酶酶切待测个体的DNA片段的大小和数量变化，可诊断是否存在基因突变。例如，已知镰形细胞贫血症的突变基因是β^s基因，即β^A基因第6位密码子由GAG变为GTG所致。限制性酶MstⅡ的识别序列是CCTNAGG，能识别并切割正常β^A基因的CCTGAGG序列，但不能识别、切割β^s基因的CCTGTGG（A－T）序列。因此，镰形细胞贫血症由于基因突变（β^s基因）少了一个识别位点，用基因探针对基因组DNA的MstⅡ酶切产物进行Southern杂交，正常人（$\beta^A\beta^A$）有1.15kb片段和0.2 kb片段，患者（$\beta^s\beta^s$）只有1.35kb片段，而杂合子（$\beta^A\beta^s$）有1.15 kb、0.2 kb和1.35 kb 3个片段。

数目变异的串联重复（variable number tandem repeats，VNTR）：当用限制酶切割VNTR区时，只要酶切点不在重复区内，就可能得到各种长度不同的片段，限制性片段大小的差异取决于两个酶切位点之间的串联重复单位数目的不同。VNTR的多态分析通常是在PCR扩增后进行，因此这种诊断方法称为扩增片段长度多态性连锁分析法。VNTR具有高度的变异性，具有很高的多态信息量，同时也是按照孟德尔方式遗传的；因此，是一种非常有应用价值的、很好的遗传标记。

上述经典的单个碱基取代所致的RFLP一般只能检测到一种杂合性的两种形式，即“有”或“无”某个限制酶切位点，而且每个位点在人群中的杂合子频率通常不会超过50%，当被测个体为纯合状态时，利用RFLP就无法得到所需要的多态信息。此外，在整个基因组中，这类RFLP目前发现的数量有限，并分布不匀，诊断受到很大限制。但是，在人类基因组中还存在一类DNA重复序列，分为小卫星DNA和微卫星DNA。小卫星DNA（minisatellite DNA）的每一单位通常是16～28bp，而微卫星DNA（microsatellite DNA）是更短的串联重复（STR），每单位只有1～6bp。如（TA）n、（CGG）n等，通常重复10～60

次并呈高度的多态性，信息量更大，通常用作亲子鉴定。

单核苷酸多态性（single nucleotide polymorphism，SNP）：主要是指基因组核苷酸水平上的变异引起的 DNA 序列多态性。SNP 与 RFLP 和 STR 等 DNA 标记的主要不同是不再以“长度”的差异作为检测手段，而直接以序列的变异作为标记。包括单碱基的转换、颠换，以及单碱基的插入或缺失等；SNP 的位点极其丰富，几乎遍及整个基因组，据估计基因组中大约平均 1000bp 就会出现一个 SNP，这样 SNP 在整个基因组的分布就会达到 300 万个。

SNP 的研究将为揭示人类个体之间的遗传差异发挥重要作用。遗传标记的应用可大大简化检测过程，拓宽症状前诊断的运用范围。

④等位基因特异寡核苷酸探针直接分析法（ASO）：当基因突变部位和性质完全明了时，可以应用同位素或非同位素标记的等位基因特异的寡核苷酸（allele - specific oligonucleotide，ASO）探针进行诊断。探针长度通常为 20 bp 左右。检测点突变时一般需要合成 2 种探针，一种与正常基因序列完全一致，能与之稳定杂交，但不能与突变基因序列杂交；另一种与突变基因序列一致，能与突变基因序列稳定杂交，但不能与正常基因序列杂交。一个待检测的基因样本如能与正常基因探针杂交而不能与突变探针杂交，则待检个体为正常个体；如能与突变探针杂交而不能与正常探针杂交，则为患者；如既能与正常探针杂交，又能与突变探针杂交，则为杂合体。

（2）DNA 体外扩增（PCR）　**聚合酶链反应**（polymerase chain reaction，PCR）体外扩增法：即在体外扩增 DNA，使 DNA 的拷贝数增加。扩增时需要人工合成的两段与待扩增序列两侧互补的寡核苷酸引物、DNA 聚合酶、dATP、dTTP、dCTP、dGTP 等。首先使待扩增的 DNA 在高温（92℃ ~95℃）下变性；然后降低温度（40℃ ~60℃），使引物与 DNA 两侧序列互补退火；最后在适合的温度（65℃ ~72℃）下，使引物在 DNA 聚合酶的作用下不断延伸，合成新的互补链，这样不断地更换温度，使变性、退火、延伸的周期不断地重复，就可以得到大量的 DNA 片段。在 PCR 应用的早期都是用 E. Coli DNA 聚合酶来催化 DNA 链的延伸，由于此酶不耐热，常常在 DNA 高温变性时失活，所以在每一个扩增周期都要重新加入聚合酶，操作十分繁琐。后来改用从嗜热菌中纯化的耐热的 Taq DNA 聚合酶催化扩增反应，使 PCR 的整个过程得到了简化。目前各种型号的 PCR 仪已经问世，借助它们可以轻而易举地大量扩增 DNA。PCR 反应的特异性很强，灵敏度也很高，极微量的 DNA 即可得到大量的扩增片段，因此 PCR 的用途十分广泛。对于由某段基因序列缺失所造成的疾病，可以采集病人的一点组织样本进行 PCR。为了检测 PCR 结果的可靠性，实验过程中需要有阳性和阴性对照。PCR 可结合 ASO，即 PCR - ASO 技术，即先将含有突变点的基因有关片段进行体外扩增，然后再与 ASO 探针作点杂交，这样大大简化了方法、节约了时间，而且只要极少量的基因组 DNA 就可进行。

（3）DNA 单链构象多态分析法（SSCP）　**单链构象多态性**（single strand conformation polymorphism，SSCP）是指单链 DNA 由于碱基序列的不同可引起构象差异。这种差异将造成相同或相近长度的单链 DNA 电泳的迁移率不同，从而用于检测 DNA 中单个碱基的替换、微小的缺失或插入。在进行 SSCP 分析时首先对已知有基因点突变的遗传病设计引物，提取患者基因组 DNA，然后利用 PCR 对待检 DNA 片段进行扩增，再将扩增产物 1μl 在 96% 的甲酰胺（y：y＝1：99）中变性，然后在不含变性剂的中性聚丙烯酰胺凝胶中电泳，点突变所引起的DNA构象的差异表现为电泳带位置的差异。由于在实验过程中采用了PCR技术，所以又称PCR－SSCP，此方法具有快速灵敏的优点。但如欲阐明突变的碱基性质，则需作序列分析。

（4）DNA芯片 DNA芯片，又称**基因芯片**（gene chip），是指将许多（成千上万）特定的寡核苷酸片段或基因片段作为探针，有规律地排列固定于支持物上，称DNA微阵列（microarray）。技术样品DNA/RNA通过PCR扩增、体外转录等技术掺入荧光标记分子，然后按碱基配对原理进行杂交，再通过荧光检测系统等对芯片进行扫描，并配以计算机系统对每一探针上的荧光信号作出比较和检测，从而迅速得出所要的信息。基因芯片技术具有多样品并行处理能力（高通量）、检测系统微型化、分析速度快、所需样品量非常少、污染少等优点。

使用基因芯片分析人类基因组，可在“海量”的基因信息中迅速找出癌症、糖尿病等由遗传基因缺陷引起疾病的致病基因目标，可以使糖尿病的确诊率达到50%以上。生物医学研究人员可以在数秒钟内鉴定出导致癌症的突变基因，能预测药物对病人的功效和是否有毒副作用。利用基因芯片分析多基因遗传基因，特别是针对如糖尿病、精神分裂症、肥胖、心血管病、自身免疫病、关节炎、哮喘、骨质疏松、癌症等多基因遗传复杂病的全基因组扫描是当前国内外分子医学遗传学研究的热点。不久的将来，这些常见病的易感基因都将逐步被揭示，为处于发病风险中的患者家属作预测或作群体筛查，并据此对其作出婚前、产前、症状前诊断和相应的处理。婴儿出生前，可用基因芯片进行有效的产前筛查和诊断，防止患有先天性疾病的婴儿出生。婴儿出生后，即可采用基因芯片技术来分析其基因图谱，不仅可预测出他日后可以长多高，还可预测其患某些疾病的潜在可能性有多大，以便采取预防措施。

第二节 遗传病的治疗

遗传病的治疗是对遗传病患者采取一定的措施以纠正或改善机体的病理性状态的医学措施。遗传病通常被认为是无法治疗的疾病，其实大多数遗传病是可以治疗的，甚至可以治愈。随着医学遗传学、分子生物学的发展，人们能在其症状出现以前采取一定的措施，减轻或矫正其临床症状，提高患者的生活质量。但只有从根本上纠正患者异常的基因，从而使遗传病得到彻底治疗，致病基因不再向后代传递，这才是医学遗传学希望达到的最高目标。

一、常规治疗

从遗传物质缺陷到临床表现的出现，这其间涉及到许多过程，每一过程都可能成为遗传病治疗的着眼点。遗传病常规治疗基本原则是：①临床水平的内、外科治疗以及心理治疗；②在代谢水平上对代谢底物或产物的控制；③蛋白质功能的改善；④针对突变基因的体细胞基因型的修饰与改善；⑤针对突变基因转录的基因表达调控等。

从总体而言，遗传病治疗的效果需要作长期评估。遗传缺陷清楚的遗传病治疗效果会更好，对被检出为杂合子、症状前患者的治疗要慎重，对尚未出现临床表现的杂合子、症状前患者是否应该实施预防性治疗措施不能一概而论。此外，众多的多基因遗传病治疗应重视环境条件。

目前对遗传病的治疗主要有以下几种方法：

（一）手术治疗

手术治疗主要是针对某些先天性畸形或组织器官受到严重损害的遗传病，通过外科手术对病损器官进行切除、修补、整形或更换，减轻病痛，改善患者的症状。

1. 矫正畸形 将遗传病所产生的畸形进行手术矫正，可收到较好效果。例如，先天性心脏病的手术矫正；唇裂和（或）腭裂的修补；多指（趾）症的切除等。

2. 改善症状 例如切除脾治疗某些遗传性溶血；回肠－空肠旁路术可使肠管胆固醇吸收减少，从而降低高脂蛋白血症患者的血胆固醇浓度等等。

3. 替换病损组织器官 例如对胰岛素依赖性糖尿病患者进行胰岛细胞移植；对重型地中海贫血及某些免疫缺陷症患者施行骨髓移植术；对遗传性角膜萎缩症患者施行角膜移植术等等。此外，由于成功的同种异体移植可以持续提供所缺乏的酶或蛋白质，因而越来越受到重视。例如用肝移植治疗 α_1 抗胰蛋白酶缺乏症；用肾移植治疗胱氨酸病；用成纤维细胞移植治疗黏多糖病。由于移植物能提供正常酶源，故这种移植又称为**酶移植**（enzyme transplantation）。

（二）药物治疗

1. 出生前治疗 是指经产前诊断后给孕妇服药，通过胎盘达到治疗胎儿的目的。例如，对确诊为维生素 B_2 依赖型癫痫的胎儿，给孕妇服用维生素 B_2，胎儿出生后可不出现癫痫。

2. 症状前治疗 对于某些遗传病，采用症状前药物治疗也可以预防遗传病的病症发生而达到治疗效果。如发现新生儿甲状腺功能低下，可给予甲状腺素制剂终身服用，以防止其发生智能和体格发育障碍。对于苯丙酮尿症、同型胱氨酸尿症或半乳糖血症等遗传病，如能通过筛查在症状出现前做出诊断，及时给予治疗，可获得最佳效果。

3. 现症病人治疗

（1）*激素替代疗法* 给 Turner 综合征患者补充雌激素，可使患者的性器官及第二性征得到发育，也可改善患者的体格发育；给垂体性侏儒症患者补充生长激素可促进生长发育；给糖尿病患者注射胰岛素可使糖尿病症状得到改善。先天性甲状腺功能低下是一种甲状腺形成或甲状腺激素的合成缺陷性疾病，平均患病率为 1/4000 新生儿。其治疗方法就是给予甲状腺素（thyroxine）以替代机体缺陷的甲状腺功能。现在，许多国家也开始了新生儿先天性甲状腺功能低下的筛查。愈早期治疗，智能低下的预防性治疗效果愈佳。

（2）*补其所缺* 即根据遗传病病因，有针对性地补充患者所缺乏的某些成分即可使症状得到明显的改善，达到治疗目的。分子病及先天性代谢病是蛋白质或酶的缺乏引起，故补充缺乏的蛋白质、酶或它们的终产物，常可收效，但这种补充一般是终生性的。例如，给甲型血友病患者输注抗血友病球蛋白可增强凝血功能，给无丙种球蛋白血症患者补充免疫球蛋白可增强其免疫功能等。乳清酸尿症患者，因体内缺乏尿苷而引起贫血、体格和智能发育障碍，如果给予尿苷治疗，症状即可得到缓解。从理论上说，只要给病人不断地补充蛋白质或酶就可以使遗传病得到治疗，而实际却不然。在给病人补充蛋白质或酶时，经常会遇到很多的问题。如补充的酶半衰期很短，难以维持疗效；引起强烈的免疫反应等。但对某些遗传病，这种方法却是较为有效的，如垂体性侏儒症患者在接受生长激素的治疗后，症状可明显改善，而这一激素又不需要长期的大量补给，因此药物治疗对此病则较为适宜。

（3）去其所余　对于酶促反应障碍导致的体内贮积过多的代谢产物，可用螯合剂、促排泄剂、代谢抑制剂、平衡清除法、换血或血浆过滤等方法减少体内多余的毒物，从而减轻症状、缓解病情。如肝豆状核变性（Wilson 病）是一种铜代谢障碍性疾病，应用青霉胺与铜离子能形成螯合物的原理，给患者服用青霉胺，可除去患者体内细胞中堆积的铜离子。地中海贫血患者因长期输血，易发生含铁血黄素沉积症，使用去铁胺 B 与铁蛋白形成螯合物可去除多余的铁。应用促排泄剂，家族性高胆固醇血症患者，血清胆固醇过多，用消胆胺可以促进胆固醇转化为胆酯从胆道排除。使用代谢抑制剂，应用别嘌呤醇抑制黄嘌呤氧化酶，使体内尿酸的形成减少，而用于治疗原发性痛风和自毁容貌综合征（Lesch Nyhan 综合征）。血浆过滤，如使用去铁胺 B 与铁形成螯合物以清除地中海贫血患者由于长期输血而积存于体内的铁离子；服用安妥明抑制肝脏合成和释放甘油以治疗高甘油三酯血症；将家族性高胆固醇血症患者的血液引入含有肝素的瓶内，使血中低密度脂蛋白与肝素结合，再将无（低）低密度脂蛋白的血液回输到患者体内，以改善临床症状。

（三）饮食控制

饮食控制就是对因酶缺乏而造成的底物或中间产物堆积的患者，制定特殊的食谱或配以药物，以控制底物或中间产物的摄入，降低代谢产物的堆积。饮食疗法治疗遗传病的原则是禁其所忌。目前至少有 20 余种遗传病可通过这种方式实施治疗。

利用这一方法进行治疗的典型病例是经典型的苯丙酮尿症。由于母体的苯丙氨酸羟化酶可在一定程度上代偿患儿刚出生时的酶缺陷，因此，婴幼儿“患儿”在临床上基本正常，而此时的治疗效果也最好，为了使“患儿”在异常表现发生前得到诊断以获得最佳的治疗效果，一些国家、地区依法对出生婴儿进了苯丙酮尿症的群体筛查。研究表明，患儿未来的智能发育完全取决于饮食中苯丙氨酸的含量。一般认为苯丙酮尿症患儿低苯丙氨酸饮食控制到 8 岁左右，但一些研究也指出：终生低苯丙氨酸将有助于成年后行为和学习能力的改善。

二、基因治疗

基因治疗（gene therapy）是指运用 DNA 重组技术设法修复患者细胞内有缺陷的基因，使细胞恢复正常功能而达到治疗遗传病的目的。基因治疗是分子生物学发展到一定水平的必然趋势，是临床医学和分子生物学、分子遗传学相结合的产物，为人类彻底征服遗传病提供了可能。

（一）基因治疗的策略

基因治疗主要有两种策略，以达到治疗遗传病的目的。

1. 直接策略 直接策略是针对致病基因的。①基因替换：即定点导入外源正常基因，代替有缺陷的基因，而对靶细胞的基因组无任何改变，亦即直接疗法。基因修正的方法是理想的基因治疗策略，但由于至今仍存在多种困难，而尚未完全实现。②基因补偿：即指非定点导入外源正常基因，而没有去除或修复有缺陷的基因，属间接疗法。此法难度较小，是目前多采用的策略，并已付诸实践。无论使用以上哪种方法，外源基因的安全导入和高效正确的表达是基因治疗的两大关键。③基因失活（gene inactivation），又称反义基因治疗，是指采用反义技术、反基因技术或基因敲除技术等，阻断基因的表达。如反义技术是将反义RNA、核酶或反义核酸的表达质粒等导入细胞后，与特定 mRNA 结合，并使其灭活（核酶可切割 mRNA 分子），从而在转录和翻译前水平阻断基因的表达。反基因技术是将设计的寡脱氧核苷酸或肽核酸（一种以多肽骨架取代脱氧核糖 - 磷酸骨架的 DNA 类似物）导入靶细胞，使寡脱氧核苷酸或肽核酸与靶基因的 DNA 双螺旋分子形成 3 股螺旋，从 DNA 水平阻断或调节基因转录。以肿瘤细胞中过度表达的癌基因作为靶基因进行此类基因治疗，是肿瘤基因治疗的方向。

2. 间接策略 间接策略不是针对致病基因，而是导入治疗基因，常用于肿瘤的基因治疗。①自杀基因疗法是指将来源于病毒或细菌的基因导入肿瘤细胞，该基因产生的酶可催化无毒性的药物前体转变为细胞毒性物质，从而杀死肿瘤细胞。由于携带该基因的受体细胞本身也被杀死，所以这类基因称为“自杀基因”。②化疗保护性基因治疗，指将编码抗细胞毒性药物蛋白基因导入人体细胞，以提高机体耐受肿瘤化疗药物的能力。如将多药抗性基因导入骨髓造血干细胞，减少骨髓受抑制的程度，以加大化疗剂量，提高化疗效果。③免疫性基因治疗，即导入能使机体产生抗肿瘤或抗病毒免疫力的基因。如导入干扰素、肿瘤坏死因子、白介素 -2 等细胞因子的基因，以增强抗肿瘤效应。

（二）基因治疗的途径

1. 生殖细胞基因治疗（germ cell gene therapy） 它是将正常基因转移到有遗传缺陷的生殖细胞，使其发育成正常个体，这是根治遗传病的理想方法，但是当被转基因插入到生殖细胞（或受精卵）基因组某一基因时，受影响的就不仅仅是这个细胞本身（如果这个生殖细胞参与受精，并形成受精卵发育成胚胎的话），而可能影响整个个体，甚至影响由该个体遗传下去的世世代代。由此，引起关于转基因治疗的伦理学争论。一些宗教信仰者、人权团体常对此提出异议，认为这违反了人类发展的自然规律；一些政治家们以及法律学人士也对这一工作的合法性提出质疑。总之，目前还没有把生殖细胞基因治疗用于人类，而仅限于实验动物。

2. 体细胞基因治疗（somatic cell gene therapy） 此途径是将正常基因转移到体细胞，使之表达基因产物，以达到治疗目的。体细胞基因治疗目前采用将基因转移到基因组上非特定座位，即随机整合。只要该基因能有效地表达出其产物，便可达到治疗的目的。这不是修复基因结构异常，而是补偿异常基因的功能缺陷，这种策略易于获得成功。基因治疗中作为受体细胞的体细胞，多采取离体的体细胞，先在体外接受导入的外源基因，在有效表达后，再输回到体内，也就是间接基因治疗法。有些基因只在一种类型的体细胞中表达，并且某些疾病只需少量基因产物即可改善症状，因此，体细胞基因治疗只需集中到部分相关细胞上。

（三）开展基因治疗必须具备下列条件

1. 遗传病的发病机制及相应基因的结构功能清楚。
2. 纠正疾病的基因已被克隆，而且该基因表达与调控的机制与条件清楚。
3. 导入基因具有适宜的受体细胞，并能在体外有效表达。
4. 具有安全有效的转运载体和方法。目前已有一些遗传病具备了以上条件，并进行了有效的基因治疗。

（四）基因治疗的方法

1. 目的基因的制备　目的基因的制备就是基因被分离和克隆的过程。在当代分子生物学技术条件下，只要有基因探针和准确的基因定位，任何基因都可被克隆，或人工合成、PCR 扩增成为目的基因。但必须注意：①目的基因应在靶细胞中具有适当的表达效率。②被转基因的表达必须受到严格的调控，过少的基因表达不能达到治疗目的，而过多的表达又会引起不良反应，因此，这就需要严格的体外试验和动物试验。③大片段基因的转染以及不分裂细胞的转染都需要特别的考虑，如果插入到癌基因或肿瘤抑制基因位点则可能导致肿瘤的形成。

2. 基因的转移　基因转移如何将外源基因高效地导入特异的靶细胞并稳定表达，这是基因治疗的关键环节。基因转移的方法可分为两大类：①病毒法，主要通过携带有外源基因的病毒载体感染靶细胞来实现基因的转移。其中较常用的是逆转录病毒和腺病毒。②非病毒法，即通过物理、化学的方法或受体介导的内吞作用等将外源基因导入细胞内。物理方法包括显微注射、电穿孔、微粒轰击（基因枪技术）及 DNA 直接注射等；化学方法包括磷酸钙沉淀法、DEAE - 葡聚糖法、脂质体融合法等。

3. 靶细胞的选择　靶细胞是指接受转移基因的体细胞。选择靶细胞的原则是：①必须能耐受处理，并易于由体内分离和输回。②具有增殖优势，易体外培养，生命周期长，能存活几月至几年，最后可延续至病人的整个生命期。③易于受外源遗传物质的转化。④有利于目的基因持续表达。因此干细胞、前体细胞都是理想的靶细胞，目前使用得较多的是骨髓干细胞、皮肤纤维母细胞、肝细胞、血管内皮细胞和肌细胞、肿瘤细胞等，但骨髓细胞是唯一满足以上标准的靶细胞。

4. 基因治疗的应用　1990 年 9 月 14 日，Blease 等首次对 ADA 缺乏的 SCID 患者进行基因治疗获得成功。基因治疗开展的时间不长，治愈的病例也很少，但作为一种高新技术，基因治疗的研究得以迅猛发展，自 1991 年美国批准了第一个对人类施行体细胞基因治疗的方案以来，已有上百名遗传病患者作为志愿者接受了基因治疗试验，涉及的病种包括 ADA 缺乏症、血友病、囊性纤维化（cystic fibrosis，cF）和家族性高胆固醇血症等。研究范围从单基因遗传病扩展到多基因遗传病，从传统的遗传性疾病扩展到肿瘤、心血管疾病、感染性疾病以及神经系统疾病等。据 2002 年的资料，全世界已有 600 多个基因治疗临床试验方案，受试患者近 4000 例。

（1）单基因遗传病基因治疗　单基因遗传病的发病机制较为明确，因此基因治疗率先取得了一些突破性进展，为其他疾病的基因治疗奠定了基础。至今已有 30 多种遗传病被列为基因治疗的主要对象，其中 ADA 基因缺陷的 SCID、囊性纤维化跨膜传导因子基因缺乏所致的囊性纤维化、低密度脂蛋白受体基因缺陷所致的家族性高胆固醇血症、凝血因子Ⅸ缺陷引起的乙型血友病、葡萄糖脑苷酯酶基因缺乏引起的 Gaucher 病等疾病的基因治疗研究已获准进入临床试验阶段，并已取得了不同程度的疗效。其中乙型血友病的基因治疗是我国人体基因治疗第 1 个成功的例子。

（2）多基因遗传病（如心血管疾病）的基因治疗　通过将尿激酶原基因、组织型纤溶酶原激活剂基因导入内皮细胞，再经导管定位导入血管，以达到防止血栓形成的作用；采用反义寡核苷酸封闭 c－myc、c－myb、Ⅳ－Ⅻ及胰岛素样生长因子受体基因以抑制平滑肌细胞的增殖；采用心房钠尿肽基因治疗高血压等，这些都为心血管疾病的治疗开辟了新的途径。

（3）体细胞遗传病（肿瘤基因治疗）的基因治疗　目前采用的治疗基因非常广泛，既有体内缺陷的基因，但更多的是体内原本不表达、低表达甚至根本不存在的基因，如 MDR 基因。外源基因导入的受体细胞可以是肿瘤细胞，也可以是免疫细胞。还可通过导入特定反义核酸抑制原癌基因的过度表达，或导入肿瘤抑制基因 p53 基因、RB 基因及肿瘤转移抑制基因 rim23 等抑制肿瘤的发生、发展和转移。目前，肿瘤的基因治疗在体外已取得显著效果。

（4）获得性遗传病（感染性疾病）的基因治疗　如病毒性肝炎、HIV 感染引起的艾滋病，在神经系统疾病的治疗研究中也取得了初步成效。

尽管基因治疗研究发展很快，但仍有许多技术性和社会性问题需要解决。除 ADA 缺乏症和血友病疗效较好外，其他都还处在实验阶段。随着重组 DNA 技术的发展和人类基因组计划（HGP）的实现，未来的基因治疗，将进入一个新的水平。正如美国宾夕法尼亚大学医学中心 Wiliam Kelly 博士所预言：21 世纪的人类基因治疗，就像 20 世纪免疫预防和抗生素的应用一样，将给人类的健康事业带来极其深远的影响。

第三节　遗传病的预防

对遗传病来说，“预防为主”这一我国卫生工作的基本方针显得尤其重要。因为，遗传病发病早，而且困扰终生，大多数难于治疗或目前尚无有效疗法；即使能治疗，由于费用昂贵，也难于普遍实行。因此，医学遗传学与临床医学相结合，产生了一个新的学科——遗传医学。遗传医学的主要任务是预防和控制遗传病在一些家庭内的发生和在群体中的流行。

一、遗传病的筛选

1. 遗传病的普查　遗传病的普查是指对一定人群进行某病发病率的调查。是预防严重遗传病患儿出生和降低群体中发病率的有效手段。

普查可以在全国进行，也可以在某一地区或几个地区局部进行，目的是弄清一个群体中遗传病的种类、发病率、分布特点、遗传方式及基因频率、携带者频率等。普查应包括该地区人口的1‰～1%，至少包括10万人，受查率要求在95%以上。一般可先作试点调查，试点调查的人数不少于5000人。通过普查，从而了解遗传病的流行规律和危害程度，并筛选出高危家庭，做出婚姻和生育指导，为遗传病的预防和监测提供科学依据，做好症状前、出生前、新生儿预防。

对发病率高、危害性大的遗传病进行群体普查（population screening）是症状出现前预防的重要手段。普查可以是全民性的，也可以是选择性的。前者适用于基因频率高的疾病，如红细胞G－6－PD缺乏症、地中海贫血、家族性甲状腺功能低下等。例如广东省蚕豆病研究协作组曾在兴宁县2个公社（乡）普查38000余人，查出G－6－PD缺乏者2000余人，于是把蚕豆病预防对象集中在这小部分人，收到了良好的效果。

普查应由专业性队伍完成，其中包括临床各专科的医师和医学遗传学专业人员。第一阶段首先对基层医务人员举办普查前培训班，为他们补充必要的遗传病基本知识，统一某些遗传病识别方法、诊断标准和记录方法。第二阶段由专业普查队对基层普查人员的工作进行抽查，对其所识别出的遗传病种，经过身体检查、临床检验和必要的实验室检查，予以确诊并区分出疾病分型。第三阶段由专家组对专业组不能确诊或不能解决的问题作出判断并负责对登记内容的审核。在普查的基础上，应对所发生的危害严重（即致死、致残）的遗传病进行登记。登记的内容应力求切实、全面，以便为有效地控制这些遗传病在该地区的流行和为进一步的研究提供信息。

2. 出生前筛查（产前诊断）　对有高风险的妊娠进行筛查，检出异常胚胎，并进行诊断，采取选择性流产，预防遗传病患儿出生。筛查的对象包括：①有明显形态改变的先天畸形；②染色体病；③特定酶缺陷所致的遗传性代谢病；④多基因遗传的神经管缺陷；⑤可进行DNA分析的遗传病。

70年代末80年代初，产前诊断技术问世，应用于产前诊断的方法包括羊膜穿刺、绒毛取样、孕妇外周血无创性诊断、B型超声扫描、X线检查、胎儿镜检查等。

例如：孕妇血清标记物分析提高了胎儿Down综合征的产前筛查检出率。

Down综合征（DS）是一种常见的染色体疾病。在新生儿中，其发生率约占1/600～1/800。据统计，其平均寿命为16.2岁，50%的患儿在5岁内夭亡，即使存活，患者主要智能低下，智商一般在25～30之间，重度者生活不能自理；中、轻度者智力也远远落后于同龄人，生活与工作都甚为困难，这给患者造成终身的痛苦，给家庭和社会带来沉重的负担。

通过羊膜腔穿刺术、绒毛取材术、脐带取血术等制备胎儿染色体，诊断胎儿是否患Down综合征，若为患儿即终止妊娠，防止其出生。该技术在Down综合征研究中已取得重大进展，并已在世界上广泛应用。然而，Down综合征的产前诊断还存在一些问题。如：孕妇面广量大，不可能人人都作羊膜腔穿刺术。故以往行产前诊断的适应对象为曾生育过患儿，曾有病毒、射线及化学致畸物接触史的孕妇，特别是35岁以上高龄孕妇。

近年来，国外学者经过广泛深入的研究，提出用孕母血清标记物筛查Down综合征。该方法取材简便、安全可靠，弥补了产前诊断的不足，提高了患儿的检出率，而且相对减少了羊膜腔穿刺的例数，使产前诊断更加完善。

甲胎蛋白（AFP）是胚胎早期的主要蛋白质。由胎儿肝脏及卵黄囊合成，胎儿血中的AFP经羊水通过胎盘屏障渗入母血。一般妊娠16周时孕妇血中才可测出AFP，呈上升趋势，32周时达高峰，以后逐渐下降（正常非妊娠者血清中亦有AFP，但含量甚微）。1984年Merkatz等人注意到孕妇血清AFP水平低于平均水平与Down综合征风险度增高有关，妊娠中期Down综合征孕妇血清AFP浓度比正常低约25%。

绒毛促性腺激素（HCG）由胎盘产生，孕妇血清中的HCG即来自胎盘组织。其浓度在妊娠10~20周时明显下降，1987年Bargot等人报道，孕妇血清HCG水平高于平均水平与胎儿Down综合征有关。

临床用来进行Down综合征产前诊断的孕妇血清标记有甲胎蛋白（AFP）、绒毛促性腺激素（HCG）和雌三醇（E_3），它们在胎儿时期的母体血清中都有不同程度的含量改变。目前从缩短筛查时间、降低成本考虑，更倾向于AFP、HCG两相的变量正态分布分析法，并以年龄相关风险度为风险系数，就获得该受检者的特异风险度（specific risk）。Hadow等人以1∶190为风险度截断值（dsk cutoff）；Burton等人以1∶270为风险度截断值；风险度超过截断值则判为筛查阳性，反之为阴性。

总体说来，孕妇血清标记物的检测提高了Down综合征的检出率，相对地减少了羊膜穿刺术的比例，具有取材简便、安全可靠等优点。

3. 新生儿筛查 新生儿筛查（neonatal screening）是指对全体新生儿在出生1周左右时间内，采用一定的方法检查其是否患有某种遗传性代谢病的群体普查方法。它主要针对一些发病率高、病情严重、致残致愚率高，且又有较好治疗方法的疾病，如苯丙酮尿症、先天性甲状腺功能低下、半乳糖血症等常染色体隐性遗传病。由于患儿的父母都是隐性致病基因的携带者，在未生出患儿之前不易被察觉。他们一旦生出患儿，如不及时发现并进行治疗，将会造成患儿严重智力低下或终身残疾。因此，进行新生儿筛查，可在症状出现前及时诊断出患儿，并进行出生后预防和及时有效地采取治疗措施，防止该病症状的出现。目前我国主要是对苯丙酮尿症（PKU）、先天性甲状腺功能低下（congenital hypothyroidism）患儿的筛查。一般采取脐血或足跟血用滤纸吸全血，晾干形成血斑。例如：①苯丙酮尿症的筛查：苯丙酮尿症是由于苯丙氨酸羟化酶缺乏所引起的一种先天性代谢病，临床表现严重，并伴有智力发育异常，但如能在新生儿期发现，则可以通过饮食控制等措施防止或减缓症状的出现和发展。目前，国际上常用的筛查方法是Guthrie细菌抑制法。方法是将干血片置于含有与苯丙氨酸结构相似的细菌抑制剂β-2-噻嗯丙氨酸的培养板上，在37℃温箱中培养24小时，观察干血片周围的细菌生长环。正常标本，枯草杆菌受到培养板中抑制剂的作用不能生长或出现较小的生长环。如果血液标本中的苯丙氨酸浓度增高，则细菌的生长不受抑制，培养板上可出现较大的细菌生长环。筛查出的阳性患者均应采静脉血作苯丙氨酸及酪氨酸测定。明确诊断者，应立即进行饮食治疗，减少苯丙氨酸的摄入。②先天性甲状腺功能低下的筛查：先天性甲状腺功能低下多数是由于甲状腺发育异常所致。该病的发病率高，早期诊断方法简单，治疗疗效明显。采用血斑滤纸的提取液，以ELASA法测定TSH和T_4含量。先天性甲状腺功能低下的患儿 TSH 水平升高而 T_4 水平降低。一旦明确诊断，应尽快补充 T_4，以抑制 TSH 的增高。

4. 携带者筛查　**携带者**（carrier）是指表型正常，但带有致病基因并把致病基因传给后代的个体出现患者。一般包括：隐性遗传病杂合子、显性遗传病的未显者、表型尚正常的迟发外显者、染色体平衡易位携带者。在人群中许多隐性遗传病的发病率不高，但杂合子的比例却相当高。

携带者的检出方法包括临床水平、细胞水平、酶和蛋白质水平、基因水平四大类，必要时还应结合系谱分析方法。基因分析检测杂合子的技术方法不断改善和应用，提高了杂合子筛查的准确性和筛查的范围。

5. 对易感性标记的筛查　前面介绍的筛查计划只针对某些遗传病。将来是否可筛查每个新生儿的多种多态性，以便为每个人的疾病风险作出预测，或采取适宜预防措施，如避免某些食物、吸烟、饮酒或职业性暴露。这将可能降低某些疾病的风险，某些人将有很好的机会相当健康地活到老年，其他的人则需终身预防某些普遍存在的环境影响，还有些人即使在最好的条件下可能有相对有限的预期寿命。

二、遗传咨询

（一）遗传咨询的概念

遗传咨询（genetic counseling）：是通过咨询医生（counselor）与咨询者（counselee）共同商讨咨询者提出的各种遗传学问题和在医生指导帮助下合理解决这些问题的全过程。在这一过程中，需要解答遗传患者或其亲属提出的有关遗传病病因、遗传方式、诊断、预防、治疗、预后等问题，估计亲属或再生育时该病的再发风险（率）（recurrent risk）或患病风险，提出可以选择的各种处理方案，供咨询者作决策的参考。

遗传咨询是一项复杂的工作，从事遗传咨询的工作人员除应具备临床医学的知识外，还必须具备医学遗传学的基本知识，了解遗传病与其他疾病的鉴别诊断，掌握系谱分析的原理和方法，熟悉遗传病再发风险估计等。随着遗传学及优生学知识的普及，已有越来越多的青年男女和其他社会人员主动要求咨询，涉及的内容也不仅仅局限于医学、遗传学问题，而常常包括了社会学、法律学、心理学等众多其他学科的内容，因此要求从事这项工作的医务工作者不仅要有高度的责任感和同情心，还要有丰富的知识。

（二）遗传咨询的种类和目的

1. 遗传咨询分类　可分为一般遗传咨询、婚前咨询和生育咨询。

（1）一般遗传咨询　针对遗传学中的一般问题进行咨询，如：①亲子鉴定；②两性畸形者如何转变性别，能否结婚、生育；③本人或亲属所患疾病是否遗传病，能否治疗；④已生过遗传病患儿者想要第二胎，对政府有关部门法律不清楚，是否允许再生等。

（2）婚前咨询　婚前咨询问题一般包括：①男女双方或一方，或亲属中有遗传病患者，担心婚后是否会出生同样遗传病患儿；②双方中一方患有某种病，但不知是否是遗传病，可否结婚，能否传给后代，机会如何；③双方有一定的亲属关系，能否结婚，对后代有无影响，要求指导。

（3）生育咨询　通常咨询的问题是：①孕期偶然接触致畸剂、放射线或服过某种药，是否对胎儿有害；②婚后不孕的原因，有否遗传因素；③生育过某种病的患儿，能否再出现同样情况；④女方为习惯性流产，是否能再生育等。

2. 遗传咨询的程序

（1）通过病史、家族史绘制家系谱图，并根据现有症状、体征、实验室检查（包括染色体检查、生化检查、皮纹检查等）以及辅助性仪器检查确定是否为遗传病。

（2）根据该遗传病的发病规律等确定其遗传方式，并由此推算出预期的风险率。

（3）向患者及其家属提出建议，如终生不能生育、终止妊娠或需要进行产前诊断后再作决定等。对高危对象要进行监护和随访。

3. 遗传咨询注意事项

（1）耐心　由于进行咨询的患者及其家属往往缺乏遗传学知识，对被咨询者的讲解很难立刻听懂、理解并接受，所以要求咨询医生要尽量用通俗易懂的语言与咨询者交谈；要反复耐心讲解，必要时，要进行多次商谈。

（2）同情心　遗传病引起的先天畸形往往终生难以治愈，且有可能影响后代，因而对家庭造成的伤害也是非常严重的。咨询医生一定要对病人有同情心，以真诚的态度帮助他们，避免用一些不恰当的语言刺激咨询者。

（3）伦理道德　临床常规性遗传咨询、基因诊断、遗传筛查常常涉及伦理道德问题，世界卫生组织已于 1998 年发布了《医学遗传学与遗传服务中伦理问题的建议国际准则》（Proposed International Guidelines on Ethical Issues in Medical Genetics and Genetic Services）。其基本原理涉及为病人提供非指令性遗传咨询；尊重病人自主和知情同意；遗传信息的隐私保密问题。随着个体化基因组医学的到来，病人的遗传信息将从个别基因或其连锁标志的检测扩大到全基因组的表达，这就是一个人的生物学身份证。生物学身份证是每个公民的极端隐私。在走向 21 世纪基因组医学的时刻，有关基因诊断和基因筛查的伦理之辩必将升级。

（4）科学分析　所谓某种遗传病再发风险，仅仅是个概率，在咨询遗传病再发风险时，医生要说明情况，只强调发病的可能性，由咨询者自己作决定。还有许多遗传病是咨询医生前所未见的，要明确诊断非常困难，有时甚至是不可能的，特别在缺乏先证者（已夭折）的情况下更是如此。所以要求咨询医生一定要有实事求是的科学态度，向咨询者讲清，求得咨询者的理解和合作。

三、遗传登记和随访

（一）登记

遗传医学中心为了控制该地区遗传病的发生，在遗传咨询的基础上，必须进行遗传登记（genetic register）。遗传登记可在以下几方面发挥作用：①保存了先证者及其家系成员的资料，适当时机调出资料以供应用；②与家系成员保持长期联系，一旦有新的治疗方法，可再与咨询者联系，以充分利用新成就控制遗传病；③保存随访资料，以利于检查遗传服务的效率。

遗传登记的内容应包括本地区危害严重的遗传病：

1. 严重的AD（常显）病，而且已生过孩子的患者，这包括成年型多囊肾（APKD）、家族性高胆固醇血症、腓骨肌萎缩症、家族性结肠息肉症、遗传性乳腺癌等。这类患者的信息储存对子女或亲属有重要意义。

2. 严重的AR病，这包括苯丙酮尿症、黏多糖I型（Hurler综合征）、视网膜色素变性等。这类患者的信息储存对控制该病有重要意义。

3. 严重的XR（性隐）患者，这包括肌营养不良症（DMD）、血友病（甲、乙型）、脆性X综合征等。这类患者的信息储存对其母系亲属有重要意义。

4. 多基因病患者，这包括神经管缺陷、先天性心脏病等。这类疾病患者的家系资料和有关环境因素的信息储存对该病的预防有重要意义。

5. 染色体平衡易位携带者，这包括罗伯逊易位和相互易位携带者，他们的有关信息储存对控制染色体综合征的发生有重要意义。

遗传登记要电子计算机化，内容应包括姓名、性别、年龄、民族、家庭住址、所患疾病复发风险、诊断依据、系谱、遗传咨询概要、治疗效果、产前诊断结果等。对患者家庭成员中有风险个体的有关信息也要进行登记。

（二）随访

往往初次遗传咨询会谈不可能解决某种遗传病防治方面的全部问题，即使经二次咨询也未必能解决问题，所以需要进行随访。某些咨询者对咨询中的某些问题不理解，在对防治对策的选择产生意见分歧，无法做出决定或做出错误决定，咨询医师在随访时加以指导、解释、纠正错误，以便有效地预防遗传病在家系中发生。利用随访的机会，扩大对家族成员的调查，补充遗漏。

四、遗传保健

遗传保健（genetic health care）的含义是：以遗传学、医学、生物工程技术为依托，改进人群遗传素质，促进人类社会的健康发展。作为医学遗传学的一个组成部分，遗传保健为遗传病患者提供最好的现代医学处理，为遗传病家系成员和人群中的遗传病高风险者提供遗传咨询，通过婚前咨询、群体筛查、出生前诊断、症状前诊断等各个环节的措施，尽可能保证遗传病家系成员的健康。

我国是一个人口大国，控制人口数量、提高人口质量（遗传素质）是我国的一项基本国策，随着科学的发展、人类社会的进步，人们对延长寿命和健康（遗传素质）越来越重视，人人都想有一个健康、美丽的身体和聪明的头脑，让自己的后代更聪明、更漂亮，乃至提高一个民族、整个人类的遗传素质。遗传保健通过防止环境污染（废水、废气、废渣、放射等），纠正不良的生活习惯（吸烟、酗酒、饮食不当等）来推动人类社会提高人口质量，实现上述目标。

第十七章 中医遗传学

第一节 概 述

传统中医学理论体系之中蕴含着较为丰富的传统遗传学思想，但尚未形成系统化的学科知识体系。20 世纪末期，一些学者运用现代遗传学理论与分子生物学实验技术，完成“肾为先天之本”遗传行为的基因表达研究等一系列实验，尝试将经典的中医遗传学思想与现代的分子遗传学等学科结合研究，而逐渐形成一门新兴学科——**中医遗传学**（TCM，Genetics）。

一、中医遗传学的涵义

中医遗传学涵义可分广、中、狭义三个方面。

（一）广义的中医遗传学

运用中医学和遗传学两方面的专业知识，认识和解释先天遗传因素对寿命、健康和疾病的影响，并运用于具有中医药特色的遗传疾病预防及治疗研究的科学。中医遗传学对遗传科学而论是一门独具特色的学科，对中医学而言则是一门具有现代科学底蕴的创新性学科。

（二）中间涵义的中医遗传学

中医学与遗传学之间的交叉学科，研究人类遗传有关疾病的遗传物质规律，及其遗传性失常诸病症的预防及治疗的一门学科。换句话说，中医遗传学是从中医出发，研究基因的学问。

（三）狭义的中医遗传学

偏重于遗传基因与功能，以及中医药的调控机制等方面的研究内容。中医遗传学将是基于分子遗传学、人类基因组学等研究成就，融合于现代人类遗传学的、独具中国文化特色的一门遗传学分支学科。

目前中医遗传学处于起步阶段，宜取广义涵义。以描述和推衍性的研究为起点，利于传统中医遗传学思想的发掘与光大，利于与现代遗传学的横向渗透。待其发展到一定程度后，再取中间和狭义的涵义，深入“肾”遗传的实质性研究，融合到未来的遗传科学丛林之中，并在发展过程中保持中医药的特色。

二、“时代断层”与“遗传隔离”

中医遗传学属于医学遗传学的范畴。但是，今天的医学遗传学实际上被狭义化了，仅指发源于西方的现代医学遗传学部分。它没有包括中医学的传统遗传学思想和实践方法，如《内经》的脏象学说、肾气学说，孙思邈先天用药的优生观，陈自民的“尸传”遗传论，李中梓“肾为先天之本”理论，以及现代β－地中海贫血症、ABO溶血病的中药治疗等内容；而这些都是我们今天中医遗传学要深入研究、弘扬光大的。总之，中医遗传学主要依附中医理论体系，发挥其独特的认识，依靠2000年来临床实践的独特疗效和预防方法；这是我们形成“中医遗传学”新兴学科的深厚基础。

但是，我们应看到中医传统的遗传学思想与当今遗传学说之间已明显出现“时代断层”状态，或者说已造成“遗传隔离”；两种学术思想不能沟通，不能互相交换“基因”。中医遗传学的建立必须弥补“时代断层”，拆除“遗传隔离”。用现代遗传学的理论和方法研究传统的遗传学思想，整理中医遗传学思想，并利于系统深化先天调理用药（自然药物）的系统。尤其要充分利用处于当代生命科学前沿的分子遗传学、人类基因组学等的方法与实验手段（如基因芯片、染色体扫描、文库技术等），贴合中医合理内核而设计实验和临床观察，才能将传统的中医遗传学思想升华为当今意义上的“中医遗传学”新兴学科。中医遗传学研究可弥补中医学一大空白，发挥中医学优势，促进中医学与当今自然科学的沟通，在适应未来科学和发展等方面都有突出的时代意义。

三、中医遗传学的研究领域

中医遗传学研究领域与方法包括实验研究、临床观察、文献整理和理论研究等方面。

（一）实验研究

实验研究是现代科学最基本、最有效的方法。然而中医历来不太重视实验研究，对现代分析技术、分子遗传学、生物信息学等现代高新技术和现代科学实验方法多没有采用，或引入不足，造成遗传学在现代中医理论研究方面的空缺。今天中医遗传学应当补上遗传实验研究这一课，应该建立自己的特色与经典实验。也就是说，中医学应该建立既体现中医传统理论，又符合于现代科学方法规范的实验技术。目前，在国家自然科学基金连续多年的资助下，较规范的中医遗传学实验室已经开始建立。

（二）临床观察与调查

先天和遗传疾病的临床观察与调查是中医学，尤其是中医遗传学的最基本的方法，先天胎疾、先天虚证、先天实证、先天畸形等方面，古人虽有一定的观察和研究资料留下来，但是其目的性不强、系统性较差、诊断手段落后。中医遗传学的建立就应改变这种状况，使临床观察提高到科学、准确、可重复的水平，进行系统、稳定、可靠的临床观察。

（三）理论研究和文献整理

在文献研究方面，中医学有得天独厚的条件，在浩如烟海的古籍、医书中，有较为丰富的遗传学思想史料，应分门别类的整理。例如现存8264种志书中杂录、怪异、产异、杂志、志余、灾祥、灾变、妖怪、神异、妖异等节目中，记有多胎、畸胎、异胎、异产等内容可能多达25000条。对传统古籍文献的整理和认识，要同时采用中医理论、遗传科学思想，双管齐下地深入研究，诸如肾本、禀赋、作强、肾气、化生、元神、天癸、命门、胎教、神明、胎病、藏精等。在研究中既要继承传统中医文化，发挥东方整体思维之长；更要参照遗传学和现代医学的认识，借用分子遗传学、生物信息学、系统生物学的前沿认识和先进方法去整理、研究、发展和提高。

四、中医遗传学的特点

中医遗传学的特色，主要体现在如下几个方面。

（一）先天用药的药理遗传学思想的特色研究

中药在先天用药方面，即在胎教胎养、先天补益等方面有着极其丰富的实践基础和临床经验；有上万种中草药、数十万个方剂。如新生儿ABO溶血症的防治，中药就有独特疗效。目前，其疗效的研究虽然有了开端，但机制认识很肤浅，有待进一步提高。

（二）观察自然整体遗传的特色研究

中医学立足于个体整体的研究。在已发现6000多种遗传病的上世纪末，在弄清构成人体基因组的30亿个核苷酸的排列顺序的本世纪初，我们切切不可妄自菲薄，将自己的法宝抛掉。正确的方法是正视现代分析技术，并应用于中医遗传学研究。例如，基因芯片可以同时将成千上万的基因展示出来，这正好符合中医微观的整体观，目前运用该技术已经筛选出一批肾虚候选基因。

（三）从整体高度去把握局部的系统研究方法

用中医整体系统方法去研究纷繁复杂的基因调控等微观研究成果，局部的研究要以整体的思想观念作为指导，要知道整体大于局部之和，要注意整体涌现性（whole emergence）。例如，可以五脏功能为纲，引进现代基因研究成果及技术，寻找其规律。中医遗传学要坚持长期以来重视性状遗传观察、把握宏观症状表征等长处，以证候异同辨析的方法来研究遗传性，可弘扬中医药传统遗传学的丰富内涵和广阔外延，努力扬长补短，展示自身的特色，求得在今天科学之林中发展。

五、中医遗传学的发展

虽然早在《内经》中就有丰富的中医遗传学思想内容，但是一直未能深入地发展。既往中医没有“遗传学”的专门知识，这是中医基础研究的一个空白，中医事业发展中的一个缺陷，中医科学滞后性的一个突出表现。在本世纪90年代中医学的发展研究中，人们自觉或不自觉地涉及到这个问题，偶尔出现对《内经》、《易经》胎病、肾本等蕴含的遗传学思想探讨性的论文。

重要的是，国家自然科学基金也在该时期批准了一些与中医遗传学有关的项目。如吴志奎的“地中海贫血病的中医药研究”，吴轰的“转基因鼠扶正祛邪的研究”，王米渠的“肾本的行为遗传研究”等。这些前沿性的实验研究，促进了我们对“中医遗传学”的理论思考，产生了《中医遗传学》、《中医遗传学概论》等专著，中国中西医结合学会也批准了中西医结合遗传学组的成立。尤其是1998年9月成都召开的“国际第二届中医心理学与首届中医遗传学研讨会”，以及编写《国际中医遗传学与中医心理学论丛》，旨在“促进中医遗传学分娩”，宣告这门新兴学科的诞生，并取得了与会者共识。近年来参与中医遗传学研究的人员大增，申请此类国家自然科学基金研究立项非常踊跃，许多人认识到目前是中医遗传学发展的黄金时代，一定要把握和珍惜这个有利时机。

中医遗传学诞生于当今生命科学发展的浪峰上。20世纪后期分子（遗传）生物学已上升为生命科学带头学科，国际合作的人类基因组计划提前完成，分子生物学新技术层出不穷地涌现。诸如PCR扩增技术、印迹杂交法、蛋白质电泳技术、体细胞遗传操作、分子探针技术、单克隆技术、基因文库构建策略、转基因技术及其运用、生物芯片技术等，日新月异。这些精湛而先进的研究手段为中医遗传学的发生、发展提供了前所未有的利器。21世纪作为生命科学的世纪，对中医遗传学的未来与发展，一方面是压力和挑战，另一方面也面临着一个极好的发展机遇。

第二节　中医遗传学理论基础

传统中医理论蕴含着极为丰富的中医遗传学理论思想，包含对遗传现象长期观察、推理和认知概括。我们将传统中医遗传学思想归纳为：肾本先天论、阴阳整体论、易理术数论、脏象行为论、先天禀赋论等五个基本观点。

一、肾本先天论

传统中医遗传学思想较为集中地体现在“肾为先天之本”（简称肾本）的理论中。早在《内经》中就有“肾藏精”之说，意味着“肾”有产生和藏储遗传物质的基本涵义，肾中精气的气化决定了精气基因的活动，影响着个体生长壮老死的全过程。《难经》更以命门强调肾在生命中的重要性，认为肾为先天性命根本，后天寿命基础，以及下一代生命之所出。明代李中梓在《医宗必读》中有“肾为先天之本”的命题讨论，具有深刻的内涵和广泛的外延。概括其基本涵义有四：“天一之源”（虞抟等），遗传物质的本源；“先天之生”（《内经》、吴谦），即肾主生殖的过程；“先天之用”（《保生秘要》），弗学而能的本能行为；“先天生身”（吴谦），肾气主宰个体一生的生长发育。

“肾为先天之本行为遗传的基因表达研究”这一自然科学基金项目已有一系列的成果，

如本能行为测试、细胞和分子水平的遗传物质探索等。实验证实，恐伤母鼠肾气，可产生一批的子一代的肾虚鼠，其生殖行为、居息行为、摄食行为和自发活动等本能行为异常，为遗传行为的宏观表征。而在微观表征方面则可见：红细胞花环等免疫功能，大脑皮层等病理形态，胸腺 DNA 含量等生化指标，c－fos 基因表达等分子生物学测试等方面，均有一定的改变。研究人员正在进一步临床观察肾虚证患者的个体及群体的差异表达基因谱，肾虚证的家系、双生子研究等多方面，力图将“肾为先天之本”的实验研究推向分子遗传学、功能基因组的前沿。

遗传物质，以中医脏象系统而论当归属肾精。若细辨肾精，可有三层涵义，极狭义的肾精可为 DNA 遗传基因，从《扁鹊难经·肾脏形象》可远距离地臆解到；狭义肾精可谓精卵生殖细胞，如《素问·上古天真论》说的“天癸”的核心物质；广义之肾精为营养之精，可理解为蛋白质，包括 DNA 转录、翻译而成的或胎前发育的前蛋白。这可从《顾氏医镜·虚劳》“肾之精，贵欲其藏”一段推衍理解。

二、阴阳整体论

中医对遗传和变异现象的认识是宏观地、整体地、系统地去观察和概括，在生命发生发展过程中，对变化要根据时（如四气调神）空（如异法方宜）而异，结合天人一体、形神一体、脏腑一体的整体系统观。如对一个畸形胎，中医不仅要追溯其父母家族，而且整体联系到天地气化影响，故运气学说中有“胎孕不育，治之不全”（《素问·五常政大论》）之论。中医辨证论治讲究注重个体特征化，永恒的运动态，整体系统的效应观，在实践中总是多因素、多环节、多方向的动态综合研究。

中医遗传学对现代以分析为主的分子遗传学，要承认其优势，借鉴并利用它，更要用整体系统的普遍联系观点去认识它。目前人们在分子、细胞水平的研究报道很多，可是很少有人将它较为系统地整合起来，从宏观上进行综合性研究，这就需要发挥东方思维之长，进行高层次的研究。目前综合研究的方法和概念也有较大的发展，当代系统科学和非线性科学概念、模糊控制理论、理化生物计量、多维分析、生物信息处理技术、复杂性科学方法等，这些均为中医遗传学的综合整体研究，以及对复杂系统的处理生命过程动态模型等提供了许多新的理念与方法。

三、易理术数论

易理是中华古典文化和科学的源头，包括遗传变异的许多问题，都可以用其广涵的术数概念来推衍。故《素问·上古天真论》有“和于术数”之说。《易经》以太一、二仪（阴阳）、三才、四象、八卦、十二消息、二十四气（律）、三十二爻、六十四卦、三百六十五日、五千四百年等一系列数理推衍，以概括万事万物的发生发展规律。若局限于遗传学，以易理远距离的理论方式推论则可看到“太一”与合子，“两仪”与 DNA 互补链，“三才”生三与三联密码，六十四卦与氨基酸遗传密码，均可见东方古典易理术数与当今分子遗传学有远距离、大跨度的可比研究之处。

林乔用易经术数研究人类寿限的遗传系统，对配子的遗传系统研究，综合了有关遗传疾病及长寿基因研究资料，将有关寿限的基因分为寿限高（–）低（– –）主效基因组合、寿限修饰强（–）弱（– –）基因组合、控制高寿限基因的稳定（–）或变异（– –）基因的阴（– –）阳（–）组合三类，因此对控制一个系统某一特性的动态变化，可抽象地用八卦符号表示之，对于配子（单位体）用单卦符号表示，合子（个体，二倍体）用复卦符号表示，配子的寿限模糊值指数，正好与八卦先天序数相吻合，则个体就是双亲配子归一化值的平均值。计算后配子的归一化模糊的卦爻值，这样用易理八卦符号显示现代遗传基因研究的材料，就展示出一定整体遗传系统的规律。

四、脏象行为论

脏象是中医活体动态外显性状观察的一个重要方法，也包括对遗传现象，尤其是外部可见遗传特征和特性的“象”进行诊断辨证，这与行为遗传学中的宏观表征有相似的含义。在《素问·六节脏象论》中专题讨论其涵义和方法，张景岳明确地提出“象，形象；脏，属于内，形见于外，故曰脏象”，即由外形、状态、行为、病状等信息（象）推知内在情况（脏）的一种思维方法。脏象的具体内容有：活体动态的信息观、五脏中心的整体观、司外揣内的联系观、以常衡变的对比观。

行为遗传学实验起源于20世纪中叶，它重点研究活体动态的行为表现及其性状遗传表象，是个体水平的遗传宏观表征。美国行为遗传学家汤普森的旷场测试，开拓了实验的先河，得到母鼠电击后产生活动范围缩小的情绪性子代鼠。中医遗传学借用其方法和实验，论证“恐伤肾”的理论，用恐吓孕鼠后其子代“恐则气下”（二便增加），行为“缩萎”（攀爬降低）为主要特征，借此评定肾气脏象的盈亏，肾虚的程度。

五、先天禀赋论

中医常以禀赋观概括个体遗传因素及先天影响，其表现为遗传性状、气质特征、疾病易感性和寿限长短等方面。中医的最大特色之一是辨证论治，辨证论治的实质是根据个体心身特点及其当时的疾病反应状态，而有针对性地进行治疗和预防，从而达到最佳疗效。禀赋遗传是个体差异的根本背景，为健康、疾病和寿命的重要基础，所以中医必定重视先天禀赋，这方面较为系统的理论有天年寿限、发病倾向、体态胖瘦和阴阳人格等方面。

关于禀赋遗传的提法上，传统文化中有胎传、禀赋、素体等三类窄、中、宽的提法。含义较窄的为胎传亦称胎肖、胎气、胎赋、胎禀等。如《幼科发挥·胎疾》说一个人胎肖，其“肥瘦、长短、大小、妍媸，皆肖父母也”。通常提法为禀赋，或天禀、禀性、禀受、资质、气质、资禀、禀气、赋气、天禀、禀命等，如《类经》直称“先天禀气”。较宽泛的提法是素体，有素有、平素、素来、素质等意义，而具体可见“素体阳虚”、“素体肾虚”等，实际素体它包括先天禀赋，后天调理及其个体疾病史等广泛的内容。

禀赋说在中医学中最集中、最系统的是《内经》阴阳人格体质学说，它来源于《灵枢》的“通天篇”和“阴阳二十五人篇”，两篇合分为太阴－水形人、少阴－木形人、阴阳和平－土形人、少阳－金形人和太阳－火形人。从太阳至太阴所禀阳气减少，而阴气增多，正如《类经·人有阴阳分治五态》所言：“盖以天禀之纯阴者为阴，多阴少阳者曰少阴，纯阳者为太阳，多阳少阴者为少阳，并阴阳和平之人，而分为五态也。此虽从禀赋而言，至于气血疾病之变，医者不可不察”。张介宾强调（先）天禀（赋）是阴气由多至少形成一个太阴→少阴→阴阳和平→少阳→太阳等系列，辨证论治就是在个体禀赋的基础上，根据不同的疾病易感性，审察阴阳气血疾病之变异，而论其治疗。

《灵枢·通天篇》强调要通晓人的天（禀赋）性，它依《灵枢·阴阳二十五人篇》，据个体禀阴阳气的少多而分型，包括性状遗传在内的外显是五行（水、木、土、金、火）外态，个体的肤色、体形（面部方圆、头形大小、肩背宽窄、四肢长短）、心理（情绪缓急、认知快慢、意志强弱）、行为（内外倾向、行动迟缓、动作隐显、表现形式）等，以及对自然界的适应性（地区东西南北、时间春夏秋冬）及发病的倾向性（阳气过多易狂躁、阴气过多易抑郁等），形成人类遗传学上一个古典的遗传系统学说。

第三节　中医遗传学临床基础

一、概说

中医广泛实践中有大量的遗传问题，中医临床中有一定先天疾病防治经验，中医“治未病”中有预防先天（遗传）病的独特方法，中医文献中具有较为丰富的先天疾病史料。中医重视对先天疾病（包括遗传病）的预防与治疗，并有先天用药（自然药物）临床的丰富经验。应立足于对临床实践来发展今后的中医遗传学，拓展中医实践和临床的新天地。中医作为一整体医学，虽有一定的传统临床遗传学思想，但既往没有实验具体论证染色体、基因的遗传病，常以笼统的藏象理论、精气神学说以解释先天疾病的机制，如“肾为先天之本”、“肾主生殖”、“以气相传”、“驳气”、“感气”、“胎气”等。

随着经济和医学的发展，发达国家首先出现了疾病谱的改变。传染性和营养性疾病的发病率下降，多基因遗传性疾病，包括常见的心、脑血管疾病和癌症在内，其发病率明显上升，当今中医也需要进一步开展对遗传性疾病的辨证与治疗。事实上，祖国医学对遗传性疾病的辨证、治疗和预防早已有开展，如中风、癫痫、呆病、种嗣、胸痹、心痛、痹证、头痛、癥瘕、怔忡、噎嗝、乳癌、肠辟、鬼胎等。不过这些研究较为笼统，将先天遗传与后天环境混为一体。随着中医遗传学研究的深入，就应具体明辨病因是属外因（环境，包括六淫）、内因（情志，包括遗传）、或不内不外因（遗传与环境相互作用），进而落实到分子机制。

二、先天疾病说

既往中医对先天疾病（含遗传病）的认识不太系统，没有统一的名称，泛称为胎病、胎疾、初生病、胎产并病、异胎等病类及病名。多是按症状随证定病名，如唐代孙思邈的《备急千金要方·房中补益》，对由母亲影响下一代的先天疾病记载12种，分为9类及若干亚类，即：癫（家庭性精神疾病类，如躁狂抑郁症等）、痴（白痴，重度精神发育不全）、顽（痴愚，中度精神发育不全）、愚（愚鲁，轻度精神发育不全）、喑（先天性发音障碍或异常）、哑（先天性哑巴）、聋聩（先天性耳聋或听力低下）、挛（截瘫等病的症状）、跛（先天性短肢或四肢残缺）、盲（先天性目盲）、眇（先天性单眼盲、半盲或弱视）等。

先天性疾病与遗传病概念有大小套叠的涵义，两者密不可分，又有所区别。先天性疾病是指亲代影响到子代的病理现象，是个体在出生前即形成的疾病（包括畸形），或潜在某种疾病的倾向性。遗传病是指由于亲代生殖细胞或受精卵里的遗传物质在数量、结构或功能上发生改变而传递给后代所引起的疾病，通常具有垂直传递和终生性的特征。显然先天疾病范围较广，包括遗传病。虽然先天疾病与遗传病均是以亲代影响传至下代为特点，但是遗传病是遗传物质的改变，常指基因突变或染色体畸变，并通过生殖细胞而传代的。其中一些先天畸形或疾病，是由遗传基因决定的内因引起，这些病当然是遗传病，如并指（中医称骈拇枝指）、先天性聋哑（中医称聋聩）、白化病和先天愚型（中医称先天痴证）等。

关于先天性疾病，主要指在胎儿发育过程中，由于环境因素等的偶然影响，胎儿的器官发育异常，形成形态或机能的改变，也会导致先天性疾病。例如，母亲在妊娠前3个月内感染风疹病毒（包括于胎毒病机中），可使胎儿产生先天性心脏病（中医的“气壅疼痛”之一），或先天性白内障（中医称眇）等。这不是遗传物质改变造成的，而是胚胎发育过程中受到环境因素的干扰所致，虽是先天性疾病，但并非遗传病。在遗传学上称为拟表型，即这种环境因素很像是遗传物质改变的效应。概言之“未生为先天，已生为后天”，未出生前一切不良的影响因素（含遗传）所造成的疾病，统称先天性疾病。

三、“治未病”防范先天疾病

中医学很重视“治未病”的预防思想，这在预防遗传病与先天疾病方面尤为重要。《素问·四气调神大论》曰：“圣人不治已病治未病，夫病已成而后药之，乱已成而后治之，譬犹渴而穿井，斗而铸兵，不亦晚乎?”可鲜明地看出其预防思想。《素问·奇病论》举例：“胎病，此得之在母腹中时，其母有所大惊，气上而不下，精气并居，故令子为癫疾也。”这说明出生后患癫痫病，是由于胎儿在先天母腹中受到惊恐所致，预防为上。唐代孙思邈《备急千金要方》中也有“古之医者，上医治未病之病，中医治欲病之病，下医治已病之病”的论述，明确地将疾病分为“未病”、“欲病”、“已病”，这与现代医学之三级预防概念十分相似。我们的祖先已认识到对先天疾病必须要未病先防，“未雨绸缪，防患未然”。

先天性疾病一旦形成，其治疗十分困难，尤其是遗传病，其症状定向定势表达的发展结果，往往是终生性的。一般用药仅能改善某些症状，难于彻底治疗。这就更加需要“不治已病治未病”，要强调新个体形成之初，或恶证发生前防治的重要意义。《诸病源候论》指出：“夫妻心情平和舒畅，交媾而孕者，其后代不仅长寿，而且智慧过人；若怀畏惧之情而交媾，不仅无孕，更当虑及后代智劣命短。”如何用传统医药的预防方法，减少或避免遗传病或先天性疾病患儿的出生，这是我们广大临床工作者面临的实际和迫切的问题。

四、胎教胎养的独到见解

胎教胎养是中医一个具独到见解的命题，其思想从《内经》以下一直有专门论述。如清代陈梦雷《古今图书集成·医部全录·儿科》首列《小儿未生胎养门》，记载从汉代至明代9位医家，28节论述。妇人妊娠怀孕，母子一体，气血相通，母亲的身体状态、精神性情也必然会影响及胎儿。母亲的清阳之气，可温煦于胎气；知识学问，可涵养于胎儿；情绪心理，会感触于胎儿；活动行为，能传递于胎儿，母亲对胎儿的影响有着先天禀赋的肇始作用。北齐徐之才就有"逐月养胎方"，按经络每月一方补养母子。同时强调了孕妇要保持精神清静愉快，如妊娠一月"寝必安静，无令恐惧"；妊娠二月"当慎护之，勿惊动也"；妊娠三月"端坐清虚"，"无悲哀思虑惊动"；妊娠四月"当静形体，和心志"；妊娠七月"无大言，无号哭"；妊娠八月"和心静，无使气极"。

"胎教"，要调适心神，协和七情。《万氏妇人科·胎养》说："凡视听言动，莫敢不正；喜怒哀乐，莫敢不慎，故其子女多贤，与非贤母不能也……。其母伤，则胎易堕；其子伤，则脏气不完，病斯多矣，盲聋、喑哑、痴呆癫痫，皆禀受不正故也。"说明胎教，不是一般意义上儿童从母亲的言行中直接接受教育，而是指母亲在怀孕期间的各种活动皆能够影响胎儿的正常发育，特别是妊娠早期，胎儿形象始化，禀质未定，颇易受环境影响。因此孕妇应当重视自己的视、听、言、动、喜、怒、哀、乐。这些条件对胎儿一些基因的诱导表达，对出生后其基因系统的定势表达，可能会产生一定影响；从古代记载的胎教资料看，这种可能性很大。

五、先天方药的发展

古人把先天补益优生方剂与药物收录在种子、子嗣、广嗣、不孕、不育、补养、虚劳等门类中。中医科学发展到今天，有必要对先天方药进行科学分类，并明确命名，以便更深入地进行专题研究。中医古典的药理遗传学思想是宏观的，其药效学主要表现有：①胎养方剂和养胎药物；②毒副作用，具体地说是造成不育不孕的药物（包括避孕药），致畸形及影响胎儿生化的药物，滑胎、堕胎药物，其中包括饮食禁忌等；③临床治疗先天疾病的医案和验方，治疗不育不孕的方剂和中药；④先天性倾向的疾病治疗思想，讲究方与证针对治疗先天（遗传）疾病。

应用先天补益优生方药直接的目的是治疗"艰于嗣育"（《摄生众妙方·子嗣门》），治疗男子不育与女子不孕；长远的目的则是育"麒麟之子"（《万密斋医学全书》），以孕育健康聪明的子女。它包括补益双亲的先天不足的方药寿胎丸等，现代有人研究发现，寿胎丸加味煎剂或补肾育胎丸，均能加强垂体卵巢促黄体功能。并对其主要药物菟丝子、人参等进行促雌兔性腺发育的实验研究，认为该药具有促进卵巢子宫生长发育的作用。王米渠在《中医遗传学·先天补益优生方》中，对古代先天补益、种子方药进行研究，概括出先天补益药物的四个要领。即以六味地黄丸补肾为核心，以当归补血汤养血为纲领，四君子汤补气为基础，以五子衍宗汤（枸杞子、菟丝子、覆盆子、五味子、车前子）种子育精气以为用。

第四节　证候的分子遗传学研究

证是机体在疾病发展过程中某一阶段的病理概括，它包括了病位、病因、病性以及邪正交争、内（含遗传）外（环境）因素关系，反映出病变过程中某一阶段的病理变化本质。辨证就是对外邪（异常环境）经个体传递（含遗传）应答后发生的生理病理反应状态，分析判断后得出的诊断性认识。在今天应前瞻性地探讨其分子生物学、分子遗传学基础。

一、"证乃一类功能基因组"的假说

证是中医学的基本特点，中医疗效的支撑点，中医临床独特思维方式的集中体现。科学发展到了今天这个**后基因组时代**（post - genome era），辨证论治的其理、其法、其方、其药，应该在基因水平、分子水平有深层次的科学依据。因此，要着力研究证治的分子生物学基础，以探讨证治如何有针对性地调整某些基因的活性。今天我们有充分的理由提出"证乃一类功能基因组"的假说。首先，因为人类基因组从测序作图到结构基因组学的完成，便进入以功能基因组学和蛋白质组学为核心的后基因组时代，一切生命与疾病的基本规律，都应该在这个科学大背景下探讨，都可以找到自己的位置。第二，基因芯片、蛋白芯片、生物信息学、复杂性科学等现代科技为我们提供了从未曾有过的利器和方法，可以展开辨证论治成千上万基因的同时研究。第三，近年来在我国、在中医界，"基因组学是中医药学现代化的一个切入点"曾"发过烧"。尽管证候基因组学的理论探讨、实验研究、临床观察等方面还不尽如人意，但还是能够登堂入室，让人看到了"证乃一类功能基因组"的曙光。

中医关于遗传病的辨证，主要根据患者的临床反应状态而异，其中大部分与个人的遗传基础有关，很多遗传病如一旦发病，就具有终身性的特点。若病已成采用常规方法治疗，目前中西医均是治标，暂时还无法治本。中医主张"治病求本"（《素问·至真要大论》），当今科学意义上的"本"，应探讨证候的分子遗传学、功能基因组基础，用生物芯片等生物科技的先进方法去揭示其深层次的规律。目前肾阳虚证候的功能基因组研究较多。

二、先天肾虚证的遗传行为实验研究

目前王米渠教授等进行了"肾为先天之本"的代表性研究，猫吓孕鼠"恐伤肾"方法自然造模恐吓母鼠，获得子一代的先天肾虚鼠。进而从肾虚母代到子代初生、青年、成年、老年的肾虚鼠，进行行为及行为遗传、生理及病理、生化及免疫，即早基因及差异基因表达，以及先天补肾的疗效与分子疗效等方面的连续动态观察及系统研究。

先天肾虚证的遗传行为实验研究中，强调个体行为、细胞、基因三个层次的整合研究。研究人员对整体行为测试（空地测试、高立钢管、巷道趋食等）、细胞病理观察（形态、生化、免疫等）、分子生物实验（C - fos 基因表达、抑制消减杂交等）等三个方面的 31 种方法进行实验。结果表明：恐吓组与对照组在亮盒排便、跳台等整体行为测量，在大脑皮层厚度等脏器病理形态、脑组织 AchE 活性等生化指标、白介素 - 2 等免疫测试等细胞层次的观察，多达到统计学上的显著差异。恐吓组在下丘脑等组织 C - fos 基因表达升高，进而用抑制消减杂交筛选出 β 血红蛋白等 10 个与恐惧相关的差异表达基因。

另外，从在惊恐造成肾虚的同时用肾气丸的反证组可以看见，补肾药确实对子代先天肾虚有一定康复效果，在反证组比恐吓组可见子代初生鼠翻身成功率提高了 1 倍，在饥饿鼠取食芝麻时的量也提高了 1/3，较先天肾虚鼠已达到了显著性差异，也说明了补益肾气对遗传行为的宏观表征有积极的药效作用。

三、肾阳虚证基因组的候选基因

近年在我国证候基因组研究中，以肾阳虚证的证候基因组研究得较多、较为深入。在最近召开的“国际生物信息与中医药研讨会”（2004 年）上获悉，肾阳虚证候基因组已有病证结合、普查辨证、家系分析、温针反证、温肾反证、动物实验等 6 个方面的研究，通过 21 种实验、81 张基因芯片，发现肾阳虚证的差异基因表达谱频率较多、较为集中地出现于免疫和代谢相关的两类基因，对这一趋势初步总结出肾阳虚证的第一批候选基因，即人类 Toll 样受体 5 等与免疫系统的相关基因 48 条（表 17－1），LPL 脂蛋白脂肪酶 1 等与代谢相关的基因 35 条，提示了中医遗传学研究的理论价值和运用前景。

表 17－1　　肾阳虚证的第一批免疫的相关候选基因举例

基因中文名称及基因编号		基因中文名称及基因编号	
人类 Toll 样受体 5 基因	NM－003268	死盒蛋白 2 基因 16	NM－003587
干扰素诱导的 TPR 蛋白质 4	NM－001549	IgG Fc 片段，CD64 受体基因	NM－000566
干扰素诱导蛋白 P78 基因	NM－00246	人类淋巴细胞抗原 96 基因	NM－015364
γ－干扰素诱导蛋白 16	AF208043	骨髓分化主要反应基因 88	U70451
干扰素刺激蛋白基因	NM－005101	中性粒细胞因子 1 基因	NM－000265
维甲酸及干扰素诱导蛋白基因	NM－012420	趋化因子（C－C 基序）受体 7 基因	NM－001838
肿瘤坏死因子－α 诱导的蛋白	M59465	退火素 A1 基因（Anx－1）	NM－000700
β1－球蛋白基因	V00722	高 IgJ 相似性蛋白	BG539942
α－球蛋白基因	M76987	肿瘤坏死因子配体 10	NM－006573

四、禀赋体质的辨证研究

辨证论治重要的一个基础是体质，《灵枢 · 二十五人篇》和《灵枢 · 天年篇》有阴阳人格体质学说的丰富内容。体质是指在先天禀赋的基础上通过后天环境的作用，随着生长发育和衰老的进程，而逐步形成的物质及其结构、功能、形态、易患性、适应性与应激特性等相对稳定的个体特性。除免疫系统、神经肽、激素等基因系统外，还有易患性基因。营养性、传染性或遗传性的疾病均与遗传易患性体质有关。《灵枢 · 论痛篇》记载：“人之骨强筋弱，肉缓皮肤厚者耐痛”，“黑色而美骨者耐火焫”，“坚肉薄皮者不耐针石之痛，于火焫亦然”，“同时而伤身，其多热者易已，多寒者难已”，“胃厚色黑，大骨及肥者皆胜毒”，这些均从宏观表型即外态特征进行观察研究。

现代分子生物学的发展，也可以相应地对照其微观分子特征，对阴、阳体质进行辨析。如周国雄等分析人类白细胞抗原 HLA 与疾病的阴阳体质的相关情况，他用 HLA－A、B、C、DR 位点血清与属于体质的 7 个因子负荷进行统计研究，结果将体质分为 3 类：①阳多阴少型，具有脉细、舌质红、苔少口干、不耐寒热、手足心热、活跃、多梦、体瘦等表征。②阳少阴多型，具有缓脉、舌质淡、自汗、肢冷、面光白、抑郁、体胖等表征。③阴阳和平型：具有平脉、舌质淡红、肌肤柔润、耐劳、耐寒热、开朗、体格高大健壮等表征。这些在中医遗传学的阴阳体质辨证中，在一定程度上都可以引以借鉴。

第五节 病证结合的分子遗传学研究

当今科学意义上的中医遗传学，必须面对日益增加的遗传性疾病，既要采用西医辨病，也要采用中医辨证，宜两套思维并进，方为上策。中医遗传学概念的明确提出，对于中西医结合治疗先天疾病起了启迪思路的作用。从中医传统学说的胎怯、胎疸、胎瘤、畸形、胎疾、五软和五硬等各种先天（遗传）疾病，到红斑狼疮、糖尿病、高血压、高血脂、冠心病、色盲、精神分裂症、ABO溶血症、新生儿硬肿症等疾病的遗传因素与辨证防治，它有利于发挥中西医结合的优势，用中、西医两种方法预防和治疗这类先天（遗传）性疾病。下面列举目前病证结合的分子遗传学研究的几个实例。

一、β－地中海贫血症的补肾分子机制研究

β－地中海贫血症（简称β－地贫）是一种遗传性溶血性贫血。该病发病的分子基础是β－基因缺陷，β－珠蛋白不能合成，导致早期造血障碍。对于它的治疗，迄今为止，仍是世界医学尚未解决的难题。吴志奎等人根据中医肾生髓、藏精、精血同源的理论，分析了β－地中海贫血症的证候主要病机为：肾精不足、血虚精亏，故采用补肾益髓、养血生精之法，以全中药的益髓生血灵为代表方。在广西高发病的山区治疗β－地中海贫血症78例取得了肯定的疗效。同时还采用PAGE、PCR、PCR－SSCP、RT－PCR、DNA序列分析、mRNA基因表达等技术，对治疗的患者进行了系统基因分析，从基因突变与疗效关系，基因表达与调控等方面研究了疗效的分子机制。后又扩大样本，进行基因分析和疗效分子机制的深入研究。

病证结合临床研究表明，中药益髓生血灵治疗β－地中海贫血症疗效显著，优于西药马利兰，表明中药治疗的显著疗效和优势。基因分析结果表明，中药治疗不改变患者的基因突变型，可明显提高患者Hb、HbF水平，提高珠蛋白链γ/β＋γ比值，显著提高珠蛋白的mRNA表达和GM－CSF mRNA表达。进一步研究证明，益髓生血灵能明显提高小鼠骨髓GM－CFU，BFU－E，CFU－E。这种病证结合研究特点是：①提出了中医肾生髓理论是中药治疗β－地中海贫血症理论核心的假说，并验证了它的客观性。②论证了中药治疗β－地中海贫血症的分子机制，在于能开启γ－基因，促进珠蛋白mRNA表达，诱导HbF合成增加，从而代偿了基因缺陷，提高机体生命活力和整体效应，达到治疗目的。③研究从基因水平、分子水平阐述了中医肾生髓理论的分子基础，使该经典理论研究达到国际领先水平。④走出了病证结合治疗β－地中海贫血症的新路子，并从分子遗传学机制解释β－地中海贫血症的病证结合治疗理论、法则、作用和特点，为传统中医药治疗β－地中海贫血症提供了科学依据。

二、肾虚证糖尿病家系的差异表达基因研究

糖尿病是多基因遗传疾病，具有明显的家族聚集性分布；肾为先天之本，禀赋不足可有

先天肾虚的因素。如果病证结合地精选肾虚证的糖尿病家系，那么将为证候的分子生物学、分子遗传学的现代化研究独辟蹊径，开辟一条行之有效的新研究途径。高泓等人在四川新都，用肾虚证、血瘀证量筛一个糖尿病家系。确诊这家系有6例患者既有肾虚（肾阴阳两虚）兼血瘀、又是糖尿病兼高血压，以此患者为核心进行多种组合，作基因芯片实验，如糖尿病家系中的3例肾虚血瘀证糖尿病患者与2名家系正常人采血标本中cDNA杂交。在所有芯片结果中共有53条基因上调，有1012条基因下调，下调基因大约是上调的20倍左右。

在同一家系中进行病证结合的基因研究，可排除大量干扰因素，在有限的资源内实现最大化研究。分别在子家系和全家系中选择肾虚糖尿病病人为实验组，并将4张芯片结果比对，对于探索肾虚证候基因组的实验结果是一个有益的尝试。机能抑制是导致虚证的主要原因，虚性亢奋是虚证部分外在表现，实验中基因表达中出现大规模下调。怀疑肾虚与血瘀证是同一条通路中的上下游基因，肾虚的相关基因处于该通路的上端，该段包含虚性亢奋的相关基因。糖尿病疾病中不同的证候、不同的阶段，其基因控制与表达具有差异性。实验提示中医肾虚证的表现的相关基因涉及到现代医学机体代谢减慢、免疫功能下降、肿瘤的发生、生殖与衰老等各方面。

三、血瘀证冠心病的危险性基因研究

冠心病是一种受环境和遗传等多因素的影响、具有明显遗传倾向的多发性疾病。冠心病的发生与发展与多种易感基因多态性有关，而与血管紧张素转换酶（ACE）基因多态性、载脂蛋白E（ApoE）基因多态性等关系密切，它们通过调控脂质代谢、凝血功能和血管内皮功能而影响冠心病临床表型。中医认为冠心病基本病机为“心脉瘀阻”，血瘀证是冠心病最常见的证型，ApoE、ACE基因多态性可能为冠心病血瘀证的分子生物学标志之一。袁肇凯筛选59例冠心病血瘀证、50例冠心病非血瘀证患者及46例健康人群为研究对象，采用直接PCR和PCR－RFLP技术，检测分析ACE基因（I/D）、ApoE基因（ε2、ε3、ε4）基因多态性。

实验结果可见，冠心病血瘀证组ApoE－ε4等位基因与健康对照组比较有显著性差异，ε4等位基因罹患冠心病血瘀证的相对危险度为3.914。冠心病血瘀证发生有关的遗传与环境因素的logistic回归分析结果显示，ApoE－ε4等位基因是冠心病血瘀证独立的危险因素。ApoE基因多态性对血脂的影响，整体人群和CHD血瘀组，对TC、LDL－C影响ApoE基因E2/3、E3/3与E4/X有显著性差异，且呈E2/3、E3/3与E4/X递增趋势。可见ApoE－ε4等位基因可能是CHD血瘀证独立的危险因素。ACE等位基因D与ApoE基因型E4/X在增加CHD血瘀证的危险性上具有协同作用。

第六节　证候的家系双生子研究

家系双生子研究方法是医学遗传学中一个经典、成熟、有效的科学方法，已在现代医学、心理学、人类学、农学、生物学等生命学科广泛应用，并取得了众多成果。中医遗传学

也将家系双生子研究方法引入其中，用于对其证候的研究。它不仅可能有最基本的发现，若能创造性的应用，有希望成为中医学的整体观念和辨证论治的一个突破点。试选现代家系双生子的证候研究实例介绍如下。

一、一个肾阳虚证家系的分子生物学基础研究

肾为先天之本，近期家族性肾阳虚证研究对此作出了最新阐释。丁维俊等（2004 年）用40 项肾阳虚证量表调查，发现一个具有4 代28 个成员的肾阳虚家系。结果，该家系中典型肾阳虚证11 人、肾阳虚证6 人和正常人8 人（其余未作鉴定）。实验范围的正常组与对照组来自同一个家系，遗传背景相近，生活环境近似，可以排除大量干扰因素，故在研究肾虚证基础科学价值更高。所得到的第一张肾阳虚证家族图谱，便于直观地研究，综合地评定其分布特征（图17－1）。

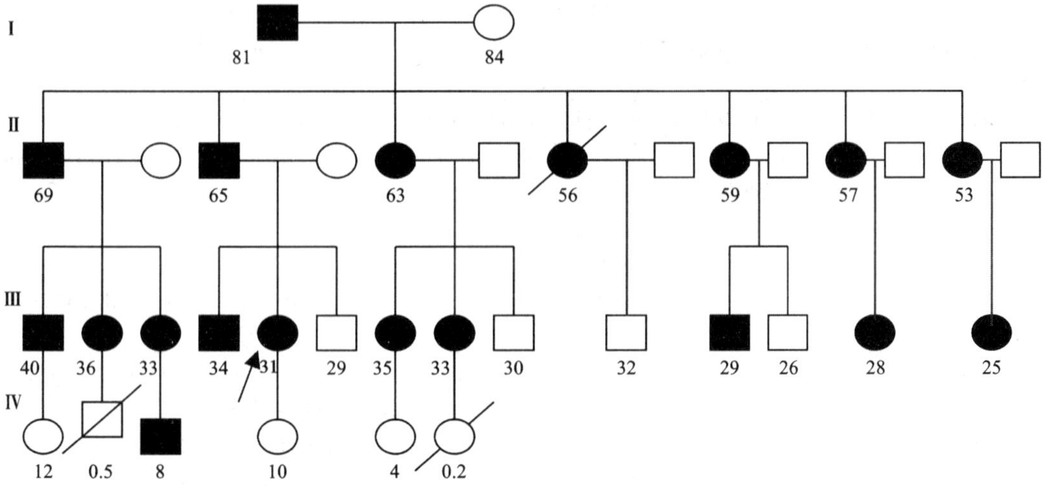

图17－1　一个典型的肾阳虚家系图

注：罗马数字（Ⅰ，Ⅱ，Ⅲ，Ⅳ）表示代系，阿拉伯数字为年龄

男性□　男性肾阳虚证患者■　女性○　女性肾阳虚证患者●　先证者↗

对该家系的基因芯片研究结果分析发现，各组芯片之中重复出现的基因超过10%，比其他随机获得的肾阳虚证实验结果的关键基因重复率高出很多（图17－2）。而这些重复出现的差异表达基因，又集中在少数几条反应通道（表17－2、表17－3）。这些高度聚集、反复重现的通道，提示我们：肾阳虚寒证的基本病理机制，不是我们先前所认为的产能体系功能不足（相反地，它们大多处于亢进状态），而是由于其上游调控部门的异常低下所致。可能正因为如此，中药方能显示出明确疗效。

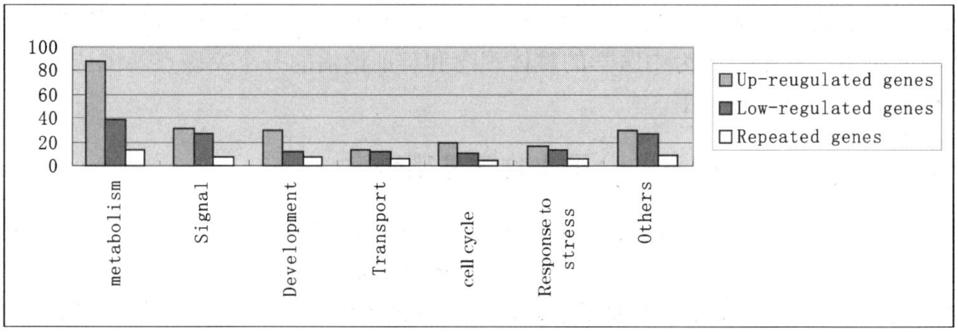

图 17－2　重复出现的差异表达基因及其功能分类

表 17－2　　肾阳虚证家族的主要下调通路

Pathway	KEGG description	KEGG Entrance
MAPK signaling pathway	hsa04010 MAPK signaling pathway	FOS (entry 2353), MAP3K2 (entry 10746)
Amyotrophic lateral sclerosis	hsa05030 Amyotrophic lateral sclerosis	NEFL (entry 4747)
Complement and coagulation cascades	hsa04610 Complement and coagulation cascades	F5 (entry 2153), THBD (entry 7056)
Purine and pyrimidine metabolism	hsa00230 Purine metabolism hsa00240 Pyrimidine metabolism	DCK (entry 1633)
Starch and sucrose metabolism	hsa00500 Starch and sucrose metabolism	PYGL (entry 5836), MAP3K2 (entry 10746)
Inositol phosphate metabolism	hsa00562 Inositol phosphate metabolism	PIK3CA (entry 5290), MAP3K2 (entry 10746)
Neuron diseases	hsa05010 Alzheimer's disease, hsa05040 Huntington's disease	GNG10 (entry 2790), CLTC (entry 1213)
N－Glycans biosynthesis	hsa00510 N－Glycans biosynthesis	CTBS (entry 1486)
Nucleotide sugars metabolism	hsa00520 Nucleotide sugars metabolism	CTBS (entry 1486)
Folate biosynthesis	hsa00561 Glycerolipid metabolism hsa00790 Folate biosynthesis	ALPL (entry 249)
Nicotinate and nicotinamide metabolism	hsa00760 Nicotinate and nicotinamide metabolism hsa00600 Sphingoglycolipid metabolism	MAP3K2 (entry 10746)

表 17－3　　肾阳虚证家族的主要上调通路

Pathway	KEGG description	KEGG Entrance
Oxidative phosphorylation	hsa00190 Oxidative phosphorylation hsa00193 ATP synthesis	NDUFA4 (entry 4697), NDUFA6 (entry 4700) NDUFB9 (entry 4715), NDUFB1 (entry 4707) UQCRH (entry 7388), COX5A (entry 9377) COX6B (entry 1340), COX6C (entry 1345) ATP5D (entry 513), ATP5O (entry 539) GRIM19 (entry 51079)

（续表）

Pathway	KEGG description	KEGG Entrance
Purine metabolism	hsa00230 Purine metabolism; hsa00240 Pyrimidine metabolism	GUCY1A3（entry 2982），AMPD1（entry 270），NME1（entry 4830），DUT（entry 1854），NME2（entry 4831），GMPR（entry 2766）
Ribosome	hsa03010 Ribosome	RPL9（entry 6133）；UBA52（entry 7311），RPS14（entry 6208）；RPS27L（entry 51065），RPL36A（entry 6173）
Glucose metabolism	hsa00010 Glycolysis / Gluconeogenesis	LDHA（entry 3939），HK1（entry 3098）
Complement/ coa - gulation cascades	hsa04610 Complement and coagulation cascades	F13A1（entry 2162），A2M（entry 2），TFPI（entry 7035）
cell adhesion	hsa04510 Integrin - mediated cell adhesion	RAP1B（entry 5908），VCL（entry 7414）
N - Glycans biosynthesis	hsa00510 N - Glycans biosynthesis	MAN1B1（entry 11253），B4GALT5（entry 9334），MGAT4B（entry 11282）
Alzheimer's disease	hsa05010 AD hsa01510 Neurodegenerative Disorders，hsa05020 Parkinson's disease，hsa05060 Prion disease	GNG11（entry 2791），A2M（entry 2），SNCA（entry 6622），PRNP（entry 5621）
Glutathione metabolism;	hsa00480 Glutathione metabolism	GPX1（entry 2876），GPX2（entry 2877）MGST2（entry 4258）
Ubiquitin metabolism	hsa04120 Ubiquitin mediated proteolysis，hsa00130 Ubiquinone biosynthesis	RBX1（entry 9978），GRIM19（entry 51079）
Arginine/proline metabolism	hsa00960 Alkaloid biosynthesis II，hsa00330 Arg and proline metabolism	ODC1（entry 4953）

二、寒证家系中筛选寒热因子评价探索

寒热证是八纲辨证的两个大纲，为了深入地分析寒热证辨证因子，可通过一个寒证家系来集约化研究，探索寒热证的计量评价体系。采用的方法是使用 37 类 170 项“六纲（寒热表里虚实）及肾虚四诊量表”，调查 1 个 3 代 15 人的寒证家系。从量表中提出能辨析寒证与热证分别为 38、44 个症状，将寒证、热证的症状积分分别为定性、定量 4 类，分析寒热症状分布状态，并评定寒热证候。结果获得一张寒证家系图谱（如图 17 -3）。典型寒证患者寒证八纲症状积分、寒证积分高于一般寒证积分一倍以上，能较好地、量化地分析寒热错杂的现象，通过寒证家系寒热因子评分分析，探索评价寒热辨证因子定量的可行性。

三、一个异父同母血瘀证的家系调查

通过对血瘀证家系集约的证候调查，以探讨“证”的实质研究的新思路。杨杰等人在陕西麟游调查的 15 个家系中，选择一个包括双生子、血瘀证和心脏病的家系报道。他用王阶血瘀证诊断标准记分量表，对其症状体征因子进行血瘀证评定，并用 170 因子的“六纲及肾虚四

诊量表"，对辨证症状因子量表进行四级症状评分。获得一个异父同母的血瘀证家系图，其家系含25个家族成员。调查举例其两名患者的血瘀证分数和六纲辨证的定性分、定量分，分别为28、29；99、90。

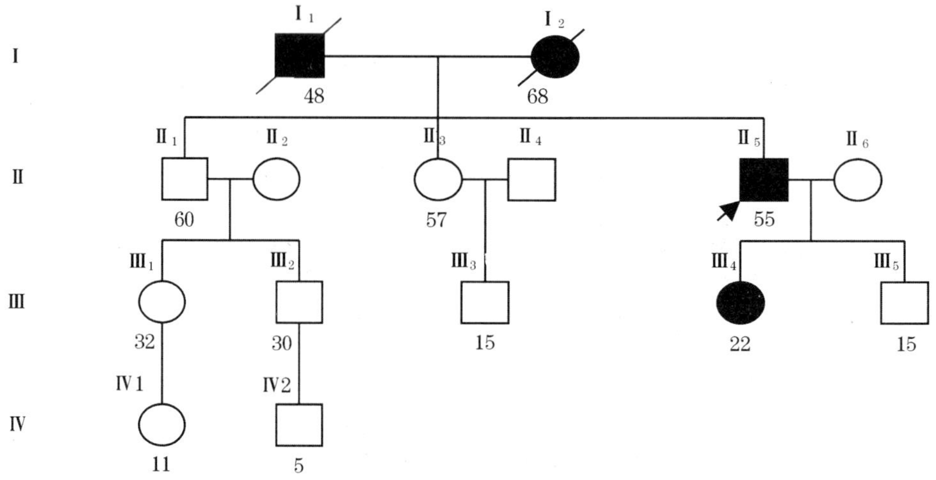

图17－3　寒证家系图谱

□男性　○女性　■男性寒证患者　●女性寒证患者　↗先证者

（图中罗马数字表示代系，单独阿拉伯数字为年龄）

在其家系中除了一对正常双生子外，尚有Ⅰ代前夫（I1）所育的两个长男，其均为血瘀证兼心脏病（风心病、冠心病）患者，后夫（I3）所育的两个子女，也均为血瘀证（肾结石、贫血）患者。第Ⅱ代的母亲（I2）为心脏病，而Ⅰ代前夫（I1）所育的子女均为心脏病兼血瘀证，后夫（I3）因猝死而亡，疑有血瘀的存在，因此他的次女（II4）与他的最后一个女儿（II5）均有血瘀证，提示血瘀证可能有一定的先天背景。从这一血瘀证家系的结果调查来看，有明显的家族倾向性。在Ⅱ代中除了Ⅱ3之外均为血瘀证。上述血瘀证患者其六纲辨证症状积分均较高，究其理很可能是先天血瘀的背景与后天久病有互为因果的关系。我们强调：家系作为血瘀证研究的新角度，可能发现其他方法难以发现的问题，获得独到的见解。

四、肾阳虚兄妹温补疗效的差异基因表达分析

研究温补药物治疗肾阳虚证兄妹疗效的分子生物学特征，探索基因芯片在家系证候的疗效评价的新路，及其在未来中医诊治学中应用发展的可能性。采用40项肾阳虚证和寒证量表，调查一对兄妹在治疗前、后的症状积分，用18816点阵的基因芯片测试在治疗前、后的基因表达水平，以研究肾阳虚兄妹温补疗效积分与差异基因表达之间的关系，分析血瘀证的证治。

实验结果表明，兄妹温补之后，肾阳虚与寒证的症状积分下降1/3 ～ 2/3，亦得到在兄妹治疗前有差异的表达基因，在治疗后共同归入正常值的有84条基因，其中38条功能已知，包括与生长发育相关（肾主生长发育）、细胞骨架生成（肾主骨生血）与运动相关（肾主作强）和寒冷感觉（肾主水）相关的基因。尤其是与基础代谢和免疫相关的基因表达均上调，这可能提示该温补肾阳的方剂能提高兄妹的体质，增强他们的代谢功能和免疫力。

五、一对血瘀证冠心病双生子的家系研究

中医的辨证论治强调要同时考虑天、地、人，从原理看是十分正确的，但要同时研究众多的因素又是极其困难的，至今有限的现代科学水平是不可能的。但如果证候研究中引入双生子，尤其在遗传背景相同的同卵双生子，它可将因人、因时、因地制宜的复杂性研究减少到最低程度，将使复杂的最合理的简单化。是研究证候基因组、病因病机、疗效评价的绝好天然样本。王米渠等人陕西麟游县发现一个疑似冠心病血瘀证的（含98位成员，16人疑为“胸痹”）家系，遂切入此论进行研究。

该家系的中心是一对58岁的双生子，其血型均为A型、7个手指纹相同，可初步认为是同卵双生子。作心肌灌注显像两人均有多个心壁肌供血不足表现等，诊为冠心病。同时用血瘀证量表、四诊量表分别测大双、小双各为49、65；45、62，均属血瘀证。所以这对双生子可诊断为血瘀证冠心病，再选择家系中的正常人作为非血瘀证对照组，分别设计若干组合进行生物芯片等方面的研究，亦可从多种角度分析的差异表达基因、蛋白，研究血瘀证冠心病的分子生物学基础。

第七节　遗传学分支与中医学

现代遗传学几乎深入到生命科学的各个领域，交叉发展中形成了遗传学的众多分支学科。中医学作为一门应用性极强的生命科学，也应广泛地与遗传学、医学遗传学交叉发展。由于中医遗传学刚起步，为了拓展新思路，先选择从药理遗传学、免疫遗传学、生化遗传学、神经遗传学、人类遗传学、行为遗传学等某些方面插入研究，以开拓新的领域。

一、药理遗传学与中医学

药理遗传学（pharmacogenetics），主要研究人体和实验动物的遗传因素对药理作用和药物代谢的影响，也研究药物对遗传基因的影响及遗传疾病的治疗途径。中医药性遗传学虽未明确提出，但在传统中草药的遗传毒理、抗致癌、抗致畸、抗致突变等方面都进行了研究。杨守业等人对黄连的遗传毒理进行了研究，探讨了小蘗碱的胎毒性，即诱发新生儿黄疸的机制；筛选了10余种抗致突变作用的中草药；丁镛发等人做了补肾益精方药的延衰作用与p53、Rb基因表达的相关性研究，以及补肾益精方药对机体外周淋巴细胞DNA修复能力的研究；赵建斌等人做了补骨脂素治疗急性早幼性粒细胞白血病的细胞及分子机制研究。

应用八味地黄丸、金匮肾气丸、杞菊地黄丸等经典的补肾方药，治疗有遗传倾向或具有易感基因的糖尿病、系统性红斑狼疮、系统性硬皮病及类风湿性关节炎等，对改善病情及提高生活素质均有较好的效果。王氏在“恐伤肾”的同时又用药物补肾，来反证其对子代先天肾虚的康复能力。在亮盒排便、取食芝麻、悬挂尾等遗传行为测试均有阳性结果，提示恐伤肾时用补肾方药，有一定程度上可以康复，或接近正常水平。同时，对子一代初生鼠的红细胞C_3b受体和大脑皮层厚度等观察中，补肾反证组也介于惊恐组和对照组之间，也就是说补肾药物确实对

中医遗传学也基本属于人类遗传学范畴，只是它主要侧重于人类遗传病方面的内容，而且是建立在中国传统文化特色基础之上的一种医学遗传学。换言之，中医遗传学与人类遗传学拥有共同的研究对象——人们的遗传变异规律，故两者间便有着密不可分的“血缘”关系。两者就人体间的差异（体质）、地域差别和时间生物学节律等方面的比较研究，旨在运用人类遗传学及相关学科的研究手段，去探讨中医辨证论治、因人制宜的中心问题，兼及因时、因地制宜的遗传学本质。

六、行为遗传学与中医学

行为遗传学（behavioral genetics）观察行为常分为宏观表征和微观表征两大类。宏观表征主要指行为、动作、活动、智能、情绪、摄食、休息等，是个体的活体、动态，是外显的，有肌肉活动表现的。微观表征为解剖、组织、生理、神经、生化、免疫等静态、具体、精细的生命表现，这些微观表征目前还要深入到遗传基因的表达及调控水平。从中医发展学术特点看，前者是很有前途的。因为个体行为测试是针对完整的、活体的人外显的行为和病态症状表现，这更接近于中医整体自然医学的特点，脏象学说的基本原理，辨证论治的证候表现。对中医遗传学来说，首先是要把握宏观性状（性质和状态）遗传之“象”，在控制条件下追溯“肾为先天”的亲代远因。对影响行为遗传的背景因素，个体禀赋的差异性，先天本能行为的因果关系，素有疾病的先天易感性等方面，都需要我们一一辨析和论证。

目前中医开展的行为和行为遗传测试，从其来源而论，可分移植的行为测试和新建立的行为测试二大类。移植类的实验，如旷场（空地）测试，在无危险情况下评定其活动能力和范围；亮盒排便，在光亮刺激下，便粒次数评定肾气失状况；巷道趋食，观察饥鼠到达巷道食端的时间，以评定基本活力；初生鼠翻身测试，以评定先天腰府作强能力；悬挂尾测试，以考察不良体位的抗争能力；迷津测试、斯金纳箱测试，以评定智能（技巧）发展……。根据中医脏象原理，新建的行为测试有：旋转平衡测试，以评定“肾开窍于耳”的功能水平；小鼠独立钢管测试，在危险情况肾气应激的活动能力；插入猫叫测试，放大“恐伤肾”的行为测试方法；隔离母鼠使趋向子鼠的实验，以评定（肾气）护子行功能能力；饥鼠芝麻取食测试，以评定先天影响后天的摄食能力；寒冷条件下暖窝躲藏实验，以评定肾阳的水平高低；饥鼠选择食物和躲藏测试，评定“肾主蛰藏”的状况；争取与雌鼠交配的雄鼠打斗测试，评定“天癸”盛衰的外观……。这些行为遗传测试，在中医和中医遗传学中，开拓了一个新的领域，创造了颇有前途的研究工作。

附录1

主要参考文献

［1］George H，Sack JR. Medical Genetics，McGraw－Hill Book Co.，1999

［2］Nussbaum RL，et al. Genetics in Medicine. 6th ed，WB Saunders Company，2001

［3］Vogel Motulsky 主编，罗会元主译．人类遗传学·问题与方法．北京：人民卫生出版社，1999

［4］William SK. Essentials of Genetics，Pearson Education North Asia Limited，2002

［5］陈竺主编．医学遗传学．北京：人民卫生出版社，2001

［6］李璞主编．医学遗传学．北京：北京大学医学出版社，2003

［7］左伋主编．医学遗传学．第四版．北京：人民卫生出版社，2004

［8］王米渠主编．中医遗传学．西宁：青海人民出版社，1997

［9］吴勃岩主编．医学遗传学．哈尔滨：黑龙江科学技术出版社，2000

［10］赵刚，彭惠民主编．医学遗传学教程．北京：科学出版社，1998

［11］王米渠，蔡王泉主编．中医遗传学．成都：四川科学技术出版社，1981

［12］蔡绍京主编．医学遗传学．北京：科学出版社，2001

［13］蔡太升主编．医学遗传学基础．河南：郑州大学出版社，2004

［14］杜传书主编．医学遗传学基础．北京：人民卫生出版社，1998

［15］傅松滨主编．医学遗传学．北京：人民卫生出版社，2001

［16］高梅主编．医学免疫学与微生物学．长春：吉林科学技术出版社，2000

［17］谷志远主编．现代医学分子生物学．北京：人民军医出版社，2001

［18］江三多，吕宝忠主编．医学遗传学数理统计方法．北京：科学出版社，1998

［19］李振刚主编．分子遗传学．北京：科学出版社，2004

［20］刘雯、左伋主编．医学遗传学．第三版．上海：人民出版社，2003

［21］柳家英主编．医学遗传学．北京：北京医科大学、中国协和医科大学联合出版社，2001

［22］龙振州主编．医学免疫学．北京：人民卫生出版社，1998

［23］陆振虞、顾鸣敏、王铸钢主编．医学遗传学．第二版．上海：上海科学技术文献出版社，2001

［24］罗深秋主编．医学遗传学．上海：第二军医大学出版社，2000

［25］钱玉昆主编．临床免疫学．北京：北京医科大学、中国协和医科大学联合出版社，1994

[26] 邱全瑛主编. 医学免疫学与病原生物学. 北京：科学出版社，2005
[27] 宋后燕主编. 医用分子遗传学. 第二版. 上海：复旦大学出版社，2003
[28] 童普德等主编. 医用分子遗传学. 上海：上海中医药大学出版社，2001
[29] 汪堃仁等主编. 细胞生物学. 北京：北京师范大学出版社，1998
[30] 夏家辉主编. 医学遗传学. 北京：人民卫生出版社，2004
[31] 徐晋麟等主编. 现代遗传学原理. 北京：科学出版社，2001
[32] 徐莉主编. 医学生物学. 第二版. 上海：上海科学技术出版社，2005
[33] 杨黎青主编. 免疫学基础与病原生物学. 北京：中国中医药出版社，2003
[34] 余其兴，赵刚编著. 人类遗传学导论. 北京：高等教育出版社，施普林格出版社，2000
[35] 余元勋、马旭、余国斌主编. 中国遗传咨询. 合肥：安徽科学技术出版社，2003
[36] 曾益新主编. 肿瘤学. 北京：人民卫生出版社，2003
[37] 张忠寿主编. 细胞生物学和医学遗传学. 北京：人民卫生出版社，2004
[38] 赵寿元，乔守怡主编. 现代遗传学. 北京：高等教育出版社，2001
[39] 赵仲堂主编. 流行病学研究方法与应用. 北京：科学出版社，2000
[40] 朱平主编. 临床分子遗传学. 北京：北京医科大学出版社，2002
[41] Cohen, BH and Gold, DR. Cleveland clinic journal of medicine, 2001, 68 (7): 625 ~ 642.
[42] Stipp D. Gene chip breakthrough. Fortune, 1997, 31 (3): 56 ~ 73.
[43] 潘玲，王米渠，严石林，等. 祖孙三辈肾阳虚在家系中的特征分析. 中国中医基础医学杂志，2005，11（1）：62
[44] 王米渠，林乔，吴斌，等. 论中医遗传学临床的几个问题. 福建中医学院学报，2003，13，（1）1 ~ 3
[45] 王米渠，冯韧，严石林，等. 基因表达谱芯片与中医寒证的 7 类相关基因. 中医杂志，2003，44（4）：288 ~ 289
[46] 王米渠. 议创“中医遗传学”新学科. 美国中医科学，1996（6）：3
[47] 吴斌，林乔，王米渠. 试论中医遗传学研究的重要性. 上海中医药杂志. 2004，38（3）：3 ~ 5
[48] 吴轰，李芬，邓军卫等. 以转基因小鼠模型研究中医遗传学试探. 国际中医遗传学与中医心理学论丛，1998（10）：1
[49] 丁维俊，王米渠，胥方元，等. 一个典型虚寒证家族的体温及植物神经系数研究. 福建中医药杂志，2003，34（2）：3 ~ 5
[50] 杨杰. 一个血瘀证的家系调查报告. 国际生物信息与中医药论丛，2004，2（2）：169 ~ 170
[51] 袁世宏，冯华.《内经》遗传学思想的探讨. 北京中医学院学报，1991，14（3）：15

附录2 英中文对照索引

A

B

C

D

E

H

I

K

L

M

N

O

P

T

Y